人体系统解剖学习题集

主　编　刘志安
副主编　刘亚南　胡　涛　常欣峰
编　委（按姓名汉语拼音排序）
常欣峰　杜文琪　胡　涛　李冰思　李梦迪
栗　峣　梁　昌　刘不悔　刘美英　刘亚南
刘志安　马传响　马巧英　欧阳长杰
宋　亮　孙德旭　万法萍　王玉兰　吴　琼
许海燕　于佳田　原　飞　曾凡强　张海锋
赵春明　赵小芳　周星娟

科学出版社
北　京

内 容 简 介

本习题集的内容包括人体系统解剖学的绪论、骨骼系统、骨连结系统、肌肉系统、消化系统、呼吸系统、泌尿系统、生殖系统、腹膜、心血管系统、淋巴系统、内分泌系统、感受器系统（感觉器）、周围神经系统、中枢神经系统、神经传导通路、脑和脊髓的被膜、血管及脑脊液等，共十七章。每章题型均包括 A1、B1、X、A2、名词解释和问答题等，所有习题均附参考答案。以《临床执业医师考试大纲》、《系统解剖学》统编教材和自编教材及经典国外教材如《格氏解剖学》等为依据，重点围绕人体的形态结构而展开编写，注重对“三基”的训练和掌握。

本习题集紧密围绕教学大纲，结合临床实践与考试重点，是专门为医学及相关专业的学生量身打造的人体系统解剖学辅助学习工具书，为他们的学习和训练提供一个强有力的“抓手”，旨在帮助学生巩固理论知识、强化实践能力、提升学习效率，有利于学生将所学知识融会贯通，提高自主学习能力、综合分析问题和解决问题的能力。

本习题集不但是医学及相关专业的学生学习人体系统解剖学的重要教辅教材，也可作为临床执业医师资格考试和医学研究生入学考试的重要参考书。

图书在版编目（CIP）数据

人体系统解剖学习题集 / 刘志安主编. -- 北京 : 科学出版社, 2025. 3. -- ISBN 978-7-03-080695-6

Ⅰ. R322-44

中国国家版本馆 CIP 数据核字第 2024LV5993 号

责任编辑：张天佐 / 责任校对：宁辉彩

责任印制：赵　博 / 封面设计：陈　敬

科学出版社 出版

北京东黄城根北街 16 号

邮政编码：100717

http://www.sciencep.com

三河市骏杰印刷有限公司印刷

科学出版社发行　各地新华书店经销

*

2025 年 3 月第　一　版　　开本：787×1092　1/16

2025 年 7 月第二次印刷　　印张：19　1/2

字数：572 000

定价：78.00 元

（如有印装质量问题，我社负责调换）

前　言

人体系统解剖学是医学教育的基石，是医学生探索生命奥秘、掌握临床技能的重要起点。这门科学既充满挑战，又饱含魅力——从错综复杂的神经系统到精密协作的循环系统，从骨骼肌肉的力学之美到器官结构的精妙设计，每一处细节都是生命智慧的充分体现。然而，面对大量的解剖学名词、庞大的知识体系和复杂的空间结构，很多学习者难免会感到枯燥、困惑和迷茫。为解决这一难题，我们耗时三年、精心策划编写了这本具有原创性的《人体系统解剖学习题集》，旨在为学生的学习、训练和考试提供一个强有力的“抓手”。

本习题集贯彻落实党的二十大精神，在编写过程中坚持立德树人，紧跟高等医学教育改革的步伐，遵循医学人才培养的规律，把“三基”（基本知识、基本理论、基本技能）和“五性”（思想性、科学性、先进性、启发性、适用性）的基本要求贯穿在整个编写过程中。本习题集从编写理念到具体选材和编排都做了一些有益的尝试，具有较强的原始创新性，所有习题基本为原创。根据人体各系统的解剖及功能特点精心设计习题，题型尽量与临床执业医师资格考试保持一致，包括A1、B1、X和A2型选择题，同时有名词解释和问答题等多种形式；题量充足。学生可以在自我练习与测试的过程中不断发现问题、查漏补缺，逐步加深对人体系统解剖学知识的理解和掌握。

本习题集作为一套系统化的学习与训练工具，其内容丰富、叙述简洁、语言流畅、重点突出，深度和广度适中。特别注重培养和提高学生的自主学习能力。其最大特点是紧密结合医学教育的实际需求，搭建理论与实践之间的桥梁，强调理论知识与临床应用的有机结合。在学习系统解剖学的基础上，帮助学生在实践中巩固所学的理论知识，突破重点和难点，帮助他们更高效地掌握解剖学的核心知识。引导学生理解和应用这些知识来解决实际问题，培养和提高他们的分析与推理能力，确保学生能够在今后的临床实习和工作中游刃有余。

医学是一门不断进步的科学，解剖学作为医学的基石始终占据着至关重要的位置；医学之路道阻且长，解剖学正是这段征程中的第一座高峰。愿这本习题集能成为您攀登途中的得力助手，助您在反复研磨中领悟人体的精妙，在思维碰撞中点燃求知的热情。翻开本书，让我们共同开启这场探索生命的智慧之旅！通过本习题集的练习，期望学生不仅能够牢固掌握解剖学的基本知识，还能为未来的临床实践和科研工作打下坚实的理论基础，在医学的道路上不断前行。

本习题集的顺利出版是所有参编人员辛勤劳动的结晶，是徐州医科大学基础医学国家级实验教学示范中心多年来教学改革成果的体现，离不开各级领导的支持和科学出版社对编写工作的悉心指导。在成书过程中，得到了多位解剖学教授和临床医师的悉心指导，并采纳了数百名医学生的反馈建议，在此一并致以崇高敬意！尽管我们在编写过程中严谨认真、精益求精，力求尽善尽美，但由于编者水平有限，不足之处在所难免，恳请广大师生和读者不吝赐教，提出宝贵意见或建议，以便再版修正。

刘志安

2025 年 1 月

目　录

第一章　绪　　论

一、A1 型题（单句型最佳选择题）

1. 人体解剖学属于生物学中的（　　）范畴
A. 力学　B. 化学　C. 形态学
D. 机能学　E. 医学

2.（　　）曾经说过，“没有解剖学就没有医学”
A. 马克思　B. 恩格斯　C. 列宁
D. 希波克拉底　E. 维萨里

3. 其著作在中世纪医学中具有绝对的统治地位，影响西方医学界长达 1500 年之久，被认为是仅次于希波克拉底的第二个医学权威。这个人是（　　）
A. 马克思　B. 恩格斯　C. 维萨里
D. 盖伦　E. 华佗

4. 解剖学家盖伦（Galen）的代表作是（　　）
A.《伤寒论》　B.《黄帝内经》
C.《医林改错》　D.《人体的构造》
E.《医经》

5. 其在 1543 年发表了举世闻名的《人体的构造》，与同年出版的哥白尼的《天体运行论》齐名，奠定了近代解剖学的基础，被后人称为“解剖学之父”。这个人是（　　）
A. 扁鹊　B. 张仲景　C. 李时珍
D. 盖伦　E. 维萨里

6. 解剖学家维萨里（Vesalius）的代表作是（　　）
A.《伤寒论》　B.《黄帝内经》
C.《医林改错》　D.《人体的构造》
E.《医经》

7. 我国清朝名医、著名解剖学家王清任的代表作是（　　）
A.《伤寒论》　B.《黄帝内经》
C.《医林改错》　D.《金匮要略》
E.《人体的构造》

8. 在眼科，常用（　　）来分别表示内侧和外侧
A. 近侧和远侧　B. 颅侧和尾侧
C. 尾侧和颅侧　D. 鼻侧和颞侧
E. 颞侧和鼻侧

9. 人体结构和功能的基本单位是（　　）
A. 系统　B. 器官　C. 组织
D. 细胞　E. 基因

10. 将人体或局部分为上、下两个部分的是（　　）
A. 水平面　B. 冠状面　C. 额状面
D. 矢状面　E. 正中矢状面

11. 将人体或局部分为前、后两个部分的是（　　）
A. 水平面　B. 横切面　C. 冠状面
D. 矢状面　E. 正中矢状面

12. 将人体或局部分为左、右两个部分的是（　　）
A. 水平面　B. 横切面　C. 冠状面
D. 额状面　E. 矢状面

13. 冠状轴，又称（　　）
A. 垂直轴　B. 矢状轴　C. 额状轴
D. 长轴　E. 短轴

14. 关于解剖学标准姿势的描述，正确的是（　　）
A. 直立，两眼向前平视；垂臂，手掌向后；并足，足趾向前
B. 直立，两眼向前平视；垂臂，手掌向前；并足，足趾向后
C. 直立，两眼向前平视；伸臂，手掌向前；并足，足趾向前
D. 直立，两眼向前平视；伸臂，手掌向后；并足，足趾向前
E. 直立，两眼向前平视；垂臂，手掌向前；并足，足趾向前

二、B1 型题（标准配伍题）

（1～4 题共用备选答案）
A. 细胞　B. 组织　C. 器官
D. 变异　E. 畸形

1. 人体结构和功能的基本单位是（　　）
2. 心、肝、胃、胰、脾、肾都属于（　　）
3. 出现率较低，对形态或功能影响不大的个体差异称为（　　）
4. 出现率极低，对形态或功能影响较大的病理变化称为（　　）

（5～8 题共用备选答案）
A. 盖伦　B. 维萨里
C. 希波克拉底　D. 华佗
E. 王清任

5.《医经》是第一部比较完整的解剖学著作，其作者是（　　）
6. 与《天体运行论》齐名的《人体的构造》一书的作者是（　　）
7. 被后人称为“解剖学之父”的是（　　）

8. 《医林改错》一书的作者是（　　）

（9～11 题共用备选答案）

A. 内　　B. 内侧　　C. 外

D. 外侧　　E. 左

9. 上肢桡侧指的是（　　）

10. 下肢胫侧指的是（　　）

11. 眼科常用颞侧表示（　　）

（12～14 题共用备选答案）

A. 矢状轴　　B. 冠状轴　　C. 水平面

D. 矢状面　　E. 冠状面

12. 左右方向，与人体长轴垂直的轴是（　　）

13. 将人体或局部分为前、后两个部分的是（　　）

14. 将人体或局部分为左、右两个部分的是（　　）

三、X 型题（多项选择题）

1. 属于器官的是（　　）

A. 心　　B. 脑　　C. 细胞

D. 肝　　E. 胆囊

2. 属于变异的是（　　）

A. 唇裂　　B. 腭裂

C. 左撇子　　D. 先天性心脏病

E. 掌长肌缺如

3. 属于畸形的是（　　）

A. 唇裂　　B. 腭裂

C. 左撇子　　D. 先天性心脏病

E. 掌长肌缺如

四、A2 型题（病例摘要型最佳选择题）

1. 孕妇，42 岁，妊娠 27 周。B 超检查发现：胎儿上唇有 6mm 宽的回声不连续，且相应牙槽突回声不规则，诊断为胎儿唇裂（不排除合并腭裂）。唇裂或（和）腭裂属于（　　）

A. 炎症　　B. 肿瘤　　C. 变异

D. 畸形　　E. 结核

2. Rh 血型系统是仅次于 ABO 血型系统的第二大血型系统，检查 Rh 血型的主要目的是防止 Rh 血型系统所致的溶血性输血反应和尽早发现是否存在母儿血型不合，预防新生儿溶血。绝大部分人为 Rh 阳性，用 Rh（+）表示；极少数人为 Rh 阴性，用 Rh（–）表示。Rh（–）属于（　　）

A. 炎症　　B. 肿瘤　　C. 变异

D. 畸形　　E. 结核

五、名词解释

1. 变异（variation）

2. 畸形（malformation）

六、问答题

简述人体解剖学的定义及其标准姿势。

第二章　骨骼系统

一、A1 型题（单句型最佳选择题）

1. 关于运动系统组成的描述，正确的是（　　）
A. 骨骼系统、骨连结系统和消化系统
B. 骨骼系统、骨连结系统和呼吸系统
C. 骨骼系统、骨连结系统和肌肉系统
D. 骨骼系统、骨连结系统和泌尿系统
E. 骨骼系统、骨连结系统和生殖系统

2. 运动系统的主要作用类似杠杆，完成人体的各种运动，其中发挥支点作用的是（　　）
A. 骨骼系统　B. 骨连结（关节）系统
C. 肌肉系统　D. 神经系统
E. 内分泌系统

3. 关于骨与骨骼的描述，正确的是（　　）
A. 骨是器官，骨骼是系统
B. 骨是系统，骨骼是器官
C. 骨是组织，骨骼是器官
D. 骨是器官，骨骼是组织
E. 骨是系统，骨骼是系统

4. 成人的骨共有（　　）块（含听小骨），分为中轴骨和附肢骨，前者包括颅骨和躯干骨，后者包括上肢骨和下肢骨
A. 203　B. 204　C. 205
D. 206　E. 207

5. 以下属于长骨的是（　　）
A. 肱骨、股骨、腕骨、跖骨
B. 肱骨、股骨、掌骨、跗骨
C. 椎骨、股骨、掌骨、跖骨
D. 肱骨、蝶骨、掌骨、跖骨
E. 肱骨、股骨、掌骨、跖骨

6. 以下属于短骨的是（　　）
A. 腕骨和跗骨　B. 腕骨和掌骨
C. 腕骨和指骨　D. 跗骨和跖骨
E. 跗骨和趾骨

7. 以下属于扁骨的是（　　）
A. 顶骨和胸椎　B. 顶骨和胸骨
C. 顶骨和颞骨　D. 顶骨和蝶骨
E. 顶骨和腰椎

8. 以下属于不规则骨的是（　　）
A. 筛骨、肱骨、颞骨、枕骨
B. 筛骨、蝶骨、股骨、枕骨
C. 筛骨、蝶骨、颞骨、椎骨
D. 枕骨、桡骨、下颌骨和椎骨
E. 枕骨、上颌骨、胫骨和椎骨

9. 以下属于含气骨的是（　　）
A. 上颌骨　B. 下颌骨　C. 颧骨
D. 腭骨　E. 犁骨

10. 以下属于含气骨的是（　　）
A. 顶骨　B. 额骨　C. 枕骨
D. 腭骨　E. 犁骨

11. 以下属于含气骨的是（　　）
A. 顶骨　B. 枕骨　C. 筛骨
D. 犁骨　E. 腭骨

12. 以下属于含气骨的是（　　）
A. 顶骨　B. 枕骨　C. 腭骨
D. 蝶骨　E. 颧骨

13. 人体最大的籽骨是（　　）
A. 手舟骨　B. 月骨　C. 三角骨
D. 豌豆骨　E. 髌骨

14. 长骨的两端膨大，由骺和干骺端组成。其中由次级骨化中心形成的部分称为（　　）
A. 骺　B. 干骺端　C. 骺软骨
D. 骺线　E. 骨干

15. 长骨的两端膨大，由骺和干骺端组成。其中骨干近骺的部分称为（　　）
A. 骺　B. 干骺端　C. 骺软骨
D. 骺线　E. 骨干

16. 成年前，骨干与骺之间借（　　）相连
A. 骺　B. 干骺端　C. 骺软骨
D. 骺线　E. 骨干

17. 成年后，骺软骨骨化，骨干与骺融为一体，融合处即干骺端，其内的融合线称为（　　）
A. 骺　B. 干骺端　C. 骺软骨
D. 骺线　E. 骨干

18. 骨端与其他骨相关节的部分，表面光滑，称为（　　）
A. 骺　B. 干骺端　C. 骺软骨
D. 骺线　E. 关节面

19. 关于骨构造的描述，最为恰当的是（　　）
A. 骨由骨膜和骨质构成，并有血管和神经分布
B. 骨由骨膜和骨髓构成，并有血管和神经分布
C. 骨由骨质和骨髓构成，并有血管和神经分布
D. 骨由骨膜、骨质和骨髓构成，并有血管分布
E. 骨由骨膜、骨质和骨髓构成，并有血管和神经分布

20. 构成骨的主体的是（　　）
A. 骨内膜　B. 骨外膜　C. 骨质

D. 骨髓　　E. 骨的血管和神经
21. 成年后，虽然细胞静止，但在骨损伤后其仍可分化，重新造骨，以修复缺损，主要指的是（　　）
A. 骨干　　B. 骨膜
C. 骨质　　D. 骨髓
E. 骨的血管和神经
22. 关于骨髓的描述，错误的是（　　）
A. 位于骨髓腔和骨松质间隙内
B. 分为红骨髓和黄骨髓两种
C. 红骨髓具有造血功能
D. 黄骨髓为脂肪组织，无造血功能
E. 在应急情况下，黄骨髓也不可能再次转化为红骨髓而恢复造血功能
23. 典型扁骨如颅盖的骨密质形成内板和外板，其间的骨松质称为（　　）
A. 骨小梁　　B. 骨纹理　　C. 骺线
D. 板障　　E. 骺软骨
24. 骨髓穿刺的常用部位是（　　）
A. 股骨头　　B. 股骨颈
C. 股骨大转子　　D. 耻骨结节
E. 髂嵴或髂结节
25. 关于骨的化学成分和物理性质的描述，错误的是（　　）
A. 骨的化学成分包括有机质和无机质两大类
B. 有机质主要由骨胶原纤维和黏多糖蛋白构成，使骨具有弹性和韧性
C. 无机质主要由无机盐（磷酸钙）构成，使骨具有较高的硬度
D. 脱钙骨实验用以证明无机质的存在
E. 骨的化学成分决定其物理性质
26. 关于骨的化学成分和物理性质的描述，错误的是（　　）
A. 骨的化学成分包括有机质和无机质两大类
B. 有机质主要由骨胶原纤维和黏多糖蛋白构成，使骨具有弹性和韧性
C. 无机质主要由无机盐（磷酸钙）构成，使骨具有较高的硬度
D. 煅烧骨实验可以证明有机质的存在
E. 骨的化学成分决定其物理性质
27. 关于骨的有机质和无机质的描述，错误的是（　　）
A. 有机质和无机质的比例在小儿、成人和老人分别约为 1∶1、3∶7 和 1∶4
B. 小儿骨的无机质含量偏多，容易发生青枝骨折，且容易变形
C. 小儿骨的有机质含量偏多，容易发生青枝骨折，且容易变形
D. 成人骨的有机质和无机质比例最为合适，使其具有较大的硬度和一定的弹性，处于人生中的最佳状态
E. 老人骨的无机质含量偏多，使其脆性较大、容易骨折
28. 关于骨的有机质和无机质的描述，错误的是（　　）
A. 有机质和无机质的比例在小儿、成人和老人分别约为 1∶1、3∶7 和 1∶4
B. 小儿骨的有机质含量偏多，容易发生青枝骨折，且容易变形
C. 成人骨的有机质和无机质比例最为合适，使其具有较大的硬度和一定的弹性，处于人生中的最佳状态
D. 老人骨的无机质含量偏多，使其脆性较大、容易骨折
E. 老人骨的有机质含量偏多，使其脆性较大、容易骨折
29. 关于骨发生的描述，错误的是（　　）
A. 骨来源于胚胎时期中胚层分化而来的间充质干细胞
B. 骨来源于胚胎时期内胚层分化而来的间充质干细胞
C. 由间充质先形成膜，再发育成骨，称为膜内成骨
D. 由间充质先形成软骨，再发育成骨，称为软骨内成骨
E. 骨的长长主要是由骺软骨决定的
30. 关于骨发生的描述，错误的是（　　）
A. 骨来源于胚胎时期中胚层分化而来的间充质干细胞
B. 骨来源于胚胎时期外胚层分化而来的间充质干细胞
C. 由间充质先形成膜，再发育成骨，称为膜内成骨
D. 由间充质先形成软骨，再发育成骨，称为软骨内成骨
E. 骨的长长主要是由骺软骨决定的
31. 以下属于膜内成骨的是（　　）
A. 肱骨　　B. 股骨　　C. 颈椎
D. 腰椎　　E. 顶骨
32. 以下属于软骨内成骨的是（　　）
A. 额骨　　B. 顶骨　　C. 枕骨
D. 颞骨　　E. 股骨
33. 躯干骨共有（　　）块
A. 49　　B. 50　　C. 51　　D. 52　　E. 53

34. 躯干骨包括（　　）
A. 椎骨、骶骨、尾骨和肋骨
B. 椎骨、骶骨、尾骨和胸骨
C. 椎骨、骶骨、尾骨、肋和肱骨
D. 椎骨、骶骨、尾骨、肋和胸骨
E. 椎骨、骶骨、尾骨、肋骨和胸骨
35. 颈椎共有（　　）块
A. 5　B. 6　C. 7　D. 8　E. 9
36. 腰椎共有（　　）块
A. 3　B. 4　C. 5　D. 6　E. 7
37. 椎体和椎弓围成的孔称为（　　）
A. 圆孔　B. 卵圆孔　C. 棘孔
D. 椎孔　E. 横突孔
38. 所有椎骨的椎孔叠合在一起形成的结构是（　　）
A. 中央椎管　B. 侧椎管　C. 侧隐窝
D. 椎管　E. 椎间管
39. 上、下两个相邻椎弓根的椎下切迹和椎上切迹围成的结构是（　　）
A. 圆孔　B. 卵圆孔　C. 棘孔
D. 椎间孔　E. 椎孔
40. 腰椎的突起共有（　　）个
A. 5　B. 6　C. 7　D. 8　E. 9
41. 颈椎横突根部的孔称为（　　）
A. 椎孔　B. 椎间孔　C. 横突孔
D. 枕骨大孔　E. 骶管裂孔
42. 颈动脉结节位于第（　　）颈椎横突末端的前面
A. 3　B. 4　C. 5　D. 6　E. 7
43. 关于颈椎的描述，错误的是（　　）
A. 第 1 颈椎又名寰椎，呈环形，无椎体、棘突和关节突
B. 寰椎由前弓、后弓和左右两个侧块组成
C. 第 2 颈椎又名枢椎，椎体向上伸出的指状突起称齿突
D. 第 7 颈椎又名隆椎，也叫大椎，棘突最长，末端分叉
E. 第 7 颈椎又名隆椎，也叫大椎，棘突最长，末端不分叉
44. 寰椎后弓上关节面后方的横行浅沟为(　　)
A. 椎动脉沟　B. 颈动脉沟
C. 上矢状窦沟　D. 横窦沟
E. 乙状窦沟
45. 可作为临床上计数椎骨和针灸取穴的重要骨性标志的是（　　）
A. 第 3 颈椎棘突　B. 第 4 颈椎棘突
C. 第 5 颈椎棘突　D. 第 6 颈椎棘突
E. 第 7 颈椎棘突
46. 以下有肋凹的椎骨是（　　）
A. 颈椎　B. 胸椎　C. 腰椎
D. 骶椎　E. 尾椎
47. 以下有横突肋凹的椎骨是（　　）
A. 颈椎　B. 胸椎　C. 腰椎
D. 骶椎　E. 尾椎
48. 关节突关节面近似冠状位的椎骨是（　　）
A. 颈椎　B. 胸椎　C. 腰椎
D. 骶椎　E. 尾椎
49. 关节突关节面近似矢状位的椎骨是（　　）
A. 颈椎　B. 胸椎　C. 腰椎
D. 骶椎　E. 尾椎
50. 棘突长而伸向后下方，彼此掩盖呈叠瓦状的椎骨是（　　）
A. 颈椎　B. 胸椎　C. 腰椎
D. 骶椎　E. 尾椎
51. 腰椎穿刺是利用腰椎的（　　）特点
A. 椎体肥大
B. 关节突关节面呈矢状位
C. 棘突短扁且平伸向后，棘突间隙较大
D. 位于脊柱下段
E. 前屈和后伸的运动幅度较大
52. 骶骨由（　　）块骶椎融合而成，呈倒三角形
A. 3　B. 4　C. 5　D. 6　E. 7
53. 在临床上，骶管阻滞常用的骨性标志是（　　）
A. 骶岬　B. 横线　C. 骶正中嵴
D. 骶角　E. 骶管裂孔
54. 在临床上，骶管阻滞常用的进针部位是（　　）
A. 骶岬　B. 横线　C. 骶正中嵴
D. 骶角　E. 骶管裂孔
55. 产科骨盆测量的重要骨性标志是（　　）
A. 骶岬　B. 横线　C. 骶正中嵴
D. 骶角　E. 骶管裂孔
56. 骶椎椎体长合的遗迹是（　　）
A. 骶岬　B. 横线　C. 骶正中嵴
D. 骶角　E. 骶管裂孔
57. 骶椎棘突融合的标志是（　　）
A. 骶岬　B. 横线　C. 骶正中嵴
D. 骶角　E. 骶管裂孔
58. 骶前孔和骶后孔各有（　　）对
A. 2　B. 3　C. 4　D. 5　E. 6
59. 肋骨共有（　　）对
A. 10　B. 11　C. 12　D. 13　E. 14

60. 肋骨体内面近下缘处的横行浅沟称为(　　)，内有肋间后血管和肋间神经
A. 椎动脉沟　B. 颈动脉沟
C. 锁骨下动脉沟　D. 锁骨下静脉沟
E. 肋沟

61. 关于肋的描述，错误的是(　　)
A. 肋就是指肋骨
B. 第1～7对肋的前端与胸骨直接相连称为真肋
C. 第8～12对肋的前端没有与胸骨直接相连称为假肋
D. 第8～10对肋的前端借肋软骨依次连于上位肋软骨形成肋弓称为弓肋
E. 第11～12对肋的前端游离称为浮肋

62. 关于肋骨的描述，错误的是(　　)
A. 为细长弓形扁骨，分为一体两端，前端接肋软骨
B. 后端末部膨大为肋头，与肋凹相关节
C. 肋颈与肋体移行处后面的隆起称为肋结节，与横突肋凹相关节
D. 肋骨体内面近上缘处的横行浅沟称为肋沟
E. 肋体后部在肋结节外侧急转向前的部分称为肋角

63. 第1肋骨比较特殊，短小宽扁，无肋沟，分上下两面和内外两缘，上面前部近内缘处的隆起称为(　　)
A. 肋结节　B. 颈动脉结节
C. 前斜角肌结节　D. 中斜角肌结节
E. 后斜角肌结节

64. 前斜角肌结节前方的浅沟称为(　　)
A. 肋沟　B. 椎动脉沟
C. 颈动脉沟　D. 锁骨下动脉沟
E. 锁骨下静脉沟

65. 前斜角肌结节后方的浅沟称为(　　)
A. 肋沟　B. 椎动脉沟
C. 颈动脉沟　D. 锁骨下动脉沟
E. 锁骨下静脉沟

66. 胸骨角两侧连接第(　　)肋软骨，是临床计数肋骨的重要骨性标志
A. 1　B. 2　C. 3　D. 4　E. 5

67. 关于胸骨的描述，错误的是(　　)
A. 位于胸前壁正中的扁骨，分为胸骨柄、胸骨体和剑突3个部分
B. 胸骨柄上缘中部的凹陷为颈静脉切迹，其两侧为锁切迹，与锁骨相关节
C. 锁切迹外下方是第1肋切迹，接第1肋软骨
D. 胸骨角是临床计数肋骨的重要骨性标志，其两侧连接第3肋软骨
E. 胸骨体两侧接第2～7肋软骨；剑突位于胸骨下端，为重要骨性标志

68. 以下属于上肢带骨的是(　　)
A. 肱骨　B. 桡骨　C. 尺骨
D. 锁骨　E. 腕骨

69. 以下属于上肢带骨的是(　　)
A. 肱骨　B. 桡骨　C. 尺骨
D. 肩胛骨　E. 腕骨

70. 关于锁骨的描述，错误的是(　　)
A. 位于胸廓前上方，全长体表可扪及
B. 内侧2/3凸向前，外侧1/3凹向后方，二者移行处容易发生骨折
C. 分为一体两端，体呈横位“～”形
D. 内侧端为胸骨端，与胸骨柄的锁切迹相关节
E. 外侧端为肩峰端，与肩胛骨的喙突相关节

71. 肩胛骨的外侧角肥大，有稍凹的关节面称为(　　)，与肱骨头相关节
A. 肩胛盂　B. 肩胛颈　C. 关节盂
D. 盂上结节　E. 盂下结节

72. 关于肩胛骨的描述，错误的是(　　)
A. 上角和下角约分别平对第2肋和第7肋
B. 外侧角肥大，有稍凹的关节面称为关节盂，与肱骨头相关节
C. 上缘外侧份的凹陷称为肩胛切迹，其外侧的弯曲指状突起为肩峰
D. 后面中上部有一横行的骨嵴称肩胛冈，将后面分为冈上窝和冈下窝
E. 肩胛冈的外侧部分向外上方延伸为扁平的肩峰，与锁骨的肩峰端相关节

73. 肱骨体中上部后面，有一自内上斜向外下的螺旋状浅沟称为(　　)
A. 结节间沟　B. 椎动脉沟　C. 颈动脉沟
D. 桡神经沟　E. 尺神经沟

74. 位于肱骨内上髁后下方、肱骨滑车内侧的纵行浅沟是(　　)
A. 结节间沟　B. 椎动脉沟　C. 颈动脉沟
D. 桡神经沟　E. 尺神经沟

75. 肱骨上端与肱骨体交界处稍细的部分称为(　　)，为骨折好发部位
A. 肱骨头　B. 解剖颈　C. 外科颈
D. 小结节　E. 大结节

76. 以下不属于肱骨上端结构的是(　　)
A. 肱骨头　B. 解剖颈　C. 小结节
D. 大结节　E. 肱骨滑车

77. 以下不属于肱骨上端结构的是(　　)
A. 小结节嵴　B. 大结节嵴　C. 结节间沟
D. 外科颈　E. 肱骨小头

78. 以下不属于肱骨上端结构的是（　　）
A. 小结节嵴　　B. 大结节嵴　C. 结节间沟
D. 外科颈　　E. 尺神经沟
79. 以下不属于肱骨上端结构的是（　　）
A. 肱骨头　　B. 解剖颈　　C. 小结节
D. 大结节　　E. 鹰嘴窝
80. 以下不属于肱骨下端结构的是（　　）
A. 肱骨滑车　B. 肱骨小头　C. 肱骨头
D. 内上髁　　E. 外上髁
81. 以下不属于肱骨下端结构的是（　　）
A. 冠突窝　　B. 桡窝　　C. 鹰嘴窝
D. 解剖颈　　E. 尺神经沟
82. 以下不属于肱骨下端结构的是（　　）
A. 冠突窝　　B. 桡窝　　C. 鹰嘴窝
D. 外科颈　　E. 尺神经沟
83. 以下不属于肱骨下端结构的是（　　）
A. 冠突窝　　B. 桡窝　　C. 鹰嘴窝
D. 结节间沟　E. 尺神经沟
84. 位于前臂内部的骨是（　　）
A. 肱骨和桡骨　　B. 肱骨和尺骨
C. 桡骨和尺骨　　D. 股骨和肱骨
E. 胫骨和腓骨
85. 以下不属于尺骨上端结构的是（　　）
A. 滑车切迹　B. 冠突　　C. 鹰嘴
D. 桡切迹　　E. 尺切迹
86. 以下不属于尺骨上端结构的是（　　）
A. 滑车切迹　B. 冠突　　C. 鹰嘴
D. 尺骨粗隆　E. 尺骨茎突
87. 以下不属于尺骨上端结构的是（　　）
A. 滑车切迹　B. 冠突　　C. 鹰嘴
D. 桡切迹　　E. 尺骨头
88. 以下不属于桡骨上端结构的是（　　）
A. 桡骨头　　B. 桡骨颈
C. 桡骨粗隆　D. 桡骨环状关节面
E. 桡骨茎突
89. 以下不属于桡骨上端结构的是（　　）
A. 桡骨头　　B. 桡骨颈
C. 桡骨粗隆　D. 环状关节面
E. 尺切迹
90. 以下不属于桡骨上端结构的是（　　）
A. 桡骨头　　B. 桡骨颈
C. 桡骨粗隆　D. 环状关节面
E. 腕关节面
91. 腕骨有（　　）块
A. 6　B. 7　C. 8　D. 9　E. 10
92. 腕骨间在掌面形成的凹陷纵形浅沟称为（　　）
A. 桡神经沟　B. 尺神经沟　C. 腕骨沟
D. 结节间沟　E. 闭孔沟
93. 以下不属于近侧列腕骨的是（　　）
A. 手舟骨　　B. 头状骨　　C. 月骨
D. 三角骨　　E. 豌豆骨
94. 以下不属于近侧列腕骨的是（　　）
A. 手舟骨　　B. 钩骨　　C. 月骨
D. 三角骨　　E. 豌豆骨
95. 以下不属于近侧列腕骨的是（　　）
A. 手舟骨　　B. 大多角骨　C. 月骨
D. 三角骨　　E. 豌豆骨
96. 以下不属于近侧列腕骨的是（　　）
A. 手舟骨　　B. 小多角骨　C. 月骨
D. 三角骨　　E. 豌豆骨
97. 以下不属于远侧列腕骨的是（　　）
A. 大多角骨　B. 小多角骨　C. 手舟骨
D. 头状骨　　E. 钩骨
98. 以下不属于远侧列腕骨的是（　　）
A. 大多角骨　B. 小多角骨　C. 月骨
D. 头状骨　　E. 钩骨
99. 以下不属于远侧列腕骨的是（　　）
A. 大多角骨　B. 小多角骨　C. 三角骨
D. 头状骨　　E. 钩骨
100. 以下不属于远侧列腕骨的是（　　）
A. 大多角骨　B. 小多角骨　C. 豌豆骨
D. 头状骨　　E. 钩骨
101. 掌骨和指骨都属于（　　）
A. 长骨　　B. 短骨　　C. 扁骨
D. 不规则骨　E. 含气骨
102. 以下属于下肢带骨的是（　　）
A. 股骨　　B. 胫骨　　C. 腓骨
D. 跗骨　　E. 髋骨
103. 髋骨由（　　）长合而成
A. 髂骨、坐骨和股骨　B. 髂骨、股骨和耻骨
C. 股骨、坐骨和耻骨　D. 髂骨、坐骨和耻骨
E. 髂骨、坐骨和骶骨
104. 两侧髂嵴最高点的连线约平第（　　）腰椎棘突，可作为临床腰椎穿刺的定位标志
A. 1　B. 2　C. 3　D. 4　E. 5
105. 在髂前上棘后方 5～7cm 处，髂嵴向外突出称为（　　），是重要的骨性标志
A. 髂骨体　　B. 髂骨翼　C. 髂结节
D. 髂嵴　　E. 髂粗隆
106. 髂窝下界略隆起的斜向前下的骨嵴，称为（　　）
A. 弓状线　　B. 耻骨梳　C. 髂结节
D. 髂前上棘　E. 髂前下棘

107. 关于坐骨的描述，错误的是（　　）
A. 位于髋骨后下方，分为坐骨体和坐骨支
B. 坐骨体构成髋臼的前下 1/5
C. 后下部肥厚粗糙称为坐骨结节
D. 坐骨棘的上方与髂后下棘之间的大凹陷为坐骨大切迹
E. 坐骨棘的下方与坐骨结节之间的小凹陷为坐骨小切迹

108. 关于坐骨的描述，错误的是（　　）
A. 位于后下方，分为坐骨体和坐骨支
B. 坐骨体构成髋臼后下 2/5
C. 后下部肥厚粗糙称为坐骨结节
D. 坐骨棘的上方与髂后下棘之间的大凹陷为坐骨大切迹
E. 坐骨结节向前内上延伸为坐骨支，其末端与耻骨上支相连接

109. 坐位时，唯一与接触面接触的骨性结构是（　　）
A. 坐骨体　B. 坐骨支　C. 坐骨棘
D. 坐骨结节　E. 耻骨结节

110. 关于耻骨的描述，错误的是（　　）
A. 位于髋骨前下方，分为耻骨体、耻骨上支和耻骨下支
B. 耻骨体构成髋臼后下 2/5
C. 耻骨上支上缘的骨嵴为耻骨梳，后端连弓状线，前端连耻骨结节
D. 耻骨结节与耻骨联合面上缘之间有耻骨嵴
E. 髂骨体与耻骨体结合处上面的隆起为髂耻隆起

111. 关于耻骨的描述，错误的是（　　）
A. 位于髋骨前下方，分为耻骨体、耻骨上支和耻骨下支
B. 耻骨体构成髋臼前下 1/5
C. 耻骨上支上缘的骨嵴为耻骨梳，后端连耻骨结节，前端连弓状线
D. 耻骨结节与耻骨联合面上缘之间有耻骨嵴
E. 髂骨体与耻骨体结合处上面的隆起为髂耻隆起

112. 关于耻骨的描述，错误的是（　　）
A. 位于髋骨前下方，分为耻骨体、耻骨上支和耻骨下支
B. 耻骨体构成髋臼前下 1/5
C. 耻骨上支上缘的骨嵴为耻骨梳，后端连弓状线，前端连耻骨结节
D. 耻骨结节与耻骨联合面上缘之间有耻骨嵴
E. 坐骨体与耻骨体结合处上面的隆起为髂耻隆起

113. 耻骨上支上缘的骨嵴称为（　　）
A. 弓状线　B. 耻骨梳　C. 耻骨结节
D. 耻骨嵴　E. 髂耻隆起

114. 关于髋臼的描述，错误的是（　　）
A. 由髂骨、坐骨和耻骨的体融合而成
B. 与肱骨头相关节
C. 髋臼中央凹陷的窝称髋臼窝
D. 髋臼窝周围半环形的关节面称月状面
E. 髋臼下部边缘的缺口称髋臼切迹

115. 关于闭孔的描述，错误的是（　　）
A. 由坐骨与髂骨围成
B. 由坐骨与耻骨围成
C. 其前上缘有闭孔沟
D. 闭孔沟参与围成闭膜管
E. 有闭孔血管神经通行

116. 以下不属于自由下肢骨的是（　　）
A. 股骨　B. 髋骨　C. 髌骨
D. 胫骨和腓骨　E. 跗骨、跖骨和趾骨

117. 人体最粗、最长的长骨是（　　）
A. 肱骨　B. 股骨　C. 胫骨
D. 尺骨　E. 桡骨

118. 以下不属于股骨上端结构的是（　　）
A. 股骨头　B. 股骨头凹　C. 髁间窝
D. 大转子　E. 小转子

119. 以下不属于股骨上端结构的是（　　）
A. 股骨头　B. 股骨颈　C. 收肌结节
D. 转子间线　E. 转子间嵴

120. 以下不属于股骨上端结构的是（　　）
A. 大转子　B. 小转子　C. 内侧髁
D. 转子窝　E. 转子间线

121. 以下不属于股骨上端结构的是（　　）
A. 转子间线　B. 转子间嵴　C. 内上髁
D. 股骨头　E. 股骨颈

122. 以下不属于股骨下端结构的是（　　）
A. 内侧髁　B. 外侧髁　C. 内上髁
D. 外上髁　E. 股骨头

123. 以下不属于股骨下端结构的是（　　）
A. 内侧髁　B. 外侧髁　C. 内上髁
D. 外上髁　E. 股骨颈

124. 以下不属于股骨下端结构的是（　　）
A. 内侧髁　B. 外侧髁　C. 髁间窝
D. 收肌结节　E. 股骨头凹

125. 以下不属于股骨下端结构的是（　　）
A. 内侧髁　B. 外侧髁　C. 髁间窝
D. 收肌结节　E. 大转子

126. 关于股骨的描述，错误的是（　　）
A. 上端的球形膨大为股骨头，与髋臼相关节
B. 股骨头向外下续于较细的股骨颈，其与股骨体的交角为颈干角
C. 在股骨颈与股骨体的交界处有两个隆起，上

外侧者为小转子
D. 在股骨颈与股骨体的交界处有两个隆起，下内侧者为小转子
E. 大小转子之间，前面连有转子间线，后面连有转子间嵴
127. 关于股骨的描述，错误的是（ ）
A. 上端的球形膨大为股骨头，与髋臼相关节
B. 股骨头向外下续于较细的股骨颈，其与股骨体的交角为颈干角
C. 在股骨颈与股骨体的交界处有两个隆起，上外侧者为大转子
D. 在股骨颈与股骨体的交界处有两个隆起，下内侧者为大转子
E. 大小转子之间，前面连有转子间线，后面连有转子间嵴
128. 关于股骨的描述，错误的是（ ）
A. 上端的球形膨大为股骨头，与髋臼相关节
B. 股骨头向外下续于较细的股骨颈，其与股骨体的交角为颈干角
C. 在股骨颈与股骨体的交界处有两个隆起，上外侧者为大转子
D. 在股骨颈与股骨体的交界处有两个隆起，下内侧者为小转子
E. 大小转子之间，前面连有转子间嵴，后面连有转子间线
129. 关于股骨的描述，错误的是（ ）
A. 股骨下端形成两个膨大称为内侧髁和外侧髁
B. 两髁前下后是呈“U”形的连续关节面，与胫骨和腓骨相关节
C. 两髁之间后方深陷为髁间窝，与胫骨的髁间隆起相适应
D. 两髁侧面最突出的部分分别称为内上髁和外上髁
E. 内上髁上方的小突起为收肌结节
130. 关于股骨的描述，错误的是（ ）
A. 股骨下端形成两个膨大称为内侧髁和外侧髁
B. 两髁前下后是呈“U”形的连续关节面，与胫骨和髌骨相关节
C. 两髁之间后方深陷为髁间窝，与胫骨的髁间隆起相适应
D. 两髁侧面最突出的部分分别称为内上髁和外上髁
E. 外上髁上方的小突起为收肌结节
131. 关于髌骨的描述，正确的是（ ）
A. 人体最大的籽骨，参与构成髋关节
B. 人体最大的籽骨，参与构成膝关节
C. 人体最大的籽骨，参与构成踝关节
D. 人体最大的籽骨，参与构成肩关节
E. 人体最大的籽骨，参与构成肘关节
132. 位于小腿内部的骨是（ ）
A. 股骨和胫骨 B. 股骨和腓骨
C. 胫骨和尺骨 D. 胫骨和桡骨
E. 胫骨和腓骨
133. 关于胫骨的描述，错误的是（ ）
A. 位于小腿外侧份，分为一体两端
B. 上端膨大，形成内侧髁和外侧髁
C. 两髁的上关节面之间有髁间隆起，与股骨的髁间窝相适应
D. 胫骨上端前下方骨面粗糙隆起，称为胫骨粗隆
E. 外侧髁后下有腓关节面，与腓骨头相关节
134. 关于胫骨的描述，错误的是（ ）
A. 位于小腿内侧份，分为一体两端
B. 上端膨大，形成内侧髁和外侧髁
C. 两髁的上关节面之间有髁间隆起，与股骨的髁间窝相适应
D. 胫骨上端前下方骨面粗糙隆起，称为胫骨粗隆
E. 内侧髁后下有腓关节面，与腓骨头相关节
135. 关于胫骨的描述，错误的是（ ）
A. 胫骨体呈三棱柱形，前缘与内侧面位于皮下，易于触及，容易损伤
B. 胫骨体外侧缘为骨间缘，有小腿骨间膜附着
C. 胫骨下端内侧份伸向下方的突起为外踝
D. 胫骨下端外侧面有腓切迹与腓骨相接
E. 胫骨下端下面和内踝外侧面均有关节面，与距骨相关节
136. 关于胫骨的描述，错误的是（ ）
A. 胫骨体呈三棱柱形，前缘与内侧面位于皮下，易于触及，容易损伤
B. 胫骨体外侧缘为骨间缘，有小腿骨间膜附着
C. 胫骨下端内侧份伸向下方的突起为内踝
D. 胫骨下端外侧面有腓切迹与腓骨相接
E. 胫骨下端下面和内踝外侧面均有关节面，与跟骨相关节
137. 关于腓骨的描述，错误的是（ ）
A. 位于小腿内侧份，细而长，分为一体两端
B. 上端稍膨大，称为腓骨头，与胫骨的腓关节面相关节
C. 腓骨头下稍细的部分称为腓骨颈
D. 腓骨体内侧缘为骨间缘，与胫骨的骨间缘相对，有小腿骨间膜附着
E. 腓骨下端略向外下膨大为外踝，其内侧面有外踝关节面（外踝窝）
138. 关于腓骨的描述，错误的是（ ）
A. 位于小腿外侧份，细而长，分为一体两端

B. 上端稍膨大，称腓骨头，与胫骨的腓关节面相关节
C. 腓骨头下稍细的部分称腓骨颈
D. 腓骨体内侧缘为骨间缘，与胫骨的骨间缘相对，有小腿骨间膜附着
E. 腓骨下端略向外下膨大为内踝，其内侧面有关节面与距骨相关节

139. 跗骨有（　　）块
A. 5　B. 6　C. 7　D. 8　E. 9

140. 以下不属于跗骨的是（　　）
A. 距骨　B. 跟骨　C. 足舟骨
D. 手舟骨　E. 骰骨

141. 以下不属于跗骨的是（　　）
A. 距骨　B. 跟骨　C. 足舟骨
D. 骰骨　E. 钩骨

142. 以下不属于跗骨的是（　　）
A. 内侧楔骨　B. 中间楔骨　C. 外侧楔骨
D. 头状骨　E. 骰骨

143. 以下不属于跗骨的是（　　）
A. 内侧楔骨　B. 中间楔骨　C. 外侧楔骨
D. 骰骨　E. 豌豆骨

144. 跖骨和趾骨都属于（　　）
A. 长骨　B. 短骨　C. 扁骨
D. 不规则骨　E. 含气骨

145. 以下属于成对脑颅骨的是（　　）
A. 额骨　B. 筛骨　C. 顶骨
D. 蝶骨　E. 枕骨

146. 以下属于成对脑颅骨的是（　　）
A. 额骨　B. 筛骨　C. 蝶骨
D. 颞骨　E. 枕骨

147. 以下属于含气骨的脑颅骨是（　　）
A. 额骨　B. 顶骨　C. 枕骨
D. 颞骨　E. 上颌骨

148. 以下属于含气骨的脑颅骨是（　　）
A. 筛骨　B. 顶骨　C. 枕骨
D. 颞骨　E. 上颌骨

149. 以下属于含气骨的脑颅骨是（　　）
A. 蝶骨　B. 顶骨　C. 枕骨
D. 颞骨　E. 上颌骨

150. 以下属于含气骨的面颅骨是（　　）
A. 额骨　B. 筛骨　C. 蝶骨
D. 上颌骨　E. 下颌骨

151. 颅腔和椎管的分界是（　　）
A. 圆孔　B. 卵圆孔　C. 棘孔
D. 枕骨大孔　E. 破裂孔

152. 具有典型板障结构的脑颅骨是（　　）
A. 额骨　B. 顶骨　C. 枕骨
D. 筛骨　E. 蝶骨

153. 参与构成骨性鼻中隔的脑颅骨是（　　）
A. 额骨　B. 筛骨　C. 蝶骨
D. 枕骨　E. 颞骨

154. 参与构成骨性鼻中隔的面颅骨是（　　）
A. 上颌骨　B. 下颌骨　C. 颧骨
D. 犁骨　E. 腭骨

155. 参与构成颧弓的脑颅骨是（　　）
A. 额骨　B. 筛骨　C. 蝶骨
D. 枕骨　E. 颞骨

156. 参与构成颧弓的面颅骨是（　　）
A. 上颌骨　B. 下颌骨　C. 颧骨
D. 犁骨　E. 腭骨

157. 以下面颅骨中不成对的是（　　）
A. 上颌骨　B. 下颌骨　C. 下鼻甲
D. 腭骨　E. 鼻骨

158. 以下面颅骨中不成对的是（　　）
A. 上颌骨　B. 下鼻甲　C. 犁骨
D. 腭骨　E. 鼻骨

159. 以下面颅骨中不成对的是（　　）
A. 腭骨　B. 鼻骨　C. 泪骨
D. 颧骨　E. 舌骨

160. 参与构成骨腭的面颅骨是（　　）
A. 上颌骨和颧骨　B. 上颌骨和腭骨
C. 上颌骨和犁骨　D. 上颌骨和下颌骨
E. 上颌骨和泪骨

161. 关于上颌骨的描述，错误的是（　　）
A. 位于面颅中部，鼻腔两侧，眶与口之间
B. 有一体四突，上颌体为上颌骨的主体，内部的含气腔隙为上颌窦
C. 上颌体向前内上伸出额突，向下伸出牙槽突
D. 上颌体向内伸出腭突，向外伸出颧突
E. 上颌骨的额突和腭骨的水平板构成骨腭

162. 下颌支内面中央有（　　），向前下经下颌管通颏孔
A. 切牙孔　B. 腭大孔　C. 下颌孔
D. 颈静脉孔　E. 茎乳孔

163. 关于下颌骨的描述，错误的是（　　）
A. 位于面颅下部，呈“U”形，分为一体两支
B. 下颌体呈弓形，上缘形成牙槽弓，弓上有牙槽，容纳牙根
C. 下颌支上缘有 2 个突起，前为髁突（关节突），后为冠突（肌突）
D. 髁突末端膨大为下颌头，与颞骨的下颌窝相关节
E. 下颌支内面中央有下颌孔，向前下经下颌管通颏孔

164. 关于下颌骨的描述，错误的是（ ）
A. 下颌支后缘与下颌底移行处为下颌角
B. 下颌角内面有翼肌粗隆
C. 下颌角外面有咬肌粗隆
D. 翼肌粗隆有翼内肌附着
E. 翼肌粗隆有翼外肌附着
165. 以下呈“L”形的面颅骨是（ ）
A. 鼻骨 B. 泪骨 C. 颧骨
D. 腭骨 E. 犁骨
166. 游离于下颌骨和甲状软骨之间的面颅骨是（ ）
A. 腭骨 B. 犁骨 C. 泪骨
D. 舌骨 E. 下鼻甲
167. 没有参与围成颅盖的脑颅骨是（ ）
A. 额骨 B. 顶骨 C. 枕骨
D. 蝶骨 E. 筛骨
168. 关于颅盖的描述，错误的是（ ）
A. 外面可见冠状缝、矢状缝和人字缝
B. 额骨眶部前缘内侧半骨面呈弓形隆起称为眉弓，其深部有额窦
C. 额鳞两侧最隆凸处称为额结节，顶骨最隆凸处称为顶结节
D. 内面可见乙状窦沟，其两侧有颗粒小凹，为蛛网膜粒所在处
E. 内面两侧可见脑膜中动脉沟
169. 没有参与构成颅底的脑颅骨是（ ）
A. 额骨 B. 顶骨 C. 枕骨
D. 颞骨 E. 蝶骨
170. 以下属于颅前窝、颅中窝和颅后窝分界的是（ ）
A. 蝶骨小翼后缘
B. 颞骨岩部上缘
C. 鞍背
D. 蝶骨小翼后缘、颞骨岩部上缘和鞍背
E. 蝶骨小翼后缘、颞骨岩部下缘和鞍背
171. 颅前窝承托的结构是（ ）
A. 大脑颞叶 B. 大脑额叶 C. 间脑
D. 脑干 E. 小脑
172. 颅中窝承托的结构是（ ）
A. 大脑额叶 B. 大脑颞叶 C. 大脑枕叶
D. 脑干 E. 小脑
173. 颅中窝承托的结构是（ ）
A. 大脑额叶 B. 大脑枕叶
C. 间脑和垂体 D. 脑干
E. 小脑
174. 颅中窝承托的结构是（ ）
A. 大脑额叶 B. 大脑顶叶
C. 大脑枕叶 D. 脑干和小脑
E. 大脑颞叶、间脑和垂体
175. 颅后窝容纳的结构是（ ）
A. 大脑顶叶 B. 大脑额叶
C. 大脑颞叶 D. 脑干和小脑
E. 间脑和垂体
176. 参与构成颅前窝的结构是（ ）
A. 额骨眶部 B. 蝶骨体
C. 蝶骨大翼 D. 颞骨岩部前面
E. 颞骨鳞部
177. 参与构成颅前窝的结构是（ ）
A. 蝶骨体 B. 筛骨筛板
C. 蝶骨大翼 D. 颞骨岩部前面
E. 颞骨鳞部
178. 参与构成颅前窝的结构是（ ）
A. 蝶骨体 B. 蝶骨大翼
C. 蝶骨小翼 D. 颞骨岩部前面
E. 颞骨鳞部
179. 参与构成颅中窝的结构是（ ）
A. 额骨眶部 B. 筛骨筛板
C. 蝶骨小翼 D. 蝶骨体
E. 枕骨
180. 参与构成颅中窝的结构是（ ）
A. 额骨眶部 B. 筛骨筛板
C. 蝶骨小翼 D. 蝶骨大翼
E. 枕骨
181. 参与构成颅中窝的结构是（ ）
A. 额骨眶部 B. 筛骨筛板
C. 蝶骨小翼 D. 颞骨岩部前面
E. 颞骨岩部后面
182. 参与构成颅中窝的结构是（ ）
A. 额骨眶部 B. 筛骨筛板
C. 蝶骨小翼 D. 颞骨鳞部
E. 颞骨岩部后面
183. 参与构成颅后窝的结构是（ ）
A. 蝶骨体 B. 蝶骨大翼
C. 颞骨鳞部 D. 颞骨岩部前面
E. 颞骨岩部后面
184. 参与构成颅后窝的结构是（ ）
A. 蝶骨体 B. 蝶骨大翼
C. 颞骨鳞部 D. 颞骨岩部前面
E. 枕骨
185. 关于颅前窝的描述，错误的是（ ）
A. 承托大脑额叶
B. 由额骨眶部、筛骨筛板和蝶骨小翼构成
C. 正中线上有矢状位的鸡冠，其两侧的筛板上有筛孔

D. 筛孔下通鼻腔，有视神经通行
E. 颅前窝骨折，好发于额骨眶部和筛骨筛板

186. 颅底外伤患者出现“熊猫眼征”，提示损伤的结构是（　　）
A. 额骨眶部　　B. 筛骨筛板
C. 蝶骨小翼　　D. 蝶骨大翼
E. 颞骨岩部

187. 颅底外伤患者出现脑脊液鼻漏，提示损伤的结构是（　　）
A. 额骨眶部　　B. 筛骨筛板
C. 蝶骨小翼　　D. 蝶骨大翼
E. 颞骨岩部

188. 颅底外伤患者出现嗅觉障碍，提示损伤的结构是（　　）
A. 额骨眶部　　B. 筛骨筛板
C. 蝶骨小翼　　D. 蝶骨大翼
E. 颞骨岩部

189. 颅底外伤患者出现脑脊液鼻漏和嗅觉障碍，提示损伤的结构是（　　）
A. 额骨眶部　　B. 筛骨筛板
C. 蝶骨小翼　　D. 蝶骨大翼
E. 颞骨岩部

190. 视神经管内通行的结构是（　　）
A. 视神经和眼动脉
B. 视神经和眼静脉
C. 视神经、眼动脉和眼静脉
D. 视神经和颈内动脉
E. 视神经和颈内静脉

191. 蝶鞍两侧颈动脉沟内通行的结构是（　　）
A. 颈总动脉　　B. 颈内动脉
C. 颈外动脉　　D. 颈内静脉
E. 颈外静脉

192. 蝶骨大翼和蝶骨小翼之间的裂隙是（　　）
A. 水平裂　　B. 斜裂　　C. 眶上裂
D. 眶下裂　　E. 翼突上颌裂

193. 沟通颅中窝和眼眶的裂隙是（　　）
A. 水平裂　　B. 斜裂　　C. 眶上裂
D. 眶下裂　　E. 翼突上颌裂

194. 以下神经，通过眶上裂的是（　　）
A. 嗅神经　　B. 视神经　　C. 动眼神经
D. 面神经　　E. 前庭蜗神经

195. 以下神经，通过眶上裂的是（　　）
A. 嗅神经　　B. 视神经　　C. 滑车神经
D. 面神经　　E. 前庭蜗神经

196. 以下神经，通过眶上裂的是（　　）
A. 嗅神经　　B. 视神经　　C. 展神经
D. 面神经　　E. 前庭蜗神经

197. 以下神经，通过眶上裂的是（　　）
A. 嗅神经　　B. 视神经　　C. 眼神经
D. 上颌神经　　E. 下颌神经

198. 以下血管，通过眶上裂的是（　　）
A. 眼动脉　　B. 眼上静脉　　C. 颈内动脉
D. 颈内静脉　　E. 颈总动脉

199. 蝶骨大翼根部，从前向后依次可见（　　）
A. 圆孔、卵圆孔和棘孔
B. 圆孔、棘孔和卵圆孔
C. 卵圆孔、棘孔和圆孔
D. 卵圆孔、圆孔和棘孔
E. 棘孔、圆孔和卵圆孔

200. 蝶骨大翼根部圆孔通行的是（　　）
A. 眼神经　　B. 上颌神经
C. 下颌神经　　D. 展神经
E. 脑膜中动脉

201. 蝶骨大翼根部卵圆孔通行的是（　　）
A. 眼神经　　B. 上颌神经
C. 下颌神经　　D. 展神经
E. 脑膜中动脉

202. 蝶骨大翼根部棘孔通行的是（　　）
A. 眼神经　　B. 上颌神经
C. 下颌神经　　D. 展神经
E. 脑膜中动脉

203. 颅底外伤患者出现脑脊液耳漏，提示损伤的结构是（　　）
A. 弓状隆起　　B. 鼓室盖
C. 三叉神经压迹　　D. 垂体窝
E. 交叉前沟

204. 以下神经，通过颈静脉孔的是（　　）
A. 眼神经　　B. 上颌神经
C. 下颌神经　　D. 舌咽神经
E. 舌下神经

205. 以下神经，通过颈静脉孔的是（　　）
A. 眼神经　　B. 上颌神经
C. 下颌神经　　D. 迷走神经
E. 舌下神经

206. 以下神经，通过颈静脉孔的是（　　）
A. 眼神经　　B. 上颌神经
C. 下颌神经　　D. 副神经
E. 舌下神经

207. 以下血管，通过颈静脉孔的是（　　）
A. 眼动脉　　B. 眼静脉
C. 颈内动脉　　D. 颈内静脉
E. 颈总动脉

208. 以下神经，通过舌下神经管的是（　　）
A. 面神经　　B. 舌咽神经

C. 迷走神经 D. 副神经
E. 舌下神经
209. 以下神经，通过内耳门、内耳道的是( )
A. 面神经 B. 舌咽神经
C. 迷走神经 D. 副神经
E. 舌下神经
210. 以下神经，通过内耳门、内耳道的是( )
A. 前庭蜗神经 B. 舌咽神经
C. 迷走神经 D. 副神经
E. 舌下神经
211. 关于骨腭的描述，错误的是（ ）
A. 由两侧上颌骨腭突和额骨水平板构成
B. 分隔骨性鼻腔和口腔
C. 前部正中有切牙孔
D. 后外侧有腭大孔
E. 后缘上方有鼻后孔
212. 关于骨腭的描述，错误的是（ ）
A. 由两侧下颌骨腭突和腭骨水平板构成
B. 分隔骨性鼻腔和口腔
C. 前部正中有切牙孔
D. 后外侧有腭大孔
E. 后缘上方有鼻后孔
213. 以下神经，通过茎乳孔的是（ ）
A. 面神经 B. 舌咽神经
C. 迷走神经 D. 副神经
E. 舌下神经
214. 关于破裂孔围成的描述，正确的是（ ）
A. 蝶骨小翼、枕骨基底部和颞骨岩部
B. 蝶骨大翼、枕骨基底部和颞骨岩部
C. 蝶骨体、枕骨鳞部和颞骨岩部
D. 蝶骨体、枕骨基底部和颞骨岩部
E. 蝶骨体、枕骨基底部和颞骨鼓部
215. 通过破裂孔的血管主要是（ ）
A. 眼动脉 B. 眼静脉
C. 颈总动脉 D. 颈内动脉
E. 颈外动脉
216. 下颌窝前方的隆起为（ ），参与颞下颌关节的构成
A. 下颌头 B. 关节结节
C. 枕外隆突 D. 枕髁
E. 乳突
217. 眶是呈（ ）的骨腔，容纳眼及其附属结构
A. 三棱锥体形 B. 四棱锥体形
C. 五棱锥体形 D. 四棱圆柱形
E. 五棱圆柱形
218. 眶尖朝向后内，经（ ）通颅中窝
A. 眶上裂 B. 眶下裂
C. 视神经管 D. 颈动脉管
E. 舌下神经管
219. 蝶筛隐窝位于（ ）
A. 上鼻甲后上方与蝶骨体之间
B. 中鼻甲后上方与蝶骨体之间
C. 下鼻甲后上方与蝶骨体之间
D. 上鼻甲后上方与蝶骨小翼之间
E. 上鼻甲后上方与蝶骨大翼之间
220. 蝶筛隐窝是（ ）的开口
A. 额窦 B. 筛窦 C. 蝶窦
D. 上颌窦 E. 乙状窦
221. 位于额骨眉弓深部的结构是（ ）
A. 额窦 B. 筛窦 C. 蝶窦
D. 上颌窦 E. 乙状窦
222. 位于筛骨迷路内的结构是（ ）
A. 额窦 B. 筛窦 C. 蝶窦
D. 上颌窦 E. 乙状窦
223. 位于蝶骨体内的结构是（ ）
A. 额窦 B. 筛窦 C. 蝶窦
D. 上颌窦 E. 乙状窦
224. 位于上颌体内的结构是（ ）
A. 额窦 B. 筛窦 C. 蝶窦
D. 上颌窦 E. 乙状窦
225. 人体最大的鼻旁窦是（ ）
A. 额窦 B. 筛窦 C. 蝶窦
D. 上颌窦 E. 乙状窦
226. 关于骨性口腔上壁的描述，最为准确的是（ ）
A. 额骨 B. 腭骨 C. 骨腭
D. 上颌骨腭突 E. 腭骨水平板

二、B1 型题（标准配伍题）

（1～4 题共用备选答案）
A. 长骨 B. 短骨 C. 扁骨
D. 不规则骨 E. 含气骨
1. 跗骨属于（ ）
2. 股骨属于（ ）
3. 胸骨属于（ ）
4. 腰椎属于（ ）
（5～9 题共用备选答案）
A. 肱骨 B. 腕骨 C. 顶骨
D. 颈椎 E. 蝶骨
5. 属于短骨的是（ ）
6. 属于长骨的是（ ）
7. 属于含气骨的是（ ）
8. 属于扁骨的是（ ）

9. 属于不规则骨，但不是含气骨的是（　　）

（10～13 题共用备选答案）

A. 骺　B. 干骺端　C. 骺软骨
D. 骺线　E. 滋养孔

10. 由次级骨化中心形成的部分称为（　　）
11. 成年前，连接干与骺的结构是（　　）
12. 干靠近骺的部分称为（　　）
13. 成年后，骺软骨骨化，干与骺融为一体，其融合线称为（　　）

（14～16 题共用备选答案）

A. 骨质　B. 骨膜　C. 板障
D. 红骨髓　E. 黄骨髓

14. 颅盖（如顶骨）的骨松质称为（　　）
15. 对骨的发生、生长、改造和修复具有重要作用的结构是（　　）
16. 具有造血功能的结构是（　　）

（17～19 题共用备选答案）

A. 椎孔　B. 椎管　C. 椎间孔
D. 横突孔　E. 椎动脉沟

17. 相邻椎弓根的椎下切迹和椎上切迹围成的结构是（　　）
18. 椎体和椎弓围成的结构是（　　）
19. 位于颈椎横突根部的结构是（　　）

（20～22 题共用备选答案）

A. 骶前孔　B. 骶后孔　C. 骶管裂孔
D. 骶管　E. 椎管

20. 骶骨内有一纵贯全长的管道，称为（　　）
21. 临床骶管阻滞的进针部位是（　　）
22. 骶管下端后面，位于骶角之间的开口称为（　　）

（23～26 题共用备选答案）

A. 寰椎　B. 枢椎　C. 隆椎
D. 胸椎　E. 腰椎

23. 棘突最长的椎体是（　　）
24. 在其上关节面后方有椎动脉通过的椎体是（　　）
25. 有肋凹和横突肋凹的椎体是（　　）
26. 临床上常利用其棘突间隙较大进行腰椎穿刺的椎体是（　　）

（27～29 题共用备选答案）

A. 颈椎　B. 胸椎　C. 腰椎
D. 骶骨　E. 尾骨

27. 与腰腿痛关系密切的结构是（　　）
28. 与颈肩痛关系密切的结构是（　　）
29. 与临床骶管阻滞有关的结构是（　　）

（30～32 题共用备选答案）

A. 肋头　B. 肋结节　C. 肋沟
D. 肋角　E. 胸骨角

30. 内有肋间后血管和肋间神经通行的结构是（　　）
31. 两侧连接第 2 肋软骨的结构是（　　）
32. 与横突肋凹相关节的结构是（　　）

（33～35 题共用备选答案）

A. 关节盂　B. 肩胛颈　C. 喙突
D. 肩胛冈　E. 肩峰

33. 肩部的最高点是（　　）
34. 肩胛切迹外侧的弯曲指状突起称为（　　）
35. 与肱骨头相关节的结构是（　　）

（36～40 题共用备选答案）

A. 外科颈　B. 结节间沟
C. 桡神经沟　D. 尺神经沟
E. 腕骨沟

36. 有肱二头肌长头腱通过的部位是（　　）
37. 肱骨上端容易骨折的部位是（　　）
38. 有桡神经和肱深血管通行的部位是（　　）
39. 有肌腱和正中神经神通行的部位是（　　）
40. 有尺神经和尺侧上副血管通行的部位是（　　）

（41～43 题共用备选答案）

A. 髋臼　B. 髋臼窝　C. 髂结节
D. 坐骨结节　E. 耻骨结节

41. 与股骨头相关节的结构是（　　）
42. 坐位时，唯一与接触面接触的骨性结构是（　　）
43. 髂前上棘后方 5～7cm 处，髂嵴向外突出形成的结构是（　　）

（44～47 题共用备选答案）

A. 股骨头　B. 股骨颈
C. 髁间隆起　D. 收肌结节
E. 腓关节面

44. 容易发生骨折的部位是（　　）
45. 容易发生坏死的部位是（　　）
46. 股骨内上髁上方的小突起称为（　　）
47. 胫骨外侧髁后下与腓骨头相关节的部位是（　　）

（48～52 题共用备选答案）

A. 眉弓　B. 颧弓　C. 顶骨
D. 蝶骨体　E. 枕骨大孔

48. 内部含有蝶窦的结构是（　　）
49. 内部含有额窦的结构是（　　）
50. 分界颅腔与椎管的结构是（　　）
51. 具有典型板障结构的是（　　）
52. 由颞骨的颧突和颧骨的颞突构成的结构是（　　）

（53～57 题共用备选答案）
A. 上颌体　B. 下颌孔
C. 腭骨水平板　D. 犁骨
E. 舌骨
53. 参与构成骨腭的结构是（　　）
54. 内部含有上颌窦的结构是（　　）
55. 参与构成骨性鼻中隔的结构是（　　）
56. 有下牙槽血管和神经通行的结构是（　　）
57. 游离于下颌骨和甲状软骨之间的结构是（　　）
（58～62 题共用备选答案）
A. 筛孔　B. 圆孔　C. 卵圆孔
D. 棘孔　E. 颈静脉孔
58. 有嗅神经通行的部位是（　　）
59. 有下颌神经通行的部位是（　　）
60. 有上颌神经通行的部位是（　　）
61. 有舌咽神经通行的部位是（　　）
62. 有脑膜中动脉通行的部位是（　　）
（63～65 题共用备选答案）
A. 颈静脉孔　B. 颈动脉沟
C. 视神经管　D. 舌下神经管
E. 颈动脉管内口
63. 有视神经通行的部位是（　　）
64. 有迷走神经通行的部位是（　　）
65. 有舌下神经通行的部位是（　　）
（66～69 题共用备选答案）
A. 内耳门　B. 颈静脉孔
C. 颈动脉管内口　D. 视神经管
E. 筛孔
66. 有副神经通行的部位是（　　）
67. 有面神经通行的部位是（　　）
68. 有眼动脉通行的部位是（　　）
69. 有前庭蜗神经通行的部位是（　　）
（70～73 题共用备选答案）
A. 额骨眶部　B. 筛骨筛板
C. 鼓室盖　D. 垂体窝
E. 舌下神经管
70. 脑脊液耳漏，提示（　　）损伤
71. 熊猫眼征和眼内血肿，提示（　　）损伤
72. 脑脊液鼻漏和嗅觉障碍，提示（　　）损伤
73. 周围性舌瘫，提示（　　）损伤
（74～78 题共用备选答案）
A. 骨腭　B. 切牙孔　C. 腭大孔
D. 茎乳孔　E. 舌下神经管外口
74. 枕髁前上方可见的结构是（　　）
75. 有面神经通行的部位是（　　）
76. 位于骨腭后外侧的结构是（　　）
77. 位于骨腭前部正中的结构是（　　）
78. 分隔骨性鼻腔和口腔的结构是（　　）
（79～83 题共用备选答案）
A. 泪腺窝　B. 泪囊窝　C. 眶上裂
D. 眶下裂　E. 眶下沟
79. 眶下壁可见的结构是（　　）
80. 眶上壁前外侧的结构是（　　）
81. 眶内侧壁前部的结构是（　　）
82. 眶外侧壁与上壁之间的结构是（　　）
83. 眶外侧壁与下壁之间的结构是（　　）
（84～88 题共用备选答案）
A. 筛板　B. 骨腭　C. 骨性鼻中隔
D. 蝶筛隐窝　E. 鼻旁窦
84. 构成骨性鼻腔的顶，并分隔颅前窝的结构是（　　）
85. 将骨性鼻腔分为左、右两个腔的结构是（　　）
86. 位于鼻腔周围颅骨内，与鼻腔相通的含气腔隙称为（　　）
87. 构成骨性鼻腔的底，并分隔骨性口腔的结构是（　　）
88. 上鼻甲后上方与蝶骨体之间的间隙称为（　　）
（89～95 题共用备选答案）
A. 上鼻道　B. 中鼻道　C. 下鼻道
D. 咽隐窝　E. 蝶筛隐窝
89. 额窦开口于（　　）
90. 蝶窦开口于（　　）
91. 鼻泪管开口于（　　）
92. 上颌窦开口于（　　）
93. 筛窦前群开口于（　　）
94. 筛窦中群开口于（　　）
95. 筛窦后群开口于（　　）
（96～101 题共用备选答案）
A. 翼点　B. 骨腭
C. 眶上裂　D. 翼突上颌裂
E. 眶下裂
96. 骨性口腔的上壁是（　　）
97. 颞下窝向前上经（　　）通眶
98. 颞下窝向前内经（　　）通翼腭窝
99. 额、顶、颞、蝶 4 骨连结处形成的“H”形骨缝称为（　　）
100. 中医学中的太阳穴指的是（　　）
101. 内面有脑膜中动脉前支通过的部位是（　　）

三、X 型题（多项选择题）

1. 以下属于运动系的是（　　）

A. 骨骼系统 B. 消化系统
C. 骨连结系统 D. 心血管系统
E. 肌肉系统

2. 以下属于中轴骨的是（ ）
A. 上肢骨 B. 脑颅骨
C. 面颅骨 D. 躯干骨
E. 下肢骨

3. 以下属于躯干骨的是（ ）
A. 肋骨 B. 胸骨 C. 椎骨
D. 骶骨 E. 尾骨

4. 以下属于上肢带骨的是（ ）
A. 锁骨 B. 肱骨 C. 肩胛骨
D. 桡骨 E. 尺骨

5. 以下属于自由上肢骨的是（ ）
A. 锁骨 B. 肱骨 C. 肩胛骨
D. 桡骨 E. 尺骨

6. 以下属于肱骨上端结构的是（ ）
A. 肱骨头 B. 解剖颈 C. 肱骨滑车
D. 外科颈 E. 尺神经沟

7. 以下属于肱骨上端结构的是（ ）
A. 小结节嵴 B. 大结节嵴 C. 肱骨头
D. 肱骨小头 E. 结节间沟

8. 以下属于肱骨下端结构的是（ ）
A. 肱骨头 B. 肱骨小头 C. 肱骨滑车
D. 外科颈 E. 尺神经沟

9. 以下属于肱骨下端结构的是（ ）
A. 内上髁 B. 外上髁 C. 桡窝
D. 冠突窝 E. 鹰嘴窝

10. 以下属于尺骨上端结构的是（ ）
A. 冠突 B. 鹰嘴 C. 滑车切迹
D. 尺骨头 E. 尺切迹

11. 以下属于尺骨上端结构的是（ ）
A. 桡骨头 B. 尺切迹 C. 桡切迹
D. 滑车切迹 E. 尺骨粗隆

12. 以下属于桡骨上端结构的是（ ）
A. 桡骨头 B. 桡切迹 C. 桡骨颈
D. 尺切迹 E. 桡骨粗隆

13. 以下属于桡骨下端结构的是（ ）
A. 桡切迹 B. 尺切迹 C. 尺骨茎突
D. 桡骨茎突 E. 腕关节面

14. 以下属于腕骨的是（ ）
A. 距骨 B. 手舟骨 C. 月骨
D. 三角骨 E. 豌豆骨

15. 以下属于腕骨的是（ ）
A. 钩骨 B. 头状骨 C. 小多角骨
D. 大多角骨 E. 跟骨

16. 以下参与组成髋骨的结构是（ ）
A. 骶骨 B. 髂骨 C. 尾骨
D. 坐骨 E. 耻骨

17. 以下属于自由下肢骨的是（ ）
A. 股骨 B. 坐骨 C. 胫骨
D. 耻骨 E. 腓骨

18. 以下属于股骨上端结构的是（ ）
A. 内上髁 B. 股骨头 C. 收肌结节
D. 股骨颈 E. 大转子

19. 以下属于股骨下端结构的是（ ）
A. 髁间窝 B. 小转子 C. 收肌结节
D. 股骨头凹 E. 外上髁

20. 以下属于胫骨上端结构的是（ ）
A. 内踝 B. 腓切迹 C. 髁间隆起
D. 胫骨粗隆 E. 腓关节面

21. 以下属于胫骨下端结构的是（ ）
A. 内踝 B. 外踝 C. 外踝窝
D. 腓切迹 E. 腓骨头

22. 以下属于跗骨的是（ ）
A. 钩骨 B. 距骨 C. 跟骨
D. 足舟骨 E. 骰骨

23. 以下属于跗骨的是（ ）
A. 足舟骨 B. 头状骨 C. 内侧楔骨
D. 中间楔骨 E. 外侧楔骨

24. 以下属于脑颅骨的是（ ）
A. 腭骨 B. 额骨 C. 筛骨
D. 蝶骨 E. 枕骨

25. 以下属于脑颅骨的是（ ）
A. 顶骨 B. 颧骨 C. 颞骨
D. 犁骨 E. 上颌骨

26. 以下属于面颅骨的是（ ）
A. 顶骨 B. 上颌骨 C. 额骨
D. 泪骨 E. 下鼻甲

27. 以下属于面颅骨的是（ ）
A. 鼻骨 B. 筛骨 C. 颧骨
D. 下颌骨 E. 蝶骨

28. 以下属于成对脑颅骨的是（ ）
A. 额骨 B. 顶骨 C. 枕骨
D. 蝶骨 E. 颞骨

29. 以下属于不成对脑颅骨的是（ ）
A. 额骨 B. 颞骨 C. 筛骨
D. 蝶骨 E. 枕骨

30. 以下属于成对面颅骨的是（ ）
A. 鼻骨 B. 泪骨 C. 颧骨
D. 犁骨 E. 腭骨

31. 以下属于不成对面颅骨的是（ ）
A. 舌骨 B. 上颌骨 C. 下鼻甲
D. 下颌骨 E. 犁骨

32. 参与构成骨性鼻中隔的结构是（ ）
A. 腭骨 B. 犁骨
C. 筛骨水平板（筛板） D. 筛骨垂直板
E. 蝶骨小翼
33. 参与构成骨腭的结构是（ ）
A. 上颌骨的颧突 B. 上颌骨的额突
C. 上颌骨的腭突 D. 腭骨的垂直板
E. 腭骨的水平板
34. 参与围成颅盖的结构是（ ）
A. 顶骨 B. 额鳞 C. 枕鳞
D. 颞鳞 E. 蝶骨小翼
35. 参与构成颅底的骨是（ ）
A. 额骨 B. 筛骨 C. 蝶骨
D. 枕骨 E. 颞骨
36. 参与构成颅前窝的结构是（ ）
A. 额骨眶部 B. 蝶骨体 C. 筛骨筛板
D. 蝶骨大翼 E. 蝶骨小翼
37. 参与构成颅中窝的结构是（ ）
A. 蝶骨体 B. 蝶骨小翼 C. 蝶骨大翼
D. 颞骨岩部前面 E. 颞骨岩部后面
38. 参与构成颅后窝的结构是（ ）
A. 枕骨 B. 筛骨筛板 C. 颞骨鳞部
D. 颞骨岩部前面 E. 颞骨岩部后面
39. 颅中窝承托的是（ ）
A. 小脑 B. 垂体 C. 间脑
D. 大脑颞叶 E. 大脑额叶
40. 颅后窝容纳的是（ ）
A. 小脑 B. 间脑 C. 脑干
D. 垂体 E. 大脑颞叶
41. 视神经管内通行的结构是（ ）
A. 眼静脉 B. 眼动脉 C. 眼神经
D. 视神经 E. 动眼神经
42. 眶上裂内通行的结构是（ ）
A. 眼动脉 B. 眼上静脉 C. 眼神经
D. 动眼神经 E. 滑车神经
43. 眶上裂内通行的结构是（ ）
A. 眼神经 B. 展神经 C. 滑车神经
D. 动眼神经 E. 眼上静脉
44. 在蝶骨大翼根部可见（ ）
A. 圆孔 B. 筛孔 C. 卵圆孔
D. 颈静脉孔 E. 棘孔
45. 颈静脉孔内通行的结构是（ ）
A. 副神经 B. 迷走神经 C. 舌咽神经
D. 舌下神经 E. 颈内静脉
46. 内耳门、内耳道内通行的神经是（ ）
A. 展神经 B. 面神经 C. 舌咽神经
D. 前庭蜗神经 E. 迷走神经
47. 面颅整体观包括（ ）
A. 眶 B. 颅盖 C. 骨性鼻腔
D. 颅底 E. 骨性口腔
48. 以下参与围成眶上壁的结构是（ ）
A. 颧骨 B. 上颌骨 C. 蝶骨小翼
D. 蝶骨大翼 E. 额骨眶部
49. 以下参与围成眶下壁的结构是（ ）
A. 颧骨 B. 上颌骨 C. 蝶骨小翼
D. 蝶骨大翼 E. 额骨眶部
50. 参与围成眶外侧壁的结构是（ ）
A. 颧骨 B. 上颌骨 C. 蝶骨小翼
D. 蝶骨大翼 E. 额骨眶部
51. 参与围成眶内侧壁的结构是（ ）
A. 泪骨 B. 下颌骨 C. 蝶骨体
D. 蝶骨大翼 E. 筛骨迷路
52. 鼻旁窦包括（ ）
A. 额窦 B. 筛窦 C. 蝶窦
D. 海绵窦 E. 上颌窦
53. 以下开口于中鼻道的窦道是（ ）
A. 额窦 B. 蝶窦 C. 上颌窦
D. 筛窦前群和中群 E. 筛窦后群
54. 参与围成翼点的颅骨是（ ）
A. 额骨 B. 顶骨 C. 筛骨
D. 颞骨 E. 蝶骨
55. 关于新生儿颅特征的描述，正确的是（ ）
A. 颅大体小
B. 脑颅大、面颅小
C. 眶大，口、鼻小
D. 前囟呈三角形、后囟呈菱形
E. 前囟呈菱形、后囟呈三角形

四、A2 型题（病例摘要型最佳选择题）

1. 选拔青少年排球运动员时，需要大致估算出选拔对象的最终身高，可以通过影像学检查来估算身高的结构是（ ）
A. 骺 B. 骺软骨 C. 干骺端
D. 骺线 E. 关节软骨
2. 患者，女性，39 岁。因反复出现头晕和视物旋转等症状去医院就诊。CT 血管成像（CTA）和磁共振血管成像（MRA）显示：椎动脉供血不足。椎动脉发自锁骨下动脉，穿（ ）上行，经枕骨大孔进入颅腔
A. 圆孔 B. 卵圆孔 C. 棘孔
D. 横突孔 E. 椎间孔
3. 患者，男性，27 岁。肛周脓肿手术需要注射利多卡因进行骶管阻滞，确定注射药物部位的骨性标志是（ ）

A. 骶岬　B. 横线　C. 骶前孔
D. 骶后孔　E. 骶角

4. 患者，女性，45岁。骑电动车下班途中被汽车撞倒，左侧胸部疼痛剧烈，去医院经X线和CT检查发现：左侧肋骨骨折，同时可能伴有血管、神经损伤。血管神经位于（　　）内
A. 横突孔　B. 肋沟　C. 椎间孔
D. 尺神经沟　E. 桡神经沟

5. 患者，男性，37岁。骑电动车下班途中被汽车撞倒，右侧胸部疼痛剧烈，去医院经X线和CT检查发现：右侧肋骨骨折。计数肋骨的重要标志是（　　）
A. 胸骨柄　B. 胸骨体　C. 剑突
D. 胸骨角　E. 骶角

6. 学生，男性，21岁。打篮球时右侧肘部不慎撞到篮球架，疼痛剧烈，伴有右侧小指麻木症状。去医院经X线检查发现：右侧肱骨内上髁骨折。此时，最有可能损伤（　　）内的血管、神经
A. 肋沟　B. 尺神经沟　C. 桡神经沟
D. 椎间孔　E. 横突孔

7. 患者，女性，52岁。骑电动车上班途中被汽车撞倒，左侧臂部剧烈疼痛，并出现左手下垂表现。X线检查发现：左侧肱骨中段骨折。此时，最有可能损伤（　　）内的血管、神经
A. 肋沟　B. 尺神经沟　C. 桡神经沟
D. 椎间孔　E. 横突孔

8. 患者，男性，26岁。因长期操作鼠标、沉迷电脑游戏，患上腕管综合征致手腕部麻木、刺痛、手指僵直、运动受限。参与构成腕管的骨不包括（　　）
A. 手舟骨　B. 三角骨　C. 大多角骨
D. 头状骨　E. 足舟骨

9. 患者，女性，77岁。在下雨天外出时不慎滑倒，倒地后不能自行站立，伴有右侧髋部剧烈疼痛，此时最后可能导致（　　）骨折
A. 肱骨头　B. 外科颈　C. 股骨头
D. 股骨颈　E. 大转子

10. 踝关节痛风主要表现为踝关节红、肿、热、痛和功能受限，可伴有发热、头痛等症状，实验室检查提示血尿酸增高。参与构成踝关节的骨是（　　）
A. 距骨　B. 跟骨　C. 足舟骨
D. 中间楔骨　E. 骰骨

11. 患者，男性，18岁。因车祸造成颅底外伤，导致脑脊液鼻漏（鼻腔持续流出清亮水样脑脊液），同时伴有嗅觉障碍。此时，最有可能损伤的部位是（　　）
A. 额骨眶部　B. 额骨鼻部　C. 筛骨筛板
D. 筛骨垂直板　E. 筛骨迷路

12. 患者，女性，27岁。因车祸造成颅底外伤，出现典型的熊猫眼征（骨折断端及周围软组织的渗血在眼睛周围形成血肿）。此时，最有可能损伤的结构是（　　）
A. 额骨鳞部　B. 额骨眶部　C. 筛骨筛板
D. 筛骨垂直板　E. 筛骨迷路

13. 患者，男性，35岁。因车祸造成颅底外伤，导致脑脊液耳漏（外耳道持续流出清亮水样脑脊液）。此时，最有可能损伤的结构是（　　）
A. 前床突　B. 后床突　C. 垂体窝
D. 鼓室盖　E. 三叉神经压迹

14. 患者，女性，55岁。因车祸造成颅底外伤，感觉枕部剧烈疼痛，并出现周围性舌瘫表现（伸舌时舌尖偏向一侧）。此时，最有可能损伤的结构是（　　）
A. 颈动脉管　B. 圆孔　C. 卵圆孔
D. 棘孔　E. 舌下神经管

15. 患者，女性，48岁。反复出现鼻塞、流涕和头疼等症状，就医检查显示为慢性鼻炎和鼻（旁）窦炎，并伴有息肉。不属于鼻旁窦的是（　　）
A. 额窦　B. 蝶窦　C. 冠状窦
D. 筛窦　E. 上颌窦

16. 患者，男性，20岁。因打架斗殴被对方击中头颅侧面，引起硬膜外血肿昏迷入院。最有可能损伤的结构是（　　）
A. 咬肌　B. 颞肌　C. 翼突
D. 翼点　E. 颧弓

五、名词解释

1. 板障（diploe）
2. 椎间孔（intervertebral foramen）
3. 椎管（vertebral canal）
4. 横突孔（transverse foramen）
5. 骶管（sacral canal）
6. 肋沟（costal groove）
7. 胸骨角（sternal angle）
8. 桡神经沟（sulcus for radial nerve）
9. 尺神经沟（sulcus for ulnar nerve）
10. 腕骨沟（carpal groove）
11. 髋臼（acetabulum）
12. 闭孔（obturator foramen）
13. 眶上裂（superior orbital fissure）
14. 颈静脉孔（jugular foramen）
15. 骨腭（palatum osseum）
16. 蝶筛隐窝（sphenoethmoidal recess）

17. 鼻旁窦（paranasal sinus）
18. 翼点（pterion）

六、问答题

1. 描述椎骨的基本形态。
2. 描述颈椎的主要特点。
3. 描述肱骨上端的形态结构。
4. 描述肱骨下端的形态结构。
5. 描述桡骨上端和尺骨上端的形态结构。
6. 写出腕骨的名称和排列。
7. 描述股骨上端的形态结构。
8. 写出跗骨的名称和排列。
9. 描述颅中窝的作用、构成和形态结构。
10. 描述眶的位置、形态、围成和内容。
11. 描述鼻旁窦的概念、组成、开口和意义。

第三章　骨连结系统

一、A1型题（单句型最佳选择题）

1. 以下属于纤维连结的是（　　）
A. 骺软骨　B. 肋软骨　C. 椎间盘
D. 棘上韧带　E. 耻骨联合

2. 以下属于纤维连结的是（　　）
A. 骺软骨　B. 肋软骨　C. 椎间盘
D. 前臂骨间膜　E. 耻骨联合

3. 以下属于纤维连结的是（　　）
A. 骺软骨　B. 肋软骨　C. 椎间盘
D. 冠状缝　E. 耻骨联合

4. 以下属于软骨连结的是（　　）
A. 棘上韧带　B. 椎间盘
C. 前臂骨间膜　D. 小腿骨间膜
E. 矢状缝

5. 以下属于软骨连结的是（　　）
A. 棘间韧带　B. 耻骨联合
C. 前臂骨间膜　D. 小腿骨间膜
E. 人字缝

6. 以下属于软骨连结的是（　　）
A. 棘间韧带　B. 肋软骨
C. 前臂骨间膜　D. 小腿骨间膜
E. 冠状缝

7. 以下属于骨性结合的是（　　）
A. 棘上韧带　B. 前臂骨间膜
C. 冠状缝　D. 矢状缝
E. 髋骨的融合

8. 以下属于骨性结合的是（　　）
A. 肋软骨　B. 骺软骨　C. 椎间盘
D. 耻骨联合　E. 骶骨的融合

9. 以下属于关节基本结构的是（　　）
A. 韧带　B. 关节唇　C. 关节面
D. 关节盘　E. 半月板

10. 以下属于关节基本结构的是（　　）
A. 韧带　B. 关节唇　C. 关节囊
D. 滑膜襞　E. 滑膜囊

11. 以下属于关节基本结构的是（　　）
A. 韧带　B. 关节唇　C. 关节腔
D. 关节盘　E. 半月板

12. 以下属于关节辅助结构的是（　　）
A. 关节头　B. 关节窝　C. 关节囊
D. 韧带　E. 关节腔

13. 以下属于关节辅助结构的是（　　）
A. 关节头　B. 关节窝　C. 关节囊
D. 关节唇　E. 关节腔

14. 以下属于关节辅助结构的是（　　）
A. 关节头　B. 关节窝　C. 关节囊
D. 关节盘　E. 关节腔

15. 以下属于关节辅助结构的是（　　）
A. 关节头　B. 关节窝　C. 关节囊
D. 半月板　E. 关节腔

16. 以下属于关节辅助结构的是（　　）
A. 关节头　B. 关节窝　C. 滑膜襞
D. 关节囊　E. 关节腔

17. 以下属于关节辅助结构的是（　　）
A. 关节头　B. 关节窝　C. 滑膜囊
D. 关节囊　E. 关节腔

18. 关于关节的描述，错误的是（　　）
A. 关节面一般一凸一凹，凸者称为关节窝，凹者称为关节头
B. 关节面表面覆有关节软骨
C. 关节软骨一般为透明软骨，仅少数为纤维软骨
D. 关节囊的外层为纤维层
E. 关节囊的内层为滑膜层

19. 关于关节的描述，错误的是（　　）
A. 关节面一般一凸一凹，凸者称为关节头，凹者称为关节窝
B. 关节面表面覆有关节软骨
C. 关节软骨一般为纤维软骨，仅少数为透明软骨
D. 关节囊的外层为纤维层
E. 关节囊的内层为滑膜层

20. 关于关节的描述，错误的是（　　）
A. 关节面一般一凸一凹，凸者称为关节头，凹者称为关节窝
B. 关节面表面覆有关节软骨
C. 关节软骨一般为透明软骨，仅少数为纤维软骨
D. 关节囊的外层为滑膜层，内层为纤维层
E. 滑膜层富含血管，具有分泌和吸收滑液等功能

21. 以下有关节唇的关节是（　　）
A. 肩关节　B. 肘关节　C. 腕关节
D. 膝关节　E. 踝关节

22. 以下有关节唇的关节是（　　）
A. 肘关节　B. 腕关节　C. 髋关节
D. 膝关节　E. 踝关节

23. 以下属于关节内纤维软骨的是（　　）
A. 囊韧带　B. 囊内韧带　C. 关节盘
D. 滑膜襞　E. 滑膜囊

24. 以下属于关节内纤维软骨的是（　　）
A. 囊内韧带　B. 膝交叉韧带
C. 半月板　D. 滑膜襞
E. 滑膜囊
25. 以下有关节盘的关节是（　　）
A. 肩关节　B. 肘关节　C. 髋关节
D. 踝关节　E. 腕关节
26. 以下有关节盘的关节是（　　）
A. 寰枕关节　B. 寰枢关节
C. 颞下颌关节　D. 肩关节
E. 髋关节
27. 半月板是（　　）特有的结构
A. 肩关节　B. 肘关节　C. 髋关节
D. 膝关节　E. 颞下颌关节
28. 绕冠状轴进行的运动是（　　）
A. 屈、伸　B. 收、展　C. 旋转
D. 环转　E. 滑动
29. 绕矢状轴进行的运动是（　　）
A. 屈、伸　B. 收、展　C. 旋转
D. 环转　E. 滑动
30. 绕冠状轴和矢状轴进行的运动是（　　）
A. 屈、伸　B. 收、展　C. 旋转
D. 环转　E. 滑动
31. 没有明显运动轴，在一个平面上进行幅度极小的运动是（　　）
A. 屈、伸　B. 收、展　C. 旋转
D. 环转　E. 滑动
32. 近端原位转动，远端做圆周运动，整体描画圆锥形轨迹的运动是（　　）
A. 屈、伸　B. 收、展　C. 旋转
D. 环转　E. 滑动
33. 对膝关节来说，小腿向前称为（　　）
A. 屈　B. 伸　C. 收
D. 展　E. 旋转
34. 对膝关节来说，小腿向后称为（　　）
A. 屈　B. 伸　C. 收
D. 展　E. 旋转
35. 以下属于单轴关节的是（　　）
A. 椭圆关节　B. 鞍状关节　C. 滑车关节
D. 球窝关节　E. 杵臼关节
36. 以下属于单轴关节的是（　　）
A. 椭圆关节　B. 鞍状关节　C. 车轴关节
D. 球窝关节　E. 杵臼关节
37. 以下属于双轴关节的是（　　）
A. 滑车关节　B. 车轴关节　C. 球窝关节
D. 杵臼关节　E. 椭圆关节
38. 以下属于双轴关节的是（　　）
A. 滑车关节　B. 车轴关节　C. 球窝关节
D. 杵臼关节　E. 鞍状关节
39. 以下属于三轴关节的是（　　）
A. 滑车关节　B. 车轴关节　C. 球窝关节
D. 椭圆关节　E. 鞍状关节
40. 以下属于三轴关节的是（　　）
A. 滑车关节　B. 车轴关节　C. 杵臼关节
D. 椭圆关节　E. 鞍状关节
41. 以下属于滑车关节的是（　　）
A. 肩关节　B. 肱尺关节
C. 肱桡关节　D. 桡侧近侧关节
E. 腕关节
42. 以下属于车轴关节的是（　　）
A. 肩关节　B. 肱尺关节
C. 肱桡关节　D. 桡尺近侧关节
E. 腕关节
43. 以下属于车轴关节的是（　　）
A. 肩关节　B. 肱尺关节
C. 肱桡关节　D. 桡尺远侧关节
E. 腕关节
44. 以下属于椭圆关节的是（　　）
A. 肩关节　B. 肱尺关节
C. 肱桡关节　D. 桡尺远侧关节
E. 腕关节
45. 以下属于鞍状关节的是（　　）
A. 肩关节　B. 肱尺关节
C. 肱桡关节　D. 腕关节
E. 拇指腕掌关节
46. 以下属于球窝关节的是（　　）
A. 肩关节　B. 髋关节
C. 肱尺关节　D. 桡尺近侧关节
E. 腕关节
47. 以下属于杵臼关节的是（　　）
A. 肩关节　B. 髋关节
C. 肱尺关节　D. 桡尺近侧关节
E. 腕关节
48. 以下属于平面关节的是（　　）
A. 肩关节　B. 髋关节　C. 骶髂关节
D. 腕关节　E. 踝关节
49. 以下属于椎体间连结的韧带是（　　）
A. 黄韧带　B. 前纵韧带　C. 棘上韧带
D. 棘间韧带　E. 横突间韧带
50. 以下属于椎体间连结的韧带是（　　）
A. 黄韧带　B. 后纵韧带　C. 棘上韧带
D. 棘间韧带　E. 横突间韧带
51. 以下属于椎体间连结的韧带是（　　）
A. 黄韧带　B. 椎间盘　C. 棘上韧带

D. 棘间韧带　　E. 横突间韧带

52. 以下属于椎弓间连结的韧带是（　　）
A. 黄韧带　　B. 后纵韧带　C. 棘上韧带
D. 棘间韧带　　E. 横突间韧带

53. 以下属于椎骨突起间连结的韧带是（　　）
A. 黄韧带　　B. 棘上韧带　C. 前纵韧带
D. 后纵韧带　　E. 椎间盘

54. 以下属于椎骨突起间连结的韧带是（　　）
A. 黄韧带　　B. 棘间韧带　C. 前纵韧带
D. 后纵韧带　　E. 椎间盘

55. 以下属于椎骨突起间连结的韧带是（　　）
A. 黄韧带　　B. 横突间韧带
C. 前纵韧带　　D. 后纵韧带
E. 椎间盘

56. 以下属于椎骨突起间连结的韧带是（　　）
A. 黄韧带　　B. 关节突关节
C. 前纵韧带　　D. 后纵韧带
E. 椎间盘

57. 紧贴椎体和椎间盘前面的韧带是（　　）
A. 棘上韧带　　B. 棘间韧带
C. 横突间韧带　　D. 前纵韧带
E. 黄韧带

58. 防止脊柱向后过伸和椎间盘向前突出的韧带是（　　）
A. 棘上韧带　　B. 棘间韧带
C. 横突间韧带　　D. 前纵韧带
E. 黄韧带

59. 紧贴椎体和椎间盘后面的韧带是（　　）
A. 棘上韧带　　B. 棘间韧带
C. 横突间韧带　　D. 黄韧带
E. 后纵韧带

60. 防止脊柱向前过屈和椎间盘向后突出的韧带是（　　）
A. 棘上韧带　　B. 棘间韧带
C. 横突间韧带　　D. 黄韧带
E. 后纵韧带

61. 关于椎间盘的描述，错误的是（　　）
A. 位于相邻椎体之间的透明软骨盘，扁圆柱体形
B. 主要由中央呈胶冻状的髓核和周围按同心圆排列的纤维环构成
C. 具有“弹簧垫”的作用
D. 可缓冲震荡，保护内脏和中枢神经
E. 病理情况下，容易发生椎间盘突出症

62. 关于椎间盘的描述，错误的是（　　）
A. 位于相邻椎体之间的纤维软骨盘，扁圆柱体形
B. 主要由中央呈胶冻状的纤维环和周围按同心圆排列的髓核构成
C. 具有“弹簧垫”的作用
D. 可缓冲震荡，保护内脏和中枢神经
E. 病理情况下，容易发生椎间盘突出症

63. 位于相邻椎弓板之间，参与围成椎管后壁的韧带是（　　）
A. 棘上韧带　　B. 棘间韧带
C. 横突间韧带　　D. 黄韧带
E. 后纵韧带

64. 关于黄韧带的描述，错误的是（　　）
A. 位于相邻椎弓根之间　B. 由弹性纤维构成
C. 质坚韧而有弹性　　D. 参与围成椎管后壁
E. 限制脊柱过度前屈

65. 关于黄韧带的描述，错误的是（　　）
A. 位于相邻椎弓板之间　B. 由弹性纤维构成
C. 质坚韧而有弹性　　D. 参与围成椎管侧壁
E. 限制脊柱过度前屈

66. 由寰椎上关节面与枕髁构成的关节是（　　）
A. 寰枕关节　　B. 寰枢关节
C. 关节突关节　　D. 肋头关节
E. 肋横突关节

67. 关于寰枢关节的描述，错误的是（　　）
A. 包括寰枢正中关节和左、右寰枢外侧关节
B. 寰枢正中关节由寰椎后弓齿突凹与枢椎齿突及寰椎横韧带构成
C. 寰枢外侧关节由寰椎和枢椎相邻的上、下关节突的关节面构成
D. 3 部分组成联合车轴关节，以枢椎齿突为轴，寰椎连同头部做旋转运动
E. 联合寰枕关节，可使头部做 3 轴 4 组运动

68. 关于脊柱生理性弯曲的描述，错误的是（　　）
A. 脊柱有颈、胸、腰、骶 4 个生理性弯曲
B. 颈曲和腰曲凸向后方
C. 胚胎时，脊柱只有一个凸向后的背曲
D. 脊柱的生理性弯曲使脊柱更具弹性
E. 对维持平衡，减轻震荡、保护内脏和中枢神经均有重要意义

69. 关于脊柱生理性弯曲的描述，错误的是（　　）
A. 脊柱有颈、胸、腰、骶 4 个生理性弯曲
B. 胚胎时，脊柱只有一个凸向后的背曲
C. 胸曲和骶曲凸向前方
D. 脊柱的生理性弯曲使脊柱更具弹性
E. 对维持平衡、减轻震荡、保护内脏和中枢神经均有重要意义

70. 关于脊柱生理性弯曲的描述，错误的是（　　）

A. 颈曲和腰曲凸向前方
B. 胸曲和骶曲凸向后方
C. 胚胎时，脊柱只有一个凸向后的背曲
D. 婴幼儿抬头时形成胸曲
E. 婴幼儿站立行走时形成腰曲

71. 关于脊柱生理性弯曲的描述，错误的是（　　）
A. 颈曲和腰曲凸向前方
B. 胸曲和骶曲凸向后方
C. 胚胎时，脊柱只有一个凸向后的背曲
D. 婴幼儿抬头时形成颈曲
E. 婴幼儿站立行走时形成骶曲

72. 以下属于胸廓连结的结构是（　　）
A. 前纵韧带　B. 后纵韧带
C. 黄韧带　D. 关节突关节
E. 肋椎关节

73. 以下属于胸廓连结的结构是（　　）
A. 前纵韧带　B. 后纵韧带
C. 黄韧带　D. 关节突关节
E. 胸肋连结

74. 以下属于胸廓连结的结构是（　　）
A. 前纵韧带　B. 后纵韧带
C. 肋头关节　D. 关节突关节
E. 黄韧带

75. 以下属于胸廓连结的结构是（　　）
A. 前纵韧带　B. 后纵韧带
C. 肋横突关节　D. 关节突关节
E. 黄韧带

76. 关于肋椎关节的描述，错误的是（　　）
A. 包括肋头关节和肋横突关节
B. 肋头关节由肋头和横突肋凹构成
C. 肋横突关节由肋结节和横突肋凹构成
D. 肋头关节和肋横突关节都属于平面关节，在功能上是联合关节
E. 运动轴为肋头至肋结节的连线，运动时肋颈旋转，协助呼吸

77. 关于肋椎关节的描述，错误的是（　　）
A. 包括肋头关节和肋横突关节
B. 肋头关节由肋头和肋凹构成
C. 肋横突关节由肋结节和肋凹构成
D. 肋头关节和肋横突关节都属于平面关节，在功能上是联合关节
E. 运动轴为肋头至肋结节的连线，运动时肋颈旋转，协助呼吸

78. 关于肋椎关节的描述，错误的是（　　）
A. 包括肋头关节和肋横突关节
B. 肋头关节由肋头和肋凹构成
C. 肋横突关节由肋头和横突肋凹构成
D. 肋头关节和肋横突关节都属于平面关节，在功能上是联合关节
E. 运动轴为肋头至肋结节的连线，运动时肋颈旋转，协助呼吸

79. 参与围成胸廓上口的结构是（　　）
A. 肋弓　B. 第 11 肋
C. 第 12 肋　D. 第 12 胸椎体
E. 第 1 胸椎体

80. 参与围成胸廓上口的结构是（　　）
A. 肋弓　B. 第 11 肋
C. 第 12 肋　D. 第 12 胸椎体
E. 第 1 肋

81. 参与围成胸廓上口的结构是（　　）
A. 肋弓　B. 第 11 肋
C. 第 12 肋　D. 第 12 胸椎体
E. 胸骨柄上缘

82. 上肢与躯干连结的唯一关节是（　　）
A. 胸锁关节　B. 肩锁关节
C. 肩关节　D. 肋头关节
E. 肋横突关节

83. 有关节盘的关节是（　　）
A. 肋头关节　B. 肋横突关节
C. 胸锁关节　D. 肩锁关节
E. 肩关节

84. 由胸骨的锁切迹与锁骨的胸骨端及第 1 肋软骨构成的关节是（　　）
A. 肋头关节　B. 肋横突关节
C. 胸锁关节　D. 肩锁关节
E. 肩关节

85. 由肩胛骨的肩峰与锁骨的肩峰端构成的关节是（　　）
A. 肋头关节　B. 肋横突关节
C. 胸锁关节　D. 肩锁关节
E. 肩关节

86. 喙突、肩峰和喙肩韧带一起构成（　　）
A. 胸锁关节　B. 肩锁关节
C. 喙肩弓　D. 肩袖
E. 肩关节

87. 人体活动最为灵活的关节是（　　）
A. 肩关节　B. 肘关节
C. 腕关节　D. 髋关节
E. 膝关节

88. 关于肩关节的描述，错误的是（　　）
A. 由肱骨头与关节盂构成，属于杵臼关节
B. 头大盂浅，关节盂周缘有盂唇（关节唇）加深关节窝

C. 关节腔内有肱二头肌长头腱通过
D. 关节囊下壁薄弱，肩关节脱位时常见肱骨头向前下脱出
E. 作为人体活动最为灵活的关节，可完成 3 轴 4 组运动

89. 关于肩关节的描述，错误的是（　　）
A. 由肱骨头与肩胛盂构成，属于球窝关节
B. 头大盂浅，关节盂周缘有盂唇（关节唇）加深关节窝
C. 关节腔内有肱二头肌长头腱通过
D. 关节囊下壁薄弱，肩关节脱位时常见肱骨头向前下脱出
E. 作为人体活动最为灵活的关节，可完成 3 轴 4 组运动

90. 关于肩关节的描述，错误的是（　　）
A. 由肱骨头与关节盂构成，属于球窝关节
B. 头小盂深，关节盂周缘有盂唇（关节唇）加深关节窝
C. 关节腔内有肱二头肌长头腱通过
D. 关节囊下壁薄弱，肩关节脱位时常见肱骨头向前下脱出
E. 作为人体活动最为灵活的关节，可完成 3 轴 4 组运动

91. 关于肩关节的描述，错误的是（　　）
A. 由肱骨头与关节盂构成，属于球窝关节
B. 头大盂浅，关节盂周缘有盂唇（关节唇）加深关节窝
C. 关节腔内有肱三头肌长头腱通过
D. 关节囊下壁薄弱，肩关节脱位时常见肱骨头向前下脱出
E. 作为人体活动最为灵活的关节，可完成 3 轴 4 组运动

92. 关于肩关节的描述，错误的是（　　）
A. 由肱骨头与关节盂构成，属于球窝关节
B. 头大盂浅，关节盂周缘有盂唇（关节唇）加深关节窝
C. 关节腔内有肱二头肌长头腱通过
D. 关节囊上壁薄弱，肩关节脱位时常见肱骨头向前下脱出
E. 作为人体活动最为灵活的关节，可完成 3 轴 4 组运动

93. 关于肘关节组成的描述，正确的是（　　）
A. 肱尺关节和肱桡关节
B. 肱尺关节和桡尺近侧关节
C. 肱尺关节、肱桡关节和桡尺近侧关节
D. 肱尺关节、肱桡关节和桡尺远侧关节
E. 肱尺关节和桡尺远侧关节

94. 由肱骨滑车和滑车切迹构成的关节是(　　)
A. 肩关节　　B. 肱尺关节
C. 肱桡关节　　D. 桡尺近侧关节
E. 桡尺远侧关节

95. 由肱骨小头和桡骨头关节凹构成的关节是(　　)
A. 肩关节　　B. 肱尺关节
C. 肱桡关节　　D. 桡尺近侧关节
E. 桡尺远侧关节

96. 由桡骨头环状关节面和尺骨桡切迹构成的关节是（　　）
A. 肩关节　　B. 肱尺关节
C. 肱桡关节　　D. 桡尺近侧关节
E. 桡尺远侧关节

97. 由尺骨头环状关节面与桡骨尺切迹构成的关节是（　　）
A. 肩关节　　B. 肱尺关节
C. 肱桡关节　　D. 桡尺近侧关节
E. 桡尺远侧关节

98. 肱尺关节属于（　　）
A. 球窝关节　　B. 杵臼关节
C. 滑车关节　　D. 车轴关节
E. 椭圆关节

99. 肱桡关节属于（　　）
A. 球窝关节　　B. 杵臼关节
C. 滑车关节　　D. 车轴关节
E. 椭圆关节

100. 桡尺近侧关节属于（　　）
A. 球窝关节　　B. 杵臼关节
C. 滑车关节　　D. 车轴关节
E. 椭圆关节

101. 桡尺远侧关节属于（　　）
A. 球窝关节　　B. 杵臼关节
C. 滑车关节　　D. 车轴关节
E. 椭圆关节

102. 与肘关节有关的韧带是（　　）
A. 桡侧副韧带和胫侧副韧带
B. 桡侧副韧带和尺侧副韧带
C. 桡侧副韧带和腓侧副韧带
D. 腓侧副韧带和胫侧副韧带
E. 腓侧副韧带和尺侧副韧带

103. 防止桡骨头半脱位的主要韧带是（　　）
A. 桡侧副韧带　　B. 尺侧副韧带
C. 桡骨环状韧带　　D. 胫侧副韧带
E. 腓侧副韧带

104. 以下属于前臂骨连结的是（　　）
A. 肱桡关节　　B. 肱尺关节

C. 桡尺近侧关节　　D. 腕关节
E. 拇指腕掌关节

105. 以下属于前臂骨连结的是（　　）
A. 肱桡关节　　B. 肱尺关节
C. 桡尺远侧关节　　D. 腕关节
E. 拇指腕掌关节

106. 以下属于前臂骨连结的是（　　）
A. 肱桡关节　　B. 肱尺关节
C. 腕关节　　D. 前臂骨间膜
E. 拇指腕掌关节

107. 关于前臂骨间膜的描述，错误的是（　　）
A. 是强韧的纤维膜，连结桡骨和尺骨的骨间缘
B. 前臂处于最大旋前和旋后的中间位时称前臂功能位
C. 前臂功能位时，两骨之间的距离最小，骨间膜最紧张
D. 前臂骨折时，应按前臂功能位固定，以防止骨间膜挛缩
E. 前臂骨间膜挛缩将影响前臂的旋转功能

108. 关于腕关节的描述，错误的是（　　）
A. 又称桡腕关节
B. 关节头为手舟骨、月骨、三角骨和豌豆骨的近侧关节面
C. 关节窝为桡骨下端的腕关节面和尺骨下方的关节盘
D. 属于椭圆关节
E. 可完成 2 轴 3 组运动

109. 关于腕关节的描述，错误的是（　　）
A. 又称桡腕关节
B. 关节头为手舟骨、月骨和三角骨的近侧关节面
C. 关节窝为桡骨和尺骨下端的腕关节面
D. 属于椭圆关节
E. 可完成 2 轴 3 组运动

110. 关于腕关节的描述，错误的是（　　）
A. 又称桡腕关节
B. 关节头为手舟骨、月骨和三角骨的近侧关节面
C. 关节窝为桡骨和尺骨下端的腕关节面和尺骨下方的关节盘
D. 属于椭圆关节
E. 可完成 2 轴 3 组运动

111. 关于腕关节的描述，错误的是（　　）
A. 又称桡腕关节
B. 关节头为手舟骨、月骨和三角骨的近侧关节面
C. 关节窝为桡骨下端的腕关节面和尺骨下方的关节盘
D. 属于鞍状关节
E. 可完成 2 轴 3 组运动

112. 关于拇指腕掌关节的描述，错误的是（　　）
A. 由大多角骨与第 2 掌骨底构成
B. 属于鞍状关节
C. 能做 2 轴 3 组运动
D. 还能做对掌运动
E. 对掌运动为人类及某些灵长类动物所特有

113. 关于拇指腕掌关节的描述，错误的是（　　）
A. 由小多角骨与第 1 掌骨底构成
B. 属于鞍状关节
C. 能做 2 轴 3 组运动
D. 还能做对掌运动
E. 对掌运动为人类及某些灵长类动物所特有

114. 关于拇指腕掌关节的描述，错误的是（　　）
A. 由大多角骨与第 1 掌骨底构成
B. 属于椭圆关节
C. 能做 2 轴 3 组运动
D. 还能做对掌运动
E. 对掌运动为人类及某些灵长类动物所特有

115. 耻骨联合由两侧耻骨联合面借（　　）连结而成
A. 缝　　B. 韧带　　C. 骨性结合
D. 纤维软骨　　E. 透明软骨

116. 关于骶髂关节的描述，错误的是（　　）
A. 由骶骨和髂骨的耳状面构成
B. 属于滑车关节
C. 关节面凹凸不平，彼此对合非常紧密
D. 关节囊厚而紧张，其周围有强大的韧带加强
E. 结构极其牢固，活动度很小，适应下肢承重功能

117. 关于骶髂关节的描述，错误的是（　　）
A. 由骶骨和髂骨的耳状面构成
B. 属于平面关节
C. 关节面凹凸不平，彼此对合非常紧密
D. 关节囊厚而紧张，其周围有强大的韧带加强
E. 结构极其牢固，活动度很大，适应下肢承重功能

118. 参与围成坐骨大孔和坐骨小孔的韧带是（　　）
A. 髂骨韧带　　B. 耻骨韧带
C. 坐股韧带　　D. 骶结节韧带
E. 髋臼横韧带

119. 参与围成坐骨大孔和坐骨小孔的韧带是（　　）
A. 髂骨韧带　　B. 耻骨韧带
C. 坐股韧带　　D. 髋臼横韧带
E. 骶棘韧带

120. 闭孔血管和神经穿过（　　）至股内侧区

A. 坐骨大孔　B. 坐骨小孔
C. 闭膜管　D. 梨状肌上孔
E. 梨状肌下孔

121. 骨盆借(　　)分为上方的大骨盆和下方的小骨盆，小骨盆简称骨盆
A. 骶结节韧带　B. 界线
C. 坐骨结节　D. 坐骨支
E. 耻骨下支

122. 参与围成骨盆上口的结构是(　　)
A. 骶岬　B. 尾骨尖
C. 骶结节韧带　D. 坐骨结节
E. 坐骨支

123. 参与围成骨盆上口的结构是(　　)
A. 尾骨尖　B. 弓状线
C. 骶结节韧带　D. 坐骨结节
E. 坐骨支

124. 参与围成骨盆上口的结构是(　　)
A. 尾骨尖　B. 骶结节韧带
C. 耻骨梳　D. 坐骨结节
E. 坐骨支

125. 参与围成骨盆上口的结构是(　　)
A. 骶结节韧带　B. 坐骨结节
C. 坐骨支　D. 耻骨结节
E. 耻骨下支

126. 参与围成骨盆上口的结构是(　　)
A. 骶结节韧带　B. 坐骨结节
C. 坐骨支　D. 耻骨下支
E. 耻骨嵴

127. 参与围成骨盆上口的结构是(　　)
A. 坐骨结节　B. 坐骨支
C. 耻骨下支　D. 耻骨联合上缘
E. 耻骨联合下缘

128. 参与围成骨盆下口的结构是(　　)
A. 尾骨尖　B. 骶岬　C. 弓状线
D. 耻骨梳　E. 耻骨结节

129. 参与围成骨盆下口的结构是(　　)
A. 骶岬　B. 骶结节韧带
C. 弓状线　D. 耻骨梳
E. 耻骨结节

130. 参与围成骨盆下口的结构是(　　)
A. 骶岬　B. 弓状线　C. 坐骨结节
D. 耻骨梳　E. 耻骨结节

131. 参与围成骨盆下口的结构是(　　)
A. 骶岬　B. 弓状线　C. 耻骨梳
D. 坐骨支　E. 耻骨结节

132. 参与围成骨盆下口的结构是(　　)
A. 骶岬　B. 弓状线　C. 耻骨梳
D. 耻骨嵴　E. 耻骨下支

133. 参与围成骨盆下口的结构是(　　)
A. 骶岬　B. 弓状线　C. 耻骨结节
D. 耻骨联合上缘　E. 耻骨联合下缘

134. 关于骨盆的描述，错误的是(　　)
A. 骨盆上口在一个平面上，并且向后下方倾斜
B. 以两侧坐骨结节的连线为界，骨盆下口在两个平面上
C. 两侧坐骨支和耻骨下支连成耻骨弓，耻骨弓下的夹角称为耻骨下角
D. 骨盆倾斜度，女性大于男性
E. 女性骨盆特点可概括为宽、短、大

135. 关于骨盆的描述，错误的是(　　)
A. 骨盆上口在一个平面上，并且向前下方倾斜
B. 以两侧坐骨结节的连线为界，骨盆下口在两个平面上
C. 两侧坐骨支和耻骨下支连成耻骨弓，耻骨弓下的夹角称为胸骨下角
D. 骨盆倾斜度，女性大于男性
E. 女性骨盆特点可概括为宽、短、大

136. 关于骨盆的描述，错误的是(　　)
A. 骨盆上口在一个平面上，并且向前下方倾斜
B. 以两侧坐骨结节的连线为界，骨盆下口在两个平面上
C. 两侧坐骨支和耻骨下支连成耻骨弓，耻骨弓下的夹角称为耻骨下角
D. 骨盆倾斜度，男性大于女性
E. 女性骨盆特点可概括为宽、短、大

137. 由股骨头和髋臼构成的关节是(　　)
A. 肩关节　B. 肘关节　C. 髋关节
D. 膝关节　E. 踝关节

138. 髋关节属于典型的(　　)
A. 球窝关节　B. 杵臼关节　C. 椭圆关节
D. 鞍状关节　E. 滑车关节

139. 肩关节属于典型的(　　)
A. 球窝关节　B. 杵臼关节　C. 椭圆关节
D. 鞍状关节　E. 滑车关节

140. 有关节唇的关节是(　　)
A. 肩关节　B. 桡尺近侧关节
C. 腕关节　D. 桡尺远侧关节
E. 踝关节

141. 有关节唇的关节是(　　)
A. 肘关节　B. 腕关节　C. 髋关节
D. 颞下颌关节　E. 踝关节

142. 以下属于囊韧带的是(　　)
A. 髂股韧带　B. 耻股韧带　C. 坐股韧带
D. 轮匝带　E. 股骨头韧带

143. 以下属于囊内韧带的是（　　）
A. 髂股韧带　B. 耻股韧带　C. 坐股韧带
D. 轮匝带　E. 股骨头韧带
144. 以下属于囊内韧带的是（　　）
A. 髂股韧带　B. 耻股韧带　C. 坐股韧带
D. 轮匝带　E. 髋臼横韧带
145. 以下属于囊外韧带的是（　　）
A. 髂股韧带　B. 轮匝带
C. 股骨头韧带　D. 髋臼横韧带
E. 膝交叉韧带
146. 以下属于囊外韧带的是（　　）
A. 轮匝带　B. 耻股韧带
C. 股骨头韧带　D. 髋臼横韧带
E. 膝交叉韧带
147. 以下属于囊外韧带的是（　　）
A. 轮匝带　B. 股骨头韧带
C. 髋臼横韧带　D. 坐股韧带
E. 膝交叉韧带
148. 关于髋关节的描述，错误的是（　　）
A. 由股骨头和髋臼构成，属于椭圆关节
B. 有髋臼唇附于髋臼周缘，加深关节窝，增加稳定性
C. 囊外韧带有髂股韧带、耻股韧带和坐股韧带
D. 囊韧带有轮匝带
E. 囊内韧带有股骨头韧带和髋臼横韧带
149. 关于髋关节的描述，错误的是（　　）
A. 由股骨头和髋臼构成，属于杵臼关节
B. 有髋臼唇附于髋臼周缘，加深关节窝，增加灵活性
C. 囊外韧带有髂股韧带、耻股韧带和坐股韧带
D. 囊韧带有轮匝带
E. 囊内韧带有股骨头韧带和髋臼横韧带
150. 关于髋关节的描述，错误的是（　　）
A. 由股骨头和髋臼构成，属于杵臼关节
B. 有髋臼唇附于髋臼周缘，加深关节窝，增加稳定性
C. 囊外韧带有髂股韧带、耻股韧带、坐股韧带和喙肩韧带
D. 囊韧带有轮匝带
E. 囊内韧带有股骨头韧带和髋臼横韧带
151. 关于髋关节的描述，错误的是（　　）
A. 由股骨头和髋臼构成，属于杵臼关节
B. 有髋臼唇附于髋臼周缘，加深关节窝，增加稳定性
C. 囊外韧带有髂股韧带、耻股韧带和坐股韧带
D. 囊韧带是骶棘韧带
E. 囊内韧带有股骨头韧带和髋臼横韧带
152. 关于髋关节的描述，错误的是（　　）
A. 由股骨头和髋臼构成，属于杵臼关节
B. 有髋臼唇附于髋臼周缘，加深关节窝，增加稳定性
C. 囊外韧带有髂股韧带、耻股韧带和坐股韧带
D. 囊韧带有轮匝带
E. 囊内韧带有股骨头韧带和骶结节韧带
153. 关于髋关节的描述，错误的是（　　）
A. 股骨颈除后外1/3，大部分被包在关节囊内
B. 股骨颈骨折有囊内骨折和囊外骨折之分，其临床治疗策略相同
C. 关节囊后下壁较薄弱，故髋关节容易发生下脱位
D. 股骨头坏死和股骨颈骨折等为临床常见疾病
E. 髋关节可做3轴4组运动
154. 人体最大最复杂的关节是（　　）
A. 肩关节　B. 肘关节　C. 腕关节
D. 膝关节　E. 踝关节
155. 以下属于囊内韧带的是（　　）
A. 膝横韧带　B. 髌韧带
C. 髌内侧支持带　D. 髌外侧支持带
E. 腓侧副韧带
156. 以下属于囊内韧带的是（　　）
A. 髌韧带　B. 膝交叉韧带
C. 髌内侧支持带　D. 髌外侧支持带
E. 腓侧副韧带
157. 以下属于囊内韧带的是（　　）
A. 髌韧带　B. 前膝交叉韧带
C. 髌内侧支持带　D. 髌外侧支持带
E. 腓侧副韧带
158. 以下属于囊内韧带的是（　　）
A. 髌韧带　B. 后膝交叉韧带
C. 髌内侧支持带　D. 髌外侧支持带
E. 腓侧副韧带
159. 来自股四头肌腱的韧带是（　　）
A. 髌韧带　B. 髌内侧支持带
C. 髌外侧支持带　D. 胫侧副韧带
E. 腓侧副韧带
160. 关于膝关节的描述，错误的是（　　）
A. 是人体最大最复杂的关节
B. 由股骨下端和胫骨上端构成
C. 囊外韧带有髌韧带、髌内侧支持带、髌外侧支持带、腓侧副韧带
D. 囊韧带有胫侧副韧带和腘斜韧带（部位为囊外韧带）
E. 囊内韧带有膝横韧带和膝交叉韧带
161. 关于膝关节的描述，错误的是（　　）

A. 是人体最大最复杂的关节
B. 由股骨下端、胫骨上端和髌骨构成
C. 囊外韧带有髌韧带、髌内侧支持带、髌外侧支持带、腓侧副韧带
D. 囊韧带有胫侧副韧带和腘斜韧带（部位为囊外韧带）
E. 囊内韧带有膝横韧带、膝交叉韧带和髋臼横韧带

162. 伸膝时紧张，防止胫骨过度前移的韧带是（　　）
A. 髌韧带　B. 髌内侧支持带
C. 髌外侧支持带　D. 前交叉韧带
E. 后交叉韧带

163. 屈膝时紧张，防止胫骨过度后移的韧带是（　　）
A. 髌韧带　B. 髌内侧支持带
C. 髌外侧支持带　D. 前交叉韧带
E. 后交叉韧带

164. 膝关节特有的位于股骨和胫骨之间成对的纤维软骨板是（　　）
A. 囊韧带　B. 囊内韧带
C. 囊外韧带　D. 半月板
E. 膝横韧带

165. 两半月板前端借（　　）相连
A. 髌韧带　B. 髌内侧支持带
C. 髌外侧支持带　D. 胫侧副韧带
E. 膝横韧带

166. 关于半月板的描述，错误的是（　　）
A. 半月板为膝关节所特有
B. 是位于股骨和胫骨之间成对的透明软骨板
C. 内侧半月板较大，呈“C”形；外侧半月板较小，近似“O”形
D. 半月板能够使股骨和胫骨不很适应的关节面相互适应
E. 半月板可同股骨髁一起对胫骨髁做旋转运动

167. 关于半月板的描述，错误的是（　　）
A. 半月板为膝关节所特有
B. 是位于股骨和胫骨之间成对的纤维软骨板
C. 内侧半月板较大，呈“O”形；外侧半月板较小，近似“C”形
D. 半月板能够使股骨和胫骨不很适应的关节面相互适应
E. 半月板可同股骨髁一起对胫骨髁做旋转运动

168. 关于膝关节的描述，错误的是（　　）
A. 滑膜宽阔，向上在股四头肌腱深面，形成髌下囊
B. 在髌骨下方，滑膜被覆脂肪突入关节腔，形成翼状襞
C. 属于滑车关节，主要做屈伸运动
D. 膝半屈时，由于侧副韧带放松，还可做轻度旋转运动
E. 急伸小腿并伴有强力旋转时，容易发生半月板损伤，甚至破裂

169. 关于膝关节的描述，错误的是（　　）
A. 滑膜宽阔，向上在股四头肌腱深面，形成髌上囊
B. 在髌骨下方，滑膜被覆脂肪突入关节腔，形成髌下囊
C. 属于滑车关节，主要做屈伸运动
D. 膝半屈时，由于侧副韧带放松，还可做轻度旋转运动
E. 急伸小腿并伴有强力旋转时，容易发生半月板损伤，甚至破裂

170. 关于膝关节的描述，错误的是（　　）
A. 滑膜宽阔，向上在股四头肌腱深面，形成髌上囊
B. 在髌骨下方，滑膜被覆脂肪突入关节腔，形成翼状襞
C. 属于平面关节，主要做屈伸运动
D. 膝半屈时，由于侧副韧带放松，还可做轻度旋转运动
E. 急伸小腿并伴有强力旋转时，容易发生半月板损伤，甚至破裂

171. 关于小腿骨连结的描述，错误的是（　　）
A. 包括胫腓关节、韧带连结和小腿骨间膜
B. 上端由腓关节面和腓骨颈构成微动的胫腓关节
C. 下端腓骨靠在腓切迹上形成韧带连结
D. 两骨间借小腿骨间膜相连
E. 胫腓两骨间活动度很小，腓骨可作为自身修补的材料

172. 关于小腿骨连结的描述，错误的是（　　）
A. 包括胫腓关节、韧带连结和小腿骨间膜
B. 上端由腓关节面和腓骨头构成微动的胫腓关节
C. 下端腓骨靠在腓切迹上形成关节
D. 两骨间借小腿骨间膜相连
E. 胫腓两骨间活动度很小，腓骨可作为自身修补的材料

173. 由胫骨、腓骨下端和距骨滑车构成的关节是（　　）
A. 髋关节　B. 膝关节　C. 胫腓关节
D. 踝关节　E. 跗横关节

174. 踝关节属于（　　）
A. 车轴关节　B. 滑车关节　C. 球窝关节
D. 杵臼关节　E. 椭圆关节

二、B1 型题（标准配伍题）

（1～5 题共用备选答案）
A. 冠状缝　B. 前臂骨间膜
C. 肋软骨　D. 椎间盘
E. 骶骨
1. 属于缝的结构是（　　）
2. 属于骨性结合的结构是（　　）
3. 属于韧带连结的结构是（　　）
4. 属于纤维软骨联合的结构是（　　）
5. 属于透明软骨结合的结构是（　　）
（6～10 题共用备选答案）
A. 髋骨　B. 小腿骨间膜
C. 耻骨联合　D. 骺软骨
E. 人字缝
6. 属于缝的结构是（　　）
7. 属于韧带连结的结构是（　　）
8. 属于骨性结合的结构是（　　）
9. 属于透明软骨结合的结构是（　　）
10. 属于纤维软骨联合的结构是（　　）
（11～17 题共用备选答案）
A. 关节唇　B. 关节盘　C. 半月板
D. 滑膜襞　E. 滑膜囊
11. 肩关节的盂唇属于（　　）
12. 髋关节的髋臼唇属于（　　）
13. 膝关节特有的结构是（　　）
14. 位于关节面之间的纤维软骨板称为（　　）
15. 附着于关节窝周缘的纤维软骨环称为(　　)
16. 关节囊的滑膜层重叠卷摺突向关节腔形成的结构是（　　）
17. 关节囊的滑膜层囊状膨出，充填于肌腱与骨面之间形成的结构是（　　）
（18～21 题共用备选答案）
A. 屈、伸　B. 收、展　C. 旋转
D. 环转　E. 滑动
18. 绕冠状轴进行的运动称为（　　）
19. 绕垂直轴进行的运动称为（　　）
20. 绕矢状轴进行的运动称为（　　）
21. 近端原位转动，远端做圆周的运动称为（　　）
（22～26 题共用备选答案）
A. 滑车关节　B. 车轴关节　C. 椭圆关节
D. 鞍状关节　E. 平面关节
22. 腕关节属于（　　）
23. 肱尺关节属于（　　）
24. 桡尺近侧关节属于（　　）
25. 拇指腕掌关节属于（　　）
26. 寰枢正中关节属于（　　）
（27～30 题共用备选答案）
A. 车轴关节　B. 滑车关节　C. 椭圆关节
D. 球窝关节　E. 杵臼关节
27. 踝关节属于（　　）
28. 肩关节属于（　　）
29. 髋关节属于（　　）
30. 桡尺远侧关节属于（　　）
（31～36 题共用备选答案）
A. 椎间盘　B. 前纵韧带　C. 后纵韧带
D. 棘上韧带　E. 黄韧带
31. 紧贴椎体和椎间盘前面的韧带是（　　）
32. 防止脊柱向前过屈和椎间盘向后突出的韧带是（　　）
33. 紧贴椎体和椎间盘后面的韧带是（　　）
34. 防止脊柱向后过伸和椎间盘向前突出的韧带是（　　）
35. 位于相邻椎体之间的纤维软骨盘韧带是（　　）
36. 位于相邻椎弓板之间，参与围成椎管后壁的韧带是（　　）
（37～41 题共用备选答案）
A. 寰枕关节　B. 寰枢关节
C. 关节突关节　D. 黄韧带
E. 椎间盘
37. 与腰腿痛关系最为密切的结构是（　　）
38. 由相邻椎骨上、下关节突构成的结构是（　　）
39. 由寰椎上关节面与枕骨的枕髁构成的结构是（　　）
40. 主要由髓核和纤维环构成，具有“弹簧垫”作用的结构是（　　）
41. 以枢椎齿突为轴，寰椎连同头部做旋转运动主要依靠的结构是（　　）
（42～44 题共用备选答案）
A. 肋弓　B. 胸肋关节　C. 肋头关节
D. 肋横突关节　E. 胸锁关节
42. 由肋头和肋凹构成的结构是（　　）
43. 由肋结节和横突肋凹构成的结构是（　　）
44. 第 8～10 肋软骨前端依次连于上位肋软骨构成的结构是（　　）
（45～49 题共用备选答案）
A. 肩关节　B. 肱尺关节
C. 桡尺近侧关节　D. 腕关节
E. 拇指腕掌关节
45. 属于球窝关节的是（　　）
46. 属于椭圆关节的是（　　）

47. 属于鞍状关节的是（　　）
48. 属于滑车关节的是（　　）
49. 属于车轴关节的是（　　）
（50～53 题共用备选答案）
A. 腕关节　B. 肱桡关节
C. 桡尺远侧关节　D. 肩关节
E. 拇指腕掌关节
50. 属于车轴关节的是（　　）
51. 对掌运动主要依靠的关节是（　　）
52. 人体活动最为灵活的关节是（　　）
53. 关节腔内有肱二头肌长头腱通过的关节是（　　）
（54～56 题共用备选答案）
A. 界线　B. 耻骨弓　C. 闭孔膜
D. 闭膜管　E. 骶髂关节
54. 耻骨下支和坐骨支连成的结构是（　　）
55. 有闭孔血管神经通行的结构是（　　）
56. 分界骨盆为大骨盆和小骨盆的结构是(　　)
（57～61 题共用备选答案）
A. 轮匝带　B. 髋臼唇　C. 髂股韧带
D. 骶结节韧带　E. 股骨头韧带
57. 属于囊韧带的是（　　）
58. 属于囊内韧带的是（　　）
59. 属于髋关节囊外韧带的是（　　）
60. 髋关节最强大的韧带是（　　）
61. 加深关节窝，增加关节稳定性的韧带是（　　）
（62～65 题共用备选答案）
A. 膝横韧带　B. 前交叉韧带
C. 后交叉韧带　D. 内侧半月板
E. 外侧半月板
62. 较大，呈“C”形的结构是（　　）
63. 较小，近似“O”形的结构是（　　）
64. 伸膝时紧张，防止胫骨过度前移的结构是（　　）
65. 屈膝时紧张，防止胫骨过度后移的结构是（　　）
（66～68 题共用备选答案）
A. 髋关节　B. 膝关节　C. 胫腓关节
D. 踝关节　E. 跗横关节
66. 由股骨头和髋臼构成的关节是（　　）
67. 人体最大最复杂的关节是（　　）
68. 呈横位“～”形，可沿此行足离断术的关节是（　　）

三、X 型题（多项选择题）

1. 关节的基本结构包括（　　）
A. 关节面　B. 关节唇　C. 关节囊
D. 关节盘　E. 关节腔
2. 关节的辅助结构包括（　　）
A. 韧带　B. 关节唇
C. 关节囊　D. 关节内纤维软骨
E. 滑膜襞和滑膜囊
3. 关节的辅助结构包括（　　）
A. 关节唇　B. 滑膜襞　C. 滑膜囊
D. 关节盘　E. 半月板
4. 关节的辅助结构包括（　　）
A. 关节面　B. 关节盘　C. 囊韧带
D. 囊内韧带　E. 囊外韧带
5. 以下属于关节内纤维软骨的是（　　）
A. 关节唇　B. 关节盘　C. 半月板
D. 滑膜襞　E. 滑膜囊
6. 以下有关节盘的关节是（　　）
A. 腕关节　B. 肩关节
C. 颞下颌关节　D. 胸锁关节
E. 肩锁关节
7. 以下属于单轴关节的是（　　）
A. 椭圆关节　B. 滑车关节　C. 鞍状关节
D. 车轴关节　E. 球窝关节
8. 以下属于双轴关节的是（　　）
A. 椭圆关节　B. 滑车关节　C. 鞍状关节
D. 车轴关节　E. 杵臼关节
9. 以下属于三轴关节的是（　　）
A. 滑车关节　B. 椭圆关节　C. 鞍状关节
D. 球窝关节　E. 杵臼关节
10. 以下属于滑车关节的是（　　）
A. 踝关节　B. 寰枢关节　C. 肱尺关节
D. 桡尺近侧关节　E. 桡尺远侧关节
11. 以下属于车轴关节的是（　　）
A. 肩关节　B. 寰枢正中关节
C. 髋关节　D. 桡尺近侧关节
E. 桡尺远侧关节
12. 躯干骨通过骨连结形成的结构是（　　）
A. 脊柱　B. 颅盖　C. 胸廓
D. 颅底　E. 骨盆
13. 以下属于椎体间连结的韧带是（　　）
A. 黄韧带　B. 椎间盘　C. 后纵韧带
D. 前纵韧带　E. 棘上韧带
14. 以下属于椎骨突起间连结的结构是（　　）
A. 椎间盘　B. 棘上韧带　C. 棘间韧带
D. 横突间韧带　E. 关节突关节
15. 肋椎关节包括（　　）
A. 肋头关节　B. 胸肋关节
C. 肋横突关节　D. 胸锁关节

E. 肩锁关节
16. 参与围成胸廓上口的结构是（ ）
A. 第 1 肋 B. 第 11 肋
C. 第 12 胸椎体 D. 第 1 胸椎体
E. 胸骨柄上缘
17. 参与围成胸廓下口的结构是（ ）
A. 剑突 B. 肋弓
C. 第 11 肋 D. 第 12 肋
E. 第 12 胸椎体
18. 参与构成颞下颌关节的结构是（ ）
A. 下颌头 B. 下颌颈 C. 下颌切迹
D. 下颌窝 E. 关节结节
19. 颞下颌关节的特点包括（ ）
A. 有关节盘
B. 关节软骨为透明软骨
C. 关节软骨为纤维软骨
D. 关节囊前壁薄弱，容易发生前脱位
E. 关节囊后壁薄弱，容易发生后脱位
20. 以下属于上肢带骨连结的是（ ）
A. 肩关节 B. 胸锁关节 C. 肘关节
D. 肩锁关节 E. 喙肩韧带
21. 肩关节的特点包括（ ）
A. 肱骨头较大，而关节盂较浅
B. 关节盂周缘有盂唇（关节唇）加深关节窝
C. 关节腔内有肱二头肌长头腱通过
D. 关节囊下壁薄弱，肩关节脱位时常见肱骨头向前下脱出
E. 关节囊上壁薄弱，肩关节脱位时常见肱骨头向前上脱出
22. 肘关节包括（ ）
A. 肩关节 B. 肱尺关节
C. 肱桡关节 D. 桡尺近侧关节
E. 桡尺远侧关节
23. 前臂骨的连结包括（ ）
A. 肱桡关节 B. 肱尺关节
C. 前臂骨间膜 D. 桡尺远侧关节
E. 桡尺近侧关节
24. 参与构成喙肩弓的结构包括（ ）
A. 喙突 B. 肩峰 C. 肩胛冈
D. 喙肩韧带 E. 桡骨环状韧带
25. 以下属于下肢带骨连结的结构是（ ）
A. 闭孔膜 B. 耻骨联合
C. 骶髂关节 D. 骶结节韧带
E. 骶棘韧带
26. 以下属于骶髋连结的结构是（ ）
A. 喙肩弓 B. 闭孔膜 C. 骶髂关节
D. 骶结节韧带 E. 骶棘韧带
27. 参与围成骨盆上口的结构是（ ）
A. 骶岬 B. 弓状线 C. 耻骨梳
D. 坐骨结节 E. 耻骨结节
28. 参与围成骨盆上口的结构是（ ）
A. 耻骨梳 B. 耻骨结节
C. 耻骨嵴 D. 耻骨联合上缘
E. 耻骨联合下缘
29. 参与围成骨盆下口的结构是（ ）
A. 尾骨尖 B. 骶结节韧带
C. 耻骨结节 D. 坐骨结节
E. 坐骨支
30. 参与围成骨盆下口的结构是（ ）
A. 坐骨结节 B. 坐骨支
C. 耻骨下支 D. 耻骨联合上缘
E. 耻骨联合下缘
31. 以下属于女性骨盆特点的是（ ）
A. 横径较宽 B. 高度较短
C. 骨盆上口较大 D. 骨盆下口较大
E. 骨盆下口较小
32. 以下属于女性骨盆特点的是（ ）
A. 高度较短 B. 横径较宽
C. 骨盆下口较大 D. 骨盆倾斜度较小
E. 骨盆倾斜度较大
33. 参与构成髋关节的结构是（ ）
A. 髋臼 B. 髁间窝 C. 股骨头
D. 股骨颈 E. 股骨大转子
34. 以下属于髋关节特点的是（ ）
A. 有髋臼唇（关节唇）加深关节窝，增加关节稳定性
B. 有囊韧带、囊内韧带和囊外韧带加强关节稳定性
C. 关节囊后下壁较薄弱，故髋关节容易发生下脱位
D. 股骨颈前外 2/3 没有被关节囊包被，股骨颈骨折有囊内、囊外骨折之分
E. 股骨颈后外 1/3 没有被关节囊包被，股骨颈骨折有囊内、囊外骨折之分
35. 以下属于膝关节特点的是（ ）
A. 关节腔内有半月板
B. 关节腔内有膝交叉韧带
C. 有囊韧带、囊内韧带和囊外韧带加强关节灵活性
D. 有囊韧带、囊内韧带和囊外韧带加强关节稳定性
E. 滑膜形成滑膜囊和滑膜襞，如髌上囊和翼状襞等
36. 小腿骨的连结包括（ ）

A. 膝关节 B. 胫腓关节 C. 韧带连结
D. 小腿骨间膜 E. 前臂骨间膜

37. 跗横关节包括（ ）
A. 踝关节 B. 跟骰关节 C. 距下关节
D. 距跟舟关节 E. 跖骨间关节

四、A2 型题（病例摘要型最佳选择题）

1. 腰腿痛是中老年人的常见症状,常由脊柱退行性改变导致。引起腰腿痛的最常见原因与（ ）有关
A. 棘突 B. 横突 C. 椎间盘
D. 前纵韧带 E. 后纵韧带

2. 患者，女性，45 岁。因工作需要，长期坐在办公桌前操作电脑，导致腰椎间盘突出压迫神经根，行走困难入院。压迫神经根的结构是（ ）
A. 髓核 B. 纤维环 C. 前纵韧带
D. 后纵韧带 E. 黄韧带

3. 患者，男性，23 岁。患有家族性遗传性疾病——强直性脊柱炎，经常性地全身疼痛，曾经一度行走困难，脊柱生理性弯曲变小。关于脊柱生理性弯曲的描述，正确的是（ ）
A. 颈曲凸向后 B. 胸曲凸向后
C. 腰曲凸向后 D. 骶曲凸向前
E. 胚胎时都已形成

4. 患者，男性，38 岁。因车祸导致颈部与胸部移行区受伤，X 线和 CT 检查发现：胸廓上口连续性中断，可能伴有肺尖损伤和气胸。以下结构，参与围成胸廓上口的结构是（ ）
A. 胸骨柄 B. 胸骨体
C. 胸骨角 D. 第 12 胸椎椎体
E. 剑突

5. 患者，女性，35 岁。下雨天骑车摔倒，右手撑地，右侧肩部疼痛较为剧烈，活动受限。去医院行 X 线检查提示：肱骨头向上脱位。此时，最有可能损伤的结构是（ ）
A. 喙突 B. 肩峰
C. 喙肩韧带 D. 桡侧副韧带
E. 尺侧副韧带

6. 患儿，男性，3 岁。手被上提牵拉后突然哭闹。查体：左肘部半屈曲，左前臂中度旋前，不敢旋后和屈肘，不肯举起与活动患肢，左肘外侧部有明显压痛。X 线检查提示：上肢骨未见骨折，肱桡关节间隙变大。与该损伤相关的结构最有可能是（ ）
A. 胫侧副韧带 B. 腓侧副韧带
C. 桡侧副韧带 D. 尺侧副韧带
E. 桡骨环状韧带

7. 患者，女性，65 岁。因车祸导致右手损伤，腕关节活动基本正常，但用拇指和其他指不能拿取物体（不能完成对掌运动）。最有可能损伤的结构是（ ）
A. 桡侧远侧关节 B. 腕关节
C. 拇指腕掌关节 D. 掌指关节
E. 指骨间关节

8. 患者，男性，37 岁。驾车高速行驶，前方遇到障碍物，突然急刹车，导致盆部剧烈疼痛、行走困难。去医院行 X 线检查发现：骨盆骨折，骨盆上口不在一个平面上。没有参与围成骨盆上口的结构是（ ）
A. 骶岬 B. 弓状线 C. 耻骨梳
D. 坐骨结节 E. 耻骨结节

9. 患者，男性，75 岁。长期酗酒，并因慢性肾病长期使用糖皮质激素。近期出现左侧髋关节疼痛，进行性加重伴行走困难。最有可能损伤的结构是（ ）
A. 股骨头 B. 股骨颈 C. 大转子
D. 小转子 E. 髋臼窝

10. 患者，男性，19 岁。足球比赛时被对方撞倒，队医检查发现：用力按压胫骨上端明显出现后移，胫骨平台塌陷。患者最有可能损伤的结构是（ ）
A. 内侧半月板 B. 外侧半月板
C. 前交叉韧带 D. 后交叉韧带
E. 髌韧带

11. 患者，女性，74 岁。肥胖，患糖尿病 40 余年。因血糖控制不佳，约 10 年前出现足部远端坏死症状，进行性加重；近期考虑行足离断术。足离断术一般从（ ）进行
A. 踝关节 B. 膝关节 C. 跗横关节
D. 跗跖关节 E. 跖趾关节

12. 患儿，女性，3 岁。因饥饿等原因张大嘴大声哭闹，突然哭闹声加剧，伴闭口困难。医生检查后，初步诊断为颞下颌关节脱位。关于颞下颌关节的描述，错误的是（ ）
A. 由下颌头和下颌窝构成
B. 由下颌头、下颌窝和关节结节构成
C. 关节软骨为纤维软骨
D. 关节腔内有关节盘
E. 关节囊松弛，前壁薄弱

五、名词解释

1. 关节唇（articular labrum）
2. 关节盘（articular disc）
3. 椎间盘（intervertebral disc）

4. 黄韧带（ligamenta flava）
5. 喙肩弓（coracoacromial arch）
6. 桡骨环状韧带（annular ligament of radius）
7. 膝交叉韧带（cruciate ligament of knee）
8. 半月板（meniscus）
9. 跗横关节（transverse tarsal joint）或 Chopart 关节
10. 足弓（arch of foot）

六、问答题

1. 描述关节的结构。
2. 描述脊柱的连结。
3. 描述胸廓上口和胸廓下口的围成。
4. 描述颞下颌关节的构成、特点、类型和运动。
5. 描述肩关节的构成、特点、类型和运动。
6. 描述肘关节的组成，以及各自的构成、类型和运动。
7. 描述骨盆上口和骨盆下口的围成。
8. 描述髋关节的构成、特点、类型和运动。
9. 写出与髋关节有关的韧带的名称和种类。
10. 写出与膝关节有关的韧带的名称和种类。

第四章 肌肉系统

一、A1 型题（单句型最佳选择题）

1. 胃肠道、血管壁等处的肌是（　　）
A. 骨骼肌　B. 平滑肌　C. 心肌
D. 随意肌　E. 横纹肌

2. 在显微镜下可见横纹，但又不随意的肌是（　　）
A. 骨骼肌　B. 平滑肌　C. 心肌
D. 随意肌　E. 横纹肌

3. 在人体解剖学中所描述的肌一般泛指（　　）
A. 骨骼肌　B. 平滑肌　C. 心肌
D. 胃壁肌　E. 肠壁肌

4. 关于肌（骨骼肌）的描述，错误的是（　　）
A. 肌主要由肌质和腱质构成
B. 肌质色红、柔软而富有弹性，无收缩功能，成自横纹肌纤维
C. 腱质色白、强韧，无收缩能力，主要由平行的胶原纤维构成
D. 腱质多位于肌质的两端，或插入肌质之中
E. 肌质与腱质相连续，并借腱质附着于骨、筋膜或关节囊上

5. 关于肌（骨骼肌）的描述，错误的是（　　）
A. 肌主要由肌质和腱质构成
B. 肌质色红、柔软而富有弹性，有收缩功能，成自横纹肌纤维
C. 腱质色白、强韧，有收缩能力，主要由平行的胶原纤维构成
D. 腱质多位于肌质的两端，或插入肌质之中
E. 肌质与腱质相连续，并借腱质附着于骨、筋膜或关节囊上

6. 以下肌中，不属于肌外形分类的是（　　）
A. 长肌　B. 短肌　C. 扁肌
D. 轮匝肌　E. 不规则肌

7. 多见于四肢，呈梭形、带状或羽毛状的肌是（　　）
A. 长肌　B. 短肌　C. 扁肌
D. 轮匝肌　E. 不规则肌

8. 分布于躯干深层、短小束状的肌是（　　）
A. 长肌　B. 短肌　C. 扁肌
D. 轮匝肌　E. 不规则肌

9. 分布于胸腹壁和背浅层，肌形扁薄宽大，腱质多呈片状的肌是（　　）
A. 长肌　B. 短肌　C. 扁肌
D. 轮匝肌　E. 不规则肌

10. 位于孔裂周围，由环形肌纤维构成，收缩时关闭孔裂，舒张时开放孔裂的肌是（　　）
A. 长肌　B. 短肌　C. 扁肌
D. 轮匝肌　E. 不规则肌

11. 关于肌的定点和动点及起点和止点的描述，错误的是（　　）
A. 骨骼肌的两端，通常附着在 2 块或 2 块以上的骨面上，中间跨过一个或数个关节
B. 肌收缩时两端附着的骨彼此接近产生运动，其中一端相对固定称定点，另一端明显移动称动点
C. 一般情况下，肌的定点为其止点，动点为其起点
D. 由于躯干外侧部比内侧部、四肢远侧部比近侧部更为活动，因此，通常把躯干肌接近正中面和四肢肌靠近近侧端的附着点看作起点，另一端看作止点
E. 肌的起点和止点是绝对的，但肌的定点和动点则是相对的，在不同运动中可以相互转化，如引体向上时胸大肌和背阔肌的运动

12. 关于肌的定点和动点及起点和止点的描述，错误的是（　　）
A. 骨骼肌的两端，通常附着在 2 块或 2 块以上的骨面上，中间跨过一个或数个关节
B. 肌收缩时两端附着的骨彼此接近产生运动，其中一端相对固定称定点，另一端明显移动称动点
C. 一般情况下，肌的定点为其起点，动点为其止点
D. 由于躯干外侧部比内侧部、四肢远侧部比近侧部更为活动，因此，通常把躯干肌接近正中面和四肢肌靠近近侧端的附着点看作止点，另一端看作起点
E. 肌的起点和止点是绝对的，但肌的定点和动点则是相对的，在不同运动中可以相互转化，如引体向上时胸大肌和背阔肌的运动

13. 以下结构中，属于肌的辅助装置的是（　　）
A. 筋膜　B. 韧带　C. 关节盘
D. 半月板　E. 关节唇

14. 以下结构中，属于肌的辅助装置的是（　　）
A. 韧带　B. 滑膜囊　C. 关节盘
D. 半月板　E. 关节唇

15. 以下结构中，属于肌的辅助装置的是（　　）
A. 韧带　B. 关节盘　C. 半月板
D. 腱鞘　E. 关节唇

16. 以下结构中，属于肌的辅助装置的是（　　）
A. 韧带　B. 关节盘　C. 半月板
D. 关节唇　E. 籽骨
17. 既是肌的辅助装置，又是关节的辅助结构的是（　　）
A. 腱鞘　B. 籽骨　C. 滑膜囊
D. 关节盘　E. 半月板
18. 以下属于背浅肌的是（　　）
A. 斜方肌　B. 胸大肌　C. 胸小肌
D. 前锯肌　E. 锁骨下肌
19. 以下属于背浅肌的是（　　）
A. 胸大肌　B. 背阔肌　C. 胸小肌
D. 前锯肌　E. 锁骨下肌
20. 以下属于背浅肌的是（　　）
A. 胸大肌　B. 胸小肌　C. 肩胛提肌
D. 前锯肌　E. 锁骨下肌
21. 以下属于背上肢肌的是（　　）
A. 胸大肌　B. 胸小肌　C. 前锯肌
D. 菱形肌　E. 锁骨下肌
22. 以下属于胸上肢肌的是（　　）
A. 胸大肌　B. 斜方肌　C. 背阔肌
D. 肩胛提肌　E. 菱形肌
23. 以下属于胸上肢肌的是（　　）
A. 斜方肌　B. 胸小肌　C. 背阔肌
D. 肩胛提肌　E. 菱形肌
24. 以下属于胸上肢肌的是（　　）
A. 斜方肌　B. 背阔肌　C. 前锯肌
D. 肩胛提肌　E. 菱形肌
25. 以下属于胸上肢肌的是（　　）
A. 斜方肌　B. 背阔肌　C. 肩胛提肌
D. 锁骨下肌　E. 菱形肌
26. 关于竖脊肌的描述，错误的是（　　）
A. 位于脊柱棘突两侧的纵沟内
B. 纵长强大，起自骶骨背面和髂嵴后部
C. 肌纤维向上由外向内分为髂肋肌、棘肌和最长肌 3 列
D. 竖脊肌主后伸脊柱，上部兼可仰头
E. 是维持人体直立行走运动的一块重要肌肉
27. 胸上肢肌中最大的肌是（　　）
A. 胸小肌　B. 胸大肌　C. 前锯肌
D. 后锯肌　E. 锁骨下肌
28. 胸上肢肌中最小的肌是（　　）
A. 胸小肌　B. 胸大肌　C. 前锯肌
D. 后锯肌　E. 锁骨下肌
29. 瘫痪时，可导致“翼状肩”的肌是（　　）
A. 胸小肌　B. 胸大肌　C. 前锯肌
D. 后锯肌　E. 锁骨下肌
30. 以下参与引体向上的主要肌肉是（　　）
A. 胸大肌和胸小肌　B. 胸大肌和前锯肌
C. 胸大肌和背阔肌　D. 背阔肌和斜方肌
E. 背阔肌和菱形肌
31. 以下属于胸固有肌的是（　　）
A. 肋间外肌　B. 胸大肌　C. 胸小肌
D. 前锯肌　E. 锁骨下肌
32. 以下属于胸固有肌的是（　　）
A. 胸大肌　B. 肋间内肌　C. 胸小肌
D. 前锯肌　E. 锁骨下肌
33. 以下属于胸固有肌的是（　　）
A. 胸大肌　B. 胸小肌
C. 肋间最内肌　D. 前锯肌
E. 锁骨下肌
34. 以下属于胸固有肌的是（　　）
A. 胸大肌　B. 胸小肌　C. 前锯肌
D. 胸横肌　E. 锁骨下肌
35. 膈肌主动脉裂孔内通行的结构是（　　）
A. 主动脉和胸导管　B. 主动脉和食管
C. 主动脉和迷走神经　D. 食管和迷走神经
E. 胸导管和迷走神经
36. 膈肌食管裂孔内通行的结构是（　　）
A. 主动脉和胸导管　B. 主动脉和食管
C. 主动脉和迷走神经　D. 食管和迷走神经
E. 胸导管和迷走神经
37. 膈肌腔静脉孔内通行的结构是（　　）
A. 主动脉　B. 胸导管　C. 食管
D. 上腔静脉　E. 下腔静脉
38. 以下属于腹前外侧壁肌的是（　　）
A. 腹外斜肌　B. 腰大肌　C. 腰方肌
D. 髂腰肌　E. 背阔肌
39. 以下属于腹前外侧壁肌的是（　　）
A. 腰大肌　B. 腹内斜肌　C. 腰方肌
D. 髂腰肌　E. 背阔肌
40. 以下属于腹前外侧壁肌的是（　　）
A. 腰大肌　B. 腰方肌　C. 腹横肌
D. 髂腰肌　E. 背阔肌
41. 以下属于腹前外侧壁肌的是（　　）
A. 腰大肌　B. 腰方肌　C. 髂腰肌
D. 腹直肌　E. 背阔肌
42. 参与形成腹股沟韧带的肌是（　　）
A. 斜方肌　B. 背阔肌　C. 腹外斜肌
D. 腹内斜肌　E. 腹横肌
43. 参与形成腹股沟管浅环的肌是（　　）
A. 斜方肌　B. 背阔肌　C. 腹外斜肌
D. 腹内斜肌　E. 腹横肌
44. 参与形成弓状下缘的肌是（　　）

A. 腹外斜肌和腹横肌　B. 腹外斜肌和腹直肌
C. 腹外斜肌和腹内斜肌　D. 腹内斜肌和腹横肌
E. 腹内斜肌和腹直肌

45. 参与形成腹股沟镰（联合腱）的肌是（　　）
A. 腹外斜肌和腹横肌　B. 腹外斜肌和腹直肌
C. 腹外斜肌和腹内斜肌　D. 腹内斜肌和腹横肌
E. 腹内斜肌和腹直肌

46. 参与形成提睾肌的肌是（　　）
A. 腹外斜肌和腹横肌　B. 腹外斜肌和腹直肌
C. 腹外斜肌和腹内斜肌　D. 腹内斜肌和腹横肌
E. 腹内斜肌和腹直肌

47. 以下肌中，有 3～4 条腱划，分其为 4～5 个肌腹的是（　　）
A. 腹外斜肌　B. 腹内斜肌　C. 腹横肌
D. 腹直肌　E. 胸大肌

48. 以下属于腹后壁肌的是（　　）
A. 腹横肌　B. 腹直肌　C. 腹内斜肌
D. 腰大肌　E. 腰方肌

49. 以下属于面肌（表情肌）的是（　　）
A. 枕额肌　B. 咬肌　C. 颞肌
D. 翼内肌　E. 翼外肌

50. 以下属于面肌（表情肌）的是（　　）
A. 咬肌　B. 眼轮匝肌　C. 颞肌
D. 翼内肌　E. 翼外肌

51. 以下属于面肌（表情肌）的是（　　）
A. 咬肌　B. 颞肌　C. 口轮匝肌
D. 翼内肌　E. 翼外肌

52. 以下属于面肌（表情肌）的是（　　）
A. 咬肌　B. 颞肌　C. 翼内肌
D. 颊肌　E. 翼外肌

53. 以下属于面肌（表情肌）的是（　　）
A. 咬肌　B. 颞肌　C. 翼内肌
D. 翼外肌　E. 笑肌

54. 以下属于咀嚼肌的是（　　）
A. 咬肌　B. 枕额肌　C. 眼轮匝肌
D. 口轮匝肌　E. 颊肌

55. 以下属于咀嚼肌的是（　　）
A. 枕额肌　B. 颞肌　C. 眼轮匝肌
D. 口轮匝肌　E. 颊肌

56. 以下属于咀嚼肌的是（　　）
A. 枕额肌　B. 眼轮匝肌　C. 翼内肌
D. 口轮匝肌　E. 颊肌

57. 以下属于咀嚼肌的是（　　）
A. 枕额肌　B. 眼轮匝肌　C. 口轮匝肌
D. 翼外肌　E. 颊肌

58. 关于颅顶肌的描述，错误的是（　　）
A. 即枕额肌，左右各一，各有两腹
B. 额部为额腹，枕部为枕腹，两腹间以帽状腱膜相连
C. 帽状腱膜较强大，与皮肤、浅筋膜紧密结合，构成头皮
D. 帽状腱膜与深部骨膜疏松相连，故头皮不容易发生撕脱
E. 该肌收缩能牵动头皮、提睑扬眉，使额部出现皱纹

59. 起自翼突内侧面，肌束向外下止于下颌角内面翼肌粗隆的肌是（　　）
A. 咬肌　B. 颞肌　C. 翼内肌
D. 翼外肌　E. 颊肌

60. 起自翼突外侧面及蝶骨大翼下面，以上、下两个部分（头）走向后外止于下颌颈的肌是（　　）
A. 咬肌　B. 颞肌　C. 翼内肌
D. 翼外肌　E. 颊肌

61. 以下属于颈浅肌群的是（　　）
A. 颈阔肌　B. 二腹肌
C. 茎突舌骨肌　D. 胸骨舌骨肌
E. 肩胛舌骨肌

62. 以下属于颈浅肌群的是（　　）
A. 二腹肌　B. 茎突舌骨肌
C. 胸骨舌骨肌　D. 肩胛舌骨肌
E. 胸锁乳突肌

63. 一侧收缩，使头屈向同侧，面转向对侧；双侧同时收缩，使头后仰的肌是（　　）
A. 茎突舌骨肌　B. 下颌舌骨肌
C. 胸锁乳突肌　D. 胸骨舌骨肌
E. 肩胛舌骨肌

64. 以下属于舌骨上肌群的是（　　）
A. 二腹肌　B. 胸骨舌骨肌
C. 肩胛舌骨肌　D. 胸骨甲状肌
E. 甲状舌骨肌

65. 以下属于舌骨上肌群的是（　　）
A. 茎突舌骨肌　B. 胸骨舌骨肌
C. 肩胛舌骨肌　D. 胸骨甲状肌
E. 甲状舌骨肌

66. 以下属于舌骨上肌群的是（　　）
A. 胸骨舌骨肌　B. 肩胛舌骨肌
C. 胸骨甲状肌　D. 甲状舌骨肌
E. 下颌舌骨肌

67. 以下属于舌骨上肌群的是（　　）
A. 胸骨舌骨肌　B. 肩胛舌骨肌
C. 胸骨甲状肌　D. 甲状舌骨肌
E. 颏舌骨肌

68. 以下属于舌骨下肌群的是（　　）

A. 二腹肌　B. 茎突舌骨肌
C. 胸骨舌骨肌　D. 下颌舌骨肌
E. 颏舌骨肌

69. 以下属于舌骨下肌群的是（　）
A. 二腹肌　B. 茎突舌骨肌
C. 肩胛舌骨肌　D. 下颌舌骨肌
E. 颏舌骨肌

70. 以下属于舌骨下肌群的是（　）
A. 二腹肌　B. 茎突舌骨肌
C. 下颌舌骨肌　D. 颏舌骨肌
E. 胸骨甲状肌

71. 以下属于舌骨下肌群的是（　）
A. 二腹肌　B. 茎突舌骨肌
C. 下颌舌骨肌　D. 颏舌骨肌
E. 甲状舌骨肌

72. 以下属于二腹肌的是（　）
A. 胸骨舌骨肌　B. 肩胛舌骨肌
C. 胸骨甲状肌　D. 甲状舌骨肌
E. 茎突舌骨肌

73. 以下属于上肢带肌的是（　）
A. 三角肌　B. 肱二头肌　C. 喙肱肌
D. 肱肌　E. 肱三头肌

74. 以下属于上肢带肌的是（　）
A. 肱二头肌　B. 喙肱肌　C. 肱肌
D. 冈上肌　E. 肱三头肌

75. 以下属于上肢带肌的是（　）
A. 肱二头肌　B. 喙肱肌　C. 肱肌
D. 冈下肌　E. 肱三头肌

76. 以下属于上肢带肌的是（　）
A. 肱二头肌　B. 喙肱肌　C. 肱肌
D. 肱三头肌　E. 小圆肌

77. 以下属于上肢带肌的是（　）
A. 肱二头肌　B. 喙肱肌　C. 肱肌
D. 肱三头肌　E. 大圆肌

78. 以下属于上肢带肌的是（　）
A. 肱二头肌　B. 喙肱肌　C. 肱肌
D. 肩胛下肌　E. 肱三头肌

79. 从前、后、外三面包绕肩关节，可外展肩关节，前部可使肩关节屈和旋内，后部能使肩关节伸和旋外的肌是（　）
A. 三角肌　B. 冈上肌　C. 冈下肌
D. 小圆肌　E. 大圆肌

80. 以下属于臂前群肌浅层的是（　）
A. 三角肌　B. 肱二头肌　C. 喙肱肌
D. 肱肌　E. 肱三头肌

81. 以下属于臂前群肌深层的是（　）
A. 三角肌　B. 肩胛下肌　C. 喙肱肌
D. 肱二头肌　E. 肱三头肌

82. 以下属于臂前群肌深层的是（　）
A. 三角肌　B. 肩胛下肌　C. 肱肌
D. 肱二头肌　E. 肱三头肌

83. 以下肌中，肌腱通过肩关节关节腔的是（　）
A. 冈上肌　B. 冈上肌　C. 肱二头肌
D. 喙肱肌　E. 肱肌

84. 以下肌中，止于尺骨粗隆的是（　）
A. 冈上肌　B. 冈上肌　C. 肱二头肌
D. 喙肱肌　E. 肱肌

85. 以下肌中，止于桡骨粗隆的是（　）
A. 冈上肌　B. 冈上肌　C. 肱二头肌
D. 喙肱肌　E. 肱肌

86. 以下属于臂后群肌的是（　）
A. 三角肌　B. 肱三头肌　C. 肱二头肌
D. 喙肱肌　E. 肱肌

87. 以下肌中，止于尺骨鹰嘴的是（　）
A. 肱二头肌　B. 喙肱肌　C. 肱肌
D. 肱三头肌　E. 肱桡肌

88. 以下属于前臂前群肌第 1 层的是（　）
A. 指浅屈肌　B. 拇长屈肌
C. 指深屈肌　D. 旋前方肌
E. 肱桡肌

89. 以下属于前臂前群肌第 1 层的是（　）
A. 指浅屈肌　B. 拇长屈肌
C. 指深屈肌　D. 旋前方肌
E. 旋前圆肌

90. 以下属于前臂前群肌第 1 层的是（　）
A. 指浅屈肌　B. 桡侧腕屈肌
C. 拇长屈肌　D. 指深屈肌
E. 旋前方肌

91. 以下属于前臂前群肌第 1 层的是（　）
A. 指浅屈肌　B. 掌长肌
C. 拇长屈肌　D. 指深屈肌
E. 旋前方肌

92. 以下属于前臂前群肌第 1 层的是（　）
A. 指浅屈肌　B. 尺侧腕屈肌
C. 拇长屈肌　D. 指深屈肌
E. 旋前方肌

93. 以下属于前臂前群肌第 2 层的是（　）
A. 肱桡肌　B. 旋前圆肌
C. 指浅屈肌　D. 拇长屈肌
E. 指深屈肌

94. 以下属于前臂前群肌第 3 层的是（　）
A. 肱桡肌　B. 旋前圆肌
C. 桡侧腕屈肌　D. 掌长肌

E. 拇长屈肌
95. 以下属于前臂前群肌第 3 层的是（　　）
A. 肱桡肌　B. 旋前圆肌
C. 桡侧腕屈肌　D. 尺侧腕屈肌
E. 指深屈肌
96. 以下属于前臂前群肌第 4 层的是（　　）
A. 肱桡肌　B. 旋前圆肌
C. 旋前方肌　D. 拇长屈肌
E. 指深屈肌
97. 关于前臂前群肌第 1 层的描述，正确的是（　　）
A. 自桡侧向尺侧依次为肱桡肌、桡侧腕屈肌、旋前圆肌、掌长肌和尺侧腕屈肌
B. 自桡侧向尺侧依次为肱桡肌、旋前圆肌、掌长肌、桡侧腕屈肌和尺侧腕屈肌
C. 自桡侧向尺侧依次为肱桡肌、旋前圆肌、桡侧腕屈肌、掌长肌和尺侧腕屈肌
D. 自桡侧向尺侧依次为桡侧腕屈肌、肱桡肌、旋前圆肌、掌长肌和尺侧腕屈肌
E. 自桡侧向尺侧依次为桡侧腕屈肌、肱桡肌、掌长肌、旋前圆肌和尺侧腕屈肌
98. 关于前臂后群肌的描述，错误的是（　　）
A. 共有 10 块，分深浅 2 层，各有 5 块
B. 浅层自桡侧向尺侧依次为桡侧腕短伸肌、桡侧腕长伸肌、指伸肌、小指伸肌和尺侧腕伸肌
C. 浅层自桡侧向尺侧依次为桡侧腕长伸肌、桡侧腕短伸肌、指伸肌、小指伸肌和尺侧腕伸肌
D. 深层近侧为 1 块为旋后肌
E. 深层远侧有 4 块，自桡侧向尺侧依次为拇长展肌、拇短伸肌、拇长伸肌和示指伸肌
99. 关于前臂后群肌的描述，错误的是（　　）
A. 共有 10 块，分深浅 2 层，各有 5 块
B. 浅层自桡侧向尺侧依次为桡侧腕长伸肌、桡侧腕短伸肌、指伸肌、小指伸肌和尺侧腕伸肌
C. 深层近侧为 1 块为旋后肌
D. 深层远侧有 4 块，自桡侧向尺侧依次为拇长展肌、拇短伸肌、拇长伸肌和示指伸肌
E. 深层远侧有 4 块，自桡侧向尺侧依次为拇长展肌、拇长伸肌、拇短伸肌和示指伸肌
100. 以下属于髋肌前群的是（　　）
A. 臀大肌　B. 臀中肌　C. 臀小肌
D. 髂腰肌　E. 股方肌
101. 以下属于髋肌前群的是（　　）
A. 臀大肌　B. 臀中肌　C. 臀小肌
D. 梨状肌　E. 阔筋膜张肌
102. 以下与髂胫束有关的是（　　）
A. 臀大肌　B. 臀中肌　C. 臀小肌
D. 阔筋膜张肌　E. 梨状肌
103. 大而形成臀部膨隆，临床肌内注射常在其外上象限进行的肌是（　　）
A. 臀大肌　B. 臀中肌　C. 臀小肌
D. 闭孔内肌　E. 梨状肌
104. 将坐骨大孔分为梨状肌上孔和梨状肌下孔的肌是（　　）
A. 臀大肌　B. 臀中肌　C. 臀小肌
D. 闭孔内肌　E. 梨状肌
105. 以下属于大腿（股）前群肌的是（　　）
A. 耻骨肌　B. 长收肌　C. 股薄肌
D. 缝匠肌　E. 短收肌
106. 以下属于大腿（股）前群肌的是（　　）
A. 耻骨肌　B. 长收肌　C. 股薄肌
D. 股四头肌　E. 大收肌
107. 髌韧带来自（　　）的肌腱
A. 耻骨肌　B. 长收肌　C. 股薄肌
D. 缝匠肌　E. 股四头肌
108. 以下肌中，止于胫骨粗隆的是（　　）
A. 耻骨肌　B. 长收肌　C. 股薄肌
D. 股四头肌　E. 缝匠肌
109. 以下肌中，参与围成收肌腱裂孔的是（　　）
A. 耻骨肌　B. 长收肌　C. 股薄肌
D. 短收肌　E. 大收肌
110. 关于大腿（股）内侧群肌的描述，错误的是（　　）
A. 共有 5 块，分为 3 层
B. 浅层由外上向内下依次为耻骨肌、长收肌和股薄肌
C. 浅层由外上向内下依次为耻骨肌、股薄肌和长收肌
D. 中层为短收肌
E. 深层为大收肌
111. 关于大腿（股）内侧群肌的描述，错误的是（　　）
A. 共有 5 块，分为 3 层
B. 浅层由外上向内下依次为长收肌、股薄肌和耻骨肌
C. 浅层由外上向内下依次为耻骨肌、长收肌和股薄肌
D. 中层为短收肌
E. 深层为大收肌
112. 以下属于大腿（股）后群肌外侧部分的是（　　）
A. 股二头肌　B. 半腱肌　C. 半膜肌
D. 缝匠肌　E. 股四头肌
113. 以下属于大腿（股）后群肌内侧部分的是

（ ）
A. 股二头肌 B. 半腱肌 C. 耻骨肌
D. 长收肌 E. 股薄肌

114. 以下属于大腿（股）后群肌内侧部分的是（ ）
A. 股二头肌 B. 半膜肌 C. 耻骨肌
D. 长收肌 E. 股薄肌

115. 跟腱来自（ ）的肌腱
A. 趾长屈肌 B. 胫骨后肌 C. 踇长屈肌
D. 小腿三头肌 E. 胫骨前肌

116. 以下肌中，止于跟骨结节的是（ ）
A. 趾长屈肌 B. 胫骨后肌 C. 踇长屈肌
D. 胫骨前肌 E. 小腿三头肌

二、B1 型题（标准配伍题）

（1～3 题共用备选答案）
A. 浅筋膜 B. 深筋膜 C. 滑膜囊
D. 腱鞘 E. 籽骨

1. 套在手足长肌腱表面的鞘管称为（ ）
2. 参与形成肌间隔和骨筋膜鞘的结构是（ ）
3. 是肌的辅助装置，也是关节的辅助结构的是（ ）

（4～8 题共用备选答案）
A. 背阔肌 B. 竖脊肌 C. 胸大肌
D. 腹外斜肌 E. 腹直肌

4. 以上属于多腹肌的是（ ）
5. 以上属于背上肢肌的是（ ）
6. 以上属于胸上肢肌的是（ ）
7. 其腱膜参与形成腹股沟韧带的肌是（ ）
8. 纵长强大，位于棘突两侧纵沟内的肌是（ ）

（9～15 题共用备选答案）
A. 腔静脉孔 B. 主动脉裂孔
C. 食管裂孔 D. 胸腰筋膜
E. 腹股沟镰

9. 以上结构中，通行食管的是（ ）
10. 以上结构中，通行主动脉的是（ ）
11. 以上结构中，通行迷走神经的是（ ）
12. 以上结构中，通行胸导管的是（ ）
13. 以上结构中，通行下腔静脉的是（ ）
14. 背部深筋膜在腰部特别发达，形成的结构是（ ）
15. 腹内斜肌和腹横肌的腱膜共同参与形成的结构是（ ）

（16～18 题共用备选答案）
A. 白线 B. 腹股沟镰 C. 腹直肌鞘
D. 腹股沟管 E. 腹股沟韧带

16. 由睾丸下降形成的结构是（ ）
17. 由腹前外侧壁 3 层扁肌的腱膜交织融合而成的结构是（ ）
18. 腹前外侧壁 3 层扁肌的腱膜分层包绕腹直肌，形成的结构是（ ）

（19～23 题共用备选答案）
A. 咬肌 B. 颊肌 C. 枕额肌
D. 翼内肌 E. 翼外肌

19. 以帽状腱膜相连的肌是（ ）
20. 位于颊部，帮助咀嚼和吸吮的肌是（ ）
21. 止于下颌角外面的咬肌粗隆的肌是（ ）
22. 止于下颌角内面的翼肌粗隆的肌是（ ）
23. 止于下颌颈的肌是（ ）

（24～27 题共用备选答案）
A. 二腹肌 B. 头长肌 C. 前斜角肌
D. 肩胛舌骨肌 E. 胸锁乳突肌

24. 以上属于舌骨上肌群的是（ ）
25. 以上属于舌骨下肌群的是（ ）
26. 参与围成斜角肌间隙的肌是（ ）
27. 其功能障碍，容易导致歪头的肌是（ ）

（28～32 题共用备选答案）
A. 三角肌 B. 肱二头肌 C. 肱三头肌
D. 旋前圆肌 E. 旋前方肌

28. 以上属于上肢带肌的是（ ）
29. 以上属于臂前群肌的是（ ）
30. 以上参与围成肱骨肌管的肌是（ ）
31. 以上属于前臂前群肌第 1 层的是（ ）
32. 以上属于前臂前群肌第 4 层的是（ ）

（33～37 题共用备选答案）
A. 臀大肌 B. 梨状肌 C. 股四头肌
D. 阔筋膜张肌 E. 大收肌

33. 与髂胫束关系密切的肌是（ ）
34. 临床上常用来进行肌内注射的肌是（ ）
35. 其肌腱参与围成收肌腱裂孔的肌是（ ）
36. 其肌腱包绕髌骨，下延为髌韧带的肌是（ ）
37. 将坐骨大孔分为梨状肌上孔和梨状肌下孔的肌是（ ）

（38～42 题共用备选答案）
A. 髂腰肌 B. 闭孔内肌 C. 股二头肌
D. 股四头肌 E. 小腿三头肌

38. 腰大肌来自的部位是（ ）
39. 同时跨越髋关节和膝关节的肌是（ ）
40. 起自坐骨结节和股骨粗线，止于腓骨头的肌是（ ）
41. 其肌腱向下移行为强大的跟腱，止于跟骨结节的肌是（ ）
42. 起自闭孔膜内面，向后出坐骨小孔，止于转

子窝的肌是（　　）

三、X 型题（多项选择题）

1. 肌的辅助装置包括（　　）
A. 筋膜　B. 腱鞘　C. 籽骨
D. 滑膜襞　E. 滑膜囊

2. 以下属于背上肢肌的是（　　）
A. 竖脊肌　B. 斜方肌　C. 背阔肌
D. 菱形肌　E. 肩胛提肌

3. 以下属于胸上肢肌的是（　　）
A. 胸小肌　B. 胸大肌　C. 上后锯肌
D. 前锯肌　E. 锁骨下肌

4. 以下属于腹前外侧壁肌的是（　　）
A. 腹直肌　B. 腹横肌　C. 腹内斜肌
D. 腹外斜肌　E. 肋间外肌

5. 由腹外斜肌腱膜参与形成的肌是（　　）
A. 提睾肌　B. 腹股沟韧带
C. 腹股沟镰　D. 腹股沟管浅环
E. 弓状下缘

6. 以下属于咀嚼肌的是（　　）
A. 咬肌　B. 颊肌　C. 颞肌
D. 翼内肌　E. 翼外肌

7. 以下属于表情肌（面肌）的是（　　）
A. 颊肌　B. 枕额肌　C. 咬肌
D. 眼轮匝肌　E. 口轮匝肌

8. 以下属于舌骨上肌群的是（　　）
A. 肩胛舌骨肌　B. 二腹肌
C. 茎突舌骨肌　D. 颏舌骨肌
E. 下颌舌骨肌

9. 以下属于舌骨下肌群的是（　　）
A. 胸骨舌骨肌　B. 肩胛舌骨肌
C. 茎突舌骨肌　D. 胸骨甲状肌
E. 甲状舌骨肌

10. 参与围成斜角肌间隙的肌是（　　）
A. 二腹肌　B. 前斜角肌
C. 中斜角肌　D. 后斜角肌
E. 肩胛舌骨肌

11. 以下属于上肢带肌的是（　　）
A. 三角肌　B. 肱肌　C. 冈上肌
D. 喙肱肌　E. 冈下肌

12. 以下属于上肢带肌的是（　　）
A. 小圆肌　B. 大圆肌　C. 肩胛下肌
D. 肱二头肌　E. 肱三头肌

13. 以下属于臂前群肌的是（　　）
A. 肱肌　B. 肱桡肌　C. 喙肱肌
D. 肱三头肌　E. 肱二头肌

14. 以下属于前臂前群肌浅层的是（　　）
A. 肱桡肌　B. 旋前圆肌
C. 桡侧腕屈肌　D. 掌长肌
E. 尺侧腕屈肌

15. 以下属于髋肌（下肢带肌）前群的是（　　）
A. 臀大肌　B. 梨状肌　C. 髂腰肌
D. 闭孔内肌　E. 阔筋膜张肌

16. 以下属于臀肌的是（　　）
A. 臀大肌　B. 臀中肌　C. 臀小肌
D. 梨状肌　E. 闭孔内肌

17. 以下属于大腿前群肌的是（　　）
A. 缝匠肌　B. 半腱肌　C. 半膜肌
D. 股四头肌　E. 股二头肌

18. 以下属于大腿后群肌的是（　　）
A. 缝匠肌　B. 半腱肌　C. 半膜肌
D. 股四头肌　E. 股二头肌

19. 以下属于大腿内侧群肌的是（　　）
A. 耻骨肌　B. 长收肌　C. 股薄肌
D. 短收肌　E. 大收肌

20. 以下属于小腿前群肌的是（　　）
A. 胫骨前肌　B. 腓骨长肌　C. 趾长伸肌
D. 腓骨短肌　E. 踇长伸肌

21. 以下属于小腿外侧群肌的是（　　）
A. 胫骨前肌　B. 腓骨长肌　C. 趾长伸肌
D. 腓骨短肌　E. 踇长伸肌

22. 以下属于小腿后群肌的是（　　）
A. 腘肌　B. 趾长屈肌　C. 胫骨后肌
D. 踇长屈肌　E. 小腿三头肌

23. 以下参与组成股四头肌的是（　　）
A. 股直肌　B. 股中间肌　C. 股二头肌
D. 股内侧肌　E. 股外侧肌

24. 以下参与组成小腿三头肌的是（　　）
A. 趾长屈肌　B. 踇长屈肌
C. 比目鱼肌　D. 腓肠肌内侧头
E. 腓肠肌外侧头

四、A2 型题（病例摘要型最佳选择题）

1. 患者，小明，男性，19 岁。在体育课做引体向上练习时，突感后背疼痛而终止运动，然后发现痛侧背手困难。小明在练习中很可能拉伤的肌是（　　）
A. 斜方肌　B. 背阔肌　C. 肩胛提肌
D. 菱形肌　E. 三角肌

2. 患者，女性，66 岁。肝脓肿继发感染，引起膈的中心腱炎症。此时最容易受到炎症侵袭的结构为（　　）
A. 降主动脉　B. 胸导管　C. 食管
D. 迷走神经　E. 下腔静脉

3. 患者，男性，75 岁。因慢性肝炎导致肝硬化腹水，腹压加大而引起膈疝。此时最容易受到膈疝牵连的结构为（ ）

A. 上腔静脉 B. 下腔静脉 C. 降主动脉

D. 食管 E. 迷走神经

4. 患儿，男性。出生后护士检查发现，右侧阴囊内未见睾丸，提示睾丸下降过程出现异常。腹股沟管的形成与睾丸下降密切相关。腹股沟管的下壁由腹股沟韧带构成，腹股沟韧带来自（ ）的腱膜

A. 腹直肌 B. 腹外斜肌 C. 腹内斜肌

D. 腹横肌 E. 胸横肌

5. 想要拥有完美的“八块腹肌”可以通过功能锻炼、药物辅助、局部减脂和腹壁整形等技术和手段实现。这里所说的“八块腹肌”指的是（ ）

A. 胸大肌 B. 腹外斜肌 C. 腹内斜肌

D. 腹横肌 E. 腹直肌

6. 患者，女性，35 岁。在工厂上班时长头发不慎绞入机器中，导致头皮撕脱产生剧烈疼痛而休克入院。与头皮有关的面肌（表情肌）是（ ）

A. 枕额肌 B. 颊肌 C. 眼轮匝肌

D. 笑肌 E. 口轮匝肌

7. 咀嚼肌紊乱是由咀嚼肌功能障碍导致的一种疾病，有疼痛、肌肉强直、肌肉疲劳、齿轮磨损等症状；好发于 20～30 岁的青壮年，女性多见。以下不属于咀嚼肌的是（ ）

A. 咬肌 B. 颞肌 C. 颊肌

D. 翼内肌 E. 翼外肌

8. 患者，男性，42 岁。因长期负重工作致粘连性肩关节囊炎，是一种无菌渐进性炎症，病变早期以肩关节周围软组织出现充血、水肿、渗出、粘连和挛缩等现象为主，此过程中最容易与周围组织发生粘连的肌是（ ）

A. 三角肌 B. 肱二头肌长头

C. 肱二头肌短头 D. 肱三头肌

E. 喙肱肌

9. 患者，男性，25 岁。下肢骨折后使用腋杖，但不久发现右手臂不能外展，肩部肌肉渐渐萎缩，形成“方形肩”。瘫痪的肌肉是（ ）

A. 三角肌 B. 冈上肌 C. 冈下肌

D. 小圆肌 E. 大圆肌

10. 患者，女性，20 岁。喜爱网球运动，但不注重科学训练而导致肘部损伤。入院检查：肱骨外上髁肿胀、疼痛，前臂旋后疼痛加剧，提重物时突然“失力”，屈肘时疼痛明显缓解。通过上述分析，网球肘最有可能损伤的肌是（ ）

A. 臂前群肌 B. 臂后群肌

C. 鱼际肌 D. 前臂前群肌

E. 前臂后群肌

11. 患者，男性，33 岁。因膝关节受伤入医院就诊，检查发现：患侧小腿不能抬起，膝反射消失。损伤的肌是（ ）

A. 缝匠肌 B. 股四头肌

C. 股二头肌 D. 小腿三头肌

E. 竖脊肌

五、名词解释

1. 骨筋膜鞘（osseofascial sheath）
2. 胸腰筋膜（thoracolumbar fascia）
3. 腹股沟韧带（inguinal ligament）
4. 腹股沟镰（联合腱）[inguinal falx（conjoint tendon）]
5. 斜角肌间隙（scalenus interspace）
6. 肩袖（rotator cuff）
7. 肱骨肌管（humeromuscular tunnel）
8. 髂胫束（iliotibial tract）

六、问答题

1. 描述膈的位置、分部、孔裂及其内容、作用。
2. 写出前臂前群肌的名称及其分层情况。
3. 写出竖脊肌、股四头肌和小腿三头肌的分布情况。

第五章　消 化 系 统

一、A1 型题（单句型最佳选择题）

1. 关于内脏的描述，错误的是（　　）
A. 包括消化、呼吸和泌尿 3 个系统
B. 包括消化、呼吸、泌尿和生殖 4 个系统
C. 大多位于胸腔、腹腔和盆腔内，借助一定孔道直接或间接与外界相通
D. 内脏器官的主要功能是物质交换和繁殖后代
E. 人体几乎所有器官（如睾丸、卵巢和胰等）还具有内分泌功能
2. 以下属于中空性器官的是（　　）
A. 肝　B. 胃　C. 肺　D. 肾　E. 脾
3. 以下属于中空性器官的是（　　）
A. 肝　B. 肾　C. 食管
D. 睾丸　E. 卵巢
4. 以下属于中空性器官的是（　　）
A. 肝　B. 肾　C. 膀胱
D. 睾丸　E. 卵巢
5. 以下属于实质性器官的是（　　）
A. 肝　B. 胃　C. 食管
D. 气管　E. 膀胱
6. 以下属于实质性器官的是（　　）
A. 食管　B. 胃　C. 肾
D. 气管　E. 膀胱
7. 以下属于实质性器官的是（　　）
A. 食管　B. 胃　C. 气管
D. 睾丸　E. 膀胱
8. 消化管壁一般有 4 层，由内向外依次是(　　)
A. 黏膜层、外膜、黏膜下层和肌层
B. 黏膜层、黏膜下层、外膜和肌层
C. 黏膜层、黏膜下层、肌层和外膜
D. 黏膜层、肌层、黏膜下层和外膜
E. 黏膜层、肌层、外膜和黏膜下层
9. 以下有“门”的器官是（　　）
A. 食管　B. 胃　C. 气管
D. 肝　E. 膀胱
10. 以下有“门”的器官是（　　）
A. 食管　B. 胃　C. 气管
D. 膀胱　E. 肺
11. 以下有“门”的器官是（　　）
A. 食管　B. 胃　C. 肾
D. 膀胱　E. 气管
12. 通过胸骨最宽处外侧缘的垂线是（　　）
A. 胸骨线　B. 锁骨中线　C. 胸骨旁线
D. 腋中线　E. 肩胛线
13. 经胸骨线与锁骨中线之间连线的中点，所做的垂线是（　　）
A. 胸骨线　B. 锁骨中线　C. 胸骨旁线
D. 腋中线　E. 肩胛线
14. 通过腋前线与腋后线之间连线的中点，所做的垂线是（　　）
A. 胸骨线　B. 锁骨中线　C. 胸骨旁线
D. 腋中线　E. 肩胛线
15. 经肩胛骨下角的垂线是（　　）
A. 胸骨线　B. 锁骨中线　C. 胸骨旁线
D. 腋中线　E. 肩胛线
16. 以下属于上消化道的是（　　）
A. 空肠　B. 回肠　C. 十二指肠
D. 盲肠　E. 结肠
17. 以下属于上消化道的是（　　）
A. 空肠　B. 回肠　C. 食管
D. 盲肠　E. 结肠
18. 以下属于上消化道的是（　　）
A. 空肠　B. 回肠　C. 胃
D. 盲肠　E. 结肠
19. 关于腭的描述，错误的是（　　）
A. 分为硬腭和软腭
B. 硬腭是指腭的前 2/3，介于口腔和鼻腔之间，由骨腭覆以黏膜构成
C. 软腭是指腭的后 1/3，由肌肉和黏膜构成，其前份呈水平位，后份向下倾斜称为腭帆
D. 自腭帆向两侧外下各分出 2 条弓形的黏膜皱襞，前方为腭咽弓，后方为腭舌弓
E. 腭舌弓和腭咽弓之间为扁桃体窝，容纳腭扁桃体
20. 关于腭描述，错误的是（　　）
A. 分为硬腭和软腭
B. 硬腭是指腭的前 2/3，介于口腔和鼻腔之间，由骨腭覆以黏膜构成
C. 软腭指腭的后 1/3，由肌肉和黏膜构成，其前份呈水平位，后份向下倾斜称为腭帆
D. 自腭帆向两侧外下各分出 2 条弓形的黏膜皱襞，前方为腭舌弓，延续至舌根；后方为腭咽弓，下延至咽侧壁
E. 腭舌弓和腭咽弓之间为扁桃体窝，容纳舌扁桃体
21. 口腔和咽的分界是（　　）

A. 硬腭 B. 软腭 C. 咽峡
D. 上牙弓 E. 下牙弓

22. 以下参与围成咽峡的是（ ）
A. 硬腭 B. 腭舌弓 C. 腭咽弓
D. 上牙弓 E. 下牙弓

23. 舌下面的正中线上，有一连至口腔底的矢状黏膜皱襞称为（ ）
A. 舌下阜 B. 舌下襞 C. 舌乳头
D. 舌系带 E. 舌扁桃体

24. 在口腔底黏膜上，舌系带下端的两侧有一对小的隆起称为（ ）
A. 舌下阜 B. 舌下襞 C. 舌乳头
D. 舌系带 E. 舌扁桃体

25. 在口腔底黏膜上，舌下阜向后外侧延伸为（ ）
A. 舌下阜 B. 舌下襞 C. 舌乳头
D. 舌系带 E. 舌扁桃体

26. 下颌下腺管和舌下腺大管开口于（ ）
A. 舌下阜 B. 舌下襞 C. 舌乳头
D. 舌系带 E. 舌扁桃体

27. 舌下腺小管开口于（ ）
A. 舌下阜 B. 舌下襞 C. 舌乳头
D. 舌系带 E. 舌扁桃体

28. 舌上面及侧缘有许多小的黏膜突起，称为（ ）
A. 舌下阜 B. 舌下襞 C. 舌乳头
D. 舌系带 E. 舌扁桃体

29. 数量最多的舌乳头是（ ）
A. 丝状乳头 B. 菌状乳头 C. 轮廓乳头
D. 叶状乳头 E. 舌扁桃体

30. 不含味觉感受器的舌乳头是（ ）
A. 丝状乳头 B. 菌状乳头 C. 轮廓乳头
D. 叶状乳头 E. 舌扁桃体

31. 数量较少、形体稍大，散在于丝状乳头之间的舌乳头是（ ）
A. 丝状乳头 B. 菌状乳头 C. 轮廓乳头
D. 叶状乳头 E. 舌扁桃体

32. 排列于界沟前方，形体最大的舌乳头是（ ）
A. 丝状乳头 B. 菌状乳头 C. 轮廓乳头
D. 叶状乳头 E. 舌扁桃体

33. 舌根部黏膜内的淋巴组织形成的大小不等的小结节称为（ ），有免疫防御的功能
A. 丝状乳头 B. 菌状乳头 C. 轮廓乳头
D. 叶状乳头 E. 舌扁桃体

34. 以下肌中，属于舌外肌的是（ ）
A. 舌纵肌 B. 舌横肌 C. 舌垂直肌
D. 茎突舌肌 E. 茎突舌骨肌

35. 以下属于舌外肌的是（ ）
A. 舌纵肌 B. 舌横肌 C. 舌垂直肌
D. 舌骨舌肌 E. 茎突舌骨肌

36. 以下属于舌外肌的是（ ）
A. 舌纵肌 B. 舌横肌 C. 舌垂直肌
D. 颏舌骨肌 E. 颏舌肌

37. 起于下颌骨颏棘，呈辐射状入舌，止于舌体中线两侧的肌是（ ）
A. 颏舌肌 B. 颏舌骨肌 C. 舌纵肌
D. 舌横肌 E. 舌垂直肌

38. 两侧同时收缩牵拉舌向前下，一侧收缩使舌尖伸向对侧的肌是（ ）
A. 颏舌肌 B. 颏舌骨肌
C. 舌纵肌 D. 舌横肌
E. 舌垂直肌

39. 关于牙的描述，错误的是（ ）
A. 嵌于上、下颌骨牙槽内
B. 排列成上牙弓和下牙弓
C. 人的一生先后有两套牙，即乳牙和恒牙
D. 恒牙分为切牙、尖牙、前磨牙和磨牙 4 种
E. 乳牙分为乳切牙、乳尖牙、乳前磨牙和乳磨牙 4 种

40. 关于牙的描述，错误的是（ ）
A. 嵌于上、下颌骨牙槽内
B. 排列成上牙弓和下牙弓
C. 人的一生先后有两套牙，即乳牙和恒牙
D. 恒牙分为切牙、尖牙和磨牙 3 种
E. 乳牙分为乳切牙、乳尖牙和乳磨牙 3 种

41. 关于牙的描述，错误的是（ ）
A. 每个牙可分为 3 个部分
B. 裸露于口腔的部分是牙冠
C. 嵌入牙槽内的部分是牙根
D. 牙冠和牙根交界处变细的部分为牙颈
E. 切牙、尖牙和前磨牙均有 2 个牙根

42. 关于牙的描述，错误的是（ ）
A. 每个牙可分为 3 个部分
B. 裸露于口腔的部分是牙头
C. 嵌入牙槽内的部分是牙根
D. 牙冠和牙根交界处变细的部分为牙颈
E. 切牙、尖牙和前磨牙均有 1 个牙根

43. 切牙和尖牙一般有（ ）个牙根
A. 1 B. 2 C. 3 D. 4 E. 5

44. 前磨牙一般有（ ）个牙根
A. 1 B. 2 C. 3 D. 4 E. 5

45. 上颌磨牙一般有（ ）个牙根
A. 1 B. 2 C. 3 D. 4 E. 5

46. 下颌磨牙一般有（　　）个牙根
A. 1　B. 2　C. 3　D. 4　E. 5
47. 构成牙的主体，受刺激时有酸痛感的结构是（　　）
A. 牙本质　B. 牙釉质　C. 牙骨质
D. 牙髓腔　E. 牙髓
48. 覆于牙冠表面，乳白色，为人体最硬组织的结构是（　　）
A. 牙本质　B. 牙釉质　C. 牙骨质
D. 牙髓腔　E. 牙髓
49. 覆于牙颈和牙根表面，借助牙周膜与牙槽牢固连接的结构是（　　）
A. 牙本质　B. 牙釉质　C. 牙骨质
D. 牙髓腔　E. 牙髓
50. 由结缔组织、血管和神经组成的结构是（　　）
A. 牙本质　B. 牙釉质　C. 牙骨质
D. 牙髓腔　E. 牙髓
51. 牙的血管、神经进出牙髓腔的唯一通道是（　　）
A. 牙周膜　B. 牙槽骨　C. 牙龈
D. 牙根尖孔　E. 牙颈
52. 关于牙周组织的描述，错误的是（　　）
A. 是牙周围组织的统称
B. 包括牙周膜、牙槽骨、牙龈和牙骨质
C. 牙周膜是介于牙根与牙槽骨之间的致密结缔组织
D. 牙槽骨是上、下颌骨的一个部分
E. 牙龈是指口腔黏膜覆盖牙颈及牙槽骨的部分
53. 关于牙周组织的描述，错误的是（　　）
A. 是牙周围组织的统称
B. 包括牙周膜、牙槽骨和牙龈
C. 牙周膜是介于牙根与牙槽骨之间的致密结缔组织
D. 牙槽骨不是上、下颌骨的一个部分
E. 牙龈是指口腔黏膜覆盖牙颈及牙槽骨的部分
54. 乳牙出齐一般共有（　　）个
A. 16　B. 18　C. 20　D. 22　E. 24
55. 恒牙出齐一般共有（　　）个
A. 28　B. 30　C. 32　D. 34　E. 36
56. $\begin{array}{c|c} \mathrm{I} & \\ \hline & \end{array}$ 表示（　　）
A. 左上颌中切牙　B. 右上颌中切牙
C. 左上颌乳中切牙　D. 右上颌乳中切牙
E. 右下颌乳中切牙
57. $\begin{array}{c|c} & \mathrm{II} \\ \hline & \end{array}$ 表示（　　）
A. 左上颌侧切牙
B. 右上颌侧切牙
C. 左上颌乳侧切牙
D. 右上颌乳侧切牙
E. 左下颌乳侧切牙
58. $\begin{array}{c|c} & \\ \hline & \mathrm{III} \end{array}$ 表示（　　）
A. 左下颌尖牙　B. 右下颌尖牙
C. 左下颌乳尖牙　D. 右下颌乳尖牙
E. 左上颌乳尖牙
59. $\begin{array}{c|c} & \\ \hline \mathrm{IV} & \end{array}$ 表示（　　）
A. 左下颌第一磨牙
B. 右下颌第一磨牙
C. 左下颌第一乳磨牙
D. 右下颌第一乳磨牙
E. 右上颌第一乳磨牙
60. $\begin{array}{c|c} \mathrm{V} & \\ \hline & \end{array}$ 表示（　　）
A. 左上颌第二磨牙
B. 右上颌第二磨牙
C. 左上颌第二乳磨牙
D. 右上颌第二乳磨牙
E. 右下颌第二乳磨牙
61. $\begin{array}{c|c} 1 & \\ \hline & \end{array}$ 表示（　　）
A. 左上颌中切牙　B. 右上颌中切牙
C. 左上颌乳中切牙　D. 右上颌乳中切牙
E. 右下颌中切牙
62. $\begin{array}{c|c} & 2 \\ \hline & \end{array}$ 表示（　　）
A. 左上颌侧切牙　B. 右上颌侧切牙
C. 左上颌乳侧切牙　D. 右上颌乳侧切牙
E. 左下颌侧切牙
63. $\begin{array}{c|c} & \\ \hline & 3 \end{array}$ 表示（　　）
A. 左下颌尖牙　B. 右下颌尖牙
C. 左下颌乳尖牙　D. 右下颌乳尖牙
E. 左上颌尖牙
64. $\begin{array}{c|c} & \\ \hline 4 & \end{array}$ 表示（　　）
A. 左下颌第一前磨牙
B. 右下颌第一前磨牙
C. 左下颌第一乳磨牙

D. 右下颌第一乳磨牙
E. 右上颌第一前磨牙
65. 5┘ 表示（　　）
A. 左上颌第二前磨牙
B. 右上颌第二前磨牙
C. 左上颌第二乳磨牙
D. 右上颌第二乳磨牙
E. 右下颌第二前磨牙
66. └6 表示（　　）
A. 左上颌第一磨牙
B. 右上颌第一磨牙
C. 左上颌第一乳磨牙
D. 右上颌第一乳磨牙
E. 左下颌第一磨牙
67. ┌7 表示（　　）
A. 左下颌第二磨牙
B. 右下颌第二磨牙
C. 左下颌第二乳磨牙
D. 右下颌第二乳磨牙
E. 左上颌第二磨牙
68. 8┐ 表示（　　）
A. 左下颌第三磨牙
B. 右下颌第三磨牙
C. 左下颌第三乳磨牙
D. 右下颌第三乳磨牙
E. 右上颌第三磨牙
69. 出生后 6 个月前后乳牙开始萌生，最先萌出的往往是一对（　　）
A. 上颌乳中切牙　　B. 下颌乳中切牙
C. 上颌乳侧切牙　　D. 下颌乳侧切牙
E. 下颌第一乳磨牙
70. 6～7 岁左右（　　）首先萌出，进而乳牙逐一脱落，由恒牙替换。至 11～13 岁，除第三磨牙外，乳牙均被恒牙取代
A. 第一前磨牙　　B. 第二前磨牙
C. 第一磨牙　　D. 第二磨牙
E. 第三磨牙
71. 被称为迟牙、智牙或智齿；常出现横生、阻生，甚至终生不出等异常情况的磨牙是（　　）
A. 第一前磨牙　　B. 第二前磨牙
C. 第一磨牙　　D. 第二磨牙
E. 第三磨牙
72. 最大的唾液腺是（　　）
A. 腮腺　　B. 下颌下腺
C. 舌下腺　　D. 口腔黏膜腺
E. 胃肠黏膜腺
73. 腮腺通过腮腺管开口于（　　）
A. 舌下阜
B. 舌下襞
C. 平对上颌第一磨牙牙冠的颊黏膜
D. 平对上颌第二磨牙牙冠的颊黏膜
E. 平对上颌第三磨牙牙冠的颊黏膜
74. 下颌下腺通过下颌下腺管开口于（　　）
A. 舌下阜
B. 舌下襞
C. 平对上颌第一磨牙牙冠的颊黏膜
D. 平对上颌第二磨牙牙冠的颊黏膜
E. 平对上颌第三磨牙牙冠的颊黏膜
75. 舌下腺通过舌下腺小管开口于（　　）
A. 舌下阜
B. 舌下襞
C. 平对上颌第一磨牙牙冠的颊黏膜
D. 平对上颌第二磨牙牙冠的颊黏膜
E. 平对上颌第三磨牙牙冠的颊黏膜
76. 舌下腺通过舌下腺大管开口于（　　）
A. 舌下阜
B. 舌下襞
C. 平对上颌第一磨牙牙冠的颊黏膜
D. 平对上颌第二磨牙牙冠的颊黏膜
E. 平对上颌第三磨牙牙冠的颊黏膜
77. 鼻咽向前经（　　）通鼻腔
A. 喉口　　B. 咽峡　　C. 鼻后孔
D. 贲门　　E. 幽门
78. 口咽向前经（　　）通口腔
A. 喉口　　B. 咽峡　　C. 鼻后孔
D. 贲门　　E. 幽门
79. 喉咽向前下经（　　）通喉腔
A. 喉口　　B. 咽峡　　C. 鼻后孔
D. 贲门　　E. 幽门
80. 咽鼓管圆枕后方咽壁上的纵形深窝称（　　），为鼻咽癌的好发部位
A. 咽隐窝　　B. 咽淋巴环
C. 梨状隐窝　　D. 腭扁桃体
E. 咽鼓管扁桃体
81. 鼻咽癌的好发部位是（　　）
A. 咽隐窝　　B. 咽淋巴环
C. 梨状隐窝　　D. 腭扁桃体
E. 咽鼓管扁桃体
82. 咽鼓管咽口附近黏膜内的淋巴组织称为

(　　)
A. 咽隐窝　　B. 咽淋巴环
C. 梨状隐窝　　D. 腭扁桃体
E. 咽鼓管扁桃体

83. 口咽侧壁腭舌弓与腭咽弓之间扁桃体窝内容纳的结构是(　　)
A. 咽隐窝　　B. 咽淋巴环
C. 梨状隐窝　　D. 腭扁桃体
E. 咽鼓管扁桃体

84. 数个淋巴组织环绕在鼻腔、口腔和咽腔相通处，共同构成的结构是(　　)
A. 咽隐窝　　B. 咽淋巴环
C. 梨状隐窝　　D. 腭扁桃体
E. 咽鼓管扁桃体

85. 喉口两侧下方的纵行深窝称为(　　)，为异物容易滞留处
A. 咽隐窝　　B. 咽淋巴环
C. 梨状隐窝　　D. 腭扁桃体
E. 咽鼓管扁桃体

86. 异物容易滞留的部位是(　　)
A. 咽隐窝　　B. 咽淋巴环
C. 梨状隐窝　　D. 腭扁桃体
E. 咽鼓管扁桃体

87. 以下肌中，均起自茎突的是(　　)
A. 茎突咽肌、咽鼓管咽肌和腭咽肌
B. 咽上缩肌、咽中缩肌和咽下缩肌
C. 茎突咽肌、咽鼓管咽肌和茎突舌肌
D. 茎突咽肌、茎突舌骨肌和茎突舌肌
E. 咽上缩肌、咽鼓管咽肌和茎突舌肌

88. 食管在第(　　)颈椎下缘平面与咽相延续
A. 3　　B. 4　　C. 5　　D. 6　　E. 7

89. 食管第 1 个狭窄位于(　　)
A. 食管起始处
B. 与左主支气管相交处
C. 穿膈的食管裂孔处
D. 食管上、中 1/3 交界处
E. 食管中、下 1/3 交界处

90. 食管第 2 个狭窄位于(　　)
A. 食管起始处
B. 与左主支气管相交处
C. 穿膈的食管裂孔处
D. 食管上、中 1/3 交界处
E. 食管中、下 1/3 交界处

91. 食管第 3 个狭窄位于(　　)
A. 食管起始处
B. 与左主支气管相交处
C. 穿膈的食管裂孔处
D. 食管上、中 1/3 交界处
E. 食管中、下 1/3 交界处

92. 食管第 1 个狭窄距中切牙的距离约为(　　)
A. 5cm　　B. 15cm　　C. 25cm
D. 40cm　　E. 50cm

93. 食管第 2 个狭窄距中切牙的距离约为(　　)
A. 5cm　　B. 15cm　　C. 25cm
D. 40cm　　E. 50cm

94. 食管第 3 个狭窄距中切牙的距离约为(　　)
A. 5cm　　B. 15cm　　C. 25cm
D. 40cm　　E. 50cm

95. 食管上 1/3 肌肉主要为(　　)
A. 平滑肌　　B. 心肌　　C. 骨骼肌
D. 混合肌　　E. 不随意肌

96. 食管下 1/3 肌肉主要为(　　)
A. 心肌　　B. 平滑肌　　C. 骨骼肌
D. 混合肌　　E. 随意肌

97. 消化管中最膨大的部分是(　　)
A. 咽　　B. 食管　　C. 胃
D. 小肠　　E. 大肠

98. 消化管中最长的一段是(　　)
A. 咽　　B. 食管　　C. 胃
D. 小肠　　E. 大肠

99. 消化管中最短的一段是(　　)
A. 食管　　B. 空肠　　C. 结肠
D. 直肠　　E. 肛管

100. 关于胃的描述，错误的是(　　)
A. 胃呈袋状，有两壁、两缘和两口
B. 两壁即胃前壁和胃后壁；两缘称为胃大弯和胃小弯，前者最低处的转角称为角切迹
C. 两口，即上口和下口，上口称为贲门，连接食管；下口称为幽门，连接十二指肠
D. 幽门表面有一环形沟，其深面为幽门括约肌
E. 在角切迹和环形沟之间，有一大致与环形沟平行的中间沟

101. 关于胃的描述，错误的是(　　)
A. 胃呈袋状，有两壁、两缘和两口
B. 两壁即胃前壁和胃后壁；两缘称为胃大弯和胃小弯，后者最低处的转角称为角切迹
C. 两口，即上口和下口，上口称为幽门，连接食管；下口称为贲门，连接十二指肠
D. 幽门表面有一环形沟，其深面为幽门括约肌
E. 在角切迹和环形沟之间，有一大致与环形沟平行的中间沟

102. 靠近贲门的部分是(　　)
A. 贲门部　　B. 胃底　　C. 胃体
D. 幽门部　　E. 幽门窦

103. 贲门平面以上的部分称为（　　）
A. 贲门部　B. 胃底　C. 胃体
D. 幽门部　E. 幽门窦

104. 角切迹至幽门的部分称为（　　）
A. 贲门部　B. 胃底　C. 胃体
D. 幽门部　E. 幽门窦

105. 幽门部的左侧部分称为（　　）
A. 贲门部　B. 胃底　C. 胃体
D. 幽门窦　E. 幽门管

106. 幽门部的右侧部分称为（　　）
A. 贲门部　B. 胃底　C. 胃体
D. 幽门窦　E. 幽门管

107. 胃疾病的好发部位是（　　）
A. 胃底　B. 胃前壁　C. 胃后壁
D. 胃大弯　E. 胃小弯

108. 胃疾病的好发部位是（　　）
A. 胃底　B. 胃前壁　C. 胃后壁
D. 贲门部　E. 胃大弯

109. 胃疾病的好发部位是（　　）
A. 胃底　B. 幽门部　C. 胃前壁
D. 胃后壁　E. 胃大弯

110. 关于胃的描述，错误的是（　　）
A. 胃在中等充盈时，大部分位于右季肋区，小部分位于腹上区
B. 贲门位于第 11 胸椎左侧，幽门位于第 1 腰椎右侧
C. 胃前壁在剑突下直接与腹前壁相贴，此处为胃的触诊部位
D. 胃后壁与胰、左肾、左肾上腺等结构相邻
E. 胃底与膈及脾相邻

111. 关于胃的描述，错误的是（　　）
A. 胃在中等充盈时，大部分位于左季肋区，小部分位于腹上区
B. 贲门位于第 11 胸椎左侧，幽门位于第 1 腰椎右侧
C. 胃前壁在剑突下直接与腹前壁相贴，此处为胃的触诊部位
D. 胃后壁与胰、右肾、右肾上腺等结构相邻
E. 胃底与膈及脾相邻

112. 关于胃的描述，错误的是（　　）
A. 胃在中等充盈时，大部分位于左季肋区，小部分位于腹上区
B. 贲门位于第 11 胸椎左侧，幽门位于第 1 腰椎右侧
C. 胃前壁在剑突下直接与腹前壁相贴，此处为胃的触诊部位
D. 胃后壁与胰、左肾、左肾上腺等结构相邻
E. 胃底与膈和肝相邻

113. 以下胃的类型中，张力较大，多见于儿童和矮胖者的是（　　）
A. 角形胃　B. 钩形胃　C. 长形胃
D. 瀑布型胃　E. 混合型胃

114. 以下胃的类型中，张力中等，多见于适中体型者的是（　　）
A. 角形胃　B. 钩形胃　C. 长形胃
D. 瀑布型胃　E. 混合型胃

115. 以下胃的类型中，张力较低，多见于瘦长体型者的是（　　）
A. 角形胃　B. 钩形胃　C. 长形胃
D. 瀑布型胃　E. 混合型胃

116. 以下胃的类型中，胃底较大，倾倒在胃体后方，导致造影时钡剂形成特殊的瀑布样表现的是（　　），此型虽少见但仍属正常
A. 角形胃　B. 钩形胃　C. 长形胃
D. 瀑布型胃　E. 混合型胃

117. 直立位 X 线钡剂检查时，最为常见的胃的类型是（　　）
A. 角形胃　B. 钩形胃　C. 长形胃
D. 瀑布型胃　E. 混合型胃

118. 以下胃的类型中，容易发生胃下垂的是（　　）
A. 角形胃　B. 钩形胃　C. 长形胃
D. 瀑布型胃　E. 混合型胃

119. 有较恒定的 4～5 条纵行黏膜皱襞的结构是（　　）
A. 胃底　B. 胃小弯　C. 胃大弯
D. 胃前壁　E. 胃后壁

120. 控制胃的排空，并防止肠内容物反流的结构是（　　）
A. 贲门　B. 胃底　C. 幽门瓣
D. 幽门窦　E. 幽门管

121. 控制胃的排空，并防止肠内容物反流的结构是（　　）
A. 贲门　B. 胃底　C. 幽门窦
D. 幽门管　E. 幽门括约肌

122. 食物消化吸收的主要场所是（　　）
A. 咽　B. 食管　C. 胃
D. 小肠　E. 大肠

123. 关于小肠的描述，错误的是（　　）
A. 是消化管中最长的一段，成人全长约 5～7m
B. 近端起自贲门，远端接续大肠
C. 包括十二指肠、空肠和回肠 3 个部分
D. 空肠和回肠由肠系膜悬于腹后壁，合称系膜小肠

E. 小肠尤其是系膜小肠是食物消化吸收的主要场所

124. 关于小肠的描述，错误的是（　　）
A. 是消化管中最长的一段，成人全长约 5～7m
B. 近端起自幽门，远端接续大肠
C. 包括十二指肠、空肠、回肠和盲肠 4 个部分
D. 空肠和回肠由肠系膜悬于腹后壁，合称系膜小肠
E. 小肠尤其是系膜小肠是食物消化吸收的主要场所

125. 以下结构中，呈“C”形环抱胰头是（　　）
A. 食管　B. 胃　C. 十二指肠
D. 空肠　E. 回肠

126. 十二指肠上部靠近幽门，管壁较薄，缺乏黏膜下层，黏膜与肌层紧密结合且光滑无皱襞的结构是（　　）
A. 十二指肠上曲　B. 十二指肠下曲
C. 十二指肠空肠曲　D. 十二指肠球
E. 十二指肠大乳头

127. 十二指肠溃疡的好发部位是（　　）
A. 十二指肠上曲　B. 十二指肠下曲
C. 十二指肠球　D. 十二指肠空肠曲
E. 十二指肠大乳头

128. 十二指肠纵襞下端乳头样的隆起是（　　）
A. 肝胃韧带　B. 十二指肠悬肌
C. 十二指肠悬韧带　D. 十二指肠球
E. 十二指肠大乳头

129. 胆总管和胰管的共同开口是（　　）
A. 十二指肠上曲　B. 十二指肠下曲
C. 十二指肠大乳头　D. 十二指肠空肠曲
E. 十二指肠球部

130. 十二指肠悬肌表面覆以腹膜皱襞形成的结构是（　　）
A. 十二指肠球　B. 十二指肠球部
C. 十二指肠大乳头　D. 十二指肠小乳头
E. 十二指肠悬韧带

131. 十二指肠悬肌表面覆以腹膜皱襞形成的结构是（　　）
A. 十二指肠球　B. 十二指肠球部
C. 十二指肠悬韧带　D. 十二指肠小乳头
E. 十二指肠大乳头

132. 手术确认空肠起始的重要标志是（　　）
A. 十二指肠球　B. 十二指肠球部
C. 十二指肠大乳头　D. 十二指肠小乳头
E. 十二指肠悬韧带

133. 手术确认空肠起始的重要标志是（　　）
A. 十二指肠球　B. 十二指肠球部
C. 十二指肠悬韧带　D. 十二指肠小乳头
E. 十二指肠大乳头

134. 小肠起自（　　）
A. 贲门　B. 幽门　C. 幽门窦
D. 幽门管　E. 回盲瓣

135. 系膜小肠指的是（　　）
A. 空肠和盲肠　B. 回肠和盲肠
C. 空肠和回肠　D. 十二指肠和空肠
E. 十二指肠和回肠

136. 关于空肠和回肠的描述，错误的是（　　）
A. 二者合称为系膜小肠
B. 空肠起于十二指肠空肠曲，占系膜小肠近端的 2/5，主要位于右上腹
C. 回肠占系膜小肠远端的 3/5，主要位于脐区和右下腹，末端连接盲肠
D. 空肠壁厚、腔大，血管特点是弓大、列少、直动脉长
E. 空肠黏膜环状皱襞较密、较高，黏膜内有散在的孤立淋巴滤泡

137. 关于空肠和回肠的描述，错误的是（　　）
A. 二者合称为系膜小肠
B. 空肠起于十二指肠空肠曲，占系膜小肠近端的 2/5，主要位于左上腹
C. 回肠占系膜小肠远端的 3/5，主要位于脐区和左下腹，末端连接盲肠
D. 空肠壁厚、腔大，血管特点是弓大、列少、直动脉长
E. 空肠黏膜环状皱襞较密、较高，黏膜内有散在的孤立淋巴滤泡

138. 关于空肠和回肠的描述，错误的是（　　）
A. 二者合称为系膜小肠
B. 空肠起于十二指肠空肠曲，占系膜小肠近端的 2/5，主要位于左上腹
C. 回肠占系膜小肠远端的 3/5，主要位于脐区和右下腹，末端连接盲肠
D. 空肠壁厚、腔大，血管特点是弓大、列少、直动脉长
E. 空肠黏膜环状皱襞较密、较高，黏膜内有聚集的集合淋巴滤泡

139. 集合淋巴滤泡主要见于（　　）
A. 空肠　B. 回肠　C. 十二指肠
D. 盲肠　E. 结肠

140. 肠伤寒导致的肠穿孔绝大部分见于（　　）
A. 空肠　B. 回肠　C. 十二指肠
D. 升结肠　E. 降结肠

141. 以下结构中，属于大肠的是（　　）
A. 空肠　B. 回肠　C. 十二指肠

D. 盲肠　E. 胃

142. 以下结构中，属于大肠的是（　）
A. 空肠　B. 回肠　C. 十二指肠
D. 结肠　E. 胃

143. 以下结构中，属于大肠的是（　）
A. 空肠　B. 回肠　C. 十二指肠
D. 胃　E. 直肠

144. 以下结构中，属于大肠的是（　）
A. 空肠　B. 回肠　C. 十二指肠
D. 胃　E. 肛管

145. 具有结肠带、结肠袋和肠脂垂的是（　）
A. 盲肠和直肠　B. 盲肠和肛管
C. 结肠和直肠　D. 结肠和肛管
E. 盲肠和结肠

146. 有 3 条，与肠的长轴平行，由纵行肌增厚形成的结构是（　）
A. 结肠带　B. 结肠袋　C. 肠脂垂
D. 回盲瓣　E. 结肠半月襞

147. 被许多横沟分割的袋状膨隆，由环形肌收缩形成的结构是（　）
A. 结肠带　B. 结肠袋　C. 肠脂垂
D. 回盲瓣　E. 结肠半月襞

148. 结肠带附近大小不等的脂肪突起称为（　）
A. 结肠带　B. 结肠袋　C. 肠脂垂
D. 回盲瓣　E. 结肠半月襞

149. 结肠袋之间的横沟处，黏膜向腔内突入形成的结构是（　）
A. 结肠带　B. 结肠袋　C. 肠脂垂
D. 回盲瓣　E. 结肠半月襞

150. 回肠末端突入盲肠开口处的黏膜皱襞称为（　）
A. 结肠带　B. 结肠袋　C. 肠脂垂
D. 回盲瓣　E. 结肠半月襞

151. 大肠的起始部是（　）
A. 盲肠　B. 阑尾　C. 结肠
D. 直肠　E. 肛管

152. 以下结构中，位于右髂窝的是（　）
A. 空肠　B. 盲肠　C. 结肠
D. 直肠　E. 肛管

153. 以下结构中，位于右髂窝的是（　）
A. 空肠　B. 阑尾　C. 结肠
D. 直肠　E. 肛管

154. 控制回肠内容物进入盲肠的速度，并防止反流的主要结构是（　）
A. 幽门瓣　B. 回盲瓣
C. 结肠半月襞　D. 孤立淋巴滤泡
E. 集合淋巴滤泡

155. 手术时可沿（　）向下寻找阑尾
A. 结肠带　B. 结肠袋　C. 肠脂垂
D. 结肠左曲　E. 结肠右曲

156. 关于阑尾根部体表投影的描述，正确的是（　）
A. 右髂前上棘与脐连线中点交界处
B. 右髂前上棘与脐连线中内 1/3 交界处
C. 右髂前上棘与脐连线中外 1/3 交界处
D. 左髂前上棘与脐连线中外 1/3 交界处
E. 左髂前上棘与脐连线中内 1/3 交界处

157. 以下结构中，呈“门”字形包围系膜小肠的是（　）
A. 空肠　B. 回肠　C. 盲肠
D. 结肠　E. 十二指肠

158. 以下结构中，盲肠向上延续的部分是（　）
A. 空肠　B. 升结肠　C. 横结肠
D. 降结肠　E. 乙状结肠

159. 以下结构中，始于结肠右曲，左行止于结肠左曲的是（　）
A. 空肠　B. 升结肠　C. 横结肠
D. 降结肠　E. 乙状结肠

160. 以下结构中，始于结肠左曲，沿腹后壁左侧下行的是（　）
A. 空肠　B. 升结肠　C. 横结肠
D. 降结肠　E. 乙状结肠

161. 在左髂嵴前方起自降结肠，下行于腹腔下部及盆腔的结构是（　）
A. 空肠　B. 升结肠　C. 横结肠
D. 降结肠　E. 乙状结肠

162. 以下结构中，沿腹后壁右侧上行的是（　）
A. 空肠　B. 升结肠　C. 横结肠
D. 降结肠　E. 乙状结肠

163. 以下结构中，沿腹后壁左侧下行的是（　）
A. 空肠　B. 升结肠　C. 横结肠
D. 降结肠　E. 乙状结肠

164. 乙状结肠至第（　）骶椎前方移行为直肠
A. 1　B. 2　C. 3　D. 4　E. 5

165. 直肠位于盆腔后部，自第（　）骶椎平面接乙状结肠
A. 1　B. 2　C. 3　D. 4　E. 5

166. 直肠下行穿（　）续于肛管
A. 盆膈　B. 盆膈裂孔　C. 尿生殖膈
D. 梨状肌　E. 闭孔内肌

167. 直肠长约（　）
A. 3cm　B. 6cm　C. 12cm
D. 18cm　E. 21cm

168. 肛管长约（　　）
A. 1cm　　B. 2cm　　C. 4cm
D. 8cm　　E. 12cm

169. 直肠镜检查时，定位的标志是（　　）
A. 骶曲　　B. 会阴曲　　C. 直肠壶腹
D. 直肠横襞　　E. 骶骨和尾骨

170. 以下结构中，有滞留粪便作用的是（　　）
A. 骶曲　　B. 会阴曲　　C. 直肠壶腹
D. 直肠横襞　　E. 骶骨和尾骨

171. 直肠下段膨大部分为（　　）
A. 骶曲　　B. 会阴曲　　C. 直肠壶腹
D. 直肠横襞　　E. 半月形皱襞

172. 以下结构中，位于女性直肠前方的是（　　）
A. 膀胱　　B. 前列腺　　C. 精囊腺
D. 输精管壶腹　　E. 子宫

173. 以下结构中，位于女性直肠前方的是（　　）
A. 膀胱　　B. 前列腺　　C. 精囊腺
D. 输精管壶腹　　E. 阴道

174. 肛管上段黏膜形成 6～8 条纵行皱襞称为（　　）
A. 肛柱　　B. 肛瓣　　C. 肛窦
D. 齿状线　　E. 肛梳

175. 各肛柱下端之间以半月形的黏膜皱襞即（　　）相连
A. 肛柱　　B. 肛瓣　　C. 肛窦
D. 齿状线　　E. 肛梳

176. 肛瓣与相邻两个肛柱之间形成的小袋状陷窝称为（　　）
A. 肛柱　　B. 肛瓣　　C. 肛窦
D. 齿状线　　E. 肛梳

177. 肛周脓肿或肛瘘的好发部位是（　　）
A. 肛柱　　B. 肛瓣　　C. 肛窦
D. 齿状线　　E. 肛梳

178. 各肛柱下端和肛瓣连成锯齿状的线称为（　　）
A. 肛柱　　B. 肛瓣　　C. 肛窦
D. 齿状线　　E. 肛梳

179. 皮肤和黏膜的分界线是（　　）
A. 肛柱　　B. 肛瓣　　C. 肛窦
D. 齿状线　　E. 肛梳

180. 齿状线下方表面光滑、微蓝色、宽约 1cm 的环状区域是（　　）
A. 肛柱　　B. 肛瓣　　C. 肛窦
D. 肛梳　　E. 白线

181. 外痔的好发部位是（　　）
A. 肛柱　　B. 肛瓣　　C. 肛窦
D. 肛梳　　E. 白线

182. 外痔的好发部位是（　　）
A. 肛柱　　B. 肛瓣　　C. 肛窦
D. 肛梳　　E. 白线

183. 以下属于肛门内、外括约肌分界的是（　　）
A. 肛柱　　B. 肛瓣　　C. 肛窦
D. 肛梳　　E. 白线

184. 以下结构中，曲张成痔的是（　　）
A. 膀胱静脉丛　　B. 子宫静脉丛
C. 阴道静脉丛　　D. 直肠静脉丛
E. 肝门静脉系

185. 以下属于大消化腺的是（　　）
A. 肾　　B. 肾上腺　　C. 脾
D. 胆囊　　E. 腮腺

186. 以下属于大消化腺的是（　　）
A. 肾　　B. 肾上腺　　C. 脾
D. 胆囊　　E. 下颌下腺

187. 以下属于大消化腺的是（　　）
A. 肾　　B. 肾上腺　　C. 脾
D. 胆囊　　E. 舌下腺

188. 人体最大的腺体是（　　）
A. 胰　　B. 肝　　C. 腮腺
D. 下颌下腺　　E. 舌下腺

189. 能分泌胆汁的腺体是（　　）
A. 胰　　B. 肝　　C. 胆囊
D. 下颌下腺　　E. 舌下腺

190. 具有代谢转化、解毒吞噬、免疫防御等功能的器官是（　　）
A. 肝　　B. 胆囊　　C. 胰
D. 脾　　E. 肾

191. 能分泌胰液的腺体是（　　）
A. 肝　　B. 胆囊　　C. 胰
D. 肾上腺　　E. 舌下腺

192. 能分泌胰岛素的腺体是（　　）
A. 肝　　B. 胆囊　　C. 胰
D. 脾　　E. 肾

193. 与糖尿病密切相关的腺体是（　　）
A. 肝　　B. 胆囊　　C. 胰
D. 脾　　E. 肾

194. 肝下面的横沟称为（　　）
A. 肝门　　B. 肝蒂　　C. 第二肝门
D. 第三肝门　　E. 胆囊窝

195. 进出肝门的结构由结缔组织包绕，共同构成的结构是（　　）
A. 肝门　　B. 肝蒂　　C. 第二肝门
D. 第三肝门　　E. 胆囊窝

196. 位于肝下面左纵沟前部的结构是（　　）
A. 胆囊窝　　B. 腔静脉沟

C. 肝圆韧带裂　D. 静脉韧带裂
E. 肝圆韧带
197. 位于肝下面左纵沟后部的结构是（　　）
A. 胆囊窝　B. 腔静脉沟
C. 肝圆韧带裂　D. 静脉韧带裂
E. 静脉韧带
198. 位于肝下面右纵沟前部的结构是（　　）
A. 胆囊窝　B. 腔静脉沟
C. 肝圆韧带裂　D. 静脉韧带裂
E. 胆囊
199. 位于肝下面右纵沟后部的结构是（　　）
A. 胆囊窝　B. 腔静脉沟
C. 肝圆韧带裂　D. 静脉韧带裂
E. 下腔静脉
200. 胎儿时脐静脉闭锁的遗迹是（　　）
A. 静脉韧带　B. 肝圆韧带
C. 镰状韧带　D. 肝胃韧带
E. 肝十二指肠韧带
201. 胎儿时静脉导管闭锁的遗迹是（　　）
A. 静脉韧带　B. 肝圆韧带
C. 镰状韧带　D. 肝胃韧带
E. 肝十二指肠韧带
202. 在腔静脉沟上端，肝左、中、右静脉出肝的部位称为（　　）
A. 肝门　B. 肝蒂
C. 第二肝门　D. 第三肝门
E. 胆囊窝
203. 肝的上面借（　　）分为肝左叶和肝右叶
A. 静脉韧带　B. 肝圆韧带
C. 冠状韧带　D. 镰状韧带
E. 三角韧带
204. 肝的下面借（　　）分为肝左叶、肝右叶、方叶和尾状叶
A. 静脉韧带　B. 肝圆韧带
C. 冠状韧带　D. 镰状韧带
E. "H"形的沟
205. 肝穿刺的常用部位是（　　）
A. 方叶　B. 尾状叶　C. 肝裸区
D. 下面肝左叶　E. 下面肝右叶
206. 肝上界在右锁骨中线上一般平对第（　　）肋
A. 3　B. 4　C. 5　D. 6　E. 7
207. 关于肝的描述，错误的是（　　）
A. 肝大部分位于左季肋区和腹上区，小部分伸至右季肋区
B. 肝上面与膈穹基本一致，并与膈上面的右胸膜腔、右肺和心包邻近
C. 肝右叶上部脓肿或肝癌容易累及右胸膜腔或右肺
D. 肝右叶下面从前向后依次与结肠右曲、十二指肠和右肾相邻
E. 肝左叶下面毗邻食管腹部和胃前壁；方叶毗邻幽门
208. 关于肝的描述，错误的是（　　）
A. 肝大部分位于右季肋区和腹上区，小部分伸至左季肋区
B. 肝上面与膈穹基本一致，并与膈上面的右胸膜腔、右肺和心包邻近
C. 肝左叶上部脓肿或肝癌容易累及右胸膜腔或右肺
D. 肝右叶下面从前向后依次与结肠右曲、十二指肠和右肾相邻
E. 肝左叶下面毗邻食管腹部和胃前壁
209. 关于肝的描述，错误的是（　　）
A. 肝上界在右锁骨中线一般平第3肋
B. 肝下界在右锁骨中线不超过肋弓下缘
C. 肝下界在剑突下可露出2～3cm
D. 幼儿肝相对较大
E. 幼儿肝下界在右肋弓下可触及，但一般不超过2～3cm
210. 关于肝的描述，错误的是（　　）
A. 肝上界在右锁骨中线一般平第5肋
B. 肝下界在右锁骨中线不超过肋弓下缘
C. 肝下界在剑突下可露出2～3cm
D. 与成人比，幼儿肝相对较小
E. 幼儿肝下界在右肋弓下可触及，但一般不超过2～3cm
211. 肝内有（　　）套管道
A. 2　B. 3　C. 4　D. 5　E. 6
212. 肝内管道不包括（　　）
A. 肝内胆道　B. 肝固有动脉的分支
C. 肝门静脉的分支　D. 肝静脉及其属支
E. 脾动脉的分支
213. 以下属于肝门血管系的是（　　）
A. 肝左静脉　B. 肝中静脉
C. 肝右静脉　D. 肝门静脉
E. 下腔静脉
214. 以下属于肝门血管系的是（　　）
A. 肝左静脉　B. 肝中静脉
C. 肝右静脉　D. 肝固有动脉
E. 下腔静脉
215. 以下属于肝营养性血管的是（　　）
A. 肝左静脉　B. 肝中静脉
C. 肝右静脉　D. 肝门静脉

E. 肝固有动脉

216. 以下属于肝功能性血管的是（　　）

A. 肝左静脉　　B. 肝中静脉

C. 肝右静脉　　D. 肝门静脉

E. 肝固有动脉

217. 关于肝血管的描述，错误的是（　　）

A. 出肝血管组成肝静脉系

B. 肝静脉系在肝内的配布与肝门血管系一致

C. 肝静脉系的较大属支走行于肝叶和肝段之间的肝裂内

D. 肝血窦的血液反复汇集，最后形成肝左、中、右静脉

E. 肝左、中、右静脉经第二肝门出肝，注入下腔静脉

218. 关于肝血管的描述，错误的是（　　）

A. 出肝血管组成肝静脉系

B. 肝静脉系在肝内的配布与肝门血管系不一致

C. 肝静脉系的较大属支走行于肝叶和肝段之间的肝裂内

D. 肝血窦的血液反复汇集，最后形成肝左、中、右静脉

E. 肝左、中、右静脉经第二肝门出肝，注入上腔静脉

219. 肝内部分叶、分段的基础是（　　）

A. 肝左静脉　　B. 肝中静脉

C. 肝右静脉　　D. Glisson 系统

E. 肝裂

220. 肝内部分叶、分段的依据是（　　）

A. 肝内胆道

B. 肝门静脉的分支

C. 肝固有动脉的分支

D. Glisson 系统

E. 肝裂

221. 肝内部分叶、分段的天然界线是（　　）

A. 肝内胆道

B. 肝门静脉的分支

C. 肝固有动脉的分支

D. Glisson 系统

E. 肝裂

222. 肝手术的适宜部位是（　　）

A. 肝内胆道

B. 肝门静脉的分支

C. 肝固有动脉的分支

D. Glisson 系统

E. 肝裂

223. 关于胆囊的描述，错误的是（　　）

A. 肝外胆道包括胆囊和输胆管道

B. 胆囊是贮存、浓缩和分泌胆汁的器官

C. 胆囊可分为胆囊底、胆囊体、胆囊颈和胆囊管 4 部分

D. 胆囊点位于右锁骨中线或右腹直肌外侧缘与肋弓的交点

E. 胆囊点是胆囊底的体表投影

224. 关于胆囊的描述，错误的是（　　）

A. 肝外胆道包括胆囊和输胆管道

B. 胆囊是贮存和浓缩胆汁的器官

C. 胆囊可分为胆囊底、胆囊体、胆囊颈和胆囊管 4 部分

D. 胆囊点位于左锁骨中线或左腹直肌外侧缘与肋弓的交点

E. 胆囊点是胆囊底的体表投影

225. 关于胆囊的描述，错误的是（　　）

A. 是贮存和浓缩胆汁的器官

B. 胆囊点是胆囊体的体表投影

C. 胆囊炎时，胆囊点可有压痛和反跳痛

D. 胆囊管向下与肝总管汇合形成胆总管

E. 螺旋襞位于胆囊颈和胆囊管内，可节制胆汁的进出

226. 关于胆囊的描述，错误的是（　　）

A. 是贮存和浓缩胆汁的器官

B. 胆囊点是胆囊底的体表投影

C. 胆囊炎时，胆囊点可有压痛和反跳痛

D. 胆囊管向下与肝左管汇合形成胆总管

E. 螺旋襞位于胆囊颈和胆囊管内，可节制胆汁的进出

227. 经肝门出肝的结构是（　　）

A. 胆小管　　B. 小叶间胆管

C. 肝左管　　D. 肝总管

E. 胆总管

228. 经肝门出肝的结构是（　　）

A. 胆小管　　B. 小叶间胆管

C. 肝右管　　D. 肝总管

E. 胆总管

229. 肝左管和肝右管汇合形成的结构是（　　）

A. 胆小管　　B. 肝总管

C. 胆囊管　　D. 胆总管

E. 胰管

230. 肝总管与胆囊管汇合形成的结构是（　　）

A. 胆小管　　B. 肝左管

C. 肝右管　　D. 胆总管

E. 胰管

231. 胆总管与胰管汇合形成略膨大的结构是（　　）

A. 肝左管　　B. 肝右管

C. 肝总管　　D. 胆囊管
E. 肝胰壶腹
232. 肝胰壶腹开口于（　　）
A. 十二指肠上部
B. 十二指肠球部
C. 十二指肠水平部
D. 十二指肠大乳头
E. 十二指肠升部
233. 以下结构中，参与围成胆囊三角的是(　　)
A. 肝左管　B. 肝右管　C. 肝总管
D. 胆总管　E. 胰管
234. 以下结构中，参与围成胆囊三角的是(　　)
A. 肝左管　B. 肝右管　C. 胆总管
D. 胆囊管　E. 胰管
235. 以下结构中，参与围成胆囊三角的是(　　)
A. 胃　B. 肝　C. 胰　D. 脾　E. 肾
236. 呈带状横卧腹后壁的器官是（　　）
A. 胃　B. 肝　C. 胰　D. 脾　E. 肾
237. 被十二指肠呈"C"字形环抱的结构是（　　）
A. 胰头　B. 胰体　C. 胰尾
D. 胰颈　E. 胰管
238. 当胰头癌出现黄疸时，很可能压迫的结构是（　　）
A. 胆总管　B. 肝门静脉　C. 下腔静脉
D. 十二指肠　E. 肠系膜上血管
239. 当胰头癌出现门静脉高压时，很可能压迫的结构是（　　）
A. 胆总管　B. 肝门静脉　C. 下腔静脉
D. 十二指肠　E. 肠系膜上血管
240. 当胰头癌出现下肢水肿时，很可能压迫的结构是（　　）
A. 胆总管　B. 肝门静脉　C. 下腔静脉
D. 十二指肠　E. 肠系膜上血管
241. 当胰头癌出现肠梗阻时，很可能压迫的结构是（　　）
A. 胆总管　B. 肝门静脉　C. 下腔静脉
D. 十二指肠　E. 肠系膜上血管
242. 当胰头癌出现小肠坏死时，很可能压迫的结构是（　　）
A. 胆总管　B. 肝门静脉　C. 下腔静脉
D. 十二指肠　E. 肠系膜上血管
243. 最强的消化液是（　　）
A. 唾液　B. 胃液　C. 肠液
D. 胰液　E. 胆汁
244. 关于胰的描述，错误的是（　　）
A. 胰由外分泌部和内分泌部组成
B. 外分泌部即一般所说的胰腺，分泌胆汁
C. 内分泌部称胰岛，为散布于胰实质内呈岛状聚集的小细胞团
D. 胰岛细胞可分泌胰岛素，胰岛素具有降低血糖等多种重要作用
E. 胰岛细胞功能障碍时，可导致胰岛素分泌异常，进而诱发糖尿病
245. 关于胰的描述，错误的是（　　）
A. 胰由外分泌部和内分泌部组成
B. 外分泌部即一般所说的胰腺，分泌胰液
C. 内分泌部称胰岛，为散布于胰实质内呈岛状聚集的小细胞团
D. 胰岛细胞可分泌胰岛素，胰岛素具有升高血糖等多种重要作用
E. 胰岛细胞功能障碍时，可导致胰岛素分泌异常，进而诱发糖尿病

二、B1 型题（标准配伍题）

（1～5 题共用备选答案）
A. 肾　B. 肝　C. 肺
D. 睾丸　E. 卵巢
1. 属于消化系统的器官是（　　）
2. 属于呼吸系统的器官是（　　）
3. 属于泌尿系统的器官是（　　）
4. 属于男性生殖系统的器官是（　　）
5. 属于女性生殖系统的器官是（　　）
（6～10 题共用备选答案）
A. 膀胱　B. 胃　C. 气管
D. 前列腺　E. 子宫
6. 属于消化系统的器官是（　　）
7. 属于呼吸系统的器官是（　　）
8. 属于泌尿系统的器官是（　　）
9. 属于男性生殖系统的器官是（　　）
10. 属于女性生殖系统的器官是（　　）
（11～15 题共用备选答案）
A. 胸骨线　B. 胸骨旁线　C. 腋中线
D. 肩胛线　E. 锁骨中线
11. 通过锁骨中点所做的垂线是（　　）
12. 经过肩胛骨下角的垂线是（　　）
13. 通过胸骨最宽处外侧缘的垂线是（　　）
14. 经胸骨线与锁骨中线之间中点所做的垂线是（　　）
15. 通过腋前线与腋后线之间连线的中点所做的垂线是（　　）
（16～20 题共用备选答案）
A. 人中　B. 牙弓　C. 咽峡
D. 软腭　E. 硬腭

16. 以上属于口腔和咽分界的是（　　）
17. 上唇外面正中的纵行浅沟称为（　　）
18. 以上属于口腔前庭和固有口腔分界的是（　　）
19. 位于腭的前 2/3，由骨腭覆以黏膜构成的结构是（　　）
20. 位于腭的后 1/3，由骨骼肌、肌腱和黏膜构成的结构是（　　）

（21～25 题共用备选答案）
A. 舌乳头　B. 舌下阜　C. 舌下襞
D. 腮腺管乳头　E. 舌系带

21. 腮腺管开口于（　　）
22. 下颌下腺管开口于（　　）
23. 舌下腺小管开口于（　　）
24. 舌下腺大管开口于（　　）
25. 舌上面及侧缘的黏膜突起称为（　　）

（26～28 题共用备选答案）
A. 丝状乳头　B. 菌状乳头
C. 轮廓乳头　D. 叶状乳头
E. 舌扁桃体

26. 不含味蕾的舌乳头是（　　）
27. 形体最大的舌乳头是（　　）
28. 有免疫防御功能的舌乳头是（　　）

（29～33 题共用备选答案）
A. 牙龈　B. 牙颈　C. 牙本质
D. 牙釉质　E. 牙周膜

29. 人体最硬的组织是（　　）
30. 构成牙主体的是（　　）
31. 牙冠和牙根交界处变细的部分称为（　　）
32. 口腔黏膜覆盖牙颈和牙槽骨的部分称为（　　）
33. 介于牙根与牙槽骨之间的致密结缔组织是（　　）

（34～37 题共用备选答案）
A. 腮腺　B. 胸腺　C. 下颌下腺
D. 舌下腺小管　E. 甲状腺

34. 开口于舌下阜的是（　　）
35. 开口于舌下襞的是（　　）
36. 最大的一对唾液腺是（　　）
37. 开口于腮腺管乳头的是（　　）

（38～39 题共用备选答案）
A. 鼻　B. 咽　C. 喉
D. 气管　E. 食管

38. 消化和呼吸的共同通道是（　　）
39. 既是呼吸通道，又是发音器官的是（　　）

（40～42 题共用备选答案）
A. 腭舌弓　B. 咽隐窝　C. 腭咽弓
D. 梨状隐窝　E. 咽淋巴环

40. 异物容易滞留的部位是（　　）
41. 鼻咽癌的好发部位是（　　）
42. 具有重要免疫防御功能的部位是（　　）

（43～46 题共用备选答案）
A. 贲门　B. 幽门　C. 胃小弯
D. 胃大弯　E. 幽门瓣

43. 胃的入口是（　　）
44. 胃的出口是（　　）
45. 胃溃疡的好发部位是（　　）
46. 控制胃的排空，并防止肠内容物反流的是（　　）

（47～50 题共用备选答案）
A. 咽　B. 食管　C. 胃
D. 小肠　E. 大肠

47. 消化管中最长的一段是（　　）
48. 消化和呼吸的共同通道是（　　）
49. 消化管中最膨大的部分是（　　）
50. 食物消化吸收的主要场所是（　　）

（51～55 题共用备选答案）
A. 十二指肠
B. 系膜小肠
C. 十二指肠球（部）
D. 十二指肠大乳头
E. 十二指肠悬韧带

51. 呈“C”形环抱胰头的结构是（　　）
52. 十二指肠溃疡的好发部位是（　　）
53. 胆总管和胰管的共同开口是（　　）
54. 食物消化吸收的主要场所是（　　）
55. 手术时，确认空肠起始的重要标志是（　　）

（56～59 题共用备选答案）
A. 空肠　B. 回肠　C. 盲肠
D. 阑尾　E. 结肠

56. 以上属于退化淋巴器官的是（　　）
57. 以上呈方框状包围系膜小肠的结构是(　　)
58. 在大肠起始部，位于右髂窝的结构是(　　)
59. 肠伤寒导致的肠穿孔，绝大部分见于(　　)

（60～63 题共用备选答案）
A. 回盲瓣　B. 麦氏点　C. 结肠袋
D. 结肠带　E. 直肠横襞

60. 急性阑尾炎时，有明显压痛和反跳痛的部位是（　　）
61. 有滞留粪便作用，且为直肠镜检查时定位标志的是（　　）
62. 控制回肠内容物进入盲肠的速度，同时防止反流的是（　　）
63. 向下汇集到阑尾根部，手术时可沿其向下寻

找阑尾的是（ ）

（64～69题共用备选答案）

A. 白线 B. 肛瓣 C. 肛窦
D. 肛梳 E. 齿状线

64. 外痔的好发部位是（ ）
65. 分界肛管皮肤和黏膜的是（ ）
66. 肛周脓肿的好发部位是（ ）
67. 内痔和外痔的分类依据是（ ）
68. 分界肛门内、外括约肌的是（ ）
69. 连接相邻肛柱下端的半月形黏膜皱襞称为（ ）

（70～73题共用备选答案）

A. 肝 B. 胆囊 C. 胰
D. 脾 E. 肾

70. 人体最大的腺体是（ ）
71. 人体第二大腺体是（ ）
72. 贮存和浓缩胆汁的器官是（ ）
73. 与糖尿病关系密切的器官是（ ）

（74～78题共用备选答案）

A. 胆囊窝 B. 肝裸区 C. 第二肝门
D. Glisson系统 E. 肝裂

74. 肝穿刺的常用部位是（ ）
75. 肝下面右纵沟的前部的结构为（ ）
76. 肝内部分叶、分段的基础是（ ）
77. 肝左、中、右静脉出肝的部位称为（ ）
78. 肝内部分叶、分段的依据或天然界线是（ ）

（79～80题共用备选答案）

A. 肝左静脉 B. 肝门静脉 C. 肝右静脉
D. 肝固有动脉 E. 肝中静脉

79. 肝的功能性血管是（ ）
80. 肝的营养性血管是（ ）

（81～84题共用备选答案）

A. 肝左管 B. 胆总管 C. 肝胰壶腹
D. 胆囊底 E. 螺旋襞

81. 肝总管与胆囊管汇合形成的结构是（ ）
82. 可控制胆汁流入和流出的结构是（ ）
83. 急性胆囊炎时，可有压痛和反跳痛的部位是（ ）
84. 容易滞留胆囊结石，导致胆绞痛的部位是（ ）

（85～88题共用备选答案）

A. 胰头 B. 胰体 C. 胰尾
D. 内分泌部 E. 外分泌部

85. 其细胞可分泌胰液的结构是（ ）
86. 其细胞可分泌胰岛素的结构是（ ）
87. 被十二指肠呈“C”形环抱的结构是（ ）
88. 其细胞功能障碍可诱发糖尿病的结构是（ ）

（89～92题共用备选答案）

A. 胆总管 B. 肝门静脉 C. 下腔静脉
D. 十二指肠 E. 肝右静脉

89. 胰头癌患者出现黄疸，提示压迫的结构是（ ）
90. 胰头癌患者出现肠梗阻，提示压迫的结构是（ ）
91. 胰头癌患者出现下肢水肿，提示压迫的结构是（ ）
92. 胰头癌患者出现门静脉高压，提示压迫的结构是（ ）

三、X型题（多项选择题）

1. 以下属于内脏的是（ ）
A. 消化系统 B. 淋巴系统 C. 呼吸系统
D. 泌尿系统 E. 生殖系统
2. 以下属于中空性器官的是（ ）
A. 胃 B. 肝 C. 食管
D. 脾 E. 肠
3. 以下属于实质性器官的是（ ）
A. 胃 B. 肝 C. 食管
D. 脾 E. 肠
4. 以下属于中空性器官的是（ ）
A. 肾 B. 膀胱 C. 肺
D. 输卵管 E. 睾丸
5. 以下属于实质性器官的是（ ）
A. 肾 B. 膀胱 C. 肺
D. 输卵管 E. 睾丸
6. 以下器官中，属于上消化道的是（ ）
A. 口 B. 咽 C. 食管
D. 胃 E. 十二指肠
7. 以下结构中，参与围成咽峡的是（ ）
A. 舌根 B. 腭咽弓 C. 腭舌弓
D. 腭垂 E. 腭帆后缘
8. 以下结构中，含有味蕾的是（ ）
A. 丝状乳头 B. 菌状乳头
C. 轮廓乳头 D. 叶状乳头
E. 舌扁桃体
9. 以下肌中，属于舌外肌的是（ ）
A. 颏舌肌 B. 舌纵肌 C. 舌骨舌肌
D. 舌横肌 E. 茎突舌肌
10. 以下肌中，属于舌内肌的是（ ）
A. 舌纵肌 B. 舌横肌 C. 舌骨舌肌
D. 舌垂直肌 E. 茎突舌肌
11. 牙周组织包括（ ）

A. 牙龈　B. 牙本质　C. 牙槽骨
D. 牙釉质　E. 牙周膜

12. 以下属于牙形态分类的是（　）
A. 切牙　B. 尖牙　C. 前磨牙
D. 牙骨质　E. 磨牙

13. 牙的分部包括（　）
A. 牙冠　B. 牙颈　C. 牙龈
D. 牙根　E. 牙槽骨

14. 牙的构造包括（　）
A. 牙龈　B. 牙髓　C. 牙本质
D. 牙釉质　E. 牙骨质

15. 以下属于大唾液腺的是（　）
A. 腮腺　B. 胃腺　C. 下颌下腺
D. 肠腺　E. 舌下腺

16. 胃的分部包括（　）
A. 胃底　B. 胃体　C. 贲门
D. 贲门部　E. 幽门部

17. 幽门部包括（　）
A. 贲门　B. 幽门窦　C. 胃小弯
D. 幽门管　E. 胃大弯

18. 小肠包括（　）
A. 结肠　B. 直肠　C. 回肠
D. 空肠　E. 十二指肠

19. 系膜小肠包括（　）
A. 空肠　B. 结肠　C. 回肠
D. 直肠　E. 肛管

20. 与消化吸收功能相适应，系膜小肠具有的特点包括（　）
A. 以肠袢的形式存在
B. 黏膜形成少量的环状皱襞
C. 黏膜形成大量的环状皱襞
D. 环状皱襞上的绒毛较为稀疏
E. 环状皱襞上的绒毛较为密集

21. 与回肠相比，空肠的主要特点有（　）
A. 主要位于左上腹
B. 壁厚、腔大
C. 血管的弓大、列少、直动脉长
D. 黏膜环状皱襞较密、较高
E. 黏膜内有散在的孤立淋巴滤泡

22. 大肠包括（　）
A. 盲肠　B. 阑尾　C. 结肠
D. 直肠　E. 肛管

23. 男性直肠前方的毗邻结构有（　）
A. 膀胱　B. 子宫　C. 前列腺
D. 精囊腺　E. 输精管壶腹

24. 女性直肠前方的毗邻结构有（　）
A. 膀胱　B. 子宫　C. 前列腺
D. 阴道　E. 输卵管壶腹

25. 大消化腺包括（　）
A. 肝　B. 胰　C. 腮腺
D. 舌下腺　E. 下颌下腺

26. 进出肝门的主要结构有（　）
A. 肝总管
B. 肝左、右管
C. 肝固有动脉左、右支
D. 肝门静脉左、右支
E. 肝左、右静脉

27. 肝门血管系包括（　）
A. 肝左静脉　B. 肝中静脉
C. 肝门静脉　D. 肝右静脉
E. 肝固有动脉

28. Glisson 系统包括（　）
A. 肝内胆道（肝管）
B. 肝门静脉的分支
C. 肝固有动脉的分支
D. 肝左静脉及其属支
E. 肝右静脉及其属支

29. 肝外胆道包括（　）
A. 膀胱　B. 胆囊　C. 输精管道
D. 输胆管道　E. 输卵管道

30. 胆囊的分部包括（　）
A. 胆囊底　B. 胆囊体　C. 胆囊颈
D. 螺旋襞　E. 胆囊管

31. 奥狄（Oddi）括约肌包括（　）
A. 胰管括约肌　B. 胆总管括约肌
C. 肛门内括约肌　D. 肛门外括约肌
E. 肝胰壶腹括约肌

32. 参与围成胆囊三角的结构有（　）
A. 胰　B. 肝　C. 胆囊管
D. 肝总管　E. 胆总管

四、A2 型题（病例摘要型最佳选择题）

1. 患者，女性，27 岁。长期吃快餐，近日自觉舌头没有了敏锐的味觉，食不甘味，入院就医。与味觉减退无关的结构是（　）
A. 丝状乳头　B. 菌状乳头
C. 叶状乳头　D. 轮廓乳头
E. 会厌、软腭黏膜

2. 牙周组织对牙起到重要的支持和保护作用，其是否健康是世界卫生组织衡量口腔状况的一个重要指标。下列属于牙周组织的结构是（　）
A. 牙本质　B. 牙釉质　C. 牙骨质
D. 牙槽骨　E. 牙根

3. 患者，女性，42 岁。近期反复出现喉咙疼痛或有不适感，并有鼻塞和鼻涕带血等症状。去医院耳鼻喉科就诊，咽喉镜检查发现：鼻咽部有占位；抽血检查发现肿瘤标记物增高。初步诊断为鼻咽癌？鼻咽癌的好发部位为（　　）
A. 咽鼓管咽口　B. 咽鼓管圆枕
C. 咽隐窝　D. 梨状隐窝
E. 扁桃体窝

4. 患儿，男性，5 岁。吃鱼后感觉咽喉部不适，并有疼痛和呛咳症状。去医院耳鼻喉科就诊，医生怀疑异物（鱼刺）滞留。异物最容易滞留的部位是（　　）
A. 咽鼓管咽口　B. 咽鼓管圆枕
C. 咽隐窝　D. 梨状隐窝
E. 扁桃体窝

5. 患者，男性，22 岁。因误服农药被及时发现并送往医院急救。为减少毒物吸收，医生拟做洗胃处理，从口腔开始下胃管，到达贲门的距离大约是（　　）
A. 15cm　B. 25cm　C. 40cm
D. 50cm　E. 60cm

6. 患者，男性，45 岁。主诉为反复胃部烧灼感伴反酸 3 月余。现病史为 3 月前无明显诱因出现胃部烧灼感伴反酸，无嗳气，曾在 XX 市第一人民医院行胃镜检查，提示胃溃疡。胃溃疡的好发部位为（　　）
A. 胃底　B. 胃体　C. 贲门部
D. 胃小弯　E. 胃大弯

7. 患者，男性，50 岁。上腹部剑突下持续性钝痛、胀痛、灼烧感 3 年，饥饿时疼痛加剧，进食后疼痛缓解，于下次餐前再次发作，呈明显节律性。最近病情加重入院，诊断为十二指肠溃疡。十二指肠溃疡的好发部位为（　　）
A. 十二指肠上部　B. 十二指肠球（部）
C. 十二指肠降部　D. 十二指肠水平部
E. 十二指肠升部

8. 患者，男性，36 岁。间断发热半月余，便血 2 天入重症监护病房（ICU）。血便量约 2150ml，血红蛋白（Hb）89g/L，B 超提示肝脾肿大，血培养伤寒沙门菌，即伤寒杆菌阳性。诊断：肠伤寒，伴肠穿孔。肠伤寒时肠穿孔好发部位为（　　）
A. 十二指肠　B. 空肠　C. 回肠
D. 结肠　E. 直肠

9. 患者，男性，42 岁。反复肛门部肿物脱出 3 年，便血 1 周。体格检查发现肛门 7 点位可见肿物脱出，实验室检查显示红细胞计数及血红蛋白水平稍下降，纤维结肠镜检查未见异常，诊断为混合痔。临床区分内痔、外痔和混合痔的主要解剖结构是（　　）
A. 肛柱　B. 肛瓣　C. 肛窦
D. 齿状线　E. 白线

10. 患者，男性，85 岁。右上腹疼痛 10 余天，逐渐加重，且出现乏力、腹胀、食欲下降、体重明显下降等症状。既往有 30 余年乙型肝炎病史，有饮酒史约 50 余年。B 超和 CT 均显示肝内有明显占位。初步诊断：肝癌。肝癌患者早期可考虑肝段切除。肝内部分叶、分段的基础是（　　）
A. 肝裂　B. 肝左静脉
C. 肝中静脉　D. 肝右静脉
E. Glisson 系统

11. 患者，女性，57 岁。饭后突然出现右侧肩部疼痛，急诊就医。既往患有胆石症。入院后突然出现右上腹持续疼痛伴阵发性加剧。B 超检查提示胆结石嵌顿。如患者未出现明显黄疸，该结石最有可能嵌顿的部位是（　　）
A. 胆囊底　B. 胆囊体　C. 胆囊管
D. 肝总管　E. 胆总管

12. 患者，女性，54 岁。饭后突然出现右侧肩部疼痛，急诊就医。既往患有胆石症。入院后突然出现右上腹持续疼痛伴阵发性加剧。B 超检查提示胆结石嵌顿。如患者入院 3 天后出现明显黄疸，该结石最有可能嵌顿的部位是（　　）
A. 肝左管　B. 肝右管　C. 肝总管
D. 胆囊管　E. 胆总管

13. 患者，女性，62 岁。饭后突然出现右侧肩部疼痛，急诊就医。既往患有胆石症。入院后突然出现右上腹持续疼痛伴阵发性加剧。B 超检查提示胆结石嵌顿。如患者入院 1 周后 B 超提示胰腺出现消化性损伤，则该结石最有可能嵌顿的部位是（　　）
A. 胰管　B. 肝总管　C. 胆囊管
D. 肝胰壶腹　E. 胆总管

14. 患者，女性，58 岁。近期出现多饮、多食、多尿等症状，伴有进行性体重减轻，偶有视物模糊、手脚麻木等症状。空腹血糖 22.7mmol/L。初步诊断：糖尿病。与糖尿病关系最为密切的器官是（　　）
A. 肝　B. 胆囊　C. 胰
D. 脾　E. 肾

五、名词解释

1. 上消化道（superior digestive tract）
2. 咽峡（isthmus of fauces）
3. 舌乳头（papilla of tongue）

4. 牙周组织（periodontal tissue）
5. 咽隐窝（pharyngeal recess）
6. 咽淋巴环（lymphatic ring of pharynx）
7. 梨状隐窝（piriform recess）
8. 幽门瓣（pyloric valve）
9. 十二指肠球（duodenal bulb）
10. 十二指肠大乳头（major duodenal papilla）
11. 十二指肠悬韧带（suspensory ligament of duodenum）
12. 回盲瓣（ileocecal valve）
13. 麦氏点（McBurney 点）
14. 齿状线（dentate line）
15. 肝门（porta hepatis）
16. 肝蒂（hepatic pedicle）
17. 第二肝门（second hepatic portal）
18. Glisson 系统
19. 肝裂（hepatic fissure）
20. 胆囊点（gallbladder point）
21. 肝胰壶腹（hepatopancreatic ampulla）或 Vater 壶腹（Vater ampulla）
22. 胆囊三角（cystic triangle）或 Calot 三角（Calot triangle）

六、问答题

1. 描述牙的分类、分部和构造。
2. 描述 3 对大唾液腺的名称、位置和开口。
3. 描述咽的分部和各部的主要形态结构。
4. 描述胃的形态和分部。
5. 描述十二指肠的形态、分部和各部的主要结构。
6. 描述肛管的形态结构。
7. 描述肝脏面的形态结构。
8. 描述肝表面的分叶情况。
9. 描述肝内部的分叶、分段情况。
10. 描述输胆管道的概念、途径和意义。

第六章 呼 吸 系 统

一、A1 型题（单句型最佳选择题）

1. 以下属于上呼吸道的是（　　）
A. 口　B. 鼻　C. 气管
D. 左主支气管　E. 右主支气管
2. 以下属于上呼吸道的是（　　）
A. 口　B. 咽　C. 气管
D. 左主支气管　E. 右主支气管
3. 以下属于上呼吸道的是（　　）
A. 口　B. 喉　C. 气管
D. 左主支气管　E. 右主支气管
4. 关于呼吸系统的描述，错误的是（　　）
A. 由呼吸道和肺组成
B. 口、鼻、咽、喉称为上呼吸道
C. 气管和各级支气管称为下呼吸道
D. 上呼吸道更容易发生感染
E. 肺由肺实质和肺间质构成
5. 关于呼吸系统的描述，错误的是（　　）
A. 由呼吸道和肺组成
B. 鼻、咽、喉称为上呼吸道
C. 气管和各级支气管称为下呼吸道
D. 下呼吸道更容易发生感染
E. 肺由肺实质和肺间质构成
6. 关于呼吸系统的描述，错误的是（　　）
A. 肺实质包括支气管树和肺泡
B. 肺间质包括结缔组织、淋巴结、血管和神经
C. 呼吸系统主要功能是进行气体交换，即吸入二氧化碳、排出氧气
D. 呼吸道是输送气体的管道
E. 肺泡和连接肺泡的呼吸性细支气管是气体交换的场所
7. 关于鼻的描述，错误的是（　　）
A. 包括外鼻、鼻腔和鼻旁窦
B. 是呼吸道的起始部分，也是味觉器官，并能辅助发音
C. 外鼻凸隆于面部中央，呈三棱锥体形
D. 外鼻以鼻骨和鼻软骨作为支架，表面被覆皮肤和少量皮下组织
E. 外鼻由上向下分为鼻根、鼻背和鼻尖
8. 关于鼻的描述，错误的是（　　）
A. 包括外鼻、鼻腔和鼻旁窦
B. 是呼吸道的起始部分，也是嗅觉器官，并能辅助发音
C. 外鼻凸隆于面部中央，呈三棱锥体形
D. 外鼻以鼻骨和鼻软骨作为支架，表面被覆皮肤和少量皮下组织
E. 外鼻由上向下分为鼻根、鼻尖和鼻翼
9. 婴幼儿（　　）扇动时，往往提示呼吸困难
A. 鼻根　B. 鼻背　C. 鼻尖
D. 鼻翼　E. 鼻阈
10. 在整形外科中，具有重要意义的是（　　）
A. 外鼻　B. 鼻腔　C. 鼻旁窦
D. 鼻前庭　E. 固有鼻腔
11. 鼻腔被（　　）分为左、右两个腔
A. 鼻阈　B. 鼻中隔　C. 上鼻甲
D. 中鼻甲　E. 下鼻甲
12. 每侧鼻腔以（　　）为界分为鼻前庭和固有鼻腔两个部分
A. 鼻阈　B. 鼻中隔　C. 上鼻甲
D. 中鼻甲　E. 下鼻甲
13. 鼻前庭后上方的弧形隆起称为（　　）
A. 鼻阈　B. 鼻中隔　C. 上鼻甲
D. 中鼻甲　E. 下鼻甲
14. 位于皮肤与黏膜移行处的结构是（　　）
A. 鼻阈　B. 鼻中隔　C. 上鼻甲
D. 中鼻甲　E. 下鼻甲
15. 鼻腔向前下经（　　）通外界
A. 鼻阈　B. 鼻孔　C. 上鼻道
D. 中鼻道　E. 下鼻道
16. 鼻腔向后经（　　）通鼻咽
A. 鼻后孔　B. 蝶筛隐窝　C. 上鼻道
D. 中鼻道　E. 下鼻道
17. 鼻腔前下部鼻翼所包围的部分是（　　）
A. 鼻阈　B. 鼻前庭　C. 固有鼻腔
D. 蝶筛隐窝　E. 总鼻道
18. 一般所说的鼻腔指的是（　　）
A. 鼻阈　B. 鼻前庭　C. 固有鼻腔
D. 蝶筛隐窝　E. 总鼻道
19. 鼻前庭和固有鼻腔的分界是指（　　）
A. 鼻阈　B. 上鼻道　C. 中鼻道
D. 下鼻道　E. 总鼻道
20. 上鼻甲后上方与蝶骨体之间的凹陷称为（　　）
A. 上鼻道　B. 中鼻道　C. 咽隐窝
D. 蝶筛隐窝　E. 梨状隐窝
21. 关于固有鼻腔的描述，错误的是（　　）
A. 是鼻腔的主要部分

B. 向前以鼻阈分界鼻前庭
C. 向后借助鼻后孔通口咽
D. 鼻腔下（底）壁，即口腔顶的硬腭
E. 鼻腔上（顶）壁，较为狭窄，借助筛骨的筛板与颅前窝相隔
22. 关于固有鼻腔的描述，错误的是（　　）
A. 是鼻腔的主要部分
B. 向前以鼻阈分界鼻前庭
C. 向后借助鼻后孔通鼻咽
D. 鼻腔下（底）壁，即口腔顶的硬腭
E. 鼻腔上（顶）壁，较为狭窄，借助筛骨的筛板与颅中窝相隔
23. 鼻泪管开口于（　　）
A. 上鼻道　B. 中鼻道　C. 下鼻道
D. 总鼻道　E. 蝶筛隐窝
24. 两侧鼻腔共用的内侧壁是（　　）
A. 上鼻甲　B. 中鼻甲　C. 下鼻甲
D. 鼻中隔　E. 蝶筛隐窝
25. 鼻部易出血区（Little 区）位于（　　）
A. 鼻中隔前上部的黏膜内
B. 鼻中隔前下部的黏膜内
C. 鼻中隔后上部的黏膜内
D. 鼻中隔后下部的黏膜内
E. 上鼻甲内侧和与其相对应的鼻中隔的黏膜内
26. 所有鼻甲与鼻中隔之间的空隙称为（　　）
A. 上鼻道　B. 中鼻道　C. 下鼻道
D. 总鼻道　E. 蝶筛隐窝
27. 关于固有鼻腔黏膜的描述，错误的是（　　）
A. 按功能可分为嗅区和呼吸区
B. 嗅区为筛板下面、上鼻甲内侧和与其相对应的鼻中隔的黏膜
C. 嗅区黏膜内含味细胞，能够接受气味的刺激
D. 呼吸区黏膜与各鼻旁窦黏膜相延续，富含血管和鼻腺
E. 呼吸区黏膜对吸入的空气有加温、湿润、净化灰尘和细菌的作用
28. 关于固有鼻腔黏膜的描述，错误的是（　　）
A. 按功能可分为嗅区和呼吸区
B. 嗅区为筛板下面、上鼻甲内侧和与其相对应的鼻中隔的黏膜
C. 嗅区黏膜内含嗅细胞，能够接受气味的刺激
D. 呼吸区黏膜与各鼻旁窦黏膜相延续，富含血管和鼻腺
E. 嗅区黏膜对吸入的空气有加温、湿润、净化灰尘和细菌的作用
29. 最大的鼻旁窦是（　　）
A. 额窦　B. 蝶窦　C. 筛窦
D. 上颌窦　E. 海绵窦
30. 毗邻眶内视器和上颌牙根的是（　　）
A. 额窦　B. 蝶窦　C. 筛窦
D. 上颌窦　E. 海绵窦
31. 上颌窦穿刺常经（　　）进行
A. 上鼻道　B. 中鼻道　C. 下鼻道
D. 总鼻道　E. 蝶筛隐窝
32. 炎症或肿瘤时，容易侵入眶内、累及视器的部位是（　　）
A. 额窦　B. 蝶窦　C. 筛窦
D. 上颌窦　E. 海绵窦
33. 牙源性鼻窦炎常发生的部位是（　　）
A. 额窦　B. 蝶窦　C. 筛窦
D. 上颌窦　E. 海绵窦
34. 上颌窦开口于（　　）
A. 上鼻道　B. 中鼻道　C. 下鼻道
D. 总鼻道　E. 蝶筛隐窝
35. 额窦开口于（　　）
A. 上鼻道　B. 中鼻道　C. 下鼻道
D. 总鼻道　E. 蝶筛隐窝
36. 筛窦前组和中组开口于（　　）
A. 上鼻道　B. 中鼻道　C. 下鼻道
D. 总鼻道　E. 蝶筛隐窝
37. 筛窦后组开口于（　　）
A. 上鼻道　B. 中鼻道　C. 下鼻道
D. 总鼻道　E. 蝶筛隐窝
38. 蝶窦开口于（　　）
A. 上鼻道　B. 中鼻道　C. 下鼻道
D. 总鼻道　E. 蝶筛隐窝
39. 既是呼吸通道，又是发音器的器官是（　　）
A. 鼻　B. 咽　C. 喉
D. 气管　E. 主支气管
40. 喉上通（　　），下接气管
A. 鼻腔　B. 口腔　C. 鼻咽
D. 口咽　E. 喉咽
41. 以下不属于喉软骨的是（　　）
A. 甲状软骨　B. 环状软骨　C. 会厌软骨
D. 杓状软骨　E. 气管软骨
42. 喉软骨中最大的是（　　）
A. 甲状软骨　B. 环状软骨　C. 会厌软骨
D. 杓状软骨　E. 气管软骨
43. 以下软骨中，构成喉前外侧壁的是（　　）
A. 甲状软骨　B. 环状软骨　C. 会厌软骨
D. 杓状软骨　E. 气管软骨
44. 以下软骨中，唯一的、完整环绕喉一圈的是（　　）
A. 甲状软骨　B. 环状软骨　C. 会厌软骨

D. 杓状软骨　E. 气管软骨

45. 以下软骨中，损伤后容易造成喉狭窄，甚至喉梗阻、呼吸困难的是（　）
A. 甲状软骨　B. 环状软骨　C. 会厌软骨
D. 杓状软骨　E. 气管软骨

46. 以下软骨中，平对第6颈椎的是（　）
A. 甲状软骨　B. 环状软骨　C. 会厌软骨
D. 杓状软骨　E. 气管软骨

47. 以下软骨中，呈上宽下窄树叶状的是（　）
A. 甲状软骨　B. 环状软骨　C. 会厌软骨
D. 杓状软骨　E. 气管软骨

48. 吞咽时，参与封闭喉口的软骨是（　）
A. 甲状软骨　B. 环状软骨　C. 会厌软骨
D. 杓状软骨　E. 气管软骨

49. 以下软骨中，唯一成对的是（　）
A. 甲状软骨　B. 环状软骨　C. 会厌软骨
D. 杓状软骨　E. 气管软骨

50. 以下软骨中，呈三棱锥体形的是（　）
A. 甲状软骨　B. 环状软骨　C. 会厌软骨
D. 杓状软骨　E. 气管软骨

51. 关于杓状软骨的描述，错误的是（　）
A. 是唯一一块成对的喉软骨
B. 呈三棱锥体形，尖在上、底在下
C. 底与环状软骨弓上缘的关节面相关节
D. 底部外侧为肌突，有肌附着
E. 底部内前为声带突，有声带附着

52. 关于杓状软骨的描述，错误的是（　）
A. 是唯一一块成对的喉软骨
B. 呈三棱锥体形，尖在上、底在下
C. 底与环状软骨板上缘的关节面相关节
D. 底部内侧为肌突，有肌附着
E. 底部内前为声带突，有声带附着

53. 环状软骨板上缘的关节面与杓状软骨底构成的结构是（　）
A. 环杓关节　B. 环甲关节　C. 弹性圆锥
D. 声韧带　E. 环甲正中韧带

54. 环状软骨两侧的关节面与甲状软骨下角构成的结构是（　）
A. 环杓关节　B. 环甲关节　C. 弹性圆锥
D. 声韧带　E. 环甲正中韧带

55. 由弹性纤维形成的圆锥状膜性结构是（　）
A. 弹性圆锥　B. 声韧带
C. 环甲正中韧带　D. 方形膜
E. 甲状舌骨膜

56. 弹性圆锥的上缘游离增厚，形成的结构是（　）
A. 声带　B. 声韧带
C. 环甲正中韧带　D. 方形膜
E. 甲状舌骨膜

57. 声带的基础是（　）
A. 弹性圆锥　B. 声韧带
C. 环甲正中韧带　D. 方形膜
E. 甲状舌骨膜

58. 弹性圆锥的前份较厚，张于甲状软骨与环状软骨弓之间称为（　）
A. 声带　B. 声韧带
C. 环甲正中韧带　D. 方形膜
E. 甲状舌骨膜

59. 弹性圆锥的前份较厚，张于甲状软骨与环状软骨弓之间称为（　）
A. 声带　B. 声韧带
C. 环甲膜　D. 方形膜
E. 甲状舌骨膜

60. 急性喉梗阻时，常用的穿刺或切开部位是（　）
A. 方形膜　B. 甲状舌骨膜
C. 环甲膜　D. 喉前庭
E. 喉中间腔

61. 急性喉梗阻时，常用的穿刺或切开部位是（　）
A. 方形膜　B. 甲状舌骨膜
C. 环甲正中韧带　D. 喉前庭
E. 喉中间腔

62. 喉腔向上经喉口通（　）
A. 鼻腔　B. 口腔　C. 鼻咽
D. 口咽　E. 喉咽

63. 喉腔向下至（　）下缘水平与气管相延续
A. 甲状软骨　B. 环状软骨　C. 杓状软骨
D. 会厌软骨　E. 气管软骨

64. 咽与喉的唯一通道是（　）
A. 鼻孔　B. 鼻后孔　C. 咽峡
D. 喉口　E. 喉前庭

65. 以下结构中，参与围成喉口的是（　）
A. 声韧带　B. 会厌上缘　C. 环甲膜
D. 方形膜　E. 甲状舌骨膜

66. 以下结构中，参与围成喉口的是（　）
A. 声韧带　B. 环甲膜
C. 杓状会厌襞　D. 方形膜
E. 甲状舌骨膜

67. 以下结构中，参与围成喉口的是（　）
A. 声韧带　B. 环甲膜　C. 方形膜
D. 杓间切迹　E. 甲状舌骨膜

68. 喉腔中部侧壁上方的一对矢状位突向腔内的黏膜皱襞称为（　）

A. 前庭襞　B. 前庭裂　C. 声襞
D. 声门裂　E. 声带
69. 喉腔中部侧壁下方的一对矢状位突向腔内的黏膜皱襞称为（　）
A. 前庭襞　B. 前庭裂　C. 声襞
D. 声门裂　E. 声带
70. 两侧前庭襞之间的裂隙称为（　）
A. 前庭裂　B. 声门裂　C. 喉前庭
D. 喉中间腔　E. 声门下腔
71. 声襞及其深方的声韧带和声带肌合称为（　）
A. 声带　B. 前庭襞　C. 弹性圆锥
D. 环甲膜　E. 环甲正中韧带
72. 发音的主要结构是（　）
A. 前庭襞　B. 前庭裂　C. 声襞
D. 声门裂　E. 声带
73. 喉癌的好发部位是（　）
A. 前庭襞　B. 前庭裂　C. 声带
D. 声襞　E. 声门裂
74. 两侧声襞及杓状软骨声带突之间的裂隙称为（　）
A. 前庭裂　B. 声门裂　C. 喉前庭
D. 喉中间腔　E. 声门下腔
75. 喉腔最狭窄的部位是（　）
A. 前庭裂　B. 声门裂　C. 喉前庭
D. 喉中间腔　E. 声门下腔
76. 以下结构中，与发音有关的是（　）
A. 前庭襞　B. 前庭裂
C. 喉室　D. 声门裂的膜间部
E. 声门裂的软骨间部
77. 喉结核的好发部位是（　）
A. 前庭襞　B. 前庭裂
C. 喉室　D. 声门裂的膜间部
E. 声门裂的软骨间部
78. 声门裂与声带合称结构（　）
A. 声襞　B. 声门　C. 声韧带
D. 前庭襞　E. 前庭裂
79. 位于喉口和前庭裂之间的结构是（　）
A. 喉前庭　B. 喉中间腔　C. 声门下腔
D. 喉室　E. 咽腔喉部
80. 位于前庭裂与声门裂之间的结构是（　）
A. 喉前庭　B. 喉中间腔　C. 声门下腔
D. 喉室　E. 咽腔喉部
81. 喉中间腔向两侧延伸至前庭襞与声襞之间的梭形隐窝称为（　）
A. 喉前庭　B. 喉中间腔　C. 声门下腔
D. 喉室　E. 咽腔喉部
82. 喉的异物易滞留于（　）
A. 喉前庭　B. 喉中间腔　C. 声门下腔
D. 喉室　E. 咽腔喉部
83. 声门裂至环状软骨弓下缘之间的部分是（　）
A. 喉前庭　B. 喉中间腔　C. 声门下腔
D. 喉室　E. 咽腔喉部
84. 炎症时，易发生水肿的部位是（　）
A. 喉前庭　B. 喉中间腔　C. 声门下腔
D. 喉室　E. 咽腔喉部
85. 小儿急性喉炎并发水肿和呼吸困难，多发生在（　）
A. 喉前庭　B. 喉中间腔　C. 声门下腔
D. 喉室　E. 咽腔喉部
86. 关于气管的描述，错误的是（　）
A. 在环状软骨弓（第 6 颈椎体）下缘平面延续自咽
B. 在胸骨角（第 4 胸椎体下缘）平面分为左、右主支气管
C. 气管杈内面呈矢状位上凸的半月形纵嵴称为气管隆嵴
D. 可分为颈部和胸部
E. 气管颈部短而浅表，气管切开常选在第 3～5 气管软骨处进行
87. 关于气管的描述，错误的是（　）
A. 在环状软骨弓（第 6 颈椎体）下缘平面延续自喉
B. 在胸骨角（第 4 胸椎体下缘）平面分为左、右主支气管
C. 气管杈内面呈冠状位上凸的半月形纵嵴称为气管隆嵴
D. 可分为颈部和胸部
E. 气管颈部短而浅表，气管切开常选在第 3～5 气管软骨处进行
88. 关于主支气管的描述，错误的是（　）
A. 位于气管杈与肺门之间
B. 是气管的第二级分支
C. 与左主支气管相比，右主支气管有粗、短、直 3 个特点
D. 右主支气管可视为气管的直接延续，短粗而走向陡直
E. 气管异物向下大多进入右主支气管
89. 关于主支气管的描述，错误的是（　）
A. 位于气管杈与肺门之间
B. 是气管的第一级分支
C. 与左主支气管相比，右主支气管有粗、短、直 3 个特点

D. 左主支气管可视为气管的直接延续，短粗而走向陡直
E. 气管异物向下大多进入右主支气管
90. 关于主支气管的描述，错误的是（　　）
A. 位于气管杈与肺门之间
B. 是气管的第一级分支
C. 与左主支气管相比，右主支气管有粗、短、直 3 个特点
D. 右主支气管可视为气管的直接延续，短粗而走向陡直
E. 气管异物向下大多进入左主支气管
91. 气管镜检查的重要标志是（　　）
A. 胸骨角　B. 环状软骨弓
C. 环状软骨板　D. 气管杈
E. 气管隆嵴
92. 体表投影在锁骨内侧 1/3 上方 2～3cm 的是（　　）
A. 肺尖　B. 肺底　C. 肋面
D. 纵隔面　E. 膈面
93. 肺尖部听诊的位置在（　　）
A. 锁骨外侧 1/3 上方 2～3cm
B. 锁骨中部 1/3 上方 2～3cm
C. 锁骨内侧 1/3 上方 2～3cm
D. 锁骨内侧 1/3 上方 4～6cm
E. 锁骨外侧 1/3 上方 4～6cm
94. 颈根部针灸或手术时，要避免损伤的结构是（　　）
A. 肺尖　B. 肺底　C. 肋面
D. 纵隔面　E. 膈面
95. 肺门位于（　　）
A. 肺尖　B. 肺底　C. 肋面
D. 纵隔面　E. 膈面
96. 圆凸而广阔，贴近肋和肋间肌的结构是（　　）
A. 肺尖　B. 肺底　C. 肋面
D. 纵隔面　E. 膈面
97. 左肺下邻的结构是（　　）
A. 肝左叶　B. 肝右叶　C. 胃体
D. 幽门窦　E. 幽门管
98. 左肺下邻的结构是（　　）
A. 肝右叶　B. 胃底　C. 胃体
D. 幽门窦　E. 幽门管
99. 左肺下邻的结构是（　　）
A. 肝右叶　B. 胃体　C. 脾
D. 幽门窦　E. 幽门管
100. 右肺下邻的结构是（　　）
A. 肝左叶　B. 胃底　C. 脾
D. 肝右叶　E. 幽门
101. 肺内侧面即纵隔面的中央凹陷称为（　　）
A. 肺门　B. 肺根　C. 肺叶
D. 肺段　E. 肺斜裂
102. 进出肺门的结构被结缔组织包绕后统称为（　　）
A. 肺门　B. 肺根　C. 肺叶
D. 肺段　E. 肺斜裂
103. 肺叶支气管及其所属的肺组织构成的结构是（　　）
A. 肺门　B. 肺根　C. 肺叶
D. 肺段　E. 肺斜裂
104. 肺段支气管及其所属的肺组织构成的结构是（　　）
A. 肺门　B. 肺根　C. 肺叶
D. 肺段　E. 肺斜裂
105. 支气管肺段简称（　　）
A. 肺门　B. 肺根　C. 肺叶
D. 肺段　E. 肺斜裂
106. 以下结构中，分隔肺叶的是（　　）
A. 肺门　B. 肺根　C. 肺尖
D. 肺段　E. 肺斜裂
107. 肺癌容易转移的部位是（　　）
A. 肺动脉　B. 肺静脉
C. 主支气管　D. 肺门淋巴结
E. 结缔组织
108. 以下结构中，有软骨的是（　　）
A. 肺动脉　B. 肺静脉
C. 主支气管　D. 肺门淋巴结
E. 结缔组织
109. 位于肺根上部，内含静脉血的结构是（　　）
A. 肺动脉　B. 肺静脉
C. 主支气管　D. 肺门淋巴结
E. 结缔组织
110. 有 2 条，位于肺根中下部，内含动脉血的结构是（　　）
A. 肺动脉　B. 肺静脉
C. 主支气管　D. 肺门淋巴结
E. 结缔组织
111. 左肺前缘下份的凹陷称为（　　）
A. 左肺小舌　B. 左肺心切迹
C. 肺尖　D. 肺底
E. 膈面
112. 左肺心切迹下方的舌状突起称为（　　）
A. 肺尖　B. 肺底　C. 膈面
D. 左肺小舌　E. 纵隔面
113. 肺段支气管为气管的第（　　）级分支

A. 1　　B. 2　　C. 3　　D. 4　　E. 5

114. 关于肺分叶、分段的描述，错误的是(　　)

A. 左肺被水平裂分为上叶和下叶
B. 右肺被斜裂和水平裂分为上叶、中叶和下叶
C. 肺段支气管为气管的第 3 级分支
D. 每一个肺段支气管及其所属的肺组织构成一个肺段
E. 肺段是支气管肺段的简称

115. 关于肺分叶、分段的描述，错误的是(　　)

A. 左肺被斜裂分为上叶和下叶
B. 右肺被斜裂和水平裂分为上叶、中叶和下叶
C. 肺段支气管为气管的第 2 级分支
D. 每一个肺段支气管及其所属的肺组织构成一个肺段
E. 肺段是支气管肺段的简称

116. 关于肺分叶、分段的描述，错误的是(　　)

A. 左肺被斜裂分为上叶和下叶
B. 右肺被斜裂和水平裂分为上叶、中叶和下叶
C. 肺叶支气管为气管的第 3 级分支
D. 每一个肺段支气管及其所属的肺组织构成一个肺段
E. 肺段是支气管肺段的简称

117. 关于肺分叶、分段的描述，错误的是(　　)

A. 左肺被斜裂分为上叶和下叶
B. 右肺被斜裂和水平裂分为上叶、中叶和下叶
C. 肺段支气管为气管的第 3 级分支
D. 每一个肺叶支气管及其所属的肺组织构成一个肺段
E. 肺段是支气管肺段的简称

118. 关于肺分叶、分段的描述，错误的是(　　)

A. 左肺被斜裂分为上叶和下叶
B. 右肺被斜裂和水平裂分为上叶、中叶和下叶
C. 肺段支气管为气管的第 3 级分支
D. 每一个肺段支气管及其所属的肺组织构成一个肺叶
E. 肺段是支气管肺段的简称

119. 肺的功能性血管，内含动脉血的是(　　)

A. 肺动脉　　B. 肺静脉
C. 支气管动脉　　D. 支气管静脉
E. 胸主动脉

120. 肺的功能性血管，内含静脉血的是(　　)

A. 肺动脉　　B. 肺静脉
C. 支气管动脉　　D. 支气管静脉
E. 胸主动脉

121. 肺的营养性血管，内含静脉血的是(　　)

A. 肺动脉　　B. 肺静脉
C. 支气管动脉　　D. 支气管静脉
E. 胸主动脉

122. 肺的营养性血管，内含动脉血的是(　　)

A. 肺动脉　　B. 肺静脉
C. 支气管动脉　　D. 支气管静脉
E. 胸主动脉

123. 以下结构中，衬贴于胸壁内面的是(　　)

A. 肋胸膜　　B. 膈胸膜　　C. 纵隔胸膜
D. 胸膜顶　　E. 肺韧带

124. 以下结构中，覆盖于膈上面的是(　　)

A. 肋胸膜　　B. 膈胸膜　　C. 纵隔胸膜
D. 胸膜顶　　E. 肺韧带

125. 以下结构中，衬贴于纵隔两侧的是(　　)

A. 肋胸膜　　B. 膈胸膜　　C. 纵隔胸膜
D. 胸膜顶　　E. 肺韧带

126. 以下结构中，体表投影与肺尖保持一致的是(　　)

A. 肋胸膜　　B. 膈胸膜　　C. 纵隔胸膜
D. 胸膜顶　　E. 肺韧带

127. 以下结构中，高出锁骨内侧 1/3 上方 2～3cm 的是(　　)

A. 肋胸膜　　B. 膈胸膜　　C. 纵隔胸膜
D. 胸膜顶　　E. 肺韧带

128. 肺手术时的标志性结构是(　　)

A. 肋胸膜　　B. 膈胸膜　　C. 纵隔胸膜
D. 胸膜顶　　E. 肺韧带

129. 脏、壁两层胸膜在肺根下方重叠形成的皱襞称为(　　)

A. 肋胸膜　　B. 膈胸膜　　C. 纵隔胸膜
D. 胸膜顶　　E. 肺韧带

130. 直立位或半卧位时，胸膜腔的最低点是(　　)

A. 胸膜隐窝　　B. 肋膈隐窝
C. 肋纵隔隐窝　　D. 肝肾隐窝
E. 脾隐窝

131. 胸膜腔积液、积血或积脓时，常聚集在(　　)

A. 胸膜隐窝　　B. 肋膈隐窝
C. 肋纵隔隐窝　　D. 肝肾隐窝
E. 脾隐窝

132. 胸膜腔穿刺的刺入部位是(　　)

A. 胸膜隐窝　　B. 肋膈隐窝
C. 肋纵隔隐窝　　D. 肝肾隐窝
E. 脾隐窝

133. 关于胸膜与肺体表投影的描述，错误的是(　　)

A. 胸膜顶和肺尖不局限在胸腔内，已突入颈根部
B. 胸膜顶和肺尖的体表投影保持一致，即高出

锁骨外侧 1/3 上方 2～3cm
C. 在颈根部针灸或手术时，应避免损伤胸膜顶和肺尖
D. 胸骨左侧第 4～6 肋软骨后方，心包前面无胸膜遮盖称为心包裸区
E. 经心包裸区可进行心包穿刺或心内注射等操作，以协助诊断或治疗

134. 关于胸膜与肺体表投影的描述，错误的是（　　）
A. 胸膜顶和肺尖不局限在胸腔内，已突入颈根部
B. 胸膜顶和肺尖的体表投影保持一致，即高出锁骨内侧 1/3 上方 2～3cm
C. 在颈根部针灸或手术时，应避免损伤胸膜顶和肺尖
D. 胸骨右侧第 4～6 肋软骨后方，心包前面无胸膜遮盖称为心包裸区
E. 经心包裸区可进行心包穿刺或心内注射等操作，以协助诊断或治疗

135. 两侧纵隔胸膜之间的所有器官、结构和结缔组织总称为（　　）
A. 纵隔　B. 上纵隔　C. 前纵隔
D. 中纵隔　E. 后纵隔

136. 位于胸骨角和第 4 胸椎体下缘平面以上的结构为（　　）
A. 纵隔　B. 上纵隔　C. 前纵隔
D. 中纵隔　E. 后纵隔

137. 位于胸骨和心包之间的结构是（　　）
A. 纵隔　B. 上纵隔　C. 前纵隔
D. 中纵隔　E. 后纵隔

138. 心包、心和大血管所占据的区域是（　　）
A. 纵隔　B. 上纵隔　C. 前纵隔
D. 中纵隔　E. 后纵隔

139. 位于心包和脊柱之间的结构是（　　）
A. 纵隔　B. 上纵隔　C. 前纵隔
D. 中纵隔　E. 后纵隔

140. 位于上纵隔的结构是（　　）
A. 心　B. 心包　C. 胸腺
D. 肺动脉　E. 肺静脉

141. 位于上纵隔的结构是（　　）
A. 心　B. 心包　C. 上腔静脉
D. 肺动脉　E. 肺静脉

142. 位于上纵隔的结构是（　　）
A. 心　B. 心包　C. 主动脉弓
D. 肺动脉　E. 肺静脉

143. 位于中纵隔的结构是（　　）
A. 心　B. 胸腺　C. 头臂静脉
D. 上腔静脉　E. 主动脉弓

144. 位于中纵隔的结构是（　　）
A. 胸腺　B. 肺动脉　C. 头臂静脉
D. 上腔静脉　E. 主动脉弓

145. 位于中纵隔的结构是（　　）
A. 胸腺　B. 肺静脉　C. 头臂静脉
D. 上腔静脉　E. 主动脉弓

146. 位于中纵隔的结构是（　　）
A. 胸腺　B. 心包　C. 头臂静脉
D. 上腔静脉　E. 主动脉弓

二、B1 型题（标准配伍题）

（1～6 题共用备选答案）
A. 鼻翼　B. 鼻阈　C. 蝶筛隐窝
D. 鼻中隔　E. 下鼻道

1. 鼻泪管开口于（　　）
2. 皮肤与黏膜移行处的结构是（　　）
3. 婴幼儿出现（　　）扇动，提示呼吸困难
4. 分界鼻腔为鼻前庭和固有鼻腔的结构是（　　）
5. 上鼻甲后上方与蝶骨体之间的间隙称为（　　）
6. 骨性鼻中隔和鼻中隔软骨覆以黏膜构成的结构是（　　）

（7～9 题共用备选答案）
A. 蝶窦　B. 额窦　C. 冠状窦
D. 海绵窦　E. 筛窦后组

7. 开口于上鼻道的结构是（　　）
8. 开口于中鼻道的结构是（　　）
9. 开口于蝶筛隐窝的结构是（　　）

（10～16 题共用备选答案）
A. 气管软骨　B. 甲状软骨　C. 环状软骨
D. 会厌软骨　E. 杓状软骨

10. 喉结属于（　　）
11. 喉软骨中最大的一块是（　　）
12. 表面被覆黏膜形成会厌的结构是（　　）
13. 喉软骨中唯一一块成对的是（　　）
14. 吞咽时，有封闭喉口重要作用的结构是（　　）
15. 喉软骨中唯一一块完整环绕喉一圈的是（　　）
16. 损伤易造成喉狭窄，甚至喉梗阻和呼吸困难的结构是（　　）

（17～22 题共用备选答案）
A. 弹性圆锥　B. 声韧带
C. 甲状舌骨膜　D. 方形膜
E. 环甲正中韧带

17. 环甲膜指的是（　　）
18. 声带的基础是（　　）
19. 弹性纤维构成的圆锥状膜状结构是（　　）

20. 弹性圆锥前份较厚，张于甲状软骨与环状软骨弓之间，称为（　　）
21. 弹性圆锥上缘游离增厚，张于甲状软骨与杓状软骨之间，称为（　　）
22. 急性喉梗阻来不及做气管切开时，可穿刺或切开（　　）以解除窒息

（23～27 题共用备选答案）
A. 喉　B. 喉口　C. 声带
D. 声门裂　E. 前庭裂
23. 发音的主要结构是（　　）
24. 喉腔最狭窄的部位是（　　）
25. 喉癌的好发部位是（　　）
26. 喉腔和喉咽的分界是（　　）
27. 既是呼吸通道，又是发音器官的结构是（　　）

（28～31 题共用备选答案）
A. 气管　B. 食管　C. 气管隆嵴
D. 左主支气管　E. 右主支气管
28. 气管异物向下大多进入的部位是（　　）
29. 具有粗、短、直特点的结构是（　　）
30. 支气管镜检查的重要标志是（　　）
31. 喉在环状软骨弓（第 6 颈椎体）下缘平面向下延续为（　　）

（32～34 题共用备选答案）
A. 肺斜裂　B. 肺根　C. 肺段
D. 肺实质　E. 肺间质
32. 肺内各级支气管和肺泡构成的结构是(　　)
33. 将肺分为左肺2叶、右肺3叶的结构是(　　)
34. 每一个肺段支气管及其所属的肺组织构成一个（　　）

（35～38 题共用备选答案）
A. 肺尖　B. 肺底　C. 肺根
D. 肺泡　E. 肺段
35. 气体交换的主要场所是（　　）
36. 经膈与腹腔器官为邻的结构是（　　）
37. 出入肺门的结构被结缔组织包绕，称为(　　)
38. 体表投影在锁骨内侧 1/3 上方 2～3cm 的结构是（　　）

（39～42 题共用备选答案）
A. 肺韧带　B. 胸膜顶　C. 肝肾隐窝
D. 肋膈隐窝　E. 心包裸区
39. 肺手术时的标志性结构是（　　）
40. 直立位或半卧位时，胸膜腔的最低点是(　　)
41. 体表投影在锁骨内侧 1/3 上方 2～3cm 的结构是（　　）
42. 胸骨左侧第 4～6 肋软骨后方，心包前面无胸膜遮盖，称为（　　）

（43～46 题共用备选答案）
A. 纵隔　B. 上纵隔　C. 前纵隔
D. 中纵隔　E. 后纵隔
43. 心位于（　　）
44. 胸腺位于（　　）
45. 胸主动脉位于（　　）
46. 左、右纵隔胸膜之间所有器官、结构和结缔组织总称为（　　）

三、X 型题（多项选择题）

1. 上呼吸道包括（　　）
A. 口　B. 鼻　C. 咽
D. 喉　E. 气管
2. 鼻的主要功能包括（　　）
A. 呼吸通道　B. 嗅觉器官　C. 辅助发音
D. 味觉器官　E. 气体交换
3. 以下结构中，属于外鼻的是（　　）
A. 鼻根　B. 鼻背　C. 鼻尖
D. 鼻翼　E. 鼻前庭
4. 鼻旁窦包括（　　）
A. 蝶窦　B. 筛窦　C. 额窦
D. 冠状窦　E. 上颌窦
5. 以下结构中，开口于中鼻道的是（　　）
A. 蝶窦　B. 额窦　C. 上颌窦
D. 筛窦前中组　E. 筛窦后组
6. 喉的软骨包括（　　）
A. 甲状软骨　B. 环状软骨　C. 气管软骨
D. 会厌软骨　E. 杓状软骨
7. 不成对的喉软骨包括（　　）
A. 骺软骨　B. 甲状软骨　C. 环状软骨
D. 会厌软骨　E. 杓状软骨
8. 以下属于喉肌的是（　　）
A. 环甲肌　B. 甲杓肌　C. 环杓后肌
D. 环杓侧肌　E. 胸骨甲状肌
9. 以下属于喉肌的是（　　）
A. 杓横肌　B. 杓斜肌　C. 甲状舌骨肌
D. 杓会厌肌　E. 甲状会厌肌
10. 以下结构中，参与围成喉口的是（　　）
A. 腭舌弓　B. 腭咽弓　C. 会厌上缘
D. 杓状会厌襞　E. 杓间切迹
11. 以下出入肺门的结构主要有（　　）
A. 气管　B. 肺动脉　C. 肺静脉
D. 主支气管　E. 食管
12. 肺根内主要有（　　）
A. 食管　B. 气管　C. 肺静脉
D. 肺动脉　E. 主支气管
13. 壁胸膜包括（　　）

A. 胸膜顶 B. 肋胸膜 C. 膈胸膜
D. 纵隔胸膜 E. 肋膈隐窝
14. 以下结构中，位于上纵隔前层的是（ ）
A. 气管 B. 食管 C. 胸腺
D. 头臂静脉 E. 上腔静脉
15. 以下结构中，位于上纵隔后层的是（ ）
A. 气管 B. 食管 C. 胸导管
D. 左喉返神经 E. 右喉返神经
16. 以下结构中，位于上纵隔中层的是（ ）
A. 胸腺 B. 食管 C. 膈神经
D. 迷走神经 E. 主动脉弓及其三大分支
17. 以下结构中，位于后纵隔的有（ ）
A. 食管 B. 胸导管 C. 胸主动脉
D. 心 E. 心包
18. 以下结构中，位于后纵隔的有（ ）
A. 膈神经 B. 迷走神经
C. 心包膈血管 D. 胸交感干
E. 奇静脉系

四、A2 型题（病例摘要型最佳选择题）

1. 患者，男性，27 岁。因头痛、鼻塞，伴持续性低热、黏稠脓性鼻涕和嗅觉障碍入院就诊。检查后诊断为慢性鼻窦炎，需用 1%的麻黄碱生理盐水滴鼻，收缩鼻腔黏膜进行鼻旁窦引流。引流最为困难的一组鼻旁窦是（ ）
A. 额窦 B. 蝶窦
C. 筛窦前、中群 D. 筛窦后群
E. 上颌窦
2. 患者，男性，52 岁。患甲状腺肿大，严重压迫气管，影响呼吸，行甲状腺切除术。术后饮水时经常发生呛咳现象，这主要是因为饮水时（ ）未及时下降关闭喉口所致
A. 前庭襞 B. 声襞 C. 会厌
D. 杓状软骨 E. 舌骨
3. 患者，女性，46 岁。车祸导致喉损伤，呼吸困难，急诊检查发现喉狭窄。这种情况最有可能是（ ）损伤所致
A. 甲状软骨 B. 环状软骨 C. 杓状软骨
D. 会厌软骨 E. 会厌
4. 患者，男性，77 岁。近期感觉喉咙疼痛，间歇性发作，每次疼痛持续时间约 3～5 分钟，伴有刺激性干咳，无痰或偶有少量白色痰液，自觉喉咙有异物感，吞咽时较为明显。就诊后行喉镜检查，发现喉腔有明显占位，形状不规则。初步诊断：喉癌。喉癌好发于（ ）
A. 会厌 B. 前庭襞 C. 声襞
D. 声带 E. 杓状会厌襞
5. 患儿，男性，3 岁。误吸黄豆，突然窒息，急诊入院。胸部 X 线检查显示右肺中、下叶支气管的开口处有异物堵塞，后经支气管镜将异物取出。气管异物一般向下易坠入右主支气管，主要因为（ ）
A. 右主支气管细长，走行陡直
B. 右侧主支气管粗短，走行较水平
C. 右侧主支气管粗短，走行陡直
D. 右侧主支气管细长，走行较水平
E. 右侧主支气管分为 3 个肺叶支气管
6. 气管镜是纤维支气管镜的简称，广泛应用于某些肺部疾病或气管支气管疾病，如肺癌、气道梗阻狭窄、肺炎、肺结核、咯血、气管支气管异物等的诊断和治疗。在临床上，患者行气管镜检查的重要标志是（ ）
A. 气管软骨环 B. 环韧带 C. 气管隆嵴
D. 肺动脉 E. 肺静脉
7. 患者，男性，75 岁。长期吸烟，近期出现咳嗽、胸痛和咯血等症状。医院 CT 检查显示：左肺下叶中部占位，边缘毛糙；提示肺癌。肺癌早期可考虑进行肺段切除。定义肺段的基础是（ ）
A. 气管 B. 左主支气管
C. 右主支气管 D. 肺叶支气管
E. 肺段支气管
8. 患者，女性，65 岁。感冒后感觉胸痛、胸闷及刺痛或牵拉痛，常在深咳嗽时加重，严重时伴呼吸困难。X 线和 CT 检查显示：胸腔积液，局部胸膜增厚。需要进行胸腔穿刺。胸腔穿刺的适宜部位是（ ）
A. 胸膜顶 B. 肋膈隐窝
C. 肋纵隔隐窝 D. 肝肾隐窝
E. 咽隐窝
9. 患者，男性，67 岁。因纵隔肿瘤压迫出现吞咽困难而入院诊治。该肿瘤最有可能位于（ ）
A. 前纵隔 B. 中纵隔
C. 上纵隔或前纵隔 D. 上纵隔或中纵隔
E. 上纵隔或后纵隔

五、名词解释

1. 上呼吸道（upper respiratory tract）
2. 蝶筛隐窝（sphenoethmoidal recess）
3. 鼻中隔（nasal septum）
4. 弹性圆锥（conus elasticus）
5. 声韧带（vocal ligament）
6. 环甲正中韧带（median cricothyroid ligament）或环甲膜（cricothyroid membrane）

7. 声带（vocal cords）
8. 声门裂（fissure of glottis）
9. 喉口（aperture of larynx）
10. 气管隆嵴（carina of trachea）
11. 肺门（hilum of lung）
12. 肺根（root of lung）
13. 肺叶（pulmonary lobe）
14. 肺段（pulmonary segment）或支气管肺段（bronchopulmonary segment）
15. 肺韧带（pulmonary ligament）
16. 肋膈隐窝（costodiaphragmatic recess）
17. 纵隔（mediastinum）

六、问答题

1. 描述鼻旁窦的概念、组成、开口和意义。
2. 描述喉腔的形态结构和分部情况。
3. 气管异物向下大多进入左主支气管,还是右主支气管？为什么？
4. 描述纵隔的概念和分部,以及上纵隔的内容及其分层排列情况。

第七章 泌尿系统

一、A1型题（单句型最佳选择题）

1. 参与组成泌尿系统的结构是（　　）
A. 肾　B. 肾上腺　C. 输精管
D. 前列腺　E. 阴道
2. 参与组成泌尿系统的结构是（　　）
A. 肾上腺　B. 输尿管　C. 输精管
D. 前列腺　E. 阴道
3. 参与组成泌尿系统的结构是（　　）
A. 肾上腺　B. 输精管　C. 膀胱
D. 前列腺　E. 阴道
4. 参与组成泌尿系统的结构是（　　）
A. 肾上腺　B. 输精管　C. 前列腺
D. 尿道　E. 阴道
5. 以下产生尿液的器官是（　　）
A. 肾　B. 输尿管　C. 膀胱
D. 尿道　E. 前列腺
6. 中医认为，（　　）主生殖
A. 心　B. 肺　C. 肝
D. 脾　E. 肾
7. 以下属于成对实质性器官的是（　　）
A. 心　B. 肝　C. 肾
D. 胰　E. 脾
8. 肾内侧缘中部的凹陷称为（　　）
A. 肾门　B. 肾蒂　C. 肾窦
D. 肾盂　E. 肾段
9. 进出肾门的结构被结缔组织包绕后合称为（　　）
A. 肾门　B. 肾蒂　C. 肾窦
D. 肾盂　E. 肾段
10. 肾门向肾内凹陷形成的较大腔隙称为(　　)
A. 肾门　B. 肾蒂　C. 肾窦
D. 肾盂　E. 肾段
11. 肾蒂主要结构的排列，由前向后依次为（　　）
A. 肾静脉、肾盂、肾动脉
B. 肾静脉、肾动脉和肾盂
C. 肾动脉、肾静脉和肾盂
D. 肾动脉、肾盂和肾静脉
E. 肾盂、肾动脉和肾静脉
12. 肾蒂主要结构的排列，由上向下依次为（　　）
A. 肾静脉、肾盂、肾动脉
B. 肾静脉、肾动脉和肾盂
C. 肾动脉、肾静脉和肾盂
D. 肾动脉、肾盂和肾静脉
E. 肾盂、肾动脉和肾静脉
13. 约占肾实质的外 1/3，富含血管的结构是（　　）
A. 肾皮质　B. 肾髓质　C. 肾柱
D. 肾锥体　E. 肾乳头
14. 约占肾实质的内 2/3，血管较少的结构是（　　）
A. 肾皮质　B. 肾髓质　C. 肾柱
D. 肾锥体　E. 肾乳头
15. 部分肾皮质呈柱状深入到髓质内的结构是（　　）
A. 肾柱　B. 肾锥体　C. 肾乳头
D. 乳头孔　E. 肾小盏
16. 肾髓质由 15～20 个圆锥形的（　　）构成
A. 肾柱　B. 肾锥体　C. 肾乳头
D. 乳头孔　E. 肾小盏
17. 肾锥体的底朝向皮质、尖朝向肾窦，状如乳头，称为（　　）
A. 肾柱　B. 肾乳头　C. 乳头孔
D. 肾小盏　E. 肾大盏
18. 肾形成的尿液经（　　）流入肾小盏
A. 肾柱　B. 肾锥体　C. 肾乳头
D. 乳头孔　E. 肾大盏
19. 肾形成的尿液经乳头孔流入的部位是(　　)
A. 肾柱　B. 肾锥体　C. 肾小盏
D. 肾大盏　E. 肾盂
20. 每 2～3 个肾小盏汇合形成 1 个（　　）
A. 肾柱　B. 肾锥体　C. 肾乳头
D. 乳头孔　E. 肾大盏
21. 肾大盏汇合形成的结构是（　　）
A. 肾柱　B. 肾锥体　C. 肾乳头
D. 肾盂　E. 肾小盏
22. 每个肾有（　　）个肾大盏
A. 1～2　B. 2～3　C. 3～4
D. 4～5　E. 5～6
23. 肾盂出肾门后弯向下，逐渐变细移行为（　　）
A. 尿道　B. 膀胱　C. 输尿管
D. 肾小盏　E. 肾大盏
24. 关于肾的描述，错误的是（　　）
A. 肾乳头数量多于肾锥体

B. 有时 2～3 个肾锥体尖端合成 1 个肾乳头
C. 肾小盏数量少于肾乳头
D. 一个肾小盏可包绕 1 个或 2～3 个肾乳头
E. 每个肾有 7～8 个肾小盏

25. 关于肾的描述，错误的是（　　）
A. 肾乳头数量少于肾锥体
B. 有时 2～3 个肾锥体尖端合成 1 个肾乳头
C. 肾小盏数量多于肾乳头
D. 一个肾小盏可包绕 1 个或 2～3 个肾乳头
E. 每个肾有 7～8 个肾小盏

26. 关于肾的描述，错误的是（　　）
A. 每个肾有 7～8 个肾小盏
B. 肾大盏数量多于肾小盏
C. 每 2～3 个肾小盏合成 1 个肾大盏
D. 每个肾有 2～3 个肾大盏
E. 肾大盏汇合形成肾盂

27. 关于肾的描述，错误的是（　　）
A. 每个肾有 7～8 个肾小盏
B. 肾大盏数量少于肾小盏
C. 每 2～3 个肾小盏合成 1 个肾大盏
D. 每个肾有 2～3 个肾大盏
E. 肾大盏汇合形成输尿管

28. 结石的好发部位是（　　）
A. 尿道　B. 膀胱　C. 输尿管
D. 肾小盏　E. 输精管

29. 结石的好发部位是（　　）
A. 尿道　B. 膀胱　C. 输尿管
D. 输精管　E. 肾大盏

30. 结石的好发部位是（　　）
A. 尿道　B. 膀胱　C. 肾盂
D. 输尿管　E. 输精管

31. 肾上端邻接的结构是（　　）
A. 肝　B. 胆囊　C. 胰
D. 脾　E. 肾上腺

32. 肾上部手术时，应避免损伤的结构是（　　）
A. 尿道　B. 膀胱　C. 输尿管
D. 肺　E. 心

33. 肺下部手术时，应避免损伤的结构是（　　）
A. 尿道　B. 膀胱　C. 输尿管
D. 肾　E. 前列腺

34. 肾表面自内向外包有的 3 层被膜分别是（　　）
A. 纤维囊、肾筋膜和脂肪囊
B. 纤维囊、脂肪囊和肾筋膜
C. 肾筋膜、脂肪囊和纤维囊
D. 肾筋膜、纤维囊和脂肪囊
E. 脂肪囊、肾筋膜和纤维囊

35. 贴于肾实质表面，由致密结缔组织构成，正常易于剥离的结构是（　　）
A. 纤维囊　B. 脂肪囊　C. 肾筋膜
D. 肾小盏　E. 肾大盏

36. 肾绞痛肾囊封闭时，将麻醉药注入的部位是（　　）
A. 纤维囊　B. 脂肪囊　C. 肾筋膜
D. 肾小盏　E. 肾大盏

37. 在脂肪囊外面，分前后两层包被肾和肾上腺的结构是（　　）
A. 纤维囊　B. 脂肪囊　C. 肾筋膜
D. 肾小盏　E. 肾大盏

38. 肾动脉起自（　　）
A. 腹腔干　B. 肠系膜上动脉
C. 肠系膜下动脉　D. 腹主动脉
E. 胸主动脉

39. 每一条肾段动脉及其所属的肾组织构成一个（　　）
A. 肾柱　B. 肾段　C. 肾小盏
D. 肾大盏　E. 肾盂

40. 每个肾可分为（　　）个肾段
A. 3　B. 4　C. 5　D. 6　E. 7

41. 既是肾营养性血管，也是肾功能性血管的是（　　）
A. 腹腔干　B. 肠系膜上血管
C. 肠系膜下血管　D. 肾血管
E. 脾血管

42. 关于肾的描述，错误的是（　　）
A. 肾动脉起自胸主动脉，一般分为前、后两支
B. 前支较粗，通常发出上段、上前段、下前段和下段动脉
C. 后支较细，一般直接延为后段动脉
D. 每一条肾段动脉及其所属的肾组织构成一个肾段
E. 每个肾分为 5 个段，与各肾段动脉名称一致

43. 关于肾的描述，错误的是（　　）
A. 肾动脉起自腹主动脉，一般分为前、后两支
B. 前支较粗，通常发出上段、上前段、下前段和下段动脉
C. 后支较细，一般直接延为后段动脉
D. 每一条肾段动脉及其所属的肾组织构成一个肾段
E. 每个肾分为 8 个段，与各肾段动脉名称一致

44. 一般认为，属于输尿管道肾外部分的结构是（　　）
A. 乳头孔　B. 肾小盏
C. 肾大盏　D. 肾盂

E. 输尿管

45. 一般认为，属于输尿管道肾外部分的结构是（　　）

A. 膀胱　B. 乳头孔　C. 肾小盏
D. 肾大盏　E. 肾盂

46. 一般认为，属于输尿管道肾外部分的结构是（　　）

A. 乳头孔　B. 尿道　C. 肾小盏
D. 肾大盏　E. 肾盂

47. 男性输尿管经（　　）后下方至膀胱底

A. 睾丸　B. 附睾　C. 输精管
D. 射精管　E. 尿道

48. 女性输尿管在子宫颈外侧约2cm处经（　　）后下方至膀胱底

A. 臀上动脉　B. 臀下动脉　C. 子宫动脉
D. 闭孔动脉　E. 直肠上动脉

49. 输尿管结石容易滞留的部位是（　　）

A. 肾乳头　B. 肾小盏　C. 肾大盏
D. 肾盂　E. 肾盂输尿管移行处

50. 输尿管结石容易滞留的部位是（　　）

A. 肾乳头　B. 与髂血管交叉处
C. 肾小盏　D. 肾大盏
E. 肾盂

51. 输尿管结石容易滞留的部位是（　　）

A. 肾乳头　B. 肾小盏　C. 肾大盏
D. 膀胱壁内部　E. 肾盂

52. 囊状肌性储尿的中空性器官是（　　）

A. 肾　B. 输尿管　C. 膀胱
D. 尿道　E. 前列腺

53. 关于膀胱的描述，错误的是（　　）

A. 是泌尿器官
B. 充盈时呈卵圆形，空虚时近似三棱锥体形
C. 分为膀胱尖、膀胱体、膀胱底和膀胱颈4部
D. 膀胱尖朝向前上
E. 膀胱底朝向后下，呈三角形

54. 关于膀胱的描述，错误的是（　　）

A. 是储尿器官
B. 充盈时近似三棱锥体形，空虚时呈卵圆形
C. 分为膀胱尖、膀胱体、膀胱底和膀胱颈4部
D. 膀胱尖朝向前上
E. 膀胱底朝向后下，呈三角形

55. 关于膀胱的描述，错误的是（　　）

A. 是储尿器官
B. 充盈时呈卵圆形，空虚时近似三棱锥体形
C. 分为膀胱尖、膀胱体、膀胱底和膀胱颈4部
D. 膀胱尖朝向前上
E. 膀胱底朝向后下，呈四边形

56. 以下膀胱结构中，朝向前上方的是（　　）

A. 膀胱尖　B. 膀胱体　C. 膀胱底
D. 膀胱颈　E. 膀胱三角

57. 以下膀胱结构中，朝向后下方，呈三角形的是（　　）

A. 膀胱尖　B. 膀胱体　C. 膀胱底
D. 膀胱颈　E. 膀胱三角

58. 以下膀胱结构中，位于膀胱尖与膀胱底之间的是（　　）

A. 膀胱尖　B. 膀胱体　C. 膀胱底
D. 膀胱颈　E. 膀胱三角

59. 以下膀胱结构中，最下部靠近尿道内口变细的部分是（　　）

A. 膀胱尖　B. 膀胱体　C. 膀胱底
D. 膀胱颈　E. 膀胱三角

60. 在男性，膀胱颈毗邻的结构是（　　）

A. 前列腺尖　B. 前列腺体　C. 前列腺底
D. 前列腺沟　E. 尿生殖膈

61. 在女性，膀胱颈毗邻的结构是（　　）

A. 前列腺尖　B. 前列腺体　C. 前列腺底
D. 前列腺沟　E. 尿生殖膈

62. 炎症、肿瘤和结核的好发部位是（　　）

A. 膀胱尖　B. 膀胱体　C. 膀胱底
D. 膀胱颈　E. 膀胱三角

63. 膀胱镜检查时，寻找输尿管口的标志是（　　）

A. 膀胱三角　B. 左输尿管口
C. 右输尿管口　D. 输尿管间襞
E. 尿道内口

64. 关于膀胱三角的描述，错误的是（　　）

A. 位于膀胱体内面
B. 由尿道内口和左、右输尿管口围成
C. 是一个三角形区域
D. 黏膜与肌层紧密连接，始终光滑无皱襞
E. 是炎症、肿瘤和结核的好发部位

65. 关于膀胱三角的描述，错误的是（　　）

A. 位于膀胱底内面
B. 由尿道外口和左、右输尿管口围成
C. 是一个三角形区域
D. 黏膜与肌层紧密连接，始终光滑无皱襞
E. 是炎症、肿瘤和结核的好发部位

66. 关于膀胱三角的描述，错误的是（　　）

A. 位于膀胱底内面
B. 由尿道内口和左、右输精管口围成
C. 是一个三角形区域
D. 黏膜与肌层紧密连接，始终光滑无皱襞
E. 是炎症、肿瘤和结核的好发部位

67. 膀胱前方毗邻的结构是（　　）
A. 精囊腺　　B. 输精管壶腹
C. 直肠　　D. 耻骨联合
E. 子宫
68. 在男性，膀胱后方毗邻的结构是（　　）
A. 子宫　　B. 阴道　　C. 耻骨联合
D. 骶骨和尾骨　　E. 精囊腺
69. 在男性，膀胱后方毗邻的结构是（　　）
A. 子宫　　B. 阴道　　C. 耻骨联合
D. 输精管壶腹　　E. 骶骨和尾骨
70. 在男性，膀胱后方毗邻的结构是（　　）
A. 子宫　　B. 阴道　　C. 直肠
D. 耻骨联合　　E. 骶骨和尾骨
71. 在女性，膀胱后方毗邻的结构是（　　）
A. 精囊腺　　B. 输精管壶腹
C. 直肠　　D. 子宫
E. 骶骨和尾骨
72. 在女性，膀胱后方毗邻的结构是（　　）
A. 精囊腺　　B. 输精管壶腹
C. 阴道　　D. 直肠
E. 骶骨和尾骨
73. 关于膀胱壁的描述，错误的是（　　）
A. 膀胱壁由内向外，一般分为黏膜、肌层和外膜
B. 黏膜充盈时形成网状皱襞（除外膀胱三角）
C. 肌层为平滑肌，内层和外层多为纵形、中层主要为环形
D. 整个膀胱肌层构成膀胱逼尿肌
E. 在尿道内口处，中层环形肌增厚形成膀胱括约肌
74. 关于膀胱壁的描述，错误的是（　　）
A. 膀胱壁由内向外，一般分为黏膜、肌层和外膜
B. 黏膜空虚时形成网状皱襞（除外膀胱三角）
C. 肌层为骨骼肌，内层和外层多为纵形、中层主要为环形
D. 整个膀胱肌层构成膀胱逼尿肌
E. 在尿道内口处，中层环形肌增厚形成膀胱括约肌
75. 关于膀胱壁的描述，错误的是（　　）
A. 膀胱壁由内向外，一般分为黏膜、肌层和外膜
B. 黏膜空虚时形成网状皱襞（除外膀胱三角）
C. 肌层为平滑肌，内层和外层多为纵形、中层主要为环形
D. 整个膀胱肌层构成膀胱括约肌
E. 在尿道内口处，中层环形肌增厚形成膀胱括约肌
76. 关于膀胱壁的描述，错误的是（　　）
A. 膀胱壁由内向外，一般分为黏膜、肌层和外膜
B. 黏膜空虚时形成网状皱襞（除外膀胱三角）
C. 肌层为平滑肌，内层和外层多为纵形、中层主要为环形
D. 整个膀胱肌层构成膀胱逼尿肌
E. 在尿道内口处，中层环形肌增厚形成膀胱逼尿肌
77. 关于女性尿道的描述，错误的是（　　）
A. 仅具有排尿功能
B. 与男性的相比，具有宽、长、直 3 个特点
C. 始于尿道内口
D. 下行穿尿生殖膈，以尿道外口开口于阴道前庭
E. 在穿尿生殖膈处有尿道阴道括约肌环绕，该肌属于骨骼肌
78. 关于女性尿道的描述，错误的是（　　）
A. 仅具有排尿功能
B. 与男性的相比，具有宽、短、直 3 个特点
C. 始于输尿管口
D. 下行穿尿生殖膈，以尿道外口开口于阴道前庭
E. 在穿尿生殖膈处有尿道阴道括约肌环绕，该肌属于骨骼肌
79. 关于女性尿道的描述，错误的是（　　）
A. 仅具有排尿功能
B. 与男性的相比，具有宽、短、直 3 个特点
C. 始于尿道内口
D. 下行穿尿生殖膈，以尿道外口开口于阴道前庭后部
E. 在穿尿生殖膈处有尿道阴道括约肌环绕，该肌属于骨骼肌
80. 关于女性尿道的描述，错误的是（　　）
A. 仅具有排尿功能
B. 与男性的相比，具有宽、短、直 3 个特点
C. 始于尿道内口
D. 下行穿尿生殖膈，以尿道外口开口于阴道前庭
E. 在穿尿生殖膈处有尿道阴道括约肌环绕，该肌属于平滑肌
81. 关于女性尿道的描述，错误的是（　　）
A. 黏膜层有许多小的尿道腺
B. 下端的尿道腺较大称尿道旁腺，开口于尿道外口附近
C. 尿道旁腺发炎时，可形成囊肿，压迫尿道
D. 宽、短、直，尿道外口靠近阴道口等特点决定女性容易发生逆行感染
E. 女性尿道炎、膀胱炎和肾炎的发病率一般要低于男性

二、B1型题（标准配伍题）

（1～5题共用备选答案）
A. 肾　B. 膀胱　C. 肺
D. 肝　E. 胰
1. 产生尿液的器官是（　　）
2. 气体交换的器官是（　　）
3. 储存尿液的器官是（　　）
4. 与糖尿病关系密切的器官是（　　）
5. 具有代谢、解毒、转化等功能的器官是（　　）
（6～9题共用备选答案）
A. 肾蒂　B. 肾窦　C. 肾段
D. 肾柱　E. 肾盂
6. 肾大盏汇合形成的结构是（　　）
7. 肾门向肾内凹陷形成的较大腔隙称为（　　）
8. 部分肾皮质呈柱状深入到肾髓质内称为（　　）
9. 进出肾门的结构被结缔组织包绕后称为（　　）
（10～12题共用备选答案）
A. 输尿管　B. 输精管　C. 肾小盏
D. 肾大盏　E. 肾锥体
10. 肾形成的尿液经乳头孔流入的部位是（　　）
11. 肾髓质是由15～20个圆锥形的（　　）构成
12. 肾盂出肾门后弯向下方，逐渐变细移行为（　　）
（13～15题共用备选答案）
A. 纤维囊　B. 脂肪囊　C. 肾筋膜
D. 膀胱三角　E. 输尿管间襞
13. 肾绞痛肾囊封闭时，将麻醉药注入的部位是（　　）
14. 炎症、肿瘤和结核的好发部位是（　　）
15. 膀胱镜检查时，寻找输尿管口的标志是（　　）

三、X型题（多项选择题）

1. 参与组成泌尿系统的结构是（　　）
A. 肾　B. 睾丸　C. 输尿管
D. 膀胱　E. 尿道
2. 进出肾门的结构主要有（　　）
A. 肾盂　B. 输尿管　C. 肾动脉
D. 肾静脉　E. 输精管
3. 肾蒂内主要有（　　）
A. 肾盂　B. 肾动脉　C. 肾静脉
D. 输尿管　E. 射精管
4. 关于肾的描述，正确的是（　　）
A. 内侧缘中部凹陷称为肾门
B. 进出肾门的结构主要有肾动脉、肾静脉和肾盂
C. 进出肾门的结构主要有肾动脉、肾静脉和输尿管
D. 进出肾门的结构被结缔组织包绕后称为肾蒂
E. 进出肾门的结构被结缔组织包绕后称为肾窦
5. 关于肾的描述，正确的是（　　）
A. 肾门向肾内凹陷形成的较大腔隙称肾窦
B. 肾窦内主要有肾血管、肾小盏、肾大盏、肾盂和输尿管
C. 肾窦内主要有肾血管、肾小盏、肾大盏、肾盂和脂肪组织
D. 肾蒂主要结构的排列，由前向后依次为肾静脉、肾动脉和肾盂
E. 肾蒂主要结构的排列，由上向下依次为肾动脉、肾静脉和肾盂
6. 位于肾窦内的结构有（　　）
A. 肾盂　B. 肾大盏　C. 肾小盏
D. 肾上腺　E. 肾血管
7. 肾的构造包括（　　）
A. 肾门　B. 肾蒂　C. 肾窦
D. 肾皮质　E. 肾髓质
8. 属于肾髓质的结构有（　　）
A. 肾柱　B. 肾锥体　C. 肾乳头
D. 肾小盏　E. 肾大盏
9. 肾结石的好发部位是（　　）
A. 肾门　B. 肾窦　C. 肾盂
D. 肾大盏　E. 肾小盏
10. 肾叩诊、穿刺或手术的常用部位是（　　）
A. 肾区　B. 肋脊角　C. 脊肋角
D. 腰上三角　E. 腰下三角
11. 肾的被膜包括（　　）
A. 膈胸膜　B. 纤维囊　C. 脂肪囊
D. 肾筋膜　E. 胸腰筋膜
12. 输尿管的生理性狭窄位于（　　）
A. 腹部　B. 盆部
C. 膀胱壁内部　D. 与髂血管交叉处
E. 肾盂与输尿管移行处
13. 参与围成膀胱三角的结构是（　　）
A. 尿道内口　B. 尿道外口
C. 左输尿管口　D. 右输尿管口
E. 输卵管子宫口
14. 男性膀胱后方毗邻的结构是（　　）
A. 子宫　B. 阴道　C. 直肠
D. 精囊腺　E. 输精管壶腹
15. 女性膀胱后方毗邻的结构是（　　）
A. 子宫　B. 阴道　C. 直肠
D. 精囊腺　E. 输精管壶腹
16. 关于尿道的描述，正确的是（　　）

A. 尿道为膀胱通向体外的管道
B. 女性尿道仅具有排尿功能
C. 男性尿道兼有排尿和排精功能
D. 女性尿道具有宽、长、直的特点
E. 女性尿道具有宽、短、直的特点

四、A2 型题（病例摘要型最佳选择题）

1. 患者，男性，65 岁。因血尿、左侧腰部疼痛、体重下降和发热等症状入院诊疗。医生查体发现有腹部肿块；B 超和 CT 均显示左肾占位，边缘毛糙。初步诊断：肾癌。肾癌早期可考虑肾段切除。定义肾段的基础是（　　）
A. 肾动脉　　B. 肾静脉　　C. 肾盂
D. 肾大盏　　E. 肾小盏
2. 患者，女性，21 岁。颜面水肿 14 天，因血尿、进行性少尿 3 天入院。肾区有轻微叩击痛。辅助检查显示：尿蛋白（++++），潜血（++），余正常；血常规正常。诊断为急性肾小球肾炎合并肾功能不全。尿中血细胞和蛋白尿排出体外要流经肾蒂内的肾盂，肾蒂内结构排列关系正确的是（　　）
A. 自上而下依次是肾静脉、肾动脉和肾盂
B. 自上而下依次是肾动脉、肾盂和肾静脉
C. 自前向后依次是肾静脉、肾动脉和肾盂
D. 自前向后依次是肾动脉、肾静脉和肾盂
E. 自前向后依次是肾静脉、肾盂和肾动脉
3. 患者，男性，30 岁。在工地干活时不慎被车上滑下的木杆撞到右侧腰部而急诊入院。患者疼痛剧烈、休克、恶心、神志一度不清急诊入院。右侧腰部大片皮下瘀斑，局部肿胀，肾区触痛明显，膀胱区叩诊实音，尿道口有血迹。诊断为急性肾损伤。肾区指的是（　　）
A. 竖脊肌内侧缘与第 12 肋的夹角
B. 竖脊肌外侧缘与第 12 肋的夹角
C. 腰方肌外侧缘与第 12 肋的夹角
D. 腰大肌外侧缘与第 12 肋的夹角
E. 腰大肌内侧缘与第 12 肋的夹角
4. 患者，男性，44 岁。下腹部剧痛，随即出现恶心、呕吐和便意，但呕吐和排便后无明显缓解，疼痛逐步蔓延至会阴和外生殖器，并伴有腰部钝痛无力感。入院行腹部超声检查，诊断为左输尿管结石，结石嵌顿在输尿管第二狭窄。输尿管第二狭窄位于（　　）
A. 与肾盂相互移行处
B. 斜穿膀胱壁处
C. 跨越髂血管处
D. 生殖腺动脉跨越处
E. 膀胱底后面
5. 患者，男性，35 岁。近来出现尿频、尿急、尿痛，排尿时尿道烧灼感，伴间歇性血尿入院。行尿脱落细胞、X 线造影和膀胱镜等检查后，诊断为膀胱癌。膀胱癌的好发部位是（　　）
A. 膀胱尖　　B. 膀胱体
C. 膀胱底　　D. 膀胱颈
E. 膀胱三角
6. 患者，女性，50 岁。近日排便皆有出血，且感觉肛周坠胀，入院就医。医生为患者进行直肠镜检查时，应注意直肠的弯曲，其弯曲方向为（　　）
A. 骶曲凸向前，会阴曲凸向前
B. 骶曲凸向后，会阴曲凸向后
C. 骶曲凸向前，会阴曲凸向后
D. 骶曲凸向后，会阴曲凸向前
E. 以上都不对

五、名词解释

1. 肾门（renal hilum）
2. 肾蒂（renal pedicle）
3. 肾窦（renal sinus）
4. 肋脊角（ccstovertebra angle）
5. 肾段（renal segment）
6. 膀胱三角（trigone of bladder）

六、问答题

1. 描述肾的构造。
2. 描述膀胱的形态结构。

第八章　生 殖 系 统

一、A1 型题（单句型最佳选择题）

1. 男性生殖腺是（　　）
A. 睾丸　　B. 卵巢　　C. 附睾
D. 前列腺　　E. 阴茎

2. 女性生殖腺是（　　）
A. 附睾　　B. 睾丸　　C. 卵巢
D. 前庭大腺　　E. 子宫

3. 睾丸门位于（　　）
A. 睾丸后缘下部　　B. 睾丸后缘中上部
C. 睾丸前缘下部　　D. 睾丸前缘中上部
E. 睾丸上端

4. 睾丸表面除后缘外，包有的一层浆膜是(　　)
A. 白膜　　B. 睾丸纵隔　　C. 睾丸小隔
D. 睾丸小叶　　E. 睾丸鞘膜脏层

5. 睾丸鞘膜脏层深面包被整个睾丸的一层致密纤维膜是（　　）
A. 白膜　　B. 睾丸纵隔　　C. 睾丸小隔
D. 睾丸小叶　　E. 睾丸鞘膜脏层

6. 睾丸后缘白膜增厚并突入睾丸内形成的结构是（　　）
A. 睾丸网　　B. 睾丸纵隔　　C. 睾丸小隔
D. 睾丸小叶　　E. 附睾头

7. 睾丸纵隔向睾丸实质内放射状发出的许多片状结构是（　　）
A. 白膜　　B. 睾丸网　　C. 睾丸小隔
D. 睾丸小叶　　E. 睾丸鞘膜脏层

8. 睾丸实质被睾丸小隔分隔成许多锥体形的结构是（　　）
A. 睾丸网　　B. 生精小管　　C. 附睾头
D. 睾丸小叶　　E. 精直小管

9. 睾丸小叶内含有的迂回盘曲结构是（　　）
A. 生精小管　　B. 精直小管　　C. 睾丸网
D. 睾丸输出小管　　E. 附睾头

10. 生精小管在睾丸小叶尖部汇合成的结构是（　　）
A. 睾丸小隔　　B. 精直小管　　C. 睾丸网
D. 睾丸输出小管　　E. 附睾头

11. 精直小管进入睾丸纵隔内互相吻合形成的结构是（　　）
A. 睾丸小隔　　B. 生精小管　　C. 睾丸网
D. 睾丸输出小管　　E. 附睾头

12. 从睾丸网发出的 12～15 条结构是（　　）
A. 睾丸小隔　　B. 生精小管　　C. 精直小管
D. 睾丸输出小管　　E. 附睾头

13. 睾丸输出小管汇合形成的结构是（　　）
A. 附睾头　　B. 附睾尾　　C. 睾丸小隔
D. 生精小管　　E. 精直小管

14. 睾丸结构和功能的基本单位是（　　）
A. 生精小管　　B. 精直小管　　C. 睾丸小叶
D. 睾丸小隔　　E. 睾丸纵隔

15. 能产生精子的结构是（　　）
A. 生精小管　　B. 精直小管
C. 睾丸小叶　　D. 睾丸小隔
E. 睾丸纵隔

16. 睾丸产生的精子储存于（　　）
A. 附睾　　B. 输精管　　C. 前列腺
D. 精囊　　E. 尿道球腺

17. 以下属于输精管道的是（　　）
A. 睾丸　　B. 附睾　　C. 前列腺
D. 精囊　　E. 尿道球腺

18. 以下属于输精管道的是（　　）
A. 输卵管　　B. 输精管　　C. 前列腺
D. 精囊　　E. 尿道球腺

19. 以下属于输精管道的是（　　）
A. 输卵管　　B. 前列腺　　C. 射精管
D. 精囊　　E. 尿道球腺

20. 以下属于输精管道的是（　　）
A. 输卵管　　B. 前列腺　　C. 阴道
D. 尿道　　E. 精囊

21. 附于睾丸上端及后外侧缘，由一条盘曲的管道组成的结构是（　　）
A. 附睾　　B. 输精管　　C. 射精管
D. 尿道　　E. 生精小管

22. 附睾尾向后上折转移行为（　　）
A. 精直小管　　B. 输精管　　C. 射精管
D. 尿道　　E. 生精小管

23. 关于输精管的描述，错误的是（　　）
A. 是附睾管（附睾尾）的直接延续
B. 睾丸部，最长；盆部，最短
C. 精索部位置表浅，是输精管结扎的常用部位
D. 末端膨大为输精管壶腹
E. 输精管壶腹末端变细，与精囊的排泄管汇合形成射精管

24. 关于输精管的描述，错误的是（　　）
A. 是附睾管（附睾尾）的直接延续
B. 睾丸部，最短；盆部，最长

C. 腹股沟部位置表浅，是输精管结扎的常用部位
D. 末端膨大为输精管壶腹
E. 输精管壶腹末端变细，与精囊的排泄管汇合形成射精管

25. 关于输精管的描述，错误的是（ ）
A. 是附睾管（附睾尾）的直接延续
B. 睾丸部，最短；盆部，最长
C. 精索部位置表浅，是输精管结扎的常用部位
D. 末端膨大为输精管壶腹
E. 输精管壶腹末端变细，与精囊的排泄管汇合形成尿道

26. 输精管壶腹末端变细，与精囊的排泄管汇合形成的是（ ）
A. 附睾 B. 输精管 C. 射精管
D. 尿道 E. 生精小管

27. 射精管开口于（ ）
A. 膀胱 B. 尿道前列腺部
C. 尿道膜部 D. 尿道海绵体部
E. 尿道球部

28. 以下结构中，兼有排尿和排精功能的是（ ）
A. 附睾 B. 输精管 C. 射精管
D. 男性尿道 E. 精直小管

29. 以下结构中，属于男性附属性腺的是（ ）
A. 睾丸 B. 附睾 C. 前庭大腺
D. 输精管壶腹 E. 前列腺

30. 以下结构中，属于男性附属性腺的是（ ）
A. 睾丸 B. 附睾 C. 精囊
D. 前庭大腺 E. 输精管壶腹

31. 以下结构中，属于男性附属性腺的是（ ）
A. 睾丸 B. 附睾 C. 前庭大腺
D. 尿道球腺 E. 输精管壶腹

32. 男性生殖系统最常见的肿瘤好发于（ ）
A. 睾丸 B. 附睾 C. 前列腺
D. 精囊 E. 尿道球腺

33. 前列腺呈栗子形，上端宽大称为（ ）
A. 前列腺尖 B. 前列腺体 C. 前列腺底
D. 前列腺沟 E. 尿道球腺

34. 与膀胱颈相接，有尿道穿入的部位是（ ）
A. 前列腺尖 B. 前列腺体 C. 前列腺底
D. 前列腺沟 E. 尿道球腺

35. 前列腺呈栗子形，下端尖细称为（ ）
A. 前列腺尖 B. 前列腺体 C. 前列腺底
D. 前列腺沟 E. 尿道球腺

36. 与尿生殖膈相邻，有尿道穿出的部位是（ ）
A. 前列腺尖 B. 前列腺体 C. 前列腺底
D. 前列腺沟 E. 尿道球腺

37. 前列腺后面平坦，正中的纵形浅沟称为（ ）
A. 前列腺尖 B. 前列腺体 C. 前列腺底
D. 前列腺沟 E. 尿道球腺

38. 前列腺增生或肥大引起排尿困难，是因为压迫了（ ）
A. 射精管 B. 尿道前列腺部
C. 尿道膜部 D. 尿道海绵体部
E. 尿道球部

39. 前列腺增生或肥大引起性功能障碍，主要是因为压迫了（ ）
A. 射精管 B. 尿道前列腺部
C. 尿道膜部 D. 尿道海绵体部
E. 尿道球部

40. 椭圆形囊状腺体，位于膀胱底后方及输精管壶腹下外侧的结构是（ ）
A. 睾丸 B. 附睾 C. 前列腺
D. 精囊 E. 尿道球腺

41.（ ）的排泄管与输精管壶腹末端汇合形成射精管
A. 睾丸 B. 附睾 C. 前列腺
D. 精囊 E. 尿道球腺

42. 豌豆样小腺体，深埋于尿生殖膈内的结构是（ ）
A. 附睾 B. 睾丸 C. 前列腺
D. 精囊 E. 尿道球腺

43. 排泄管开口于尿道球部的结构是（ ）
A. 附睾 B. 睾丸 C. 前列腺
D. 精囊 E. 尿道球腺

44. 以下结构中，属于男性外生殖器的是（ ）
A. 睾丸 B. 附睾 C. 阴囊
D. 输精管 E. 射精管

45. 以下结构中，属于男性外生殖器的是（ ）
A. 睾丸 B. 附睾 C. 阴茎
D. 输精管 E. 射精管

46. 阴囊的浅筋膜称为（ ）
A. 肉膜 B. 精索外筋膜
C. 提睾肌 D. 精索内筋膜
E. 睾丸鞘膜壁层

47. 将阴囊分为左、右两部的结构是（ ）
A. 肉膜 B. 阴囊中隔
C. 精索外筋膜 D. 提睾肌
E. 精索内筋膜

48. 位于阴囊内的结构是（ ）
A. 卵巢 B. 睾丸 C. 前列腺

D. 精囊　　　　E. 尿道球腺

49. 位于阴囊内的结构是（　　）

A. 附睾　　　　B. 输精管　　C. 前列腺

D. 精囊　　　　E. 尿道球腺

50. 睾丸和精索的被膜由外向内依次为（　　）

A. 皮肤、肉膜，精索外筋膜、精索内筋膜、睾丸鞘膜壁层、提睾肌、睾丸鞘膜腔、睾丸鞘膜脏层，睾丸白膜

B. 皮肤、肉膜，精索外筋膜、精索内筋膜、提睾肌、睾丸鞘膜壁层、睾丸鞘膜腔、睾丸鞘膜脏层，睾丸白膜

C. 皮肤、肉膜，精索外筋膜、提睾肌、精索内筋膜、睾丸鞘膜壁层、睾丸鞘膜腔、睾丸鞘膜脏层，睾丸白膜

D. 皮肤、肉膜，提睾肌、精索外筋膜、精索内筋膜、睾丸鞘膜壁层、睾丸鞘膜腔、睾丸鞘膜脏层，睾丸白膜

E. 皮肤、肉膜，提睾肌、精索内筋膜、精索外筋膜、睾丸鞘膜壁层、睾丸鞘膜腔、睾丸鞘膜脏层，睾丸白膜

51. 来自腹外斜肌腱膜的结构是（　　）

A. 精索外筋膜　　　B. 提睾肌

C. 精索内筋膜　　　D. 睾丸鞘膜壁层

E. 睾丸鞘膜脏层

52. 来自腹内斜肌和腹横肌的结构是（　　）

A. 精索外筋膜　　　B. 提睾肌

C. 精索内筋膜　　　D. 睾丸鞘膜壁层

E. 睾丸鞘膜脏层

53. 来自腹横筋膜的结构是（　　）

A. 精索外筋膜　　　B. 提睾肌

C. 精索内筋膜　　　D. 睾丸鞘膜壁层

E. 睾丸鞘膜脏层

54. 睾丸鞘膜来自（　　）

A. 胸膜　　　　B. 腹膜　　C. 精索外筋膜

D. 提睾肌　　　E. 精索内筋膜

55. 睾丸鞘膜腔相当于（　　）

A. 胸腔　　　　B. 腹腔　　C. 心包腔

D. 胸膜腔　　　E. 腹膜腔

56. 固定于耻骨弓及尿生殖膈下面的结构是（　　）

A. 阴茎头　　　B. 阴茎颈　　C. 阴茎体

D. 阴茎根　　　E. 尿道外口

57. 阴茎中部呈圆柱状的是（　　）

A. 阴茎头　　　B. 阴茎颈　　C. 阴茎体

D. 阴茎根　　　E. 尿道外口

58. 阴茎前部膨大为（　　）

A. 阴茎头　　　B. 阴茎颈　　C. 阴茎体

D. 阴茎根　　　E. 尿道外口

59. 阴茎头后狭细的部分为（　　）

A. 尿道球　　　B. 阴茎颈　　C. 阴茎体

D. 阴茎根　　　E. 尿道外口

60. 阴茎头上矢状位的裂口称为（　　）

A. 尿道球　　　B. 尿道球腺　C. 输尿管口

D. 尿道内口　　E. 尿道外口

61. 位于阴茎背侧，左右并列构成阴茎主体的是（　　）

A. 阴茎海绵体　　　B. 尿道海绵体

C. 阴茎头　　　　　D. 尿道球

E. 尿道球部

62. 左、右阴茎海绵体后端分离，附着于耻骨弓称为（　　）

A. 阴茎头　　　B. 阴茎脚　　C. 尿道球

D. 尿道球部　　E. 海绵体白膜

63. 位于阴茎海绵体腹侧，有尿道贯穿其全长的结构是（　　）

A. 阴茎脚　　　　　B. 尿道海绵体

C. 阴茎头　　　　　D. 尿道球

E. 尿道球部

64. 阴茎海绵体前端膨大部分称为（　　）

A. 阴茎脚　　　　　B. 尿道海绵体

C. 阴茎头　　　　　D. 尿道球

E. 尿道球部

65. 阴茎海绵体后端膨大部分称为（　　）

A. 阴茎脚　　　　　B. 尿道海绵体

C. 阴茎头　　　　　D. 尿道球

E. 尿道球部

66. 关于阴茎的描述，错误的是（　　）

A. 阴茎皮肤在阴茎颈处向前延伸，形成双层筒状皮肤皱褶称为阴茎包皮

B. 阴茎包皮与阴茎头之间的腔隙称为包皮腔

C. 阴茎头腹侧中线上包皮与尿道外口之间冠状位的皮肤皱襞称为包皮系带

D. 包皮系带对阴茎的勃起功能具有重要影响

E. 成人阴茎包皮仍包被阴茎头或不能翻露出阴茎头称为包皮过长或包茎

67. 关于阴茎的描述，错误的是（　　）

A. 阴茎皮肤在阴茎颈处向前延伸，形成双层筒状皮肤皱褶称为阴茎包皮

B. 阴茎包皮与阴茎头之间的腔隙称为包皮腔

C. 阴茎头腹侧中线上包皮与尿道外口之间矢状位的皮肤皱襞称为包皮系带

D. 包皮系带对阴茎的勃起功能几乎没有影响

E. 成人阴茎包皮仍包被阴茎头或不能翻露出阴茎头称为包皮过长或包茎

68. 穿前列腺，且有射精管开口的结构是（　　）
A. 前尿道　　B. 后尿道
C. 尿道前列腺部　　D. 尿道膜部
E. 尿道海绵体部

69. 穿尿生殖膈的结构是（　　）
A. 前尿道　　B. 后尿道
C. 尿道前列腺部　　D. 尿道膜部
E. 尿道海绵体部

70. 周围有尿道括约肌环绕的结构是（　　）
A. 前尿道　　B. 后尿道
C. 尿道前列腺部　　D. 尿道膜部
E. 尿道海绵体部

71. 尿道穿过尿道海绵体的部分是（　　）
A. 前尿道　　B. 后尿道
C. 尿道前列腺部　　D. 尿道膜部
E. 尿道海绵体部

72. 临床上，将前列腺部和膜部合称为（　　）
A. 前尿道　　B. 后尿道
C. 尿道海绵体部　　D. 尿道球部
E. 尿道舟状窝

73. 临床上，将尿道海绵体部称为（　　）
A. 前尿道　　B. 后尿道
C. 尿道球　　D. 尿道球部
E. 尿道舟状窝

74. 尿道海绵体部在尿道球内扩大为（　　）
A. 前尿道　　B. 后尿道
C. 尿道前列腺部　　D. 尿道球部
E. 尿道舟状窝

75. 尿道海绵体部在阴茎头内扩大为（　　）
A. 前尿道　　B. 后尿道
C. 尿道前列腺部　　D. 尿道球部
E. 尿道舟状窝

76. 尿道球腺开口于（　　）
A. 前尿道　　B. 后尿道
C. 尿道前列腺部　　D. 尿道球部
E. 尿道舟状窝

77. 关于男性尿道的描述，错误的是（　　）
A. 男性尿道全长粗细不等
B. 3 个狭窄位于尿道内口、尿道前列腺部和尿道外口
C. 3 个扩大位于尿道前列腺部、尿道球部和尿道舟状窝
D. 2 个弯曲为耻骨下弯和耻骨前弯
E. 耻骨下弯恒定；耻骨前弯可变直，如导尿时提起阴茎可使之变直

78. 关于男性尿道的描述，错误的是（　　）
A. 男性尿道全长粗细不等
B. 3 个狭窄位于尿道内口、尿道膜部和尿道外口
C. 3 个扩大位于尿道前列腺部、尿道膜部和尿道舟状窝
D. 2 个弯曲为耻骨下弯和耻骨前弯
E. 耻骨下弯恒定；耻骨前弯可变直，如导尿时提起阴茎可使之变直

79. 关于男性尿道的描述，错误的是（　　）
A. 男性尿道全长粗细不等
B. 3 个狭窄位于尿道内口、尿道膜部和尿道外口
C. 3 个扩大位于尿道前列腺部、尿道球部和尿道舟状窝
D. 2 个弯曲为耻骨下弯和耻骨前弯
E. 耻骨前弯恒定；耻骨下弯可变直，如导尿时提起阴茎可使之变直

80. 卵巢门位于（　　）
A. 卵巢上端　　B. 卵巢下端
C. 卵巢前缘中部　　D. 卵巢后缘中部
E. 卵巢后缘下部

81. 卵巢上端借助（　　）附着于髂总动脉分叉处
A. 卵巢悬韧带　　B. 卵巢固有韧带
C. 卵巢系膜　　D. 子宫阔韧带
E. 子宫圆韧带

82. 卵巢下端借助（　　）连于子宫底两侧
A. 卵巢悬韧带　　B. 卵巢固有韧带
C. 卵巢系膜　　D. 子宫阔韧带
E. 子宫圆韧带

83. 内含卵巢血管和神经的是（　　）
A. 卵巢悬韧带　　B. 卵巢固有韧带
C. 卵巢系膜　　D. 子宫阔韧带
E. 子宫圆韧带

84. 以下结构为子宫阔韧带一个部分的是（　　）
A. 卵巢悬韧带　　B. 卵巢固有韧带
C. 卵巢系膜　　D. 子宫主韧带
E. 子宫圆韧带

85. 关于卵巢的描述，错误的是（　　）
A. 卵巢主要由不同发育阶段的卵泡构成
B. 卵巢能产生卵子，卵子是男性生殖细胞
C. 卵泡成熟后，卵子排入腹膜腔，进入输卵管后等待受精
D. 卵巢主要分泌雌激素、孕激素和少量雄激素
E. 性成熟期卵巢最大

86. 关于卵巢的描述，错误的是（　　）
A. 卵巢主要由不同发育阶段的卵泡构成
B. 卵巢能产生卵子，卵子是女性生殖细胞
C. 卵泡成熟后，卵子排入腹膜腔，进入子宫后等待受精

D. 卵巢主要分泌雌激素、孕激素和少量雄激素
E. 性成熟期卵巢最大
87. 关于卵巢的描述，错误的是（　　）
A. 卵巢主要由不同发育阶段的卵泡构成
B. 卵巢能产生卵子，卵子是女性生殖细胞
C. 卵泡成熟后，卵子排入腹膜腔，进入输卵管后等待受精
D. 卵巢主要分泌雄激素、孕激素和少量雌激素
E. 性成熟期卵巢最大
88. 以下属于输卵管道的是（　　）
A. 附睾　　B. 输精管　　C. 输卵管
D. 射精管　　E. 尿道
89. 以下属于输卵管道的是（　　）
A. 附睾　　B. 输精管　　C. 射精管
D. 子宫　　E. 尿道
90. 以下属于输卵管道的是（　　）
A. 附睾　　B. 输精管　　C. 射精管
D. 尿道　　E. 阴道
91. 子宫附件指的是（　　）
A. 卵巢和睾丸　　B. 卵巢和附睾
C. 卵巢和输卵管　　D. 卵巢和阴道
E. 卵巢和膀胱
92. 输送卵子的弯曲管道是（　　）
A. 附睾　　B. 输精管　　C. 输卵管
D. 子宫　　E. 阴道
93. 关于输卵管的描述，错误的是（　　）
A. 为输送精子的弯曲管道
B. 长 10～12cm
C. 位于子宫阔韧带上缘内
D. 连于子宫底两侧
E. 可分为 4 个部分，并有 2 个开口
94. 关于输卵管的描述，错误的（　　）
A. 为输送卵子的弯曲管道
B. 长 10～12cm
C. 位于子宫圆韧带上缘内
D. 连于子宫底两侧
E. 可分为 4 个部分，并有 2 个开口
95. 关于输卵管的描述，错误的（　　）
A. 为输送卵子的弯曲管道
B. 长 10～12cm
C. 位于子宫阔韧带上缘内
D. 连于子宫颈两侧
E. 可分为 4 个部分，并有 2 个开口
96. 关于输卵管的描述，错误的（　　）
A. 为输送卵子的弯曲管道
B. 长 10～12cm
C. 位于子宫阔韧带上缘内
D. 连于子宫底两侧
E. 分为 3 个部分，并有 2 个开口
97. 从外向内，输卵管可分为（　　）4 个部分
A. 输卵管漏斗、输卵管峡、输卵管壶腹和输卵管子宫部
B. 输卵管漏斗、输卵管壶腹、输卵管子宫部和输卵管峡
C. 输卵管漏斗、输卵管壶腹、输卵管峡和输卵管子宫部
D. 输卵管壶腹、输卵管漏斗、输卵管峡和输卵管子宫部
E. 输卵管壶腹、输卵管漏斗、输卵管子宫部和输卵管峡
98. 输卵管外侧端呈漏斗状扩大的部分是(　　)
A. 输卵管漏斗　　B. 输卵管壶腹
C. 输卵管峡　　D. 输卵管子宫部
E. 输卵管腹腔口
99. 输卵管漏斗的漏斗口称为（　　）
A. 输卵管壶腹　　B. 输卵管峡
C. 输卵管子宫部　　D. 输卵管腹腔口
E. 输卵管子宫口
100. 输卵管腹腔口周缘有摄取卵子作用的指状突起，称为（　　）
A. 输卵管壶腹　　B. 输卵管峡
C. 输卵管子宫部　　D. 输卵管伞
E. 输卵管子宫口
101. 以下能摄取卵子的部位是（　　）
A. 输卵管壶腹　　B. 输卵管伞
C. 输卵管子宫部　　D. 输卵管峡
E. 输卵管子宫口
102. 约占输卵管全长 2/3 以上的结构是（　　）
A. 输卵管漏斗　　B. 输卵管壶腹
C. 输卵管峡　　D. 输卵管子宫部
E. 输卵管伞
103. 通常的受精部位是（　　）
A. 输卵管漏斗　　B. 输卵管壶腹
C. 输卵管峡　　D. 输卵管子宫部
E. 输卵管伞
104. 异位妊娠最常见的部位是（　　）
A. 输卵管漏斗　　B. 输卵管壶腹
C. 输卵管峡　　D. 输卵管子宫部
E. 输卵管伞
105. 位于输卵管内侧，接近子宫细而直的一段结构是（　　）
A. 输卵管漏斗　　B. 输卵管壶腹
C. 输卵管峡　　D. 输卵管子宫部
E. 输卵管伞

106. 输卵管结扎的常用部位是（　　）
A. 输卵管漏斗　B. 输卵管壶腹
C. 输卵管峡　D. 输卵管子宫部
E. 输卵管伞

107. 贯穿子宫壁的一段结构是（　　）
A. 输卵管漏斗　B. 输卵管壶腹
C. 输卵管峡　D. 输卵管子宫部
E. 输卵管伞

108. 输卵管子宫部以（　　）开口于子宫腔
A. 输卵管漏斗　B. 输卵管伞
C. 输卵管壶腹　D. 输卵管子宫口
E. 输卵管腹腔口

109. 壁厚腔狭，孕育胎儿的器官是（　　）
A. 卵巢　B. 输卵管　C. 子宫
D. 阴道　E. 附睾

110. 两侧输卵管子宫口连线以上的圆凸部分是（　　）
A. 子宫底　B. 子宫体　C. 子宫颈
D. 子宫峡　E. 子宫附件

111. 子宫底向下移行为（　　）
A. 子宫体　B. 子宫颈
C. 子宫峡　D. 子宫颈阴道上部
E. 子宫颈阴道部

112. 子宫体向下移行为圆柱状的结构是（　　）
A. 子宫底　B. 子宫颈
C. 子宫峡　D. 子宫颈阴道上部
E. 子宫颈阴道部

113. 子宫颈上 2/3 在阴道以上称为（　　）
A. 子宫底　B. 子宫体
C. 子宫峡　D. 子宫颈阴道上部
E. 子宫颈阴道部

114. 子宫颈下 1/3 伸入阴道称为（　　）
A. 子宫底　B. 子宫体
C. 子宫峡　D. 子宫颈阴道上部
E. 子宫颈阴道部

115. 子宫体和子宫颈移行处，平常长度仅约 1cm 的结构是（　　）
A. 子宫底　B. 子宫峡
C. 子宫口　D. 子宫颈阴道上部
E. 子宫颈阴道部

116. 临床剖宫（腹）产常用的切开子宫的部位是（　　）
A. 子宫底　B. 子宫体
C. 子宫峡　D. 子宫颈阴道上部
E. 子宫颈阴道部

117. 由子宫底和子宫体围成的结构是（　　）
A. 子宫腔　B. 子宫颈管
C. 输卵管子宫口　D. 子宫口
E. 阴道

118. 呈倒三角形的结构是（　　）
A. 子宫腔　B. 子宫颈管
C. 输卵管子宫口　D. 子宫口
E. 阴道

119. 位于子宫颈内的结构是（　　）
A. 子宫腔　B. 子宫颈管
C. 输卵管子宫口　D. 子宫口
E. 阴道

120. 以下结构中，呈梭形的是（　　）
A. 子宫腔　B. 子宫颈管
C. 输卵管子宫口　D. 子宫口
E. 阴道

121. 宫颈癌的好发部位是（　　）
A. 子宫腔　B. 子宫颈管
C. 输卵管子宫口　D. 子宫口
E. 阴道

122. 限制子宫向两侧移动的双层腹膜皱襞是（　　）
A. 子宫阔韧带　B. 子宫圆韧带
C. 子宫主韧带　D. 子宫骶韧带
E. 卵巢悬韧带

123. 其上缘游离，内含输卵管的韧带是（　　）
A. 子宫阔韧带　B. 子宫圆韧带
C. 子宫主韧带　D. 子宫骶韧带
E. 卵巢悬韧带

124. 为双层腹膜皱襞，内含卵巢的韧带是(　　)
A. 子宫阔韧带　B. 子宫圆韧带
C. 子宫主韧带　D. 子宫骶韧带
E. 卵巢悬韧带

125. 可分为卵巢系膜、输卵管系膜和子宫系膜 3 部分的韧带是（　　）
A. 子宫阔韧带　B. 子宫圆韧带
C. 子宫主韧带　D. 子宫骶韧带
E. 卵巢悬韧带

126. 维持子宫前倾的韧带主要是（　　）
A. 子宫阔韧带　B. 子宫圆韧带
C. 子宫主韧带　D. 子宫骶韧带
E. 卵巢悬韧带

127. 起于子宫底，经腹股沟管止于大阴唇皮下的韧带是（　　）
A. 子宫阔韧带　B. 子宫圆韧带
C. 子宫主韧带　D. 子宫骶韧带
E. 卵巢悬韧带

128. 防止子宫脱垂的韧带主要是（　　）
A. 子宫阔韧带　B. 子宫圆韧带

C. 子宫主韧带　　D. 子宫骶韧带
E. 卵巢悬韧带
129. 从子宫颈延至盆腔侧壁的平滑肌纤维和结缔组织总称为（　　）
A. 子宫阔韧带　　B. 子宫圆韧带
C. 子宫主韧带　　D. 子宫骶韧带
E. 卵巢悬韧带
130. 维持子宫前屈的韧带主要是（　　）
A. 子宫阔韧带　　B. 子宫圆韧带
C. 子宫主韧带　　D. 子宫骶韧带
E. 卵巢悬韧带
131. 由子宫颈向后绕过直肠两侧,连于骶骨前面的韧带是（　　）
A. 子宫阔韧带　　B. 子宫圆韧带
C. 子宫主韧带　　D. 子宫骶韧带
E. 卵巢悬韧带
132. 表面覆有腹膜,形成弧形直肠子宫襞的韧带是（　　）
A. 子宫阔韧带　　B. 子宫圆韧带
C. 子宫主韧带　　D. 子宫骶韧带
E. 卵巢悬韧带
133. 子宫正常位置和体位的维持除了韧带外,还有（　　）的承托
A. 盆壁肌和尿道　　B. 盆壁肌和阴道
C. 盆底肌和阴道　　D. 盆底肌和尿道
E. 盆底肌和盆壁肌
134. 关于子宫壁的描述，错误的是（　　）
A. 从内向外由浆膜、肌层和黏膜构成
B. 浆膜又称子宫外膜，即子宫表面的腹膜
C. 肌层最厚，肌纤维纵横交错，含有丰富的血管
D. 子宫体和子宫底的黏膜又称为子宫内膜
E. 受激素影响子宫内膜的周期性脱落伴有出血称为月经
135. 关于子宫壁的描述，错误的是（　　）
A. 从外向内由浆膜、肌层和黏膜构成
B. 浆膜又称子宫外膜，即子宫表面的腹膜
C. 肌层最厚，肌纤维纵横交错，含有丰富的血管
D. 子宫体和子宫颈的黏膜又称为子宫内膜
E. 受激素影响子宫内膜的周期性脱落伴有出血称为月经
136. 关于阴道的描述，错误的是（　　）
A. 由黏膜、肌层和外膜构成的骨纤维管道
B. 是女性的性交器官，也是月经排出和胎儿娩出的通道
C. 其上端宽阔，包绕子宫颈阴道部形成的环状间隙称为阴道穹
D. 阴道穹后部最深，又称为阴道后穹隆，与直肠子宫陷凹紧密相邻
E. 阴道后穹隆穿刺在临床上具有重要意义
137. 关于阴道的描述，错误的是（　　）
A. 由黏膜、肌层和外膜构成的肌性管道
B. 是女性的性交器官，也是月经排出和胎儿娩出的通道
C. 其上端宽阔，包绕子宫颈阴道上部形成的环状间隙称为阴道穹
D. 阴道穹后部最深，又称为阴道后穹隆，与直肠子宫陷凹紧密相邻
E. 阴道后穹隆穿刺在临床上具有重要意义
138. 关于阴道的描述，错误的是（　　）
A. 由黏膜、肌层和外膜构成的肌性管道
B. 是女性的性交器官，也是月经排出和胎儿娩出的通道
C. 其上端宽阔，包绕子宫颈阴道部形成的环状间隙称为阴道前庭
D. 阴道穹后部最深，又称为阴道后穹隆，与直肠子宫陷凹紧密相邻
E. 阴道后穹隆穿刺在临床上具有重要意义
139. 关于阴道的描述，错误的是（　　）
A. 由黏膜、肌层和外膜构成的肌性管道
B. 是女性的性交器官，也是月经排出和胎儿娩出的通道
C. 其上端宽阔，包绕子宫颈阴道部形成的环状间隙称为阴道穹
D. 阴道穹后部最深，又称为阴道后穹隆，与膀胱子宫陷凹紧密相邻
E. 阴道后穹隆穿刺在临床上具有重要意义
140. 关于阴道的描述，错误的是（　　）
A. 下端狭窄，穿盆膈以阴道口开口于阴道前庭
B. 下部穿尿生殖膈处有肛提肌和尿道阴道括约肌环绕
C. 尿道阴道括约肌对阴道下部有重要的括约作用
D. 阴道前壁与膀胱和尿道毗邻，后壁与直肠毗邻
E. 毗邻结构损伤可发生尿道阴道瘘或直肠阴道瘘，使尿液或粪便流入阴道
141. 关于阴道的描述，错误的是（　　）
A. 下端狭窄，穿尿生殖膈以阴道口开口于阴道前庭
B. 下部穿盆膈处有肛提肌和尿道阴道括约肌环绕
C. 尿道阴道括约肌对阴道下部有重要的括约

作用
D. 阴道前壁与膀胱和尿道毗邻，后壁与直肠毗邻
E. 毗邻结构损伤可发生尿道阴道瘘或直肠阴道瘘，使尿液或粪便流入阴道
142. 关于阴道的描述，错误的是（　　）
A. 下端狭窄，穿尿生殖膈以阴道口开口于阴道前庭
B. 下部穿尿生殖膈处有肛提肌和尿道阴道括约肌环绕
C. 尿道阴道括约肌对阴道下部有重要的括约作用
D. 阴道前壁与直肠毗邻，后壁与膀胱和尿道毗邻
E. 毗邻结构损伤可发生尿道阴道瘘或直肠阴道瘘，使尿液或粪便流入阴道
143. 女性附属性腺一般是指（　　）
A. 前列腺　B. 精囊　C. 前庭大腺
D. 尿道旁腺　E. 尿道球腺
144. 形如豌豆，位于阴道口两侧，分泌物可滑润阴道口的腺体是（　　）
A. 前列腺　B. 精囊　C. 前庭大腺
D. 尿道旁腺　E. 尿道球腺
145. 以下属于女性外生殖器的是（　　）
A. 卵巢　B. 输卵管　C. 子宫
D. 阴道　E. 阴阜
146. 以下属于女性外生殖器的是（　　）
A. 卵巢　B. 输卵管　C. 大阴唇
D. 子宫　E. 阴道
147. 以下属于女性外生殖器的是（　　）
A. 卵巢　B. 输卵管　C. 小阴唇
D. 子宫　E. 阴道
148. 以下属于女性外生殖器的是（　　）
A. 阴道　B. 前庭大腺　C. 尿道旁腺
D. 阴道前庭　E. 尿道球腺
149. 以下属于女性外生殖器的是（　　）
A. 阴道　B. 前庭大腺　C. 尿道旁腺
D. 阴蒂　E. 尿道球腺
150. 以下属于女性外生殖器的是（　　）
A. 阴道　B. 前庭大腺　C. 尿道旁腺
D. 尿道球　E. 前庭球
151. 耻骨联合前方的皮肤隆起，皮下含有较多脂肪组织的是（　　）
A. 阴阜　B. 大阴唇　C. 小阴唇
D. 阴道前庭　E. 阴蒂
152. 一对纵行的皮肤隆起，富有色素并长有阴毛的结构是（　　）
A. 阴阜　B. 大阴唇　C. 小阴唇
D. 阴道前庭　E. 阴蒂
153. 位于大阴唇内侧的一对较薄皮肤皱襞，表面光滑无毛的结构是（　　）
A. 阴阜　B. 前庭球　C. 小阴唇
D. 阴道前庭　E. 阴蒂
154. 两侧小阴唇之间的裂隙称为（　　）
A. 阴阜　B. 阴蒂　C. 大阴唇
D. 阴道前庭　E. 前庭球
155. 相当于男性阴茎海绵体的结构是（　　）
A. 阴阜　B. 阴蒂　C. 小阴唇
D. 大阴唇　E. 前庭球
156. 相当于男性尿道海绵体的结构是（　　）
A. 阴阜　B. 阴蒂　C. 小阴唇
D. 大阴唇　E. 前庭球
157. 关于阴道前庭的描述，错误的是（　　）
A. 指位于两侧大阴唇之间的裂隙
B. 前部有较小的尿道外口
C. 后部有较大的阴道口
D. 处女阴道口周围环状或半月状的黏膜皱襞称为处女膜
E. 处女膜破裂后留有处女膜痕
158. 关于阴道前庭的描述，错误的是（　　）
A. 指位于两侧小阴唇之间的裂隙
B. 前部有较小的尿道外口，后部有较大的阴道口
C. 前部有较小的阴道口，后部有较大的尿道外口
D. 处女阴道口周围环状或半月状的黏膜皱襞称为处女膜
E. 处女膜破裂后留有处女膜痕
159. 关于阴蒂的描述，错误的是（　　）
A. 相当于男性尿道海绵体
B. 由 2 个阴蒂海绵体构成
C. 后端以阴蒂脚固定于耻骨弓下面
D. 向前两脚会合形成阴蒂体，末端转折向下移行为阴蒂头
E. 阴蒂头含有丰富的神经末梢，感觉敏锐
160. 关于阴蒂的描述，错误的是（　　）
A. 相当于男性阴茎海绵体
B. 由 2 个阴茎海绵体构成
C. 后端以阴蒂脚固定于耻骨弓下面
D. 向前两脚会合形成阴蒂体，末端转折向下移行为阴蒂头
E. 阴蒂头含有丰富的神经末梢，感觉敏锐
161. 关于阴蒂的描述，错误的是（　　）
A. 相当于男性阴茎海绵体

B. 由 2 个阴蒂海绵体构成
C. 后端以阴蒂脚固定于耻骨弓下面
D. 向前两脚会合形成阴蒂体，末端转折向下移行为阴蒂头
E. 阴蒂头缺乏神经末梢，感觉迟钝

162. 关于前庭球的描述，错误的是（　　）
A. 相当于男性阴茎海绵体
B. 马蹄铁形
C. 分为中间部和两个外侧部
D. 中间部在阴蒂下方
E. 外侧部位于阴道前庭两侧，大阴唇深部

163. 关于前庭球的描述，错误的是（　　）
A. 相当于男性尿道海绵体
B. 栗子形
C. 分为中间部和两个外侧部
D. 中间部在阴蒂下方
E. 外侧部位于阴道前庭两侧，大阴唇深部

164. 关于前庭球的描述，错误的是（　　）
A. 相当于男性尿道海绵体
B. 马蹄铁形
C. 分为中间部和两个外侧部
D. 中间部在阴蒂下方
E. 外侧部位于阴道前庭两侧，小阴唇深部

165. 关于女性乳房的描述，错误的是（　　）
A. 由皮肤、乳腺组织、脂肪组织和结缔组织等构成
B. 乳腺被脂肪组织分隔成 15～20 个乳腺小叶
C. 每个乳腺叶又可分为若干个乳腺小叶
D. 乳腺叶以乳头为中心呈放射状排列
E. 每个乳腺叶有一个排泄管即输乳管，近乳头处扩大形成输乳管窦，末端变细开口于乳头

166. 关于女性乳房的描述，错误的是（　　）
A. 由皮肤、乳腺组织、脂肪组织和结缔组织等构成
B. 乳腺被脂肪组织分隔成 15～20 个乳腺叶
C. 每个乳腺叶又可分为若干个乳腺小叶
D. 乳腺叶以乳头为中心呈螺旋状排列
E. 每个乳腺叶有一个排泄管即输乳管，近乳头处扩大形成输乳管窦，末端变细开口于乳头

167. 关于女性乳房的描述，错误的是（　　）
A. 乳腺叶以乳头为中心呈放射状排列
B. 乳房手术时应尽量采取以乳头为中心的螺旋状切口
C. 连于皮肤、乳头和胸肌筋膜间的纤维束称为乳房悬韧带
D. 乳房悬韧带对乳房具有重要的支持作用
E. 乳腺癌时乳房悬韧带缩短牵拉皮肤出现的小凹陷称为“橘皮征”

168. 关于女性乳房的描述，错误的是（　　）
A. 乳腺叶以乳头为中心呈放射状排列
B. 乳房手术时应尽量采取以乳头为中心的放射状切口
C. 连于皮肤、乳头和胸肌筋膜间的纤维束称卵巢悬韧带
D. 乳房悬韧带对乳房具有重要的支持作用
E. 乳腺癌时乳房悬韧带缩短牵拉皮肤出现的小凹陷称为“橘皮征”

169. 以下属于盆膈肌（盆底肌）的是（　　）
A. 会阴浅横肌　B. 坐骨海绵体肌
C. 球海绵体肌　D. 肛提肌
E. 会阴深横肌

170. 以下属于盆膈肌（盆底肌）的是（　　）
A. 会阴浅横肌　B. 坐骨海绵体肌
C. 球海绵体肌　D. 尾骨肌
E. 会阴深横肌

171. 通过男性盆膈裂孔的结构是（　　）
A. 直肠　B. 尿道　C. 输精管
D. 射精管　E. 输尿管

172. 通过女性盆膈裂孔的结构是（　　）
A. 尿道和子宫　B. 子宫和阴道
C. 尿道和阴道　D. 尿道和直肠
E. 尿道和输卵管

173. 以下属于会阴浅层肌的是（　　）
A. 肛提肌　B. 尾骨肌
C. 会阴深横肌　D. 会阴浅横肌
E. 肛门括约肌

174. 以下属于会阴浅层肌的是（　　）
A. 肛提肌　B. 尾骨肌
C. 会阴深横肌　D. 坐骨海绵体肌
E. 肛门括约肌

175. 以下属于会阴浅层肌的是（　　）
A. 肛提肌　B. 尾骨肌
C. 会阴深横肌　D. 球海绵体肌
E. 肛门括约肌

176. 以下属于会阴深层肌的是（　　）
A. 肛门括约肌　B. 会阴深横肌
C. 会阴浅横肌　D. 坐骨海绵体肌
E. 球海绵体肌

177. 内部藏有尿道球腺的结构是（　　）
A. 肛门括约肌　B. 会阴深横肌
C. 会阴浅横肌　D. 坐骨海绵体肌
E. 球海绵体肌

178. 男性尿道括约肌主要源自（　　）
A. 肛门括约肌　B. 会阴浅横肌

C. 会阴深横肌　　D. 坐骨海绵体肌
E. 球海绵体肌

179. 女性尿道阴道括约肌主要源自（　　）
A. 肛门括约肌　　B. 会阴浅横肌
C. 会阴深横肌　　D. 坐骨海绵体肌
E. 球海绵体肌

180. 关于肛门括约肌的描述，错误的是（　　）
A. 包括肛门内括约肌和肛门外括约肌
B. 肛门内括约肌为骨骼肌
C. 肛门外括约肌为骨骼肌，分为皮下部、浅部和深部
D. 肛门括约肌参与形成肛直肠环，对肛门具有重要的括约作用
E. 手术时不能损伤，尤其是肛门外括约肌，否则容易导致大便失禁

181. 关于肛门括约肌的描述，错误的是（　　）
A. 包括肛门内括约肌和肛门外括约肌
B. 肛门内括约肌为平滑肌
C. 肛门外括约肌为平滑肌，分为皮下部、浅部和深部
D. 肛门括约肌参与形成肛直肠环，对肛门具有重要的括约作用
E. 手术时不能损伤，尤其是肛门外括约肌，否则容易导致大便失禁

182. 关于肛门括约肌的描述，错误的是（　　）
A. 包括肛门内括约肌和肛门外括约肌
B. 肛门内括约肌为平滑肌
C. 肛门外括约肌为骨骼肌，分为皮下部、浅部和深部
D. 肛门括约肌参与形成肛直肠环，对肛门具有重要的括约作用
E. 手术时不能损伤，尤其是肛门内括约肌，否则容易导致大便失禁

183. 关于尿生殖膈的描述，错误的是（　　）
A. 位于盆膈裂孔下方
B. 由尿生殖膈上、下筋膜和其间的会阴浅横肌构成
C. 男性有尿道通过
D. 女性有尿道和阴道通过
E. 和盆膈一起完整封闭骨盆下口

184. 关于尿生殖膈的描述，错误的是（　　）
A. 位于盆膈裂孔下方
B. 由尿生殖膈上、下筋膜和其间的会阴深横肌构成
C. 男性有直肠通过
D. 女性有尿道和阴道通过
E. 和盆膈一起完整封闭骨盆下口

185. 关于尿生殖膈的描述，错误的是（　　）
A. 位于盆膈裂孔下方
B. 由尿生殖膈上、下筋膜和其间的会阴深横肌构成
C. 男性有尿道通过
D. 女性有尿道、阴道和直肠通过
E. 和盆膈一起完整封闭骨盆下口

186. 关于坐骨直肠窝的描述，错误的是（　　）
A. 是位于直肠和肛管两侧的楔形间隙
B. 也称坐骨肛门窝，为肛周脓肿的好发部位
C. 尖向下、底在上，窝内充满脂肪，并有阴部内血管和阴部神经通过
D. 阴部内血管和阴部神经走行于窝的外侧壁
E. 深筋膜包绕阴部内血管和阴部神经形成阴部管

187. 关于坐骨直肠窝的描述，错误的是（　　）
A. 是位于直肠和肛管两侧的楔形间隙
B. 也称坐骨肛门窝，为肛周脓肿的好发部位
C. 尖向上、底在下，窝内充满脂肪，并有阴部血管和阴部神经通过
D. 阴部内血管和阴部神经走行于窝的外侧壁
E. 深筋膜包绕阴部内血管和阴部神经形成阴部管

188. 关于坐骨直肠窝的描述，错误的是（　　）
A. 是位于直肠和肛管两侧的楔形间隙
B. 也称坐骨肛门窝，为肛周脓肿的好发部位
C. 尖向上、底在下，窝内充满脂肪，并有阴部内血管和阴部神经通过
D. 阴部内血管和阴部神经走行于窝的内侧壁
E. 深筋膜包绕阴部内血管和阴部神经形成阴部管

二、B1 型题（标准配伍题）

（1～3 题共用备选答案）
A. 前列腺　　B. 肾上腺　　C. 精囊
D. 甲状腺　　E. 尿道球腺

1. 排泄管开口于尿道球部的腺体是（　　）
2. 其排泄管与输精管末端汇合形成射精管的腺体是（　　）
3. 其癌症是男性泌尿生殖系统最常见的恶性肿瘤，发生部位是（　　）

（4～7 题共用备选答案）
A. 睾丸　　B. 阴茎　　C. 阴囊
D. 卵巢　　E. 阴道

4. 属于男性生殖腺的是（　　）
5. 属于女性生殖腺的是（　　）
6. 属于男性性交器官的是（　　）

7. 属于女性性交器官的是（ ）

（8～10 题共用备选答案）

A. 输精管睾丸部 B. 输精管精索部
C. 输卵管漏斗 D. 输卵管壶腹
E. 输卵管峡

8. 正常受精的部位是（ ）
9. 男性结扎的常用部位是（ ）
10. 女性结扎的常用部位是（ ）

（11～14 题共用备选答案）

A. 阴茎头 B. 阴茎脚 C. 阴茎根
D. 尿道球 E. 尿道球腺

11. 其上有尿道外口的结构是（ ）
12. 尿道海绵体后端膨大部分称为（ ）
13. 尿道海绵体前端膨大部分称为（ ）
14. 阴茎海绵体后端分离附着于耻骨弓称为（ ）

（15～17 题共用备选答案）

A. 睾丸小叶 B. 膀胱三角
C. 前列腺沟 D. 输尿管间襞
E. 包皮系带

15. 睾丸结构和功能的基本单位是（ ）
16. 对阴茎勃起功能具有重要影响的结构是（ ）
17. 前列腺增生时变浅或消失的是（ ）

（18～21 题共用备选答案）

A. 射精管 B. 尿道外口
C. 尿道球腺 D. 输卵管腹腔口
E. 输卵管子宫口

18. 开口于腹膜腔的结构是（ ）
19. 开口于阴茎头的结构是（ ）
20. 开口于尿道球部的结构是（ ）
21. 开口于尿道前列腺部的结构是（ ）

（22～25 题共用备选答案）

A. 输卵管腹腔口 B. 输卵管伞
C. 输卵管壶腹 D. 输卵管峡
E. 输卵管子宫口

22. 正常受精的部位是（ ）
23. 开口于子宫腔的结构是（ ）
24. 能够摄取卵子的结构是（ ）
25. 女性结扎的常用部位是（ ）

（26～29 题共用备选答案）

A. 梭形 B. 倒三角形 C. 菱形
D. 扁卵圆形 E. 倒置梨形

26. 子宫呈（ ）
27. 睾丸呈（ ）
28. 子宫腔呈（ ）
29. 子宫颈管呈（ ）

（30～33 题共用备选答案）

A. 子宫 B. 卵巢 C. 睾丸
D. 前列腺 E. 精囊

30. 孕育胎儿的器官是（ ）
31. 产生精子的器官是（ ）
32. 产生卵子的器官是（ ）
33. 男性最大的附属性腺是（ ）

（34～36 题共用备选答案）

A. 子宫底 B. 子宫颈阴道部
C. 子宫颈阴道上部 D. 子宫峡
E. 子宫口

34. 宫颈癌的好发部位是（ ）
35. 子宫颈下 1/3 伸入阴道称为（ ）
36. 临床剖宫产常用切开子宫的部位是（ ）

（37～41 题共用备选答案）

A. 子宫阔韧带 B. 子宫圆韧带
C. 子宫主韧带 D. 子宫骶韧带
E. 卵巢悬韧带

37. 防止子宫脱垂的韧带主要是（ ）
38. 维持子宫前倾的韧带主要是（ ）
39. 维持子宫前屈的韧带主要是（ ）
40. 限制子宫向两侧移动的韧带是（ ）
41. 内含卵巢血管、神经和淋巴管的是（ ）

（42～45 题共用备选答案）

A. 子宫外膜 B. 子宫系膜
C. 子宫肌层 D. 子宫内膜
E. 卵巢系膜

42. 子宫表面的腹膜构成的结构是（ ）
43. 连于子宫阔韧带与卵巢前缘之间的结构是（ ）
44. 肌纤维纵横交错，强大而富含血管的结构是（ ）
45. 受激素影响，周期性脱落伴有出血（月经）的结构是（ ）

（46～49 题共用备选答案）

A. 阴道穹 B. 阴道前庭
C. 阴道后穹隆 D. 前庭大腺
E. 前庭球

46. 女性附属性腺一般是指（ ）
47. 阴道下端穿尿生殖膈以阴道口开口于( )
48. 阴道上端包绕子宫颈阴道部形成的环状间隙称为（ ）
49. 宫外孕破裂出血时,（ ）穿刺具有重要临床意义（ ）

（50～54 题共用备选答案）

A. 阴阜 B. 大阴唇 C. 小阴唇
D. 阴蒂 E. 前庭球

50. 两侧围成女阴裂的结构是（　　）
51. 两侧围成阴道前庭的结构是（　　）
52. 耻骨联合前方的皮肤隆起称为（　　）
53. 相当于男性尿道海绵体的结构是（　　）
54. 相当于男性阴茎海绵体的结构是（　　）

（55～59 题共用备选答案）
A. 阴道口　B. 子宫口　C. 尿道外口
D. 输尿管口　E. 输卵管腹腔口

55. 子宫颈管下口称为（　　）
56. 开口于腹膜腔的结构是（　　）
57. 开口于阴道前庭前部的结构是（　　）
58. 开口于阴道前庭后部的结构是（　　）
59. 开口于输尿管间襞两端的结构是（　　）

（60～64 题共用备选答案）
A. 盆膈　B. 尿生殖膈
C. 坐骨直肠窝　D. 阴部管
E. 肛门括约肌

60. 分界直肠和肛管的结构是（　　）
61. 肛周脓肿的好发部位是（　　）
62. 位于盆膈裂孔下方的结构是（　　）
63. 对肛门具有重要括约作用的结构是（　　）
64. 深筋膜包绕阴部内血管和阴部神经形成的结构是（　　）

三、X 型题（多项选择题）

1. 以下属于男性内生殖器的是（　　）
A. 阴茎　B. 阴囊　C. 生殖腺
D. 输精管道　E. 附属性腺
2. 以下属于男性外生殖器的是（　　）
A. 阴茎　B. 阴囊　C. 生殖腺
D. 输精管道　E. 附属性腺
3. 输精管道包括（　　）
A. 附睾　B. 输精管　C. 射精管
D. 尿道　E. 输卵管
4. 输精管根据行程可分为（　　）
A. 睾丸部　B. 精索部
C. 腹股沟管部　D. 腹部
E. 盆部
5. 精索内的主要结构有（　　）
A. 输卵管　B. 输精管　C. 射精管
D. 鞘韧带　E. 睾丸血管
6. 男性附属性腺包括（　　）
A. 肾上腺　B. 前列腺　C. 精囊
D. 尿道球腺　E. 前庭大腺
7. 阴茎的分部包括（　　）
A. 阴茎头　B. 阴茎颈　C. 阴茎体
D. 阴蒂头　E. 阴茎根
8. 男性尿道包括（　　）
A. 前列腺部　B. 睾丸部　C. 膜部
D. 皮下精索部　E. 海绵体部
9. 临床所说的后尿道包括（　　）
A. 前列腺部　B. 睾丸部　C. 膜部
D. 皮下精索部　E. 海绵体部
10. 男性尿道的 3 个狭窄位于（　　）
A. 尿道内口　B. 尿道球部
C. 尿道膜部　D. 尿道前列腺部
E. 尿道外口
11. 男性尿道的 3 个扩大位于（　　）
A. 尿道膜部　B. 尿道球部
C. 尿道舟状窝　D. 尿道前列腺部
E. 尿道内口
12. 女性内生殖器包括（　　）
A. 生殖腺　B. 女阴　C. 输卵管道
D. 乳房　E. 附属性腺
13. 女性外生殖器包括（　　）
A. 生殖腺　B. 女阴　C. 输卵管道
D. 乳房　E. 附属性腺
14. 卵巢的固定装置包括（　　）
A. 卵巢系膜　B. 子宫阔韧带
C. 卵巢悬韧带　D. 子宫圆韧带
E. 卵巢固有韧带
15. 输卵管道包括（　　）
A. 尿道　B. 附睾　C. 阴道
D. 子宫　E. 输卵管
16. 子宫附件包括（　　）
A. 阴道　B. 尿道　C. 卵巢
D. 输卵管　E. 输精管
17. 子宫外形分部包括（　　）
A. 子宫底　B. 子宫体　C. 子宫颈
D. 子宫腔　E. 子宫峡
18. 子宫内腔包括（　　）
A. 子宫体　B. 子宫腔　C. 子宫颈
D. 子宫峡　E. 子宫颈管
19. 固定子宫的韧带主要包括（　　）
A. 卵巢悬韧带　B. 子宫阔韧带
C. 子宫圆韧带　D. 子宫主韧带
E. 子宫骶韧带
20. 子宫阔韧带包括（　　）
A. 卵巢系膜　B. 小肠系膜
C. 子宫系膜　D. 卵巢悬韧带
E. 输卵管系膜
21. 阴道前壁毗邻的结构是（　　）
A. 肾　B. 膀胱　C. 前列腺
D. 尿道　E. 直肠

22. 女性外生殖器包括（　　）
A. 阴阜　B. 阴道　C. 大阴唇
D. 小阴唇　E. 阴道前庭
23. 女性外生殖器包括（　　）
A. 阴道　B. 阴蒂　C. 前庭球
D. 阴道前庭　E. 前庭大腺
24. 开口于阴道前庭的结构是（　　）
A. 阴道口　B. 子宫口　C. 输尿管口
D. 尿道外口　E. 尿道内口
25. 参与构成女性乳房的组织有（　　）
A. 皮肤　B. 肌肉　C. 乳腺组织
D. 脂肪组织　E. 结缔组织
26. 以下属于盆膈肌的是（　　）
A. 肛提肌　B. 梨状肌　C. 尾骨肌
D. 闭孔内肌　E. 闭孔外肌
27. 以下属于会阴浅层肌的是（　　）
A. 会阴浅横肌　B. 会阴深横肌
C. 坐骨海绵体肌　D. 尿道阴道括约肌
E. 球海绵体肌
28. 以下属于会阴深层肌的是（　　）
A. 球海绵体肌　B. 坐骨海绵体肌
C. 会阴深横肌　D. 尿道括约肌
E. 尿道阴道括约肌

四、A2 型题（病例摘要型最佳选择题）

1. 患者，男性，39 岁。喜好烟酒、熬夜玩游戏，婚后 5 年，一直没有孩子，自行前往医院就诊。精子活跃度检查结果提示：精子活力严重下降。产生精子的器官是（　　）
A. 卵巢　B. 睾丸　C. 附睾
D. 前列腺　E. 精囊
2. 患者，男性，34 岁。因为某些原因自愿要求行输精管注射绝育手术。选取输精管注射绝育手术的部位是（　　）
A. 睾丸部　B. 精索部
C. 腹股沟管部　D. 盆部
E. 输精管壶腹
3. 患者，男性，57 岁。近期出现尿频、尿急、夜尿增多、急迫性尿失禁等症状。B 超和 CT 检查提示：前列腺增生。通过直肠指检可以推断前列腺是否增生的重要结构是（　　）
A. 前列腺底　B. 前列腺体
C. 前列腺尖　D. 前列腺沟
E. 精囊
4. 尿道损伤是泌尿系统最常见的损伤，男性尿道因其特有的解剖特点更容易受伤，男性尿道损伤可分为前尿道损伤和后尿道损伤。属于男性前尿道的结构是（　　）
A. 前列腺部　B. 膜部
C. 尿道海绵体部　D. 尿道内口
E. 输尿管口
5. 患者，女性，37 岁。婚后 6 年，一直没有孩子，自行前往医院就诊。B 超和激素水平检查结果提示：卵泡发育不良。卵泡是产生卵子的结构，产生卵子的器官是（　　）
A. 卵巢　B. 睾丸　C. 附睾
D. 子宫　E. 前庭大腺
6. 患者，女性，39 岁。3 年前做过输卵管结扎手术，意外再次妊娠入院引产。输卵管结扎的部位是（　　）
A. 输卵管漏斗　B. 输卵管伞
C. 输卵管壶腹　D. 输卵管峡
E. 输卵管子宫部
7. 患者，女性，24 岁。以下腹部剧痛 2 小时为主诉入院，经过超声等检查后诊断为输卵管异位妊娠。输卵管异位妊娠最易发生的部位是（　　）
A. 输卵管子宫部　B. 输卵管峡
C. 输卵管壶腹　D. 输卵管漏斗
E. 输卵管子宫口附近
8. 患者，女性，44 岁。近期出现下腹部疼痛、阴道接触性出血、异常阴道流血和排液等症状。B 超以及阴道镜检查结果提示：子宫颈占位，怀疑宫颈癌。宫颈癌的好发部位是（　　）
A. 子宫底　B. 子宫体
C. 子宫峡　D. 子宫颈阴道部
E. 子宫颈阴道上部
9. 患者，女性，39 岁。3 年前分娩后发现腰骶部酸痛、阴道脱出肿物、尿失禁、月经失调、白带增多等症状。去医院检查后诊断为子宫脱垂。维持子宫正常位置和体位的韧带不包括（　　）
A. 子宫阔韧带　B. 子宫圆韧带
C. 卵巢悬韧带　D. 子宫骶韧带
E. 子宫主韧带
10. 患者，女性，27 岁。因乳房肿胀、疼痛入院就医。诊断为急性乳腺炎，伴乳房脓肿形成，需要做乳房脓肿切开引流。乳房脓肿切开引流一般采取放射状切口，主要是为了避免损伤（　　）
A. 乳头　B. 乳房皮肤
C. 乳房血管　D. Cooper 韧带
E. 输乳管

五、名词解释

1. 精索（spermatic cord）
2. 前列腺沟（prostate groove）

3. 包皮系带（frenulum of prepuce）
4. 阴道穹（fornix of vaginal）
5. 阴道前庭（vaginal vestibule）
6. 乳房悬韧带（suspensory ligament of breast）或 Cooper 韧带
7. 盆膈（pelvic diaphragm）
8. 会阴（perineum）
9. 尿生殖膈（urogenital diaphragm）
10. 坐骨直肠窝（ischiorectal fossa）

六、问答题

1. 描述男性生殖系统的组成和功能。
2. 描述女性生殖系统的组成和功能。
3. 描述睾丸鞘膜积液穿刺的层次及其与腹前外侧壁的关系。
4. 描述男性尿道的分部、狭窄、扩大和弯曲。
5. 描述精子的产生及其排出体外的途径。
6. 描述肾结石由肾排出，在哪些部位容易发生嵌顿。
7. 描述尿液从肾乳头孔流出后依次经哪些结构排出体外。
8. 描述输卵管的形态、分部和开口。
9. 描述子宫的形态结构。
10. 描述子宫的固定装置。

第九章　腹　　膜

一、A1 型题（单句型最佳选择题）

1. 关于腹膜的描述，错误的是（　　）
A. 是衬于腹、盆腔壁内面和包被腹、盆腔器官表面的一层浆膜
B. 脏、壁两层腹膜相互移行，共同围成一个不规则的潜在的腔隙，称为腹膜腔
C. 在男性和女性，腹膜腔都是密闭的
D. 腹膜能分泌浆液，滑润器官，减少摩擦
E. 腹膜有吸收功能，一般认为上部吸收力较强，下部较差

2. 关于腹膜的描述，错误的是（　　）
A. 是衬于腹、盆腔壁内面和包被腹、盆腔器官表面的一层浆膜
B. 脏、壁两层腹膜相互移行，共同围成一个不规则的潜在的腔隙，称为腹膜腔
C. 在女性，腹膜腔经输卵管腹腔口、输卵管、子宫和阴道与外界相通
D. 腹膜能分泌浆液，滑润器官，减少摩擦
E. 腹膜有吸收功能，一般认为下部吸收力较强，上部较差

3. 从解剖学角度看，女性容易发生盆腔炎的重要原因是（　　）
A. 腹膜能分泌浆液
B. 女性腹膜腔与外界相通
C. 腹膜有吸收功能
D. 腹膜具有双向通透性
E. 腹膜对器官有支持、保护和固定等作用

4. 腹膜透析疗法治疗尿毒症主要利用腹膜的（　　）
A. 分泌功能　　B. 吸收功能
C. 双向通透性　　D. 防御和修复能力
E. 对器官的支持、保护和固定等作用

5. 以下属于腹膜内位器官的是（　　）
A. 胃　　B. 子宫　　C. 膀胱
D. 升结肠　　E. 降结肠

6. 以下属于腹膜内位器官的是（　　）
A. 子宫　　B. 空肠　　C. 膀胱
D. 升结肠　　E. 降结肠

7. 以下属于腹膜内位器官的是（　　）
A. 子宫　　B. 膀胱　　C. 回肠
D. 升结肠　　E. 降结肠

8. 以下属于腹膜内位器官的是（　　）
A. 子宫　　B. 膀胱　　C. 升结肠
D. 盲肠　　E. 降结肠

9. 以下属于腹膜内位器官的是（　　）
A. 子宫　　B. 膀胱　　C. 升结肠
D. 降结肠　　E. 阑尾

10. 以下属于腹膜内位器官的是（　　）
A. 子宫　　B. 膀胱　　C. 横结肠
D. 升结肠　　E. 降结肠

11. 以下属于腹膜内位器官的是（　　）
A. 子宫　　B. 膀胱　　C. 乙状结肠
D. 升结肠　　E. 降结肠

12. 以下属于腹膜内位器官的是（　　）
A. 子宫　　B. 膀胱　　C. 升结肠
D. 脾　　E. 降结肠

13. 以下属于腹膜内位器官的是（　　）
A. 子宫　　B. 膀胱　　C. 升结肠
D. 降结肠　　E. 卵巢

14. 以下属于腹膜内位器官的是（　　）
A. 子宫　　B. 膀胱　　C. 输卵管
D. 升结肠　　E. 降结肠

15. 以下属于腹膜间位器官的是（　　）
A. 肝　　B. 胃　　C. 空肠
D. 回肠　　E. 阑尾

16. 以下属于腹膜间位器官的是（　　）
A. 胃　　B. 胆囊　　C. 空肠
D. 回肠　　E. 阑尾

17. 以下属于腹膜间位器官的是（　　）
A. 胃　　B. 空肠　　C. 子宫
D. 回肠　　E. 阑尾

18. 以下属于腹膜间位器官的是（　　）
A. 胃　　B. 空肠　　C. 回肠
D. 膀胱　　E. 阑尾

19. 以下属于腹膜间位器官的是（　　）
A. 空肠　　B. 回肠　　C. 升结肠
D. 横结肠　　E. 乙状结肠

20. 以下属于腹膜间位器官的是（　　）
A. 空肠　　B. 回肠　　C. 降结肠
D. 横结肠　　E. 乙状结肠

21. 以下属于腹膜外位器官的是（　　）
A. 胃　　B. 胰　　C. 脾
D. 肝　　E. 胆囊

22. 以下属于腹膜外位器官的是（　　）
A. 肝　　B. 胃　　C. 脾
D. 肾　　E. 阑尾

23. 以下属于腹膜外位器官的是（　　）
A. 卵巢　B. 输卵管　C. 子宫
D. 膀胱　E. 肾上腺
24. 以下属于腹膜外位器官的是（　　）
A. 卵巢　B. 输卵管　C. 子宫
D. 膀胱　E. 输尿管
25. 从肝门连至胃小弯的双层腹膜结构是(　　)
A. 肝胃韧带　B. 肝十二指肠韧带
C. 大网膜　D. 网膜囊
E. 网膜孔
26. 从肝门连至十二指肠上部的双层腹膜结构是(　　)
A. 肝胃韧带　B. 肝十二指肠韧带
C. 大网膜　D. 网膜囊
E. 网膜孔
27. 肝十二指肠韧带内，位于左前方的结构是(　　)
A. 肝门静脉　B. 肝固有动脉
C. 肝总动脉　D. 胆总管
E. 胃十二指肠动脉
28. 肝十二指肠韧带内，位于右前方的结构是(　　)
A. 肝门静脉　B. 肝固有动脉
C. 肝总动脉　D. 胆总管
E. 胃十二指肠动脉
29. 肝十二指肠韧带内，位于后方的结构是(　　)
A. 肝门静脉　B. 肝固有动脉
C. 肝总动脉　D. 胆总管
E. 胃十二指肠动脉
30. 大网膜呈围裙状覆盖于腹腔器官表面，由(　　）层腹膜构成
A. 2　B. 3　C. 4　D. 5　E. 6
31. 大网膜号称"腹腔卫士"的主要原因是(　　)
A. 大网膜由 4 层腹膜构成
B. 前两层是由胃前、后壁的腹膜自胃大弯下延而成
C. 前两层垂至下腹部反折向上形成后两层
D. 后两层至横结肠与横结肠的腹膜及其系膜相延续
E. 大网膜富有淋巴管和巨噬细胞，具有重要免疫防御功能
32. 临床有关疾病中，尝试大网膜移植，主要利用大网膜富有（　　）的特点
A. 血管　B. 淋巴管　C. 淋巴结
D. 巨噬细胞　E. 脂肪
33. 网膜孔的前界为（　　）
A. 肝方叶　B. 肝尾状叶
C. 肝十二指肠韧带　D. 十二指肠上部
E. 被覆下腔静脉前方的腹膜
34. 网膜孔的后界为（　　）
A. 肝方叶　B. 肝尾状叶
C. 肝十二指肠韧带　D. 十二指肠上部
E. 被覆下腔静脉前方的腹膜
35. 网膜孔的上界为（　　）
A. 肝方叶　B. 肝尾状叶
C. 肝十二指肠韧带　D. 十二指肠上部
E. 被覆下腔静脉前方的腹膜
36. 网膜孔的下界为（　　）
A. 肝方叶　B. 肝尾状叶
C. 肝十二指肠韧带　D. 十二指肠上部
E. 被覆下腔静脉前方的腹膜
37. 位于胃后方的是网膜囊的（　　）
A. 主部　B. 前庭　C. 上隐窝
D. 下隐窝　E. 脾隐窝
38. 位于小网膜后方的是网膜囊的（　　）
A. 主部　B. 前庭　C. 上隐窝
D. 下隐窝　E. 脾隐窝
39. 靠近脾门的是网膜囊的（　　）
A. 主部　B. 前庭　C. 上隐窝
D. 下隐窝　E. 脾隐窝
40. 呈扇形，将系膜小肠（空肠和回肠）悬系固定于腹后壁的系膜结构是（　　）
A. 小肠系膜　B. 阑尾系膜
C. 横结肠系膜　D. 乙状结肠系膜
E. 小肠系膜根
41. 小肠系膜附着于腹后壁的部分称为（　　）
A. 小肠系膜　B. 阑尾系膜
C. 横结肠系膜　D. 乙状结肠系膜
E. 小肠系膜根
42. 呈三角形，将阑尾悬系于小肠系膜下端的系膜结构是（　　）
A. 小肠系膜　B. 阑尾系膜
C. 横结肠系膜　D. 乙状结肠系膜
E. 小肠系膜根
43. 呈冠状位，将横结肠悬连于腹后壁的双层腹膜皱襞结构是（　　）
A. 小肠系膜　B. 阑尾系膜
C. 横结肠系膜　D. 乙状结肠系膜
E. 小肠系膜根
44. 将乙状结肠悬系于左髂窝的系膜结构是(　　)
A. 小肠系膜　B. 阑尾系膜
C. 横结肠系膜　D. 乙状结肠系膜

E. 小肠系膜根
45. 易发生扭转，且以儿童较为多见的系膜结构是（ ）
A. 小肠系膜 B. 阑尾系膜
C. 横结肠系膜 D. 乙状结肠系膜
E. 小肠系膜根
46. 内含腹壁下动脉的结构是（ ）
A. 脐正中襞 B. 脐内侧襞
C. 脐外侧襞 D. 腹股沟内侧窝
E. 腹股沟外侧窝
47. 与腹股沟管浅环相对的结构是（ ）
A. 脐正中襞 B. 脐内侧襞
C. 脐外侧襞 D. 腹股沟内侧窝
E. 腹股沟外侧窝
48. 与腹股沟管深环相对的结构是（ ）
A. 脐正中襞 B. 脐内侧襞
C. 脐外侧襞 D. 腹股沟内侧窝
E. 腹股沟外侧窝
49. 仰卧位时，腹膜腔的最低点是（ ）
A. 肋膈隐窝 B. 肝肾隐窝
C. 直肠膀胱陷凹 D. 膀胱子宫陷凹
E. 直肠子宫陷凹
50. 立位、坐位或半卧位时，男性腹膜腔的最低点是（ ）
A. 肋膈隐窝 B. 肝肾隐窝
C. 直肠膀胱陷凹 D. 膀胱子宫陷凹
E. 直肠子宫陷凹
51. 立位、坐位或半卧位时，女性腹膜腔的最低点是（ ）
A. 肋膈隐窝 B. 肝肾隐窝
C. 直肠膀胱陷凹 D. 膀胱子宫陷凹
E. 直肠子宫陷凹
52. 立位、坐位或半卧位时，女性腹膜腔的最低点是（ ）
A. 肋膈隐窝 B. 肝肾隐窝
C. 直肠膀胱陷凹 D. 膀胱子宫陷凹
E. Douglas 腔

二、B1 型题（标准配伍题）

（1～5 题共用备选答案）
A. 大网膜 B. 小肠系膜
C. 阑尾系膜 D. 横结肠系膜
E. 乙状结肠系膜
1. 将乙状结肠悬系于左髂窝的系膜是（ ）
2. 将系膜小肠悬系固定于腹后壁的系膜是（ ）
3. 由 4 层腹膜构成，号称“腹腔卫士”的系膜是（ ）
4. 呈三角形，游离缘内有阑尾血管通行的系膜是（ ）
5. 呈冠状位，将横结肠悬连于腹后壁的双层腹膜皱襞是（ ）
（6～10 题共用备选答案）
A. 镰状韧带 B. 十二指肠悬韧带
C. 子宫阔韧带 D. 卵巢悬韧带
E. 肝十二指肠韧带
6. 属于小网膜的韧带是（ ）
7. 限制子宫向两侧移位的韧带是（ ）
8. 手术中确认空肠起始标志的韧带是（ ）
9. 内含卵巢血管、神经和淋巴管的韧带是（ ）
10. 将肝上面分为肝左叶和肝右叶的韧带是（ ）
（11～15 题共用备选答案）
A. 腹股沟内侧窝 B. 腹股沟外侧窝
C. 股凹 D. 直肠膀胱陷凹
E. 直肠子宫陷凹
11. 与股疝相关的结构是（ ）
12. 与腹股沟斜疝相关的结构是（ ）
13. 与腹股沟直疝相关的结构是（ ）
14. 男性腹膜腔的最低部位是（ ）
15. 女性腹膜腔的最低部位是（ ）

三、X 型题（多项选择题）

1. 以下属于腹膜内位器官的是（ ）
A. 升结肠 B. 横结肠 C. 降结肠
D. 乙状结肠 E. 十二指肠上部
2. 以下属于腹膜内位器官的是（ ）
A. 胃 B. 空肠 C. 回肠
D. 盲肠 E. 升结肠
3. 以下属于腹膜内位器官的是（ ）
A. 肝 B. 脾 C. 阑尾
D. 卵巢 E. 输卵管
4. 以下属于腹膜间位器官的是（ ）
A. 肝 B. 肾 C. 胆囊
D. 升结肠 E. 横结肠
5. 以下属于腹膜间位器官的是（ ）
A. 膀胱 B. 输尿管 C. 子宫
D. 降结肠 E. 乙状结肠
6. 以下属于腹膜外位器官的是（ ）
A. 肝 B. 胆囊 C. 胰
D. 脾 E. 肾
7. 以下属于腹膜外位器官的是（ ）
A. 肾 B. 肾上腺 C. 输尿管
D. 膀胱 E. 子宫

8. 以下属于网膜的是（　　）
A. 小网膜　B. 小肠系膜　C. 大网膜
D. 阑尾系膜　E. 网膜囊
9. 小网膜包括（　　）
A. 胃脾韧带　B. 肝胃韧带
C. 脾肾韧带　D. 肝十二指肠韧带
E. 十二指肠悬韧带
10. 肝十二指肠韧带内主要的结构有（　　）
A. 胆总管　B. 输尿管
C. 肝固有动脉　D. 胃十二指肠动脉
E. 肝门静脉
11. 以下属于系膜的是（　　）
A. 小肠系膜　B. 肝胃韧带　C. 阑尾系膜
D. 横结肠系膜　E. 乙状结肠系膜
12. 与肝有关的韧带包括（　　）
A. 胃脾韧带　B. 镰状韧带
C. 冠状韧带　D. 左三角韧带
E. 右三角韧带
13. 与肝有关的韧带包括（　　）
A. 肝圆韧带　B. 静脉韧带
C. 肝胃韧带　D. 肝十二指肠韧带
E. 脾肾韧带
14. 与肝有关的韧带包括（　　）
A. 镰状韧带　B. 肝胃韧带
C. 冠状韧带　D. 胃脾韧带
E. 肝圆韧带
15. 与脾有关的韧带包括（　　）
A. 胃脾韧带　B. 肝胃韧带
C. 脾肾韧带　D. 膈脾韧带
E. 脾结肠韧带
16. 与胃有关的韧带包括（　　）
A. 镰状韧带　B. 肝胃韧带
C. 冠状韧带　D. 胃脾韧带
E. 肝圆韧带
17. 与胃有关的韧带包括（　　）
A. 胃膈韧带　B. 肝圆韧带
C. 胃结肠韧带　D. 镰状韧带
E. 胃胰韧带

四、A2 型题（病例摘要型最佳选择题）

1. 临产孕妇，女性，35 岁。由于平时运动较少，盆骨异常，且怀疑胎儿宫内窘迫，故考虑剖宫产。属于腹膜间位器官的是（　　）
A. 胃　B. 阑尾　C. 子宫
D. 肾　E. 胰
2. 患者，男性，42 岁。胃溃疡 5 年，暴饮暴食后突发上腹部剧烈疼痛休克而入院，临床诊断为胃后壁穿孔。胃后壁穿孔后，胃内容物将流入的部位是（　　）
A. 肝肾隐窝　B. 网膜囊
C. 肋膈隐窝　D. 左肠系膜窦
E. 右肠系膜窦
3. 患者，男性，35 岁。暴饮暴食、过量饮酒后突感剧烈腹痛、腹胀、恶心、呕吐，很快出现意识模糊和休克症状，急诊入院。血清淀粉酶异常增高；CT 显示胰腺肿大，边缘不规则，胰腺实质密度不均匀，周围有渗出。诊断为急性坏死性胰腺炎，需紧急手术治疗。急性坏死性胰腺炎时，坏死物质主要流入的部位是（　　）
A. 网膜囊　B. 肝肾隐窝
C. 肋膈隐窝　D. 左结肠旁沟
E. 右结肠旁沟
4. 患者，男性，27 岁。上班时突然感觉上腹部或脐周疼痛，伴恶心，数小时后转移至右下腹疼痛。查体发现麦氏点有明显压痛和反跳痛，血常规显示白细胞总数升高。诊断为急性阑尾炎。与阑尾切除术寻找阑尾血管有关的结构是（　　）
A. 肠系膜　B. 肠系膜根
C. 阑尾系膜　D. 横结肠系膜
E. 乙状结肠系膜
5. 患者，男性，80 岁。近期感觉右上腹疼痛，伴有食欲减退、饭后上腹饱胀和嗳气、消化不良、恶心等消化道症状。B 超和 CT 显示，肝内占位，边缘较为毛糙不规则。初步诊断：肝癌。与肝无关的韧带是（　　）
A. 镰状韧带　B. 冠状韧带
C. 肝圆韧带　D. 胃脾韧带
E. 肝十二指肠韧带
6. 患者，女性，21 岁。上体育课时突然感觉腹痛，伴阴道出血，症状进行性加重，继而出现昏厥与休克，急诊入院。从同寝室学生处得知该患者有停经史。初步诊断：异位妊娠破裂出血。异位妊娠破裂出血主要流入的部位是（　　）
A. 网膜囊　B. 肝肾隐窝
C. 脾隐窝　D. 膀胱子宫陷凹
E. 直肠子宫陷凹

五、名词解释

1. 肝十二指肠韧带（hepatoduodenal ligament）
2. 网膜孔（omental foramen）或 Winslow 孔
3. 肝肾隐窝（hepatorenal recess）
4. 直肠子宫陷凹（rectouterine pouch，Douglas 腔）
5. 腹膜后间隙（retroperitoneal space）

六、问答题

1. 何谓腹膜内位器官？哪些器官属于腹膜内位器官（列举不少于 5 个）？
2. 何谓腹膜间位器官？哪些器官属于腹膜间位器官（列举不少于 5 个）？
3. 何谓腹膜外位器官？哪些器官属于腹膜外位器官（列举不少于 5 个）？
4. 描述网膜囊的位置、性质、围成、分部、开口和意义。
5. 与肝有关的韧带有哪些？
6. 与脾和胃有关的韧带有哪些？
7. 描述腹膜后隙的概念，其内有哪些器官？

第十章　心血管系统

一、A1 型题（单句型最佳选择题）

1. 以下属于脉管系统的是（　　）
A. 消化系统　B. 呼吸系统
C. 心血管系统　D. 泌尿系统
E. 生殖系统

2. 以下属于脉管系统的是（　　）
A. 消化系统　B. 呼吸系统
C. 泌尿系统　D. 生殖系统
E. 淋巴系统

3. 人体血液循环的动力来源，发挥“泵”或“发动机”作用的结构是（　　）
A. 心　B. 动脉　C. 毛细血管
D. 静脉　E. 毛细淋巴管

4. 引导血液离开心脏的血管是（　　）
A. 心　B. 动脉　C. 毛细血管
D. 静脉　E. 毛细淋巴管

5. 引导血液回心的血管是（　　）
A. 心　B. 动脉　C. 毛细血管
D. 静脉　E. 毛细淋巴管

6. 连于小动脉与小静脉之间，呈网状，管径很细，分布广泛，有利于血液和组织之间进行物质交换的血管是（　　）
A. 心　B. 动脉　C. 毛细血管
D. 静脉　E. 毛细淋巴管

7. 体循环起自（　　）
A. 左心房　B. 左心室　C. 右心房
D. 右心室　E. 冠状窦

8. 体循环止于（　　）
A. 左心房　B. 左心室　C. 右心房
D. 右心室　E. 冠状窦

9. 肺循环起自（　　）
A. 左心房　B. 左心室　C. 右心房
D. 右心室　E. 冠状窦

10. 肺循环止于（　　）
A. 左心房　B. 左心室　C. 右心房
D. 右心室　E. 冠状窦

11. 血液循环的动力来源是（　　）
A. 心　B. 动脉　C. 静脉
D. 毛细血管　E. 毛细淋巴管

12. 关于心的描述，错误的是（　　）
A. 位于胸腔上纵隔内
B. 约 2/3 居正中矢状面左侧，1/3 居其右侧
C. 长轴向左前下方呈 45°倾斜
D. 胚胎发育时围绕其长轴逆时针旋转约 45°
E. 右半心大部分在右前方、左半心大部分在左后方

13. 关于心的描述，错误的是（　　）
A. 位于胸腔后纵隔内
B. 约 2/3 居正中矢状面左侧，1/3 居其右侧
C. 长轴向左前下方成 45°倾斜
D. 胚胎发育时围绕其长轴逆时针旋转约 45°
E. 右半心大部分在右前方、左半心大部分在左后方

14. 关于心的描述，错误的是（　　）
A. 位于胸腔中纵隔内
B. 约 2/3 居正中矢状面右侧，1/3 居其左侧
C. 长轴向左前下方成 45°倾斜
D. 胚胎发育时围绕其长轴逆时针旋转约 45°
E. 右半心大部分在右前方、左半心大部分在左后方

15. 关于心的描述，错误的是（　　）
A. 位于胸腔中纵隔内
B. 约 2/3 居正中矢状面左侧，1/3 居其右侧
C. 长轴向左前下方成 45°倾斜
D. 胚胎发育时围绕其长轴逆时针旋转约 45°
E. 右半心大部分在右后方、左半心大部分在左前方

16. 体表投影位于左侧第 5 肋间隙，左锁骨中线内侧 1～2cm 处的结构是（　　）
A. 心尖　B. 心底　C. 心左缘
D. 心右缘　E. 心下缘

17. 心尖体表投影位于左侧第（　　）肋间隙
A. 3　B. 4　C. 5　D. 6　E. 7

18. 以下心结构中，朝向右后上，有大血管出入的是（　　）
A. 心尖　B. 心底　C. 心左缘
D. 心右缘　E. 心下缘

19. 心表面近心底处，有一近乎环形的结构是（　　）
A. 冠状沟　B. 前室间沟　C. 后室间沟
D. 房间沟　E. 房室交点

20. 心房和心室的表面分界是（　　）
A. 冠状沟　B. 前室间沟　C. 后室间沟
D. 房间沟　E. 房室交点

21. 心胸肋面从冠状沟向前下至心尖右侧的纵形浅沟是（　　）

A. 横窦沟　B. 前室间沟　C. 后室间沟
D. 房间沟　E. 房室交点

22. 心膈面从冠状沟向前下至心尖右侧的纵形浅沟是（　　）
A. 横窦沟　B. 前室间沟　C. 后室间沟
D. 房间沟　E. 房室交点

23. 左心室和右心室的表面分界是（　　）
A. 横窦沟和前室间沟
B. 前室间沟和后室间沟
C. 后室间沟和房间沟
D. 前室间沟和房间沟
E. 后室间沟和房室交点

24. 前室间沟和后室间沟在心尖右侧会合处稍凹陷称为（　　）
A. 冠状窦　B. 乙状窦沟　C. 心尖切迹
D. 房间沟　E. 房室交点

25. 冠状沟、后室间沟和后房间沟的交界区称为（　　）
A. 冠状窦　B. 横窦沟　C. 乙状窦沟
D. 心尖切迹　E. 房室交点

26. 出心的血管是（　　）
A. 上腔静脉　B. 下腔静脉
C. 升主动脉　D. 左、右上肺静脉
E. 左、右下肺静脉

27. 出心的血管是（　　）
A. 上腔静脉　B. 下腔静脉
C. 肺动脉干　D. 左、右上肺静脉
E. 左、右下肺静脉

28. 位于心最右侧的结构是（　　）
A. 左心房　B. 右心房　C. 左心室
D. 右心室　E. 冠状窦

29. 4 个心腔中最靠后的一个结构是（　　）
A. 左心房　B. 右心房　C. 左心室
D. 右心室　E. 冠状窦

30. 右心房以（　　）为界，分为前部的固有心房和后部的腔静脉窦
A. 界沟　B. 冠状沟　C. 前室间沟
D. 后室间沟　E. 房室交点

31. 右心房以（　　）为界，分为前部的固有心房和后部的腔静脉窦
A. 界嵴　B. 冠状沟　C. 前室间沟
D. 后室间沟　E. 房室交点

32. 右心房前上部的盲囊状突出称为（　　）
A. 左心耳　B. 右心耳　C. 左心室
D. 右心室　E. 冠状窦

33. 右心房的固有心房内面的肌性隆起称为（　　）
A. 肉柱　B. 隔缘肉柱　C. 梳状肌
D. 腱索　E. 乳头肌

34. 与血栓形成有关的结构是（　　）
A. 腱索　B. 乳头肌　C. 肉柱
D. 隔缘肉柱　E. 梳状肌

35. 以下属于右心房入口的是（　　）
A. 主动脉口　B. 肺动脉口
C. 上腔静脉口　D. 左肺静脉口
E. 右肺静脉口

36. 以下属于右心房入口的是（　　）
A. 主动脉口　B. 肺动脉口
C. 左肺静脉口　D. 下腔静脉口
E. 右肺静脉口

37. 以下属于右心房入口的是（　　）
A. 主动脉口　B. 肺动脉口
C. 左肺静脉口　D. 右肺静脉口
E. 冠状窦口

38. 以下属于右心房出口的是（　　）
A. 左房室口　B. 右房室口　C. 主动脉口
D. 肺动脉口　E. 冠状窦口

39. 位于下腔静脉口与右房室口之间的结构是（　　）
A. 主动脉口　B. 肺动脉口
C. 左肺静脉口　D. 右肺静脉口
E. 冠状窦口

40. 右心房后内侧壁是房间隔，其下部有一浅凹称为（　　）
A. 界沟　B. 界嵴　C. 房间沟
D. 卵圆窝　E. 卵圆孔

41. 房间隔缺损的好发部位是（　　）
A. 界沟　B. 界嵴　C. 房间沟
D. 室间隔　E. 卵圆窝

42. 以（　　）为界，右心室分为流入道和流出道两部分
A. 界沟　B. 界嵴　C. 室上嵴
D. 二尖瓣前瓣　E. 二尖瓣后瓣

43. 右房室口和肺动脉口之间的弓形隆起是（　　）
A. 界沟　B. 界嵴　C. 室上嵴
D. 二尖瓣前瓣　E. 二尖瓣后瓣

44. 右心室流入道始于（　　）
A. 左房室口　B. 右房室口　C. 冠状窦口
D. 主动脉口　E. 肺动脉口

45. 以下属于右心室入口的是（　　）
A. 左房室口　B. 右房室口　C. 冠状窦口
D. 主动脉口　E. 肺动脉口

46. 以下属于右心室出口的是（　　）

A. 左房室口　B. 右房室口　C. 冠状窦口
D. 主动脉口　E. 肺动脉口
47. 右房室口周缘的纤维环上附有的结构是（　）
A. 左房室瓣　B. 右房室瓣　C. 主动脉瓣
D. 肺动脉瓣　E. 下腔静脉瓣
48. 右房室口周缘的纤维环上附有的结构是（　）
A. 二尖瓣　B. 三尖瓣　C. 主动脉瓣
D. 肺动脉瓣　E. 下腔静脉瓣
49. 由室间隔右侧面连至前乳头肌根部的一条较大的肌性隆起称为（　）
A. 界嵴　B. 室上嵴　C. 梳状肌
D. 肉柱　E. 隔缘肉柱
50. 由室间隔右侧面连至前乳头肌根部的一条较大的肌性隆起称为（　）
A. 肉柱　B. 隔缘肉柱　C. 梳状肌
D. 界嵴　E. 室上嵴
51. 隔缘肉柱（节制索）内含有的结构是（　）
A. 窦房结　B. 房室结　C. 房室束
D. 左束支　E. 右束支
52. 心传导系的右束支行经（　）
A. 肉柱　B. 隔缘肉柱　C. 梳状肌
D. 界嵴　E. 室上嵴
53. 心传导系的右束支行经（　）
A. 肉柱　B. 隔缘肉柱　C. 梳状肌
D. 界嵴　E. 室上嵴
54.（　）发生病变时，容易导致右束支传导阻滞
A. 肉柱　B. 梳状肌　C. 隔缘肉柱
D. 界嵴　E. 室上嵴
55.（　）发生病变时，容易导致右束支传导阻滞
A. 肉柱　B. 梳状肌　C. 隔缘肉柱
D. 界嵴　E. 室上嵴
56. 与右束支传导阻滞关系密切的结构是(　)
A. 肉柱　B. 梳状肌　C. 界嵴
D. 室上嵴　E. 隔缘肉柱
57. 与右束支传导阻滞关系密切的结构是(　)
A. 肉柱　B. 梳状肌　C. 界嵴
D. 室上嵴　E. 隔缘肉柱
58. 右心室流出道向上经（　）通肺动脉干
A. 主动脉口　B. 肺动脉口　C. 冠状窦口
D. 左房室口　E. 右房室口
59. 肺动脉高压时，首先扩张的结构是（　）
A. 动脉圆锥　B. 主动脉前庭
C. 左心房　D. 右心房
E. 右心耳
60. 右心室收缩时（　）开放，血液经此由右心室射入肺动脉干
A. 主动脉瓣　B. 肺动脉瓣　C. 左房室瓣
D. 右房室瓣　E. 下腔静脉瓣
61. 右心室舒张时（　）关闭，防止血液经此由肺动脉干逆流入右心室
A. 主动脉瓣　B. 肺动脉瓣　C. 左房室瓣
D. 右房室瓣　E. 下腔静脉瓣
62. 左心房上部的盲囊状突起称为（　）
A. 左心耳　B. 右心耳　C. 左心室
D. 右心室　E. 冠状窦
63. 左心房有（　）个入口
A. 2　B. 3　C. 4　D. 5　E. 6
64. 以下属于左心房入口的是（　）
A. 冠状窦口　B. 上腔静脉口
C. 下腔静脉口　D. 左肺静脉口
E. 左房室口
65. 以下属于左心房入口的是（　）
A. 冠状窦口　B. 上腔静脉口
C. 下腔静脉口　D. 右肺静脉口
E. 左房室口
66. 以下属于左心房出口的是（　）
A. 左房室口　B. 左上肺静脉口
C. 左下肺静脉口　D. 右上肺静脉口
E. 右下肺静脉口
67. 左心室以（　）为界，分为流入道和流出道两部分
A. 二尖瓣前瓣　B. 二尖瓣后瓣
C. 三尖瓣前瓣　D. 三尖瓣后瓣
E. 三尖瓣隔侧瓣
68. 心壁最厚的是（　）
A. 左心房　B. 右心房　C. 左心室
D. 右心室　E. 右心耳
69. 左心室流入道始于（　）
A. 主动脉口　B. 肺动脉口　C. 冠状窦口
D. 左房室口　E. 右房室口
70. 以下属于左心室入口的是（　）
A. 主动脉口　B. 肺动脉口　C. 冠状窦口
D. 左房室口　E. 右房室口
71. 以下属于左心室出口的是（　）
A. 主动脉口　B. 肺动脉口　C. 冠状窦口
D. 左房室口　E. 右房室口
72. 左房室口周缘的纤维环上，附有的瓣膜结构是（　）
A. 左房室瓣　B. 右房室瓣　C. 主动脉瓣
D. 肺动脉瓣　E. 下腔静脉瓣

73. 左房室口周缘的纤维环上，附有的瓣膜结构是（　　）
A. 二尖瓣　B. 三尖瓣　C. 主动脉瓣
D. 肺动脉瓣　E. 下腔静脉瓣
74. 心室收缩时，血液推动（　　）关闭左、右房室口
A. 二尖瓣和主动脉瓣
B. 二尖瓣和肺动脉瓣
C. 二尖瓣和三尖瓣
D. 三尖瓣和主动脉瓣
E. 三尖瓣和肺动脉瓣
75. 心室收缩时，血液推动（　　）关闭左、右房室口
A. 左房室瓣和主动脉瓣
B. 左房室瓣和肺动脉瓣
C. 左房室瓣和右房室瓣
D. 右房室瓣和主动脉瓣
E. 右房室瓣和肺动脉瓣
76. 心室收缩时，由于乳头肌的收缩和腱索的牵拉使得（　　）不致翻向心房，从而防止血液逆流至左、右心房
A. 二尖瓣和主动脉瓣
B. 二尖瓣和肺动脉瓣
C. 二尖瓣和三尖瓣
D. 三尖瓣和主动脉瓣
E. 三尖瓣和肺动脉瓣
77. 主动脉前庭向上经（　　）通升主动脉
A. 冠状窦口　B. 主动脉口　C. 肺动脉口
D. 左房室口　E. 右房室口
78. 左心室收缩时（　　）开放，血液经此由左心室射入升主动脉
A. 主动脉瓣　B. 肺动脉瓣　C. 左房室瓣
D. 右房室瓣　E. 下腔静脉瓣
79. 左心室舒张时（　　）关闭，防止血液经此由升主动脉逆流入左心室
A. 主动脉瓣　B. 肺动脉瓣　C. 左房室瓣
D. 右房室瓣　E. 下腔静脉瓣
80. 主动脉瓣相对应处的主动脉壁略向外膨出，与瓣膜共同围成的结构是（　　）
A. 冠状窦　B. 主动脉窦　C. 主动脉弓
D. 颈动脉窦　E. 颈动脉小球
81. 衬在心房和心室内面的一层光滑的薄膜是（　　）
A. 心内膜　B. 心肌层　C. 心外膜
D. 房间隔　E. 室间隔
82. 与心大血管内膜相连续的组织结构是(　　)
A. 房间隔　B. 室间隔　C. 心内膜
D. 心肌层　E. 心外膜
83. 参与形成心瓣膜的组织结构是（　　）
A. 房间隔　B. 室间隔　C. 心内膜
D. 心肌层　E. 心外膜
84. 风湿性心脏病往往累及的组织结构是(　　)
A. 心内膜　B. 心肌层　C. 心外膜
D. 房间隔　E. 室间隔
85. 风湿性心脏病往往首先累及的组织结构是（　　）
A. 二尖瓣　B. 三尖瓣　C. 主动脉瓣
D. 肺动脉瓣　E. 下腔静脉瓣
86. 心的血管走行于（　　）
A. 心房肌内　B. 心室肌内
C. 心内膜与心肌之间　D. 心外膜与心肌之间
E. 心的纤维支架内
87. 室间隔缺损的好发部位是（　　）
A. 左心耳　B. 右心耳
C. 卵圆窝　D. 室间隔肌部
E. 室间隔膜部
88. 传异系的房室束通过（　　）
A. 左纤维三角　B. 右纤维三角
C. 左房室口纤维环　D. 右房室口纤维环
E. 主动脉口纤维环
89.（　　）的病变容易损伤房室束，导致房室传导阻滞
A. 左纤维三角　B. 右纤维三角
C. 左房室口纤维环　D. 右房室口纤维环
E. 主动脉口纤维环
90. 心正常的起搏点是（　　）
A. 窦房结　B. 房室结　C. 房室束
D. 左束支　E. 右束支
91. 能够产生兴奋、传导冲动、维持心跳正常节律的组织结构是（　　）
A. 房室结　B. 房室束　C. 左束支
D. 右束支　E. 窦房结
92. 窦房结产生兴奋的正常频率(心率)是(　　)
A. 40～80 次/分　B. 50～90 次/分
C. 60～100 次/分　D. 70～110 次/分
E. 80～120 次/分
93. 人体正常脉搏的频率是（　　）
A. 40～80 次/分　B. 50～90 次/分
C. 60～100 次/分　D. 70～110 次/分
E. 80～120 次/分
94. 位于上腔静脉与右心房交界处心外膜深面的结构是（　　）
A. 窦房结　B. 房室结　C. 房室束
D. 左束支　E. 右束支

95. 位于房间隔下部，冠状窦口与右房室口之间心内膜深面的结构是（　　）
A. 窦房结　B. 房室结　C. 房室束
D. 左束支　E. 右束支
96. 称为 His 束的结构是（　　）
A. 结间束　B. 房室束　C. 左束支
D. 右束支　E. 浦肯野纤维网
97. 穿经右纤维三角的结构是（　　）
A. 结间束　B. 房室束　C. 左束支
D. 右束支　E. 浦肯野纤维网
98. 室间隔膜部损伤容易累及的结构（　　）
A. 结间束　B. 房室束　C. 左束支
D. 右束支　E. 浦肯野纤维网
99.（　　）损伤容易累及房室束
A. 卵圆窝　B. 主动脉口纤维环
C. 肺动脉口纤维环　D. 室间隔膜部
E. 室间隔肌部
100.（　　）损伤容易导致房室传导阻滞
A. 卵圆窝　B. 主动脉口纤维环
C. 肺动脉口纤维环　D. 室间隔膜部
E. 室间隔肌部
101. 经隔缘肉柱至前乳头肌根部的结构是（　　）
A. 结间束　B. 房室束　C. 左束支
D. 右束支　E. 浦肯野纤维网
102.（　　）损伤容易诱发右束支传导阻滞
A. 左纤维三角　B. 右纤维三角
C. 隔缘肉柱　D. 左房室口纤维环
E. 右房室口纤维环
103. 与心大静脉伴行的血管是（　　）
A. 前室间支　B. 旋支　C. 左缘支
D. 后室间支　E. 左室后支
104. 与心中静脉伴行的血管是（　　）
A. 前室间支　B. 旋支　C. 左缘支
D. 后室间支　E. 左室后支
105. 与心小静脉伴行的血管是（　　）
A. 前室间支　B. 后室间支　C. 左室后支
D. 左冠状动脉　E. 右冠状动脉
106. 分布于左、右心室的前壁和室间隔的前 2/3 的血管是（　　）
A. 前室间支　B. 旋支　C. 左缘支
D. 后室间支　E. 左室后支
107. 分布于左心室侧壁、后壁和左心房的血管是（　　）
A. 前室间支　B. 旋支　C. 左缘支
D. 后室间支　E. 左室后支
108. 分布于左心室侧壁的血管是（　　）
A. 前室间支　B. 旋支　C. 左缘支
D. 后室间支　E. 左室后支
109. 分布于左、右心室的后壁和室间隔的后 1/3 的血管是（　　）
A. 前室间支　B. 旋支　C. 左缘支
D. 后室间支　E. 左室后支
110. 较细小，分布于左心室后壁的血管是（　　）
A. 前室间支　B. 旋支　C. 左缘支
D. 后室间支　E. 左室后支
111. 分布于右心室的侧壁和下壁的血管是（　　）
A. 前室间支　B. 旋支　C. 右缘支
D. 后室间支　E. 左室后支
112. 临床诊断冠心病的金标准是（　　）
A. X 线　B. CT　C. MRI
D. 冠状动脉造影　E. 心脏彩超
113. 冠状窦借冠状窦口向右向前开口于（　　）
A. 左心房　B. 右心房　C. 左心室
D. 右心室　E. 左心耳
114. 与前室间支伴行的血管是（　　）
A. 心大静脉　B. 心中静脉　C. 心小静脉
D. 心前静脉　E. 心最小静脉
115. 与后室间支伴行的血管是（　　）
A. 心大静脉　B. 心中静脉　C. 心小静脉
D. 心前静脉　E. 心最小静脉
116. 与右冠状动脉伴行的血管是（　　）
A. 心大静脉　B. 心中静脉　C. 心小静脉
D. 心前静脉　E. 心最小静脉
117. 临床心外科手术常用的标志是（　　）
A. 纤维心包　B. 浆膜心包　C. 心包横窦
D. 心包斜窦　E. 心包前下窦
118. 心包腔的最低点是（　　）
A. 心包窦　B. 肋膈隐窝　C. 心包横窦
D. 心包斜窦　E. 心包前下窦
119. 临床上心内注射，常在（　　）进针
A. 胸骨左缘第 2～3 肋间隙
B. 胸骨右缘第 2～3 肋间隙
C. 胸骨左缘第 4～5 肋间隙
D. 胸骨右缘第 4～5 肋间隙
E. 胸骨左缘第 6～7 肋间隙
120. 关于心尖体表投影的描述，正确的是（　　）
A. 位于左侧第 4 肋间隙，左锁骨中线内侧 1～2cm 处
B. 位于右侧第 4 肋间隙，右锁骨中线内侧 1～2cm 处
C. 位于左侧第 5 肋间隙，左锁骨中线内侧 1～2cm 处

D. 位于右侧第 5 肋间隙，右锁骨中线内侧 1～2cm 处
E. 位于左侧第 6 肋间隙，左锁骨中线内侧 1～2cm 处

121. 心尖搏动位于（　　）
A. 左侧第 4 肋间隙，左锁骨中线内侧 1～2cm 处
B. 右侧第 4 肋间隙，右锁骨中线内侧 1～2cm 处
C. 左侧第 5 肋间隙，左锁骨中线内侧 1～2cm 处
D. 右侧第 5 肋间隙，右锁骨中线内侧 1～2cm 处
E. 左侧第 6 肋间隙，左锁骨中线内侧 1～2cm 处

122. 关于二尖瓣体表投影的描述，正确的是（　　）
A. 左侧第 3 胸肋关节稍内侧
B. 左侧第 4 胸肋关节稍内侧
C. 右侧第 3 胸肋关节稍内侧
D. 右侧第 4 胸肋关节稍内侧
E. 左侧第 5 胸肋关节稍内侧

123. 关于二尖瓣听诊区体表投影的描述，正确的是（　　）
A. 左侧第 4 肋间隙，左锁骨中线内侧 1～2cm 处
B. 右侧第 4 肋间隙，右锁骨中线内侧 1～2cm 处
C. 左侧第 5 肋间隙，左锁骨中线内侧 1～2cm 处
D. 右侧第 5 肋间隙，右锁骨中线内侧 1～2cm 处
E. 左侧第 6 肋间隙，左锁骨中线内侧 1～2cm 处

124. 关于肺动脉瓣体表投影的描述，正确的是（　　）
A. 左侧第 2 胸肋关节稍上方
B. 左侧第 3 胸肋关节稍上方
C. 右侧第 2 胸肋关节稍上方
D. 右侧第 3 胸肋关节稍上方
E. 左侧第 4 胸肋关节稍上方

125. 关于肺动脉瓣听诊区体表投影的描述，正确的是（　　）
A. 左侧第 2 胸肋关节稍下方
B. 左侧第 3 胸肋关节稍下方
C. 右侧第 2 胸肋关节稍下方
D. 右侧第 3 胸肋关节稍下方
E. 左侧第 4 胸肋关节稍下方

126. 关于主动脉瓣体表投影的描述，正确的是（　　）
A. 左侧第 2 胸肋关节稍下方
B. 左侧第 3 胸肋关节稍下方
C. 右侧第 2 胸肋关节稍下方
D. 右侧第 3 胸肋关节稍下方
E. 左侧第 4 胸肋关节稍下方

127. 关于主动脉瓣听诊区体表投影的描述，正确的是（　　）
A. 左侧第 2 肋间隙内侧端
B. 右侧第 2 肋间隙内侧端
C. 左侧第 3 肋间隙内侧端
D. 右侧第 3 肋间隙内侧端
E. 右侧第 4 肋间隙内侧端

128. 关于三尖瓣体表投影的描述，正确的是（　　）
A. 左、右第 3 胸肋关节之间的中点略偏右上
B. 左、右第 4 胸肋关节之间的中点略偏右上
C. 左、右第 5 胸肋关节之间的中点略偏右上
D. 左、右第 6 胸肋关节之间的中点略偏右上
E. 左、右第 7 胸肋关节之间的中点略偏右上

129. 关于三尖瓣听诊区体表投影的描述，正确的是（　　）
A. 左侧第 5 胸肋关节处
B. 右侧第 5 胸肋关节处
C. 右侧第 6 胸肋关节处
D. 左侧第 7 胸肋关节处
E. 右侧第 7 胸肋关节处

130. 肺循环的动脉主干是（　　）
A. 左肺动脉　B. 右肺动脉　C. 肺动脉干
D. 左肺静脉　E. 右肺静脉

131. 肺动脉干至主动脉弓下方形成的血管是（　　）
A. 左肺动脉　B. 右肺动脉　C. 肺动脉杈
D. 左肺静脉　E. 右肺静脉

132. 肺动脉干起自（　　）
A. 左心房　B. 右心房　C. 左心室
D. 右心室　E. 冠状窦

133. 关于肺动脉的描述，错误的是（　　）
A. 肺循环的动脉主干是肺动脉干，起自左心室
B. 肺动脉干至主动脉弓下方形成肺动脉杈，随即分为左、右肺动脉
C. 左肺动脉入肺后分为左肺上叶动脉和左肺下叶动脉
D. 右肺动脉入肺后分为右肺上叶动脉和叶间动脉
E. 右肺的叶间动脉又分为右肺中叶动脉和右肺下叶动脉

134. 关于肺动脉的描述，错误的是（　　）
A. 肺循环的动脉主干是肺动脉干，起自右心室
B. 肺动脉干至主动脉弓下方形成肺动脉杈，随即分为左、右肺动脉
C. 左肺动脉入肺后分为左肺上叶动脉和左肺下叶动脉
D. 右肺动脉入肺后分为右肺上叶动脉和右肺下叶动脉
E. 右肺的叶间动脉又分为右肺中叶动脉和右肺

下叶动脉

135. 位于肺动脉杈与主动脉弓之间的纤维结缔组织索称为（　　）
A. 动脉韧带　B. 左纤维三角
C. 右纤维三角　D. 主动脉口纤维环
E. 肺动脉口纤维环

136. 胚胎时期，动脉导管闭合后的遗迹是（　　）
A. 左纤维三角　B. 右纤维三角
C. 动脉韧带　D. 左房室口纤维环
E. 右房室口纤维环

137. 与动脉导管未闭有关的结构是（　　）
A. 左纤维三角　B. 右纤维三角
C. 动脉韧带　D. 主动脉口纤维环
E. 肺动脉口纤维环

138. 体循环的动脉主干是（　　）
A. 肺动脉　B. 主动脉　C. 肺动脉杈
D. 左肺动脉　E. 右肺动脉

139. 主动脉起自（　　）
A. 左心房　B. 右心房　C. 左心室
D. 右心室　E. 左心耳

140. 降主动脉以（　　）为界分为胸主动脉和腹主动脉
A. 动脉韧带　B. 动脉导管
C. 膈肌腔静脉孔　D. 膈肌食管裂孔
E. 膈肌主动脉裂孔

141. 升主动脉起自（　　）
A. 左心房　B. 右心房　C. 左心室
D. 右心室　E. 冠状窦

142. 以下属于升主动脉分支的是（　　）
A. 头臂干　B. 左颈总动脉
C. 左锁骨下动脉　D. 左冠状动脉
E. 右锁骨下动脉

143. 以下属于升主动脉分支的是（　　）
A. 左颈总动脉　B. 右冠状动脉
C. 头臂干　D. 左颈总动脉
E. 左锁骨下动脉

144. 头颈和上肢的动脉主干是（　　）
A. 肺动脉干　B. 升主动脉　C. 主动脉弓
D. 胸主动脉　E. 腹主动脉

145. 主动脉弓向上发出三大分支，自右向左依次为（　　）
A. 头臂干、左锁骨下动脉和左颈总动脉
B. 头臂干、左颈总动脉和左锁骨下动脉
C. 左颈总动脉、左锁骨下动脉和头臂干
D. 左锁骨下动脉、左颈总动脉和头臂干
E. 左颈总动脉、头臂干和左锁骨下动脉

146. 头臂干粗而短，向上至右胸锁关节后分为右颈总动脉和（　　）
A. 左颈总动脉　B. 左颈内动脉
C. 右颈内动脉　D. 左锁骨下动脉
E. 右锁骨下动脉

147. 头臂干粗而短，向上至右胸锁关节后分为右锁骨下动脉和（　　）
A. 左颈内动脉　B. 右颈内动脉
C. 左锁骨下动脉　D. 左颈总动脉
E. 右颈总动脉

148. 头颈部的动脉主干是（　　）
A. 颈内动脉　B. 颈外动脉
C. 颈总动脉　D. 锁骨下动脉
E. 髂总动脉

149. 左颈总动脉起自（　　）
A. 升主动脉　B. 主动脉弓
C. 胸主动脉　D. 腹主动脉
E. 肺动脉干

150. 右颈总动脉起自（　　）
A. 头臂干　B. 升主动脉
C. 主动脉弓　D. 胸主动脉
E. 腹主动脉

151. 颈总动脉上行至（　　）高度分为颈内动脉和颈外动脉
A. 舌骨　B. 下颌骨
C. 环状软骨上缘　D. 甲状软骨上缘
E. 甲状软骨下缘

152. 颈动脉窦属于（　　）
A. 嗅觉感受器　B. 味觉感受器
C. 压力感受器　D. 化学感受器
E. 视觉感受器

153. 颈总动脉、颈内动脉、颈内静脉和（　　）共同包在颈动脉鞘内
A. 面神经　B. 舌咽神经
C. 迷走神经　D. 副神经
E. 舌下神经

154. 关于颈内动脉的描述，错误的是（　　）
A. 在甲状软骨下缘高度起自颈总动脉
B. 在颈动脉鞘内上行至颅底
C. 穿颅底的颈动脉管入颅腔
D. 在颅外（颈部）无任何分支
E. 入颅后分支营养脑和视器

155. 关于颈内动脉的描述，错误的是（　　）
A. 在甲状软骨上缘高度起自颈总动脉
B. 在颈动脉鞘内上行至颅底
C. 穿颅底的颈动脉管入颅腔
D. 在颅外（颈部）有部分分支
E. 入颅后分支营养脑和视器

156. 颈外动脉平下颌颈高度分为颞浅动脉和(　　)两个终支
A. 面动脉　B. 舌动脉
C. 甲状腺上动脉　D. 枕动脉
E. 上颌动脉
157. 颈外动脉平下颌颈高度分为(　　)和上颌动脉两个终支
A. 面动脉　B. 舌动脉
C. 甲状腺上动脉　D. 颞浅动脉
E. 耳后动脉
158. 颈外动脉向前的分支是(　　)
A. 枕动脉　B. 耳后动脉
C. 甲状腺上动脉　D. 颞浅动脉
E. 上颌动脉
159. 颈外动脉向前的分支是(　　)
A. 枕动脉　B. 耳后动脉
C. 舌动脉　D. 颞浅动脉
E. 上颌动脉
160. 颈外动脉向前的分支是(　　)
A. 枕动脉　B. 耳后动脉
C. 面动脉　D. 颞浅动脉
E. 上颌动脉
161. 分布至甲状腺上部和喉的动脉是(　　)
A. 面动脉　B. 舌动脉
C. 颞浅动脉　D. 上颌动脉
E. 甲状腺上动脉
162. 喉上动脉发自(　　)
A. 面动脉　B. 舌动脉
C. 甲状腺上动脉　D. 颞浅动脉
E. 上颌动脉
163. 与喉上神经内支伴行穿甲状舌骨膜入喉的动脉是(　　)
A. 舌动脉　B. 面动脉
C. 甲状腺上动脉　D. 甲状腺下动脉
E. 喉上动脉
164. 分布于舌、口腔底黏膜和腭扁桃体的动脉是(　　)
A. 舌动脉　B. 面动脉
C. 甲状腺上动脉　D. 喉上动脉
E. 上颌动脉
165. 内眦动脉来自(　　)
A. 舌动脉　B. 面动脉
C. 甲状腺上动脉　D. 颞浅动脉
E. 上颌动脉
166. 分布于下颌下腺和面部软组织的动脉是(　　)
A. 舌动脉　B. 面动脉
C. 甲状腺上动脉　D. 颞浅动脉
E. 上颌动脉
167. 在咬肌前缘和下颌骨下缘交界处可触及其搏动的动脉是(　　)
A. 颞浅动脉　B. 上颌动脉
C. 甲状腺上动脉　D. 舌动脉
E. 面动脉
168. 在咬肌前缘和下颌骨下缘交界处压迫止血，压迫的动脉是(　　)
A. 颞浅动脉　B. 上颌动脉
C. 甲状腺上动脉　D. 舌动脉
E. 面动脉
169. 与枕大神经伴行的动脉是(　　)
A. 枕动脉　B. 耳后动脉
C. 甲状腺上动脉　D. 舌动脉
E. 面动脉
170. 在耳前可触及其搏动的动脉是(　　)
A. 耳后动脉　B. 颞浅动脉
C. 甲状腺上动脉　D. 舌动脉
E. 面动脉
171. 在耳前压迫止血，压迫的动脉是(　　)
A. 耳后动脉　B. 颞浅动脉
C. 甲状腺上动脉　D. 舌动脉
E. 面动脉
172. 分布于腮腺、颞部和顶部软组织的动脉是(　　)
A. 颞浅动脉　B. 上颌动脉
C. 枕动脉　D. 耳后动脉
E. 甲状腺上动脉
173. 常用于头颈部肿瘤局部药物化疗灌注插管的动脉是(　　)
A. 枕动脉　B. 耳后动脉
C. 颞浅动脉　D. 上颌动脉
E. 甲状腺上动脉
174. 眶下动脉来自(　　)
A. 枕动脉　B. 耳后动脉
C. 面动脉　D. 上颌动脉
E. 颞浅动脉
175. 下牙槽动脉发自(　　)
A. 舌动脉　B. 面动脉
C. 甲状腺上动脉　D. 上颌动脉
E. 颞浅动脉
176. 脑膜中动脉发自(　　)
A. 枕动脉　B. 耳后动脉
C. 甲状腺上动脉　D. 颞浅动脉
E. 上颌动脉
177. 与下牙槽神经伴行的动脉是(　　)

A. 颊动脉　　B. 咀嚼肌动脉
C. 上牙槽后动脉　　D. 眶下动脉
E. 下牙槽动脉

178. 颏动脉来自（　　）
A. 颊动脉　　B. 咀嚼肌动脉
C. 上牙槽后动脉　　D. 下牙槽动脉
E. 眶下动脉

179. 穿下颌孔，入下颌管的动脉是（　　）
A. 颊动脉　　B. 咀嚼肌动脉
C. 上牙槽后动脉　　D. 下牙槽动脉
E. 眶下动脉

180. 分布于下颌牙和牙龈的动脉是（　　）
A. 颊动脉　　B. 面动脉
C. 上牙槽后动脉　　D. 舌动脉
E. 下牙槽动脉

181. 上行穿棘孔入颅中窝的动脉是（　　）
A. 颊动脉　　B. 面动脉
C. 脑膜中动脉　　D. 颞浅动脉
E. 上颌动脉

182. 通过翼点内面上行的动脉是（　　）
A. 上颌动脉　　B. 颈内动脉
C. 脑膜中动脉前支　　D. 脑膜中动脉后支
E. 大脑中动脉

183. 翼点（太阳穴）骨折很容易伤及的动脉是（　　）
A. 上颌动脉　　B. 颈内动脉
C. 大脑中动脉　　D. 脑膜中动脉前支
E. 脑膜中动脉后支

184. 颊动脉发自（　　）
A. 颞浅动脉　　B. 上颌动脉
C. 甲状腺上动脉　　D. 舌动脉
E. 面动脉

185. 分布于颊肌和颊黏膜的动脉是（　　）
A. 眶下动脉　　B. 上牙槽后动脉
C. 颊动脉　　D. 咀嚼肌动脉
E. 下牙槽动脉

186. 与颊神经伴行的动脉是（　　）
A. 眶下动脉　　B. 上牙槽后动脉
C. 颊动脉　　D. 咀嚼肌动脉
E. 下牙槽动脉

187. 咀嚼肌动脉血供来自（　　）
A. 面动脉　　B. 舌动脉
C. 颞浅动脉　　D. 上颌动脉
E. 甲状腺上动脉

188. 上牙槽后动脉发自（　　）
A. 面动脉　　B. 舌动脉
C. 颞浅动脉　　D. 上颌动脉
E. 甲状腺上动脉

189. 分布于上颌牙和牙龈后部的动脉是（　　）
A. 脑膜中动脉　　B. 下牙槽动脉
C. 上牙槽前动脉　　D. 上牙槽中动脉
E. 上牙槽后动脉

190. 上牙槽前动脉发自（　　）
A. 舌动脉　　B. 眶上动脉
C. 眶下动脉　　D. 下牙槽动脉
E. 脑膜中动脉

191. 上牙槽中动脉发自（　　）
A. 舌动脉　　B. 眶上动脉
C. 眶下动脉　　D. 下牙槽动脉
E. 脑膜中动脉

192. 上肢及颈部的动脉血供主要来自（　　）
A. 颈内动脉　　B. 颈外动脉
C. 颈总动脉　　D. 锁骨下动脉
E. 髂总动脉

193. 左锁骨下动脉起自（　　）
A. 升主动脉　　B. 主动脉弓
C. 胸主动脉　　D. 腹主动脉
E. 肺动脉干

194. 右锁骨下动脉起自（　　）
A. 头臂干　　B. 升主动脉
C. 主动脉弓　　D. 胸主动脉
E. 腹主动脉

195. 穿斜角肌间隙的动脉是（　　）
A. 颈内动脉　　B. 颈外动脉
C. 颈总动脉　　D. 锁骨下动脉
E. 甲状腺下动脉

196. 椎动脉发自（　　）
A. 颈内动脉　　B. 颈外动脉
C. 颈总动脉　　D. 锁骨下动脉
E. 甲状颈干

197. 锁骨下动脉的最大分支是（　　）
A. 肋颈干　　B. 甲状颈干
C. 椎动脉　　D. 胸廓内动脉
E. 甲状腺下动脉

198. 穿上 6 颈椎横突孔的动脉是（　　）
A. 肋颈干　　B. 甲状颈干
C. 椎动脉　　D. 胸廓内动脉
E. 甲状腺下动脉

199. 胸廓内动脉发自（　　）
A. 颈内动脉　　B. 颈外动脉
C. 颈总动脉　　D. 锁骨下动脉
E. 甲状颈干

200. 甲状颈干发自（　　）
A. 颈内动脉　　B. 颈外动脉

C. 颈总动脉　D. 锁骨下动脉
E. 胸廓内动脉
201. 甲状腺下动脉发自（　　）
A. 颈内动脉　B. 颈外动脉
C. 颈总动脉　D. 胸廓内动脉
E. 甲状颈干
202. 分布于甲状腺下部、咽和喉等处的动脉是（　　）
A. 颈内动脉　B. 颈外动脉
C. 颈总动脉　D. 甲状腺上动脉
E. 甲状腺下动脉
203. 腹壁上动脉来自（　　）
A. 椎动脉　B. 胸廓内动脉
C. 甲状颈干　D. 肋颈干
E. 肩胛上动脉
204. 上肢的动脉来自（　　）
A. 头臂干　B. 颈总动脉
C. 颈内动脉　D. 颈外动脉
E. 锁骨下动脉
205. 腋动脉在第 1 肋外侧缘续自（　　）
A. 头臂干　B. 颈总动脉
C. 颈内动脉　D. 锁骨下动脉
E. 颈外动脉
206. 腋动脉的分支是（　　）
A. 椎动脉　B. 胸廓内动脉
C. 胸肩峰动脉　D. 肋颈干
E. 甲状颈干
207. 腋动脉的分支是（　　）
A. 椎动脉　B. 胸廓内动脉
C. 胸外侧动脉　D. 肋颈干
E. 甲状颈干
208. 腋动脉的分支是（　　）
A. 椎动脉　B. 胸廓内动脉
C. 肩胛下动脉　D. 肋颈干
E. 甲状颈干
209. 腋动脉的分支是（　　）
A. 肋颈干　B. 甲状颈干
C. 椎动脉　D. 胸廓内动脉
E. 旋肱前动脉
210. 腋动脉的分支是（　　）
A. 肋颈干　B. 甲状颈干
C. 椎动脉　D. 胸廓内动脉
E. 旋肱后动脉
211. 分布于胸大肌、胸小肌、三角肌和肩关节等处的动脉是（　　）
A. 胸肩峰动脉　B. 胸外侧动脉
C. 肩胛下动脉　D. 旋肱前动脉
E. 旋肱后动脉
212. 在前锯肌表面下行，分布于前锯肌、胸大肌和乳房等处的动脉是（　　）
A. 胸肩峰动脉　B. 胸外侧动脉
C. 肩胛下动脉　D. 旋肱前动脉
E. 旋肱后动脉
213. 分为胸背动脉和旋肩胛动脉的是（　　）
A. 胸肩峰动脉　B. 胸外侧动脉
C. 肩胛下动脉　D. 旋肱前动脉
E. 旋肱后动脉
214. 胸背动脉来自（　　）
A. 胸肩峰动脉　B. 胸外侧动脉
C. 肩胛下动脉　D. 旋肱前动脉
E. 旋肱后动脉
215. 旋肩胛动脉来自（　　）
A. 胸肩峰动脉　B. 胸外侧动脉
C. 肩胛下动脉　D. 旋肱前动脉
E. 旋肱后动脉
216. 与腋神经伴行向后穿四边孔的动脉是（　　）
A. 胸肩峰动脉　B. 胸外侧动脉
C. 肩胛下动脉　D. 旋肱前动脉
E. 旋肱后动脉
217. 分布至背阔肌的动脉是（　　）
A. 胸背动脉　B. 旋肩胛动脉
C. 胸外侧动脉　D. 旋肱前动脉
E. 旋肱后动脉
218. 向后穿三边孔至冈下窝的动脉是（　　）
A. 胸背动脉　B. 旋肩胛动脉
C. 胸外侧动脉　D. 旋肱前动脉
E. 旋肱后动脉
219. 肱骨外科颈骨折容易损伤的动脉是（　　）
A. 胸肩峰动脉和胸外侧动脉
B. 胸外侧动脉和肩胛下动脉
C. 肩胛下动脉和旋肱前动脉
D. 旋肱前动脉和旋肱后动脉
E. 旋肱后动脉和胸肩峰动脉
220. 肱动脉在背阔肌前缘（大圆肌下缘）续自（　　）
A. 头臂干　B. 颈总动脉
C. 锁骨下动脉　D. 胸廓内动脉
E. 腋动脉
221. 肱动脉平桡骨颈高度分为桡动脉和（　　）
A. 腋动脉　B. 尺动脉
C. 胸肩峰动脉　D. 胸外侧动脉
E. 肩胛下动脉
222. 肱动脉平桡骨颈高度分为尺动脉和（　　）

A. 桡动脉　　B. 腋动脉
C. 胸肩峰动脉　　D. 胸外侧动脉
E. 肩胛下动脉
223. 在肘窝稍上，肱二头肌腱内侧可触及其搏动的动脉是（　）
A. 腋动脉　B. 肱动脉　C. 桡动脉
D. 尺动脉　E. 股动脉
224. 在肘窝稍上，肱二头肌腱内侧压迫止血，压迫的动脉是（　）
A. 腋动脉　B. 肱动脉　C. 桡动脉
D. 尺动脉　E. 股动脉
225. 测量血压时，在肘窝稍上肱二头肌腱内侧听诊的动脉是（　）
A. 股动脉　B. 腋动脉　C. 肱动脉
D. 桡动脉　E. 尺动脉
226. 臂前群肌的血液供应来自（　）
A. 股动脉　B. 腋动脉　C. 肱动脉
D. 桡动脉　E. 尺动脉
227. 肱深动脉发自（　）
A. 腋动脉　　B. 肱动脉
C. 锁骨下动脉　　D. 桡动脉
E. 尺动脉
228. 伴桡神经行于桡神经沟内的动脉是（　）
A. 腋动脉　B. 肱动脉　C. 肱深动脉
D. 尺侧上副动脉　E. 尺侧下副动脉
229. 肱三头肌的血液供应来自（　）
A. 腋动脉　B. 肱动脉　C. 肱深动脉
D. 尺侧上副动脉　E. 尺侧下副动脉
230. 臂后群肌的血液供应来自（　）
A. 腋动脉　B. 肱动脉　C. 肱深动脉
D. 尺侧上副动脉　E. 尺侧下副动脉
231. 伴尺神经下行于尺神经沟内的动脉是（　）
A. 腋动脉　B. 肱动脉　C. 肱深动脉
D. 尺侧上副动脉　E. 尺侧下副动脉
232. 常用来切脉或计数脉搏的动脉是（　）
A. 肱动脉　B. 肱深动脉　C. 桡动脉
D. 尺动脉　E. 拇主要动脉
233. 分布于前臂前群桡侧诸肌的动脉是（　）
A. 肱动脉　B. 肱深动脉　C. 桡动脉
D. 尺动脉　E. 拇主要动脉
234. 拇主要动脉发自（　）
A. 腋动脉　B. 肱动脉　C. 肱深动脉
D. 桡动脉　E. 尺动脉
235. 分布于前臂前群尺侧诸肌的动脉是（　）
A. 腋动脉　B. 肱动脉　C. 肱深动脉
D. 桡动脉　E. 尺动脉
236. 骨间总动脉发自（　）
A. 腋动脉　B. 肱动脉　C. 肱深动脉
D. 桡动脉　E. 尺动脉
237. 骨间前动脉来自（　）
A. 肱动脉　B. 桡动脉　C. 尺动脉
D. 骨间总动脉　E. 拇主要动脉
238. 骨间后动脉来自（　）
A. 肱动脉　B. 桡动脉　C. 尺动脉
D. 骨间总动脉　E. 拇主要动脉
239. 分布至拇指两侧和示指桡侧的动脉是（　）
A. 桡动脉　　B. 拇主要动脉
C. 骨间总动脉　　D. 骨间前动脉
E. 骨间后动脉
240. 胸主动脉于第 4 胸椎体下缘左侧续自（　）
A. 升主动脉　B. 主动脉弓　C. 头臂干
D. 颈总动脉　E. 锁骨下动脉
241. 胸主动脉在第 12 胸椎高度穿膈的主动脉裂孔入腹腔延续为（　）
A. 升主动脉　B. 主动脉弓　C. 腹主动脉
D. 髂总动脉　E. 髂内动脉
242. 以下属于胸主动脉壁支的是（　）
A. 肋颈干　B. 肋下动脉　C. 食管支
D. 支气管支　E. 心包支
243. 以下属于胸主动脉壁支的是（　）
A. 肋颈干　　B. 第 3～11 对肋间后动脉
C. 食管支　　D. 支气管支
E. 心包支
244. 以下属于胸主动脉脏支的是（　）
A. 肋颈干　　B. 第 3～11 对肋间后动脉
C. 肋下动脉　　D. 腰动脉
E. 支气管支
245. 以下属于胸主动脉脏支的是（　）
A. 肋颈干　　B. 第 3～11 对肋间后动脉
C. 肋下动脉　　D. 腰动脉
E. 食管支
246. 腹主动脉在膈的主动脉裂孔处续自（　）
A. 升主动脉　　B. 主动脉弓
C. 胸主动脉　　D. 头臂干
E. 锁骨下动脉
247. 至第 4 腰椎下缘腹主动脉分为左、右的动脉是（　）
A. 髂内动脉　　B. 髂外动脉
C. 髂总动脉　　D. 睾丸动脉
E. 卵巢动脉
248. 以下属于腹主动脉壁支的是（　）

A. 腹腔干　B. 肠系膜上动脉
C. 肠系膜下动脉　D. 膈下动脉
E. 肾动脉
249. 以下属于腹主动脉壁支的是（　　）
A. 腹腔干　B. 肠系膜上动脉
C. 肠系膜下动脉　D. 腰动脉
E. 睾丸动脉
250. 以下属于腹主动脉壁支的是（　　）
A. 腹腔干　B. 肠系膜上动脉
C. 肠系膜下动脉　D. 骶正中动脉
E. 卵巢动脉
251. 肾上腺上动脉发自（　　）
A. 膈下动脉　B. 腰动脉
C. 骶正中动脉　D. 肠系膜上动脉
E. 肠系膜下动脉
252. 有4对，主要分布于腹后壁的动脉是（　　）
A. 膈下动脉　B. 腰动脉
C. 骶正中动脉　D. 肾动脉
E. 肾上腺中动脉
253. 分布于骶尾部和直肠后壁的动脉是（　　）
A. 膈下动脉　B. 腰动脉
C. 骶正中动脉　D. 肠系膜上动脉
E. 肠系膜下动脉
254. 以下属于腹主动脉成对脏支的是（　　）
A. 膈下动脉　B. 腰动脉
C. 骶正中动脉　D. 肾上腺中动脉
E. 腹腔干
255. 以下属于腹主动脉成对脏支的是（　　）
A. 膈下动脉　B. 腰动脉
C. 骶正中动脉　D. 肾动脉
E. 肠系膜上动脉
256. 以下属于腹主动脉成对脏支的是（　　）
A. 膈下动脉　B. 腰动脉
C. 骶正中动脉　D. 肠系膜下动脉
E. 睾丸动脉
257. 以下属于腹主动脉成对脏支的是（　　）
A. 膈下动脉　B. 腰动脉
C. 骶正中动脉　D. 肠系膜下动脉
E. 卵巢动脉
258. 以下属于腹主动脉不成对脏支的是（　　）
A. 腹腔干　B. 肾上腺中动脉
C. 肾动脉　D. 睾丸动脉
E. 卵巢动脉
259. 以下属于腹主动脉不成对脏支的是（　　）
A. 肾动脉　B. 睾丸动脉
C. 卵巢动脉　D. 肠系膜上动脉
E. 肾上腺中动脉
260. 以下属于腹主动脉不成对脏支的是（　　）
A. 肾动脉　B. 睾丸动脉
C. 卵巢动脉　D. 肾上腺中动脉
E. 肠系膜下动脉
261. 以下属于发自腹主动脉的血管是（　　）
A. 肋下动脉　B. 肋间后动脉
C. 肾上腺上动脉　D. 肾上腺中动脉
E. 肾上腺下动脉
262. 肾上腺下动脉发自（　　）
A. 肾动脉　B. 睾丸动脉
C. 卵巢动脉　D. 膈下动脉
E. 肾上腺中动脉
263. 每一条肾段动脉及其所属的肾组织称为一个（　　）
A. 肺段　B. 肝段　C. 肾段
D. 肾蒂　E. 肾窦
264. 穿腹股沟管的动脉是（　　）
A. 腹腔干　B. 肠系膜上动脉
C. 肠系膜下动脉　D. 睾丸动脉
E. 卵巢动脉
265. 经卵巢悬韧带下行的动脉是（　　）
A. 腹腔干　B. 肠系膜上动脉
C. 肠系膜下动脉　D. 睾丸动脉
E. 卵巢动脉
266. 分布于卵巢和输卵管的动脉是（　　）
A. 睾丸动脉　B. 卵巢动脉
C. 腹腔干　D. 肠系膜上动脉
E. 肠系膜下动脉
267. 腹腔干起自（　　）
A. 升主动脉　B. 主动脉弓
C. 胸主动脉　D. 腹主动脉
E. 髂总动脉
268. 腹腔干起自（　　）
A. 颈总动脉　B. 主动脉弓
C. 胸主动脉　D. 腹主动脉
E. 髂总动脉
269. 以下属于腹腔干分支的是（　　）
A. 肾动脉　B. 腰动脉
C. 胃左动脉　D. 睾丸动脉
E. 卵巢动脉
270. 以下属于腹腔干分支的是（　　）
A. 肾动脉　B. 腰动脉
C. 肝总动脉　D. 睾丸动脉
E. 卵巢动脉
271. 以下属于腹腔干分支的是（　　）
A. 腰动脉　B. 肾动脉
C. 脾动脉　D. 睾丸动脉

E. 卵巢动脉

272. 以下属于腹腔干最细分支的是（　　）
A. 胃左动脉　B. 肝总动脉
C. 脾动脉　D. 中结肠动脉
E. 右结肠动脉

273. 肝总动脉行向右上，分为胃十二指肠动脉和（　　）
A. 脾动脉　B. 胃左动脉
C. 肝固有动脉　D. 胃网膜右动脉
E. 胰十二指肠上动脉

274. 肝总动脉行向右上，分为肝固有动脉和（　　）
A. 脾动脉　B. 胃左动脉
C. 胃十二指肠动脉　D. 胃网膜右动脉
E. 胰十二指肠上动脉

275. 胃十二指肠动脉分为胃网膜右动脉和（　　）
A. 中结肠动脉　B. 右结肠动脉
C. 回结肠动脉　D. 胰十二指肠上动脉
E. 胰十二指肠下动脉

276. 胃十二指肠动脉分为胰十二指肠上动脉和（　　）
A. 中结肠动脉　B. 右结肠动脉
C. 回结肠动脉　D. 胃网膜右动脉
E. 胰十二指肠下动脉

277. 胃网膜右动脉发自（　　）
A. 胃左动脉　B. 肝总动脉
C. 脾动脉　D. 肝固有动脉
E. 胃十二指肠动脉

278. 胰十二指肠上动脉发自（　　）
A. 胃左动脉　B. 肝总动脉
C. 脾动脉　D. 肝固有动脉
E. 胃十二指肠动脉

279. 沿胃大弯左行，分布于右侧份胃大弯附近胃壁的动脉是（　　）
A. 胃左动脉　B. 胃右动脉
C. 胃网膜左动脉　D. 胃网膜右动脉
E. 胃后动脉

280. 分布于胰头和十二指肠上部的动脉是（　　）
A. 胃左动脉　B. 胃右动脉
C. 胃网膜右动脉　D. 胰十二指肠上动脉
E. 胰十二指肠下动脉

281. 胃右动脉发自（　　）
A. 肝总动脉　B. 胃十二指肠动脉
C. 肝固有动脉　D. 胃网膜右动脉
E. 胰十二指肠上动脉

282. 胆囊动脉一般发自（　　）
A. 胃左动脉　B. 肝总动脉
C. 脾动脉　D. 肝固有动脉左支
E. 肝固有动脉右支

283. 走行于肝十二指肠韧带内的动脉是（　　）
A. 胃左动脉　B. 胃右动脉
C. 脾动脉　D. 肝固有动脉
E. 胃十二指肠动脉

284. 胃网膜左动脉发自（　　）
A. 胃左动脉　B. 肝总动脉
C. 脾动脉　D. 肝固有动脉
E. 胃十二指肠动脉

285. 沿胃大弯右行，分布于左侧份胃大弯附近胃壁的动脉是（　　）
A. 胃左动脉　B. 胃右动脉
C. 胃网膜左动脉　D. 胃网膜右动脉
E. 胃后动脉

286. 肠系膜上动脉的分支是（　　）
A. 左结肠动脉　B. 乙状结肠动脉
C. 直肠上动脉　D. 胰十二指肠上动脉
E. 胰十二指肠下动脉

287. 肠系膜上动脉的分支是（　　）
A. 左结肠动脉　B. 乙状结肠动脉
C. 直肠上动脉　D. 胃十二指肠动脉
E. 中结肠动脉

288. 肠系膜上动脉的分支是（　　）
A. 左结肠动脉　B. 乙状结肠动脉
C. 直肠上动脉　D. 胃十二指肠动脉
E. 右结肠动脉

289. 肠系膜上动脉的分支是（　　）
A. 回结肠动脉　B. 左结肠动脉
C. 乙状结肠动脉　D. 直肠上动脉
E. 胃十二指肠动脉

290. 肠系膜上动脉的分支是（　　）
A. 空肠动脉　B. 左结肠动脉
C. 乙状结肠动脉　D. 直肠上动脉
E. 胃十二指肠动脉

291. 肠系膜上动脉的分支是（　　）
A. 回肠动脉　B. 左结肠动脉
C. 乙状结肠动脉　D. 直肠上动脉
E. 胃十二指肠动脉

292. 分布于胰头和十二指肠下部的动脉是（　　）
A. 中结肠动脉　B. 右结肠动脉
C. 回结肠动脉　D. 胰十二指肠下动脉
E. 空肠动脉

293. 分布于横结肠的动脉是（　　）

A. 中结肠动脉　B. 右结肠动脉
C. 回结肠动脉　D. 胰十二指肠下动脉
E. 空肠动脉
294. 分布于升结肠的动脉是（　）
A. 中结肠动脉　B. 右结肠动脉
C. 回结肠动脉　D. 胰十二指肠下动脉
E. 空肠动脉
295. 分布于回肠末段、盲肠、阑尾和升结肠起始部的动脉是（　）
A. 中结肠动脉　B. 右结肠动脉
C. 回结肠动脉　D. 胰十二指肠下动脉
E. 空肠动脉
296. 肠系膜上动脉向左的分支是（　）
A. 中结肠动脉　B. 右结肠动脉
C. 回结肠动脉　D. 胰十二指肠下动脉
E. 空肠动脉
297. 肠系膜上动脉向左的分支是（　）
A. 中结肠动脉　B. 右结肠动脉
C. 回结肠动脉　D. 胰十二指肠下动脉
E. 回肠动脉
298. 阑尾动脉发自（　）
A. 中结肠动脉　B. 右结肠动脉
C. 回结肠动脉　D. 胰十二指肠下动脉
E. 回肠动脉
299. 走行于阑尾系膜游离缘的动脉是（　）
A. 空肠动脉　B. 回肠动脉
C. 阑尾动脉　D. 右结肠动脉
E. 回结肠动脉
300. 肠系膜下动脉的分支是（　）
A. 中结肠动脉　B. 右结肠动脉
C. 回结肠动脉　D. 左结肠动脉
E. 胰十二指肠下动脉
301. 肠系膜下动脉的分支是（　）
A. 空肠动脉　B. 回肠动脉
C. 右结肠动脉　D. 回结肠动脉
E. 乙状结肠动脉
302. 肠系膜下动脉的分支是（　）
A. 空肠动脉　B. 回肠动脉
C. 直肠上动脉　D. 右结肠动脉
E. 回结肠动脉
303. 分布于降结肠的动脉是（　）
A. 左结肠动脉　B. 乙状结肠动脉
C. 直肠上动脉　D. 右结肠动脉
E. 中结肠动脉
304. 分布于乙状结肠的动脉是（　）
A. 左结肠动脉　B. 乙状结肠动脉
C. 直肠上动脉　D. 右结肠动脉
E. 中结肠动脉
305. 分布于直肠上部的动脉是（　）
A. 左结肠动脉　B. 乙状结肠动脉
C. 直肠上动脉　D. 右结肠动脉
E. 中结肠动脉
306. 腹主动脉在第(　)腰椎下缘高度分为左、右髂总动脉
A. 1　B. 2　C. 3　D. 4　E. 5
307. 盆部和会阴的动脉主干是（　）
A. 髂总动脉　B. 髂内动脉
C. 髂外动脉　D. 臀上动脉
E. 臀下动脉
308. 以下属于髂内动脉壁支的是（　）
A. 子宫动脉　B. 膀胱上动脉
C. 直肠下动脉　D. 臀上动脉
E. 阴部内动脉
309. 以下属于髂内动脉壁支的是（　）
A. 子宫动脉　B. 膀胱上动脉
C. 直肠下动脉　D. 臀下动脉
E. 阴部内动脉
310. 以下属于髂内动脉壁支的是（　）
A. 子宫动脉　B. 膀胱上动脉
C. 直肠下动脉　D. 阴部内动脉
E. 闭孔动脉
311. 以下属于髂内动脉脏支的是（　）
A. 髂腰动脉　B. 臀上动脉
C. 臀下动脉　D. 闭孔动脉
E. 子宫动脉
312. 以下属于髂内动脉脏支的是（　）
A. 髂腰动脉　B. 臀上动脉
C. 臀下动脉　D. 直肠下动脉
E. 闭孔动脉
313. 以下属于髂内动脉脏支的是（　）
A. 髂腰动脉　B. 臀上动脉
C. 臀下动脉　D. 闭孔动脉
E. 阴部内动脉
314. 穿梨状肌上孔的动脉是（　）
A. 髂腰动脉　B. 骶外侧动脉
C. 臀上动脉　D. 臀下动脉
E. 闭孔动脉
315. 穿梨状肌下孔的动脉是（　）
A. 髂腰动脉　B. 骶外侧动脉
C. 臀上动脉　D. 臀下动脉
E. 闭孔动脉
316. 穿闭膜管至股内侧区的动脉是（　）
A. 髂腰动脉　B. 骶外侧动脉
C. 臀上动脉　D. 臀下动脉

E. 闭孔动脉
317. 分布于股内侧群肌的动脉是（　　）
A. 髂腰动脉　B. 骶外侧动脉
C. 臀上动脉　D. 臀下动脉
E. 闭孔动脉
318. 分布于直肠下部的动脉是（　　）
A. 膀胱上动脉　B. 膀胱下动脉
C. 直肠下动脉　D. 子宫动脉
E. 阴部内动脉
319. 走行于子宫阔韧带内的动脉是（　　）
A. 膀胱上动脉　B. 膀胱下动脉
C. 直肠下动脉　D. 子宫动脉
E. 阴部内动脉
320. 分布于子宫、输卵管和卵巢的动脉是(　　)
A. 膀胱上动脉　B. 膀胱下动脉
C. 直肠下动脉　D. 子宫动脉
E. 阴部内动脉
321. 在子宫颈外侧约 2cm 处，从输尿管前上方跨过的动脉是（　　）
A. 膀胱上动脉　B. 膀胱下动脉
C. 直肠下动脉　D. 子宫动脉
E. 阴部内动脉
322. 穿梨状肌下孔出盆腔的动脉是（　　）
A. 膀胱上动脉　B. 膀胱下动脉
C. 直肠下动脉　D. 子宫动脉
E. 阴部内动脉
323. 绕坐骨棘经坐骨小孔入坐骨直肠窝的动脉是（　　）
A. 膀胱上动脉　B. 膀胱下动脉
C. 直肠下动脉　D. 子宫动脉
E. 阴部内动脉
324. 发出肛动脉、会阴动脉、阴茎或阴蒂背动脉的动脉是（　　）
A. 膀胱上动脉　B. 膀胱下动脉
C. 直肠下动脉　D. 子宫动脉
E. 阴部内动脉
325. 与阴部神经伴行的动脉是（　　）
A. 子宫动脉　B. 膀胱上动脉
C. 膀胱下动脉　D. 阴部内动脉
E. 直肠下动脉
326. 下肢的动脉主干是（　　）
A. 髂总动脉　B. 髂内动脉
C. 髂外动脉　D. 臀上动脉
E. 臀下动脉
327. 髂外动脉在骶髂关节前始于（　　）
A. 腹主动脉　B. 髂总动脉
C. 髂内动脉　D. 臀上动脉
E. 臀下动脉
328. 髂外动脉经腹股沟韧带中点向下延续为（　　）
A. 股动脉　B. 股深动脉
C. 腹壁下动脉　D. 旋髂深动脉
E. 旋股内侧动脉
329. 以下属于髂外动脉分支的是（　　）
A. 股深动脉　B. 旋股内侧动脉
C. 旋股外侧动脉　D. 穿动脉
E. 腹壁下动脉
330. 以下属于髂外动脉分支的是（　　）
A. 旋髂深动脉　B. 股深动脉
C. 旋股内侧动脉　D. 旋股外侧动脉
E. 穿动脉
331. 在腹股沟韧带中点深方续自髂外动脉的血管是（　　）
A. 股动脉　B. 股深动脉
C. 旋股内侧动脉　D. 旋股外侧动脉
E. 穿动脉
332. 向下穿收肌腱裂孔至腘窝移行为腘动脉的血管是（　　）
A. 股动脉　B. 股深动脉
C. 旋股内侧动脉　D. 旋股外侧动脉
E. 穿动脉
333. 在腹股沟韧带中点稍下方，可触及其搏动的动脉是（　　）
A. 腘动脉　B. 股深动脉
C. 旋股内侧动脉　D. 旋股外侧动脉
E. 股动脉
334. 腹股沟韧带中点稍下方为常用的动脉穿刺和压迫止血的部位，穿刺和压迫的动脉是(　　)
A. 髂外动脉　B. 股动脉
C. 股深动脉　D. 旋股内侧动脉
E. 旋股外侧动脉
335. 以下属于股动脉浅支的血管是（　　）
A. 股深动脉　B. 旋股内侧动脉
C. 旋股外侧动脉　D. 穿动脉
E. 腹壁浅动脉
336. 以下属于股动脉浅支的血管是（　　）
A. 股深动脉　B. 旋股内侧动脉
C. 旋股外侧动脉　D. 穿动脉
E. 旋髂浅动脉
337. 以下属于股动脉浅支的血管是（　　）
A. 股深动脉　B. 旋股内侧动脉
C. 旋股外侧动脉　D. 穿动脉
E. 阴部外动脉
338. 以下为股动脉深支的是（　　）

A. 股深动脉　B. 腹壁浅动脉
C. 旋髂浅动脉　D. 阴部外动脉
E. 旋髂深动脉

339. 以下属于股深动脉分支的血管是（　　）
A. 腹壁浅动脉　B. 旋髂浅动脉
C. 阴部外动脉　D. 旋股内侧动脉
E. 旋髂深动脉

340. 以下属于股深动脉分支的血管是（　　）
A. 腹壁浅动脉　B. 旋髂浅动脉
C. 阴部外动脉　D. 旋股外侧动脉
E. 旋髂深动脉

341. 以下属于股深动脉分支的血管是（　　）
A. 穿动脉　B. 旋髂深动脉
C. 腹壁浅动脉　D. 旋髂浅动脉
E. 阴部外动脉

342. 腘动脉于收肌腱裂孔处续自（　　）
A. 股动脉　B. 股深动脉
C. 旋股内侧动脉　D. 旋股外侧动脉
E. 穿动脉

343. 腘动脉向下至腘肌下缘分为胫前动脉和（　　）
A. 股动脉　B. 股深动脉
C. 旋股内侧动脉　D. 旋股外侧动脉
E. 胫后动脉

344. 腘动脉向下至腘肌下缘分为胫后动脉和（　　）
A. 股动脉　B. 股深动脉
C. 旋股内侧动脉　D. 旋股外侧动脉
E. 胫前动脉

345. 经内踝后方（踝管）入足底的动脉是（　　）
A. 腘动脉　B. 胫前动脉　C. 胫后动脉
D. 股动脉　E. 股深动脉

346. 足底内、外侧动脉来自（　　）
A. 腘动脉　B. 胫前动脉　C. 胫后动脉
D. 股动脉　E. 股深动脉

347. 分布至小腿后群肌的动脉是（　　）
A. 股动脉　B. 股深动脉　C. 穿动脉
D. 胫前动脉　E. 胫后动脉

348. 腓动脉发自（　　）
A. 股动脉　B. 股深动脉　C. 腘动脉
D. 胫前动脉　E. 胫后动脉

349. 参与形成足底（深）弓的动脉是（　　）
A. 胫前动脉　B. 胫后动脉
C. 腓动脉　D. 足底外侧动脉
E. 足底内侧动脉

350. 足背动脉来自（　　）
A. 胫前动脉　B. 胫后动脉　C. 腓动脉
D. 足底外侧动脉　E. 足底内侧动脉

351. 内踝和外踝的连线中点为常用的动脉穿刺和压迫止血的部位，穿刺和压迫的动脉是（　　）
A. 胫前动脉　B. 胫后动脉　C. 足背动脉
D. 足底外侧动脉　E. 足底内侧动脉

352. 肺静脉有（　　）条
A. 2　B. 3　C. 4　D. 5　E. 6

353. 肺静脉注入的部位是（　　）
A. 左心房　B. 右心房　C. 左心室
D. 右心室　E. 冠状窦

354. 流淌含氧丰富动脉血的静脉是（　　）
A. 肺静脉　B. 上腔静脉　C. 下腔静脉
D. 奇静脉　E. 半奇静脉

355. 左头臂静脉和右头臂静脉汇合形成的静脉是（　　）
A. 肺静脉　B. 上腔静脉　C. 下腔静脉
D. 冠状窦　E. 半奇静脉

356. 上腔静脉向下注入的部位是（　　）
A. 左心房　B. 右心房　C. 左心室
D. 右心室　E. 冠状窦

357. 上腔静脉在注入右心房之前接受（　　）的回流
A. 奇静脉　B. 半奇静脉
C. 副半奇静脉　D. 肺静脉
E. 冠状窦

358. 颈内静脉和锁骨下静脉在胸锁关节后方汇合形成的静脉是（　　）
A. 上腔静脉　B. 下腔静脉　C. 头臂静脉
D. 奇静脉　E. 半奇静脉

359. 淋巴导管注入静脉的部位是（　　）
A. 左心耳　B. 右心耳　C. 冠状窦
D. 静脉角　E. 主动脉窦

360. 颈内静脉上端在颈静脉孔处续自（　　）
A. 横窦　B. 乙状窦　C. 上矢状窦
D. 下矢状窦　E. 海绵窦

361. 起自内眦静脉的血管是（　　）
A. 面静脉　B. 舌静脉
C. 甲状腺上静脉　D. 颞浅静脉
E. 上颌静脉

362. 由颞浅静脉和上颌静脉汇合而成的静脉是（　　）
A. 面静脉　B. 舌静脉
C. 甲状腺上静脉　D. 下颌后静脉
E. 颈外静脉

363. 下颌后静脉后支与枕静脉、耳后静脉等汇合形成的静脉是（　　）
A. 颈内静脉　B. 颈外静脉　C. 颈总静脉

D. 面静脉　　E. 甲状腺上静脉

364. 上肢静脉回流的主干是（　　）
A. 头静脉　　B. 颈内静脉　C. 颈外静脉
D. 颈总静脉　　E. 锁骨下静脉

365. 锁骨下静脉于第 1 肋外侧缘续自（　　）
A. 头静脉　　B. 贵要静脉　C. 腋静脉
D. 肱静脉　　E. 肱深静脉

366. 以下属于锁骨下静脉属支的是（　　）
A. 头静脉　　B. 贵要静脉　C. 颈内静脉
D. 颈外静脉　　E. 颈总静脉

367. 颈部最大的浅静脉是（　　）
A. 头静脉　　B. 贵要静脉　C. 颈内静脉
D. 颈外静脉　　E. 颈前静脉

368. 临床上，尤其在儿科常用以进行静脉穿刺的血管是（　　）
A. 颈内静脉　　B. 颈外静脉　C. 颈总静脉
D. 颈前静脉　　E. 锁骨下静脉

369. 右心功能不全时，由于静脉回流阻力加大，常出现（　　）曲张，临床称之为“颈静脉怒张”
A. 颈内静脉　　B. 颈外静脉　C. 颈总静脉
D. 颈前静脉　　E. 锁骨下静脉

370. 上肢浅静脉起自（　　）
A. 桡静脉　　B. 尺静脉
C. 骨间后静脉　　D. 手背静脉网
E. 足背静脉弓

371. 起自手背静脉网桡侧的静脉是（　　）
A. 头静脉　　B. 贵要静脉
C. 肘正中静脉　　D. 前臂正中静脉
E. 桡静脉

372. 起自手背静脉网尺侧的静脉是（　　）
A. 头静脉　　B. 贵要静脉
C. 肘正中静脉　　D. 前臂正中静脉
E. 尺静脉

373. 穿深筋膜注入腋静脉或锁骨下静脉的血管是（　　）
A. 头静脉　　B. 贵要静脉
C. 肘正中静脉　　D. 前臂正中静脉
E. 桡静脉

374. 穿深筋膜注入肱静脉的血管是（　　）
A. 头静脉　　B. 贵要静脉
C. 肘正中静脉　　D. 前臂正中静脉
E. 尺静脉

375. 位于肘前，连接头静脉和贵要静脉的血管是（　　）
A. 桡静脉　　B. 尺静脉
C. 肘正中静脉　　D. 前臂正中静脉
E. 肱静脉

376. 奇静脉及其属支组成的结构是（　　）
A. 奇静脉系　　B. 椎静脉系
C. 心静脉系　　D. 上腔静脉系
E. 下腔静脉系

377. 脊柱的静脉位于椎管内外，它们共同构成的结构是（　　）
A. 奇静脉系　　B. 椎静脉系
C. 心静脉系　　D. 上腔静脉系
E. 下腔静脉系

378. 冠状窦及其属支组成的结构是（　　）
A. 奇静脉系　　B. 椎静脉系
C. 心静脉系　　D. 上腔静脉系
E. 下腔静脉系

379. 上腔静脉及其属支组成的结构是（　　）
A. 奇静脉系　　B. 椎静脉系
C. 心静脉系　　D. 上腔静脉系
E. 下腔静脉系

380. 下腔静脉及其属支组成的结构是（　　）
A. 奇静脉系　　B. 椎静脉系
C. 心静脉系　　D. 上腔静脉系
E. 下腔静脉系

381. 以下属于奇静脉属支的是（　　）
A. 椎体静脉　　B. 椎间静脉
C. 半奇静脉　　D. 肋下静脉
E. 肋间后静脉

382. 以下属于奇静脉属支的是（　　）
A. 椎体静脉　　B. 椎间静脉
C. 副半奇静脉　　D. 肋下静脉
E. 肋间后静脉

383. 以下来自右腰升静脉的血管是（　　）
A. 奇静脉　　B. 半奇静脉
C. 副半奇静脉　　D. 肋下静脉
E. 肋间后静脉

384. 以下来自左腰升静脉的血管是（　　）
A. 奇静脉　　B. 半奇静脉
C. 副半奇静脉　　D. 肋下静脉
E. 肋间后静脉

385. 以下注入上腔静脉的血管是（　　）
A. 奇静脉　　B. 半奇静脉
C. 副半奇静脉　　D. 肋下静脉
E. 肋间后静脉

386. 上腔静脉注入右心房之前接纳的 1 条重要静脉是（　　）
A. 奇静脉　　B. 半奇静脉
C. 副半奇静脉　　D. 肋下静脉
E. 肋间后静脉

387. 收纳左侧下部肋间后静脉及肋下静脉回流

的静脉是（　　）
A. 奇静脉　　B. 半奇静脉
C. 副半奇静脉　　D. 肋下静脉
E. 肋间后静脉

388. 收集左侧中上部肋间后静脉回流的静脉是（　　）
A. 奇静脉　　B. 半奇静脉
C. 副半奇静脉　　D. 肋下静脉
E. 肋间后静脉

389. 参与组成椎静脉系的静脉是（　　）
A. 奇静脉　　B. 半奇静脉
C. 副半奇静脉　　D. 椎体静脉
E. 肋间后静脉

390. 参与组成椎静脉系的静脉是（　　）
A. 奇静脉　　B. 半奇静脉
C. 副半奇静脉　　D. 椎间静脉
E. 肋间后静脉

391. 参与组成椎静脉系的静脉是（　　）
A. 奇静脉　　B. 半奇静脉
C. 副半奇静脉　　D. 肋间后静脉
E. 椎内静脉丛

392. 参与组成椎静脉系的静脉是（　　）
A. 奇静脉　　B. 半奇静脉
C. 副半奇静脉　　D. 肋间后静脉
E. 椎外静脉丛

393. 可沟通椎管内外、颅腔内外和上下腔静脉的结构是（　　）
A. 奇静脉系　　B. 椎静脉系
C. 心静脉系　　D. 上腔静脉系
E. 下腔静脉系

394. 人体最大的静脉干是（　　）
A. 颈内静脉　　B. 锁骨下静脉
C. 头臂静脉　　D. 上腔静脉
E. 下腔静脉

395. 由左、右髂总静脉在第 5 腰椎前方汇合而成的静脉是（　　）
A. 颈内静脉　　B. 锁骨下静脉
C. 头臂静脉　　D. 上腔静脉
E. 下腔静脉

396. 下腔静脉向上注入的部位是（　　）
A. 左心房　　B. 右心房　　C. 左心室
D. 右心室　　E. 冠状窦

397. 髂内静脉和髂外静脉在骶髂关节前方汇合形成的静脉是（　　）
A. 颈内静脉　　B. 锁骨下静脉
C. 头臂静脉　　D. 髂总静脉
E. 下腔静脉

398. 下肢浅静脉起自（　　）
A. 足背静脉　　B. 胫前静脉
C. 胫后静脉　　D. 足背静脉弓
E. 手背静脉网

399. 以下属于下肢浅静脉的是（　　）
A. 头静脉　　B. 贵要静脉
C. 肘正中静脉　　D. 前臂正中静脉
E. 大隐静脉

400. 以下属于下肢浅静脉的是（　　）
A. 头静脉　　B. 贵要静脉　　C. 小隐静脉
D. 胫前静脉　　E. 胫后静脉

401. 起自足背静脉弓内侧的静脉是（　　）
A. 头静脉　　B. 贵要静脉　　C. 大隐静脉
D. 胫前静脉　　E. 胫后静脉

402. 起自足背静脉弓外侧的静脉是（　　）
A. 头静脉　　B. 贵要静脉　　C. 小隐静脉
D. 胫前静脉　　E. 胫后静脉

403. 穿深筋膜注入股静脉的血管是（　　）
A. 头静脉　　B. 贵要静脉　　C. 胫前静脉
D. 胫后静脉　　E. 大隐静脉

404. 穿深筋膜经腓肠肌内、外侧头之间注入腘静脉的血管是（　　）
A. 头静脉　　B. 贵要静脉　　C. 胫前静脉
D. 胫后静脉　　E. 小隐静脉

405. 大隐静脉向上注入的部位是（　　）
A. 腘静脉　　B. 股静脉　　C. 髂外静脉
D. 胫前静脉　　E. 胫后静脉

406. 小隐静脉向上注入的部位是（　　）
A. 腘静脉　　B. 股静脉　　C. 髂外静脉
D. 胫前静脉　　E. 胫后静脉

407. 内踝前方是静脉穿刺或切开的常用部位，穿刺或切开的静脉是（　　）
A. 足背静脉　　B. 胫前静脉　　C. 胫后静脉
D. 大隐静脉　　E. 小隐静脉

408. 与痔密切相关的静脉丛是（　　）
A. 膀胱静脉丛　　B. 子宫静脉丛
C. 直肠静脉丛　　D. 食管静脉丛
E. 椎内静脉丛

409. 髂内静脉和髂外静脉在骶髂关节前方汇合形成的静脉是（　　）
A. 髂内静脉　　B. 髂外静脉　　C. 髂总静脉
D. 下腔静脉　　E. 股深静脉

410. 左肾上腺静脉注入的部位是（　　）
A. 左肾静脉　　B. 右肾静脉　　C. 下腔静脉
D. 左髂总静脉　　E. 右髂总静脉

411. 右肾上腺静脉注入的部位是（　　）
A. 左肾静脉　　B. 右肾静脉　　C. 下腔静脉

D. 左髂总静脉　E. 右髂总静脉

412. 左睾丸静脉注入的部位是（　　）
A. 左肾静脉　B. 右肾静脉　C. 下腔静脉
D. 左髂总静脉　E. 右髂总静脉

413. 右睾丸静脉注入的部位是（　　）
A. 左肾静脉　B. 右肾静脉　C. 下腔静脉
D. 左髂总静脉　E. 右髂总静脉

414. 关于肝静脉的描述，错误的是（　　）
A. 起于肝血窦
B. 最后一般汇合为肝左、中、右 3 条静脉
C. 肝左、中、右 3 条静脉呈放射状向肝门聚集
D. 在腔静脉沟上端，肝左、中、右 3 条静脉穿出肝注入下腔静脉
E. 肝静脉收集肝门静脉和肝固有动脉输入肝内的全部血流

415. 关于肝静脉的描述，错误的是（　　）
A. 起于肝血窦
B. 最后一般汇合为肝左、中、右 3 条静脉
C. 肝左、中、右 3 条静脉呈放射状向第二肝门聚集
D. 在腔静脉沟上端，肝左、中、右 3 条静脉穿出肝注入上腔静脉
E. 肝静脉收集肝门静脉和肝固有动脉输入肝内的全部血流

416. 下腔静脉不成对的脏支，即间接属支形成的结构是（　　）
A. 心静脉系　B. 上腔静脉系
C. 下腔静脉系　D. 奇静脉系
E. 肝门静脉系

417. 肝门静脉及其属支组成的结构是（　　）
A. 心静脉系　B. 奇静脉系
C. 肝门静脉系　D. 上腔静脉系
E. 下腔静脉系

418. 与临床肝门静脉高压症（简称门脉高压）密切相关的结构是（　　）
A. 心静脉系　B. 奇静脉系
C. 肝门静脉系　D. 上腔静脉系
E. 下腔静脉系

419. 肝门静脉系的主干是（　　）
A. 下腔静脉　B. 肝门静脉
C. 肠系膜上静脉　D. 脾静脉
E. 肠系膜下静脉

420. 器官的静脉血不属于肝门静脉系收集范围的是（　　）
A. 胃　B. 小肠
C. 大肠（齿状线以上）　D. 肝
E. 胆囊

421. 器官的静脉血不属于肝门静脉系收集范围的是（　　）
A. 胃　B. 小肠
C. 大肠（齿状线以上）　D. 肾
E. 胆囊

422. 器官的静脉血不属于肝门静脉系收集范围的是（　　）
A. 胃　B. 小肠
C. 大肠（齿状线以上）　D. 肾上腺
E. 胆囊

423. 器官的静脉血不属于肝门静脉系收集范围的是（　　）
A. 胃　B. 小肠
C. 大肠（齿状线以上）　D. 胰和脾
E. 睾丸

424. 器官的静脉血不属于肝门静脉系收集范围的是（　　）
A. 胃　B. 小肠
C. 大肠（齿状线以上）　D. 胰和脾
E. 卵巢

425. 肝门静脉一般由肠系膜上静脉和（　　）汇合而成
A. 脾静脉　B. 肠系膜下静脉
C. 胃左静脉　D. 胃右静脉
E. 胆囊静脉

426. 肝门静脉一般由脾静脉和（　　）汇合而成
A. 胃左静脉　B. 胃右静脉
C. 胆囊静脉　D. 肠系膜上静脉
E. 肠系膜下静脉

427. 走行于肝十二指肠韧带内的静脉是（　　）
A. 胃左静脉　B. 胃右静脉
C. 肝门静脉　D. 肠系膜上静脉
E. 肠系膜下静脉

428. 以下属于肝门静脉属支的是（　　）
A. 肝静脉　B. 肾静脉
C. 肾上腺静脉　D. 肠系膜上静脉
E. 睾丸静脉

429. 以下属于肝门静脉属支的是（　　）
A. 肝静脉　B. 肾静脉
C. 肾上腺静脉　D. 脾静脉
E. 睾丸静脉

430. 以下属于肝门静脉属支的是（　　）
A. 肾静脉　B. 肝静脉
C. 肾上腺静脉　D. 睾丸静脉
E. 肠系膜下静脉

431. 以下属于肝门静脉属支的是（　　）
A. 肾静脉　B. 肝静脉

C. 肾上腺静脉　　D. 卵巢静脉
E. 胃左静脉

432. 以下属于肝门静脉属支的是（　　）
A. 肾静脉　　B. 肝静脉
C. 肾上腺静脉　　D. 胃右静脉
E. 卵巢静脉

433. 以下属于肝门静脉属支的是（　　）
A. 肝静脉　　B. 胆囊静脉　　C. 肾静脉
D. 卵巢静脉　　E. 卵巢静脉

434. 在贲门处连接食管静脉丛的血管是（　　）
A. 胃左静脉　　B. 胃右静脉　　C. 胆囊静脉
D. 肠系膜上静脉　　E. 肠系膜下静脉

435. 注入肝门静脉前接受幽门前静脉回流的血管是（　　）
A. 胃左静脉　　B. 胃右静脉　　C. 胆囊静脉
D. 肠系膜上静脉　　E. 肠系膜下静脉

436. 行经胆囊三角的静脉是（　　）
A. 胃左静脉　　B. 胃右静脉　　C. 胆囊静脉
D. 肠系膜上静脉　　E. 肠系膜下静脉

437. 沿肝圆韧带上行的静脉是（　　）
A. 脾静脉　　B. 附脐静脉　　C. 胃左静脉
D. 胃右静脉　　E. 胆囊静脉

438. 沟通肝门静脉系和上腔静脉系的静脉丛是（　　）
A. 椎内静脉丛　　B. 椎外静脉丛
C. 食管静脉丛　　D. 直肠静脉丛
E. 子宫静脉丛

439. 沟通肝门静脉系和下腔静脉系的静脉丛是（　　）
A. 椎内静脉丛　　B. 椎外静脉丛
C. 食管静脉丛　　D. 直肠静脉丛
E. 子宫静脉丛

440. 同时沟通肝门静脉系和上、下腔静脉系的静脉丛是（　　）
A. 食管静脉丛　　B. 直肠静脉丛
C. 子宫静脉丛　　D. 膀胱静脉丛
E. 脐周静脉网

441. 与上消化道出血相关的静脉丛是（　　）
A. 食管静脉丛　　B. 直肠静脉丛
C. 脐周静脉网　　D. 子宫静脉丛
E. 膀胱静脉丛

442. 与痔的形成相关的静脉丛是（　　）
A. 食管静脉丛　　B. 直肠静脉丛
C. 脐周静脉网　　D. 子宫静脉丛
E. 膀胱静脉丛

443. 与“海蛇头”体征相关的静脉丛是（　　）
A. 食管静脉丛　　B. 直肠静脉丛
C. 脐周静脉网　　D. 子宫静脉丛
E. 膀胱静脉丛

二、B1 型题（标准配伍题）

（1～4 题共用备选答案）
A. 心　　B. 动脉　　C. 毛细血管
D. 淋巴　　E. 静脉
1. 引导血液离心的血管是（　　）
2. 引导血液回心的血管是（　　）
3. 人体血液循环的动力来源是（　　）
4. 血液和组织之间进行物质交换的部位是（　　）

（5～8 题共用备选答案）
A. 左心房　　B. 左心室　　C. 右心房
D. 冠状窦　　E. 右心室
5. 体循环起自（　　）
6. 体循环止于（　　）
7. 肺循环起自（　　）
8. 肺循环止于（　　）

（9～13 题共用备选答案）
A. 心尖　　B. 心底　　C. 心左缘
D. 心右缘　　E. 心下缘
9. 朝向右后上，有心脏大血管出入的部位是（　　）
10. 由右心室（大部）和左心室的心尖（小部）构成的结构是（　　）
11. 由右心室和右心房构成，向上延续为上腔静脉的结构是（　　）
12. 绝大部分由左心室构成，仅上方一小部分为左心耳的结构是（　　）
13. 体表投影在左侧第 5 肋间隙，锁骨中线内侧 1～2cm 处的结构是（　　）

（14～17 题共用备选答案）
A. 冠状沟　　B. 房室交点　　C. 前室间沟
D. 后室间沟　　E. 房间沟
14. 分界心房和心室表面的结构是（　　）
15. 分界左、右心房表面的结构是（　　）
16. 分界左、右心室膈面的表面的结构是（　　）
17. 分界左、右心室胸肋面表面的结构是（　　）

（18～22 题共用备选答案）
A. 心尖切迹　　B. 房室交点　　C. 冠状窦
D. 卵圆窝　　E. 界沟（界嵴）
18. 房间隔缺损的好发部位是（　　）
19. 前、后室间沟在心尖右侧会合处稍凹陷称为（　　）
20. 分右心房为前部的固有心房和后部的腔静脉窦的结构是（　　）

21. 位于冠状沟后部，呈梭形，向、右向前开口于右心房的结构是（　　）
22. 冠状沟、后室间沟和房间沟的交界区称为（　　），为临床常用标志

（23～28 题共用备选答案）
A. 动脉圆锥　　B. 主动脉前庭
C. 主动脉窦　　D. 主动脉口
E. 肺动脉口

23. 左心室流出道也称为（　　）
24. 右心室流出道也称为（　　）
25. 左心室流出道向上经（　　）通升主动脉
26. 右心室流出道向上经（　　）通肺动脉干
27. 肺动脉高压时（　　）扩张，提示肺有病变，如纤维化等
28. 主动脉瓣相对应处的主动脉壁略向外膨出，与瓣膜共同围成的是（　　）

（29～33 题共用备选答案）
A. 房室口　　B. 房间隔　　C. 室间隔
D. 室上嵴　　E. 二尖瓣前瓣

29. 左、右心房之间有（　　）相分隔
30. 左、右心室之间有（　　）相分隔
31. 同侧心房与心室借助（　　）相交通
32. 分右心室为流入道和流出道的结构是(　　)
33. 左心室以（　　）为界，分为流入道和流出道

（34～38 题共用备选答案）
A. 主动脉口　　B. 肺静脉口　　C. 左房室口
D. 右房室口　　E. 冠状窦口

34. 左心房的入口是（　　）
35. 右心房的入口是（　　）
36. 左心房的出口是（　　）
37. 右心房的出口是（　　）
38. 左心室的出口是（　　）

（39～43 题共用备选答案）
A. 左房室口　　B. 右房室口　　C. 主动脉口
D. 肺动脉口　　E. 下腔静脉口

39. 左心室的入口是（　　）
40. 周缘有二尖瓣附着的是（　　）
41. 右心室的入口是（　　）
42. 右心室的出口是（　　）
43. 右心房的入口是（　　）

（44～48 题共用备选答案）
A. 肉柱　　B. 隔缘肉柱
C. 左纤维三角　　D. 右纤维三角
E. 梳状肌

44. 内有房室束通过的结构是（　　）
45. 内含心传导系右束支的结构是（　　）
46. 病变可引起房室传导阻滞的结构是（　　）
47. 病变可导致右束支传导阻滞的结构是(　　)
48. 心功能障碍血流缓慢时，心腔内血栓的形成与（　　）有关

（49～53 题共用备选答案）
A. 心内膜　　B. 心肌层　　C. 卵圆窝
D. 室间隔肌部　　E. 室间隔膜部

49. 构成心壁的主体是（　　）
50. 参与构成心瓣膜的结构是（　　）
51. 房间隔缺损的好发部位是（　　）
52. 室间隔缺损的好发部位是（　　）
53. 风湿病最重要的病变与（　　）有关

（54～60 题共用备选答案）
A. 窦房结　　B. 结间束　　C. 房室结
D. 房室束　　E. 右束支

54. 心的正常起搏点是（　　）
55. 穿过右纤维三角的结构是（　　）
56. 经隔缘肉柱至前乳头肌根部的结构是(　　)
57. 右纤维三角病变导致房室传导阻滞，主要是因为损伤了（　　）
58. 隔缘肉柱病变诱发右束支传导阻滞，主要是因为损伤了（　　）
59. 室间隔膜部病变导致房室传导阻滞，主要是因为损伤了（　　）
60. 位于房间隔下部、冠状窦口与右房室口之间心内膜深面的结构是（　　）

（61～65 题共用备选答案）
A. 前室间支　　B. 旋支　　C. 后室间支
D. 左室后支　　E. 右缘支

61. 分布于右心室侧壁和下壁的结构是（　　）
62. 分布于左、右心室的前壁和室间隔前 2/3 的结构是（　　）
63. 分布于左、右心室的后壁和室间隔后 1/3 的结构是（　　）
64. 来自右冠状动脉，较细小，分布于左心室后壁的结构是（　　）
65. 来自左冠状动脉，分布于左心室侧壁、后壁和左心房的结构是（　　）

（66～70 题共用备选答案）
A. 心小静脉　　B. 心中静脉　　C. 心大静脉
D. 冠状窦　　E. 冠状动脉

66. 与前室间支伴行的结构是（　　）
67. 与后室间支伴行的结构是（　　）
68. 与右冠状动脉伴行的结构是（　　）
69. 与冠心病直接相关的结构是（　　）
70. 呈梭形，位于冠状沟后部，开口于右心房的结构是（　　）

（71～73 题共用备选答案）
A. 主动脉窦 B. 心包横窦 C. 心包斜窦
D. 心包前下窦 E. 心包裸区
71. 心包腔的最低点是（ ）
72. 临床上心外科手术常用的标志是（ ）
73. 胸骨左侧第 4～6 肋软骨的后面、心包前面无胸膜覆盖的区域，称为（ ）
（74～78 题共用备选答案）
A. 升主动脉 B. 肺动脉干 C. 动脉韧带
D. 颈动脉窦 E. 颈动脉小球
74. 属于压力感受器的是（ ）
75. 属于化学感受器的是（ ）
76. 体循环的起始血管是（ ）
77. 肺循环的起始血管是（ ）
78. 胚胎时期，动脉导管闭合后的遗迹是（ ）。
（79～82 题共用备选答案）
A. 左心室 B. 升主动脉 C. 主动脉弓
D. 胸主动脉 E. 腹主动脉
79. 头臂干来自（ ）
80. 腰动脉来自（ ）
81. 冠状动脉来自（ ）
82. 肋间后动脉来自（ ）
（83～87 题共用备选答案）
A. 面动脉 B. 舌动脉
C. 甲状腺上动脉 D. 颞浅动脉
E. 上颌动脉
83. 喉上动脉来自（ ）
84. 脑膜中动脉来自（ ）
85. 分布于舌、口腔底和腭扁桃体的动脉是（ ）
86. 常用于头颈部肿瘤局部灌注药物化学治疗的动脉是（ ）
87. 在咬肌前缘和下颌骨下缘交界处可触及其搏动的动脉是（ ）
（88～92 题共用备选答案）
A. 下牙槽动脉 B. 脑膜中动脉
C. 颊动脉 D. 上牙槽后动脉
E. 眶下动脉
88. 上颌动脉的终支为（ ）
89. 分布于上颌牙和牙龈后部的动脉是（ ）
90. 与颊神经伴行，分布于颊肌和颊黏膜的动脉是（ ）
91. 与下牙槽神经伴行，分布于下颌牙和牙龈的动脉是（ ）
92. 上行穿棘孔入颅中窝，分布于硬脑膜和颅骨的动脉是（ ）
（93～96 题共用备选答案）
A. 锁骨下动脉 B. 椎动脉
C. 胸廓内动脉 D. 甲状颈干
E. 肋颈干
93. 腹壁上动脉来自（ ）
94. 甲状腺下动脉来自（ ）
95. 穿上 6 颈椎横突孔的动脉是（ ）
96. 上肢及颈部的动脉主干是（ ）
（97～99 题共用备选答案）
A. 椎动脉 B. 颈浅动脉
C. 胸廓内动脉 D. 甲状颈干
E. 肋颈干
97. 心包膈动脉来自（ ）
98. 肩胛上动脉来自（ ）
99. 分布于第 1～2 肋间隙后部和颈深肌的动脉是（ ）
（100～103 题共用备选答案）
A. 腋动脉 B. 胸外侧动脉
C. 胸背动脉 D. 旋肩胛动脉
E. 旋肱前动脉
100. 在前锯肌表面下行的动脉是（ ）
101. 背阔肌的血液供应来自（ ）
102. 肱骨外科颈骨折容易损伤的动脉是（ ）
103. 锁骨下动脉在第 1 肋外侧缘延续为（ ）
（104～106 题共用备选答案）
A. 胸背动脉 B. 旋肩胛动脉
C. 肩胛下动脉 D. 旋肱后动脉
E. 腋动脉
104. 颈至肩胛下肌的动脉是（ ）
105. 向后穿三边孔至冈下窝的动脉是（ ）
106. 向后与腋神经伴行，穿四边孔的动脉是（ ）
（107～110 题共用备选答案）
A. 肱动脉 B. 肱深动脉
C. 尺侧上副动脉 D. 尺侧下副动脉
E. 桡动脉
107. 伴桡神经行于桡神经沟内的动脉是（ ）
108. 伴尺神经下行于尺神经沟内的动脉是（ ）
109. 腋动脉在背阔肌前缘（大圆肌下缘）延续为（ ）
110. 测量血压时，听诊的动脉是肱二头肌腱内侧的（ ）
（111～113 题共用备选答案）
A. 腋动脉 B. 尺动脉 C. 桡动脉
D. 肱动脉 E. 肱深动脉
111. 臂前群肌的血液供应主要来自（ ）
112. 肱骨中段骨折容易损伤的动脉是（ ）

113. 远端出血时，在肱二头肌腱内侧压迫止血压的动脉是（ ）

（114～116 题共用备选答案）

A. 肱动脉 B. 尺动脉 C. 桡动脉

D. 掌浅弓 E. 掌深弓

114. 常用来切脉或计数脉搏的动脉是（ ）

115. 前臂前群尺侧诸肌的血液供应来自（ ）

116. 前臂前群桡侧诸肌的血液供应来自（ ）

（117～120 题共用备选答案）

A. 肱动脉 B. 尺动脉 C. 桡动脉

D. 掌浅弓 E. 掌深弓

117. 拇主要动脉来自（ ）

118. 骨间总动脉来自（ ）

119. 位于掌腱膜深面的动脉是（ ）

120. 位于屈肌总腱鞘深面的动脉是（ ）

（121～123 题共用备选答案）

A. 肾动脉 B. 肾段动脉 C. 腹主动脉

D. 睾丸动脉 E. 膈下动脉

121. 肾上腺上动脉发自（ ）

122. 肾上腺中动脉发自（ ）

123. 肾上腺下动脉发自（ ）

（124～126 题共用备选答案）

A. 子宫动脉 B. 肾段动脉 C. 肾动脉

D. 睾丸动脉 E. 卵巢动脉

124. 用来定义肾段的动脉是（ ）

125. 穿腹股沟管，分布于睾丸和附睾的动脉是（ ）

126. 经卵巢悬韧带下行，分布于卵巢和输卵管的动脉是（ ）

（127～130 题共用备选答案）

A. 肾动脉 B. 腹腔干

C. 肝固有动脉 D. 脾动脉

E. 胃十二指肠动脉

127. 胃左动脉发自（ ）

128. 胃右动脉发自（ ）

129. 胃网膜左动脉发自（ ）

130. 胃网膜右动脉发自（ ）

（131～133 题共用备选答案）

A. 胃十二指肠动脉 B. 脾动脉

C. 肝固有动脉左支 D. 肝固有动脉右支

E. 肠系膜上动脉

131. 胆囊动脉一般发自（ ）

132. 胰十二指肠上动脉发自（ ）

133. 胰十二指肠下动脉发自（ ）

（134～138 题共用备选答案）

A. 中结肠动脉 B. 右结肠动脉

C. 回结肠动脉 D. 左结肠动脉

E. 乙状结肠动脉

134. 分布于升结肠的动脉是（ ）

135. 分布于横结肠的动脉是（ ）

136. 分布于降结肠的动脉是（ ）

137. 分布于乙状结肠的动脉是（ ）

138. 分布于回肠末段、盲肠和阑尾的动脉是（ ）

（139～143 题共用备选答案）

A. 空肠动脉 B. 回肠动脉

C. 回结肠动脉 D. 乙状结肠动脉

E. 直肠上动脉

139. 阑尾动脉发自（ ）

140. 分布于空肠的动脉是（ ）

141. 分布于回肠的动脉是（ ）

142. 分布于直肠上部的动脉是（ ）

143. 肠系膜下动脉直接延续为（ ）

（144～148 题共用备选答案）

A. 颈总动脉 B. 锁骨下动脉

C. 髂总动脉 D. 髂内动脉

E. 髂外动脉

144. 上肢的动脉主干是（ ）

145. 下肢的动脉主干是（ ）

146. 头颈部的动脉主干是（ ）

147. 盆部和会阴的动脉主干是（ ）

148. 腹主动脉在第 4 腰椎下缘高度分为左、右动脉的是（ ）

（149～153 题共用备选答案）

A. 子宫动脉 B. 臀上动脉

C. 臀下动脉 D. 闭孔动脉

E. 阴部内动脉

149. 穿梨状肌上孔至臀部的动脉是（ ）

150. 穿梨状肌下孔至臀部的动脉是（ ）

151. 穿闭膜管至股内侧区的动脉是（ ）

152. 分布于肛管、会阴和外生殖器的动脉是（ ）

153. 在子宫颈外侧约 2cm 处，跨越输尿管的动脉是（ ）

（154～157 题共用备选答案）

A. 股动脉 B. 腘动脉 C. 胫前动脉

D. 胫后动脉 E. 腓动脉

154. 分布至小腿前群肌的动脉是（ ）

155. 分布至小腿后群肌的动脉是（ ）

156. 分布至小腿外侧群肌的动脉是（ ）

157. 髂外动脉在腹股沟韧带中点向下延续为（ ）

（158～162 题共用备选答案）

A. 股动脉 B. 股深动脉 C. 腘动脉

D. 胫后动脉　E. 足背动脉
158. 腓动脉发自（　）
159. 旋股内侧动脉发自（　）
160. 穿收肌腱裂孔，下行至腘窝的动脉是（　）
161. 胫前动脉在踝关节前方直接延续为（　）
162. 在腹股沟韧带中点稍下方动脉穿刺，穿的动脉是（　）
（163～166 题共用备选答案）
A. 股动脉　B. 股深动脉　C. 腘动脉
D. 胫后动脉　E. 足底外侧动脉
163. 旋股外侧动脉发自（　）
164. 足底内侧动脉发自（　）
165. 参与形成足底（深）弓的动脉是（　）
166. 在腹股沟韧带中点稍下方压迫止血，压的动脉是（　）
（167～171 题共用备选答案）
A. 头臂静脉　B. 静脉角　C. 头静脉
D. 颈外静脉　E. 面静脉
167. 颈部最大的浅静脉是（　）
168. 与面部危险三角有关的静脉是（　）
169. 颈静脉怒张的静脉指的是（　）
170. 淋巴导管注入静脉的部位是（　）
171. 颈内静脉和锁骨下静脉汇合形成的静脉是（　）
（172～175 题共用备选答案）
A. 面静脉　B. 下颌后静脉
C. 上腔静脉　D. 下腔静脉
E. 锁骨下静脉
172. 下颌后静脉的前支汇入的部位是（　）
173. 左、右头臂静脉汇合形成的静脉是（　）
174. 颞浅静脉和上颌静脉汇合形成的静脉是（　）
175. 可作为静脉穿刺或长期导管输液（留置针）的静脉是（　）
（176～179 题共用备选答案）
A. 头臂静脉　B. 颈内静脉
C. 锁骨下静脉　D. 下颌后静脉
E. 面静脉
176. 颈外静脉注入的部位是（　）
177. 头颈部静脉回流的主干是（　）
178. 上肢静脉回流的主干是（　）
179. 起自内眦静脉，伴行于面动脉后方的静脉是（　）
（180～183 题共用备选答案）
A. 头静脉　B. 贵要静脉
C. 肘正中静脉　D. 大隐静脉
E. 小隐静脉
180. 起自手背静脉网尺侧的静脉是（　）
181. 起自手背静脉网桡侧的静脉是（　）
182. 起自足背静脉弓内侧的静脉是（　）
183. 起自足背静脉弓外侧的静脉是（　）
（184～186 题共用备选答案）
A. 奇静脉　B. 椎体静脉　C. 半奇静脉
D. 椎间静脉　E. 副半奇静脉
184. 右腰升静脉穿膈入胸腔形成的静脉是（　）
185. 左腰升静脉穿膈入胸腔形成的静脉是（　）
186. 上腔静脉注入右心房之前接纳的 1 条重要静脉是（　）
（187～190 题共用备选答案）
A. 左肾静脉　B. 右肾静脉
C. 直肠静脉丛　D. 上腔静脉
E. 下腔静脉
187. 奇静脉汇入的部位是（　）
188. 人体最大的静脉干是（　）
189. 与痔形成密切相关的静脉是（　）
190. 接纳左肾上腺静脉回流的静脉是（　）
（191～195 题共用备选答案）
A. 左肾静脉　B. 右肾静脉
C. 肝静脉　D. 髂外静脉
E. 下腔静脉
191. 左肾上腺静脉注入的部位是（　）
192. 右肾上腺静脉注入的部位是（　）
193. 左睾丸或卵巢静脉注入的部位是（　）
194. 右睾丸或卵巢静脉注入的部位是（　）
195. 从第二肝门出肝，注入下腔静脉的血管是（　）
（196～199 题共用备选答案）
A. 肝门静脉系　B. 子宫静脉丛
C. 食管静脉丛　D. 直肠静脉丛
E. 脐周静脉网
196. 与痔的形成相关的部位是（　）
197. 肝门静脉及其属支组成的结构是（　）
198. 与上消化道出血相关的结构是（　）
199. 与“海蛇头”体征相关的结构是（　）

三、X 型题（多项选择题）

1. 脉管系统包括（　）
A. 消化系统　B. 泌尿系统
C. 心血管系统　D. 内分泌系统
E. 淋巴系统
2. 参与组成心血管系统的有（　）
A. 心　B. 动脉　C. 毛细血管

D. 淋巴　E. 静脉

3. 出心的大血管有（　　）
A. 肺静脉　B. 肺动脉干　C. 上腔静脉
D. 升主动脉　E. 下腔静脉

4. 入心的大血管有（　　）
A. 肺静脉　B. 肺动脉干　C. 上腔静脉
D. 升主动脉　E. 下腔静脉

5. 右心房的入口包括（　　）
A. 左房室口　B. 右房室口　C. 冠状窦口
D. 上腔静脉口　E. 下腔静脉口

6. 三尖瓣复合体包括（　　）
A. 乳头肌　B. 腱索
C. 三尖瓣　D. 左房室口纤维环
E. 右房室口纤维环

7. 左心房的入口包括（　　）
A. 左房室口　B. 左上肺静脉口
C. 左下肺静脉口　D. 右上肺静脉口
E. 右下肺静脉口

8. 二尖瓣复合体包括（　　）
A. 乳头肌　B. 腱索
C. 二尖瓣　D. 左房室口纤维环
E. 右房室口纤维环

9. 心的构造包括（　　）
A. 心壁　B. 冠状窦　C. 房间隔
D. 室间隔　E. 纤维支架

10. 心壁的构成包括（　　）
A. 心内膜　B. 房间隔　C. 心肌层
D. 室间隔　E. 心外膜

11. 心的纤维支架包括（　　）
A. 房间隔　B. 纤维环　C. 室间隔
D. 纤维三角　E. 隔缘肉柱

12. 以下结构属于心传导系的是（　　）
A. 冠状窦　B. 窦房结　C. 结间束
D. 房室结　E. 房室束

13. 以下结构属于心传导系的是（　　）
A. 房室结　B. 房室束　C. 左束支
D. 右束支　E. 浦肯野（Purkinje）纤维网

14. 心传导系的功能包括（　　）
A. 产生兴奋　B. 营养心肌　C. 传导冲动
D. 免疫防御　E. 维持心跳

15. 左冠状动脉的分支主要包括（　　）
A. 旋支　B. 左缘支　C. 前室间支
D. 后室间支　E. 左室后支

16. 右冠状动脉的分支主要包括（　　）
A. 旋支　B. 前室间支　C. 后室间支
D. 左室后支　E. 右缘支

17. 冠状窦的主要属支包括（　　）
A. 心小静脉　B. 左肺静脉　C. 心中静脉
D. 右肺静脉　E. 心大静脉

18. 升主动脉的分支包括（　　）
A. 左肺动脉　B. 右肺动脉
C. 左颈总动脉　D. 左冠状动脉
E. 右冠状动脉

19. 主动脉弓的三大分支为（　　）
A. 头臂干　B. 左颈总动脉
C. 右颈总动脉　D. 左锁骨下动脉
E. 右锁骨下动脉

20. 以下血管属于颈外动脉分支的是（　　）
A. 面动脉　B. 舌动脉
C. 甲状腺上动脉　D. 颞浅动脉
E. 上颌动脉

21. 锁骨下动脉的分支包括（　　）
A. 舌动脉　B. 椎动脉　C. 肋颈干
D. 甲状颈干　E. 胸廓内动脉

22. 甲状颈干的分支包括（　　）
A. 肩胛上动脉　B. 肩胛背动脉
C. 颈浅动脉　D. 胸廓内动脉
E. 甲状腺下动脉

23. 上肢的动脉干包括（　　）
A. 腋动脉　B. 肱动脉
C. 肱深动脉　D. 桡动脉和尺动脉
E. 掌浅弓和掌深弓

24. 腋动脉的分支包括（　　）
A. 胸肩峰动脉　B. 胸外侧动脉
C. 肩胛下动脉　D. 旋肱前动脉
E. 旋肱后动脉

25. 肩胛下动脉分为（　　）
A. 椎动脉　B. 胸背动脉
C. 胸廓内动脉　D. 旋肩胛动脉
E. 甲状腺下动脉

26. 以下血管属于胸主动脉壁支的是（　　）
A. 心包支　B. 食管支
C. 支气管支　D. 肋下动脉
E. 肋间后动脉

27. 以下血管属于胸主动脉脏支的是（　　）
A. 心包支　B. 食管支
C. 支气管支　D. 肋下动脉
E. 肋间后动脉

28. 腹主动脉的壁支包括（　　）
A. 腰动脉　B. 肾动脉
C. 膈下动脉　D. 睾丸动脉
E. 骶正中动脉

29. 腹主动脉成对的脏支包括（　　）
A. 腹腔干　B. 肾动脉

C. 睾丸动脉　　D. 卵巢动脉
E. 肾上腺中动脉

30. 腹主动脉不成对的脏支包括（　　）
A. 肾动脉　　B. 腹腔干
C. 肠系膜上动脉　　D. 肠系膜下动脉
E. 肾上腺中动脉

31. 腹腔干的分支包括（　　）
A. 脾动脉　　B. 肝总动脉
C. 胃左动脉　　D. 胃右动脉
E. 中结肠动脉

32. 肝总动脉的分支包括（　　）
A. 胃左动脉　　B. 胃右动脉
C. 肝固有动脉　　D. 胃十二指肠动脉
E. 胃网膜右动脉

33. 以下动脉属于肠系膜上动脉分支的是(　　)
A. 左结肠动脉　　B. 中结肠动脉
C. 右结肠动脉　　D. 回结肠动脉
E. 乙状结肠动脉

34. 以下动脉属于肠系膜上动脉分支的是(　　)
A. 空肠动脉　　B. 回肠动脉
C. 回结肠动脉　　D. 胰十二指肠上动脉
E. 胰十二指肠下动脉

35. 以下动脉属于肠系膜下动脉分支的是(　　)
A. 左结肠动脉　　B. 右结肠动脉
C. 乙状结肠动脉　　D. 回结肠动脉
E. 直肠上动脉

36. 以下动脉属于肠系膜上动脉分支的是(　　)
A. 左结肠动脉　　B. 右结肠动脉
C. 乙状结肠动脉　　D. 回结肠动脉
E. 直肠上动脉

37. 髂内动脉的壁支包括（　　）
A. 臀上动脉　　B. 臀下动脉
C. 髂腰动脉　　D. 骶外侧动脉
E. 闭孔动脉

38. 髂内动脉的脏支包括（　　）
A. 子宫动脉　　B. 膀胱上动脉
C. 膀胱下动脉　　D. 直肠下动脉
E. 阴部内动脉

39. 以下动脉属于阴部内动脉分支的是（　　）
A. 肛动脉　　B. 会阴动脉
C. 子宫动脉　　D. 阴茎背动脉
E. 阴蒂背动脉

40. 髂外动脉的分支包括（　　）
A. 腹壁下动脉　　B. 腹壁浅动脉
C. 旋髂深动脉　　D. 旋髂浅动脉
E. 阴部外动脉

41. 股动脉的浅支包括（　　）
A. 腹壁下动脉　　B. 腹壁浅动脉
C. 旋髂深动脉　　D. 旋髂浅动脉
E. 阴部外动脉

42. 下肢的动脉干包括（　　）
A. 股动脉　　B. 腘动脉
C. 胫前动脉　　D. 胫后动脉
E. 髂内动脉

43. 下肢的动脉干包括（　　）
A. 胫前动脉　　B. 胫后动脉
C. 足背动脉　　D. 足底内侧动脉
E. 足底外侧动脉

44. 股深动脉的分支主要有（　　）
A. 穿动脉　　B. 腹壁浅动脉
C. 旋股内侧动脉　　D. 旋髂浅动脉
E. 旋股外侧动脉

45. 肺循环的静脉包括（　　）
A. 左头臂静脉　　B. 左上肺静脉
C. 左下肺静脉　　D. 右上肺静脉
E. 右下肺静脉

46. 体循环的静脉包括（　　）
A. 心静脉系　　B. 椎静脉系
C. 奇静脉系　　D. 上腔静脉系
E. 下腔静脉系

47. 以下静脉属于上肢浅静脉的是（　　）
A. 头静脉　　B. 小隐静脉
C. 贵要静脉　　D. 肘正中静脉
E. 前臂正中静脉

48. 以下静脉属于下肢浅静脉的是（　　）
A. 头静脉　　B. 小隐静脉
C. 贵要静脉　　D. 大隐静脉
E. 前臂正中静脉

49. 以下静脉属于大隐静脉属支的是（　　）
A. 腹壁浅静脉　　B. 旋髂浅静脉
C. 阴部外静脉　　D. 股内侧浅静脉
E. 股外侧浅静脉

50. 奇静脉的主要属支有（　　）
A. 肾静脉　　B. 半奇静脉
C. 副半奇静脉　　D. 肋间后静脉
E. 腰升静脉

51. 椎静脉系主要包括（　　）
A. 椎体静脉　　B. 椎间静脉
C. 下腔静脉　　D. 椎内静脉丛
E. 椎外静脉丛

52. 下腔静脉腹部的壁支包括（　　）
A. 肾静脉　　B. 腰静脉
C. 膈下静脉　　D. 骶正中静脉
E. 肾上腺静脉

53. 下腔静脉腹部的成对脏支包括（　　）
A. 肾静脉　　B. 睾丸静脉
C. 卵巢静脉　　D. 肾上腺静脉
E. 骶正中静脉
54. 肝门静脉的主要属支有（　　）
A. 肾静脉　　B. 脾静脉
C. 肠系膜上静脉　　D. 肠系膜下静脉
E. 腹腔干
55. 肝门静脉的主要属支有（　　）
A. 胃左静脉　　B. 胃右静脉
C. 胆囊静脉　　D. 附脐静脉
E. 肾上腺静脉
56. 肝门静脉系与上、下腔静脉系吻合的主要途径有（　　）
A. 子宫静脉丛　　B. 食管静脉丛
C. 直肠静脉丛　　D. 脐周静脉网
E. 翼静脉丛

四、A2 型题（病例摘要型最佳选择题）

1. 患儿，女性，5 岁。体形瘦弱，伴发绀，常发生呼吸道感染，胸骨左缘第 2～3 肋间可闻及Ⅱ～Ⅲ级收缩期吹风样杂音。超声心动图和彩色多普勒检查显示：房间隔缺损。房间隔缺损好发部位是（　　）
A. 左心耳　　B. 右心耳　　C. 卵圆窝
D. 室间隔膜部　　E. 室间隔肌部
2. 患儿，男性，5 岁。剧烈活动后常出现呼吸急促、多汗、乏力，以及劳力性呼吸困难等症状。超声心动图和彩色多普勒检查显示：室间隔缺损。室间隔缺损好发部位是（　　）
A. 左心房　　B. 右心房　　C. 卵圆窝
D. 室间隔膜部　　E. 室间隔肌部
3. 患者，女性，48 岁。心慌、心悸 3 小时，心电图检查提示心律失常，心率 35 次/分。功能出现异常的结构最有可能是（　　）
A. 二尖瓣　　B. 三尖瓣　　C. 冠状动脉
D. 冠状窦　　E. 窦房结
4. 患者，女性，65 岁。肺纤维化导致严重的肺动脉高压，右心室异常肥大。行右心室手术后出现心悸、胸闷和气短等症状。心电图检查结果显示：右束支传导阻滞。提示手术时很有可能损伤了（　　）
A. 三尖瓣　　B. 腱索　　C. 乳头肌
D. 隔缘肉柱　　E. 肺动脉瓣
5. 患者，男性，44 岁。近期出现心悸、劳累后疲倦、乏力和头晕等症状。心电图显示房室传导阻滞，心率 37 次/分；心脏彩超提示心的纤维支架钙化。钙化很有可能损伤了（　　）
A. 左纤维三角　　B. 右纤维三角
C. 左房室口纤维环　　D. 右房室口纤维环
E. 主动脉口纤维环
6. 患者，男性，37 岁。晨跑后突然出现胸闷、心慌、出冷汗等症状。心电图检查提示：左、右心室前壁下部部分心肌梗死。可能阻塞的血管是（　　）
A. 前室间支　　B. 旋支　　C. 后室间支
D. 左室后支　　E. 右缘支
7. 患者，女性，42 岁。晨跑后突然出现胸闷、心慌、出冷汗等症状。心电图检查提示：左、右心室后壁下部部分心肌梗死。可能阻塞的血管是（　　）
A. 前室间支　　B. 旋支　　C. 后室间支
D. 左室后支　　E. 右缘支
8. 患儿，男性，6 岁。玩耍时不慎被碎玻璃片划伤面颊部，流血不止，若要压迫止血，指压位置及动脉是（　　）
A. 下颌骨下缘与咬肌后缘相交处及面动脉
B. 下颌骨下缘与颞肌前缘相交处及面动脉
C. 下颌骨下缘与咬肌前缘相交处及面动脉
D. 下颌骨下缘与颞肌前缘相交处及舌动脉
E. 下颌骨下缘与咬肌后缘相交处及舌动脉
9. 患者，女性，45 岁。近期出现喉咙疼痛、咳嗽咳痰、鼻塞流鼻涕，且痰中或鼻涕中带血。喉镜检查显示：鼻咽部占位，边缘毛糙不规则。取材做病理检查提示：鼻咽癌。欲行局部灌注药物化学治疗，一般选择的插管动脉是（　　）
A. 舌动脉　　B. 面动脉　　C. 枕动脉
D. 上颌动脉　　E. 颞浅动脉
10. 患者，男性，57 岁。建筑工人，干活时不慎从高空坠落，右侧面部剧烈疼痛。X 线和 CT 检查显示：右侧下颌支骨折。此时，最有可能损伤了（　　）
A. 枕动脉　　B. 甲状腺上动脉
C. 脑膜中动脉　　D. 下牙槽动脉
E. 舌动脉
11. 患者，女性，43 岁。下班途中不慎发生车祸，左侧臂部受到撞击，疼痛剧烈，急诊入院。X 线检查显示：肱骨中段骨折。此时，很有可能损伤了（　　）
A. 腋动脉　　B. 肱深动脉
C. 尺侧上副动脉　　D. 桡动脉
E. 尺动脉
12. 患者，男性，34 岁。在下班途中不慎发生车

祸，右侧肱骨内上髁着地，突感疼痛剧烈，急诊入院。X线和CT检查结果提示：肱骨内上髁骨折。此时，很有可能损伤了（　　）

A. 腋动脉　　B. 肱深动脉
C. 尺侧上副动脉　　D. 桡动脉
E. 尺动脉

13. 患儿，男性，9岁。突发转移性右下腹疼痛，且麦氏点有压痛和反跳痛，诊断为急性单纯性阑尾炎，静脉滴注抗生素治疗。药物最后作用于阑尾，须经过的动脉不包括（　　）

A. 腹主动脉　　B. 肠系膜上动脉
C. 肠系膜下动脉　　D. 回结肠动脉
E. 阑尾动脉

14. 患者，女性，47岁。突发右上腹阵发性绞痛，伴明显触痛和腹肌强直，墨菲（Murphy）征阳性；有胆囊结石病史。初步诊断为急性胆囊炎，给予静脉滴注抗生素治疗。药物最后作用于胆囊，须经过的动脉不包括（　　）

A. 腹腔干　　B. 脾动脉
C. 肝总动脉　　D. 肝固有动脉
E. 胆囊动脉

15. 患者，男性，52岁。有胃溃疡病史10余年，近期急性发作，伴胃出血。准备行胃大部切除术，须结扎的动脉一般不包括（　　）

A. 胃左动脉　　B. 胃右动脉
C. 胃十二指肠动脉　　D. 胃网膜左动脉
E. 胃网膜右动脉

16. 患者，男性，21岁。面部痤疮，在鼻部挤压后，出现头部肿胀和头痛等症状，怀疑细菌可能已进入颅内。细菌进入颅内最有可能经过的静脉是（　　）

A. 颈内静脉　　B. 颞浅静脉
C. 上颌静脉　　D. 面静脉
E. 颈外静脉

17. 患者，女性，30岁。博士研究生，新入职体检，在单位相关人员陪同下前往医院采血检查，采血最常用的血管为（　　）

A. 手背静脉　　B. 头静脉
C. 贵要静脉　　D. 肘正中静脉
E. 前臂正中静脉

18. 失血性休克患者抢救的四大原则：保障气道通畅；建立静脉通道；快速补液、补血、扩张血容量；查找失血原因并进行处理。其中，建立静脉通道最常选用的血管是（　　）

A. 桡静脉　　B. 尺静脉
C. 大隐静脉　　D. 小隐静脉
E. 颞浅静脉

19. 患者，男性，65岁。慢性肝炎10余年，由于不注意保养和治疗，现发展为肝硬化和肝门静脉高压症。该疾病最不可能出现的表现是（　　）

A. 呕血　　B. 便血
C. 腹水　　D. 脾肿大
E. 胸腔积液

20. 患者，女性，78岁。慢性肝炎20余年，由于不注意保养和治疗，现发展为肝硬化、肝癌和肝门静脉高压症。该疾病最常见、最危险的并发症是（　　）

A. 食管静脉曲张　　B. 直肠静脉曲张
C. 脐周静脉曲张　　D. 脾肿大
E. 腹水

五、名词解释

1. 血液循环（blood circulation）
2. 心包裸区（naked area of pericardium）
3. 房室交点（atrioventricular crux）
4. 卵圆窝（fossa ovalis）
5. 室上嵴（supraventricular crest）
6. 三尖瓣复合体（tricuspid complex）
7. 隔缘肉柱（septomarginal trabecula）或节制索
8. 动脉圆锥（conus arteriosus）
9. 二尖瓣复合体（mitral complex）
10. 主动脉窦（aortic sinus）
11. 窦房结（sinuatrial node）
12. 冠状窦（coronary sinus）
13. 心包横窦（transverse sinus of pericardium）
14. 动脉韧带（arterial ligament）
15. 颈动脉窦（carotid sinus）
16. 颈动脉小球（carotid glomus）
17. 脑膜中动脉（middle meningeal artery）
18. 椎动脉（vertebral artery）
19. 掌浅弓（superficial palmar arch）
20. 掌深弓（deep palmar arch）
21. 肾段（renal segment）
22. 腹腔干（celiac trunk）
23. 阑尾动脉（appendicular artery）
24. 静脉角（venous angle）
25. 下颌后静脉（retromandibular vein）
26. 小隐静脉（small saphenous vein）
27. 大隐静脉（great saphenous vein）
28. 肝门静脉（hepatic portal vein）

六、问答题

1. 描述右心室的形态结构。
2. 描述左心室的形态结构。

3. 描述心传导系的位置、性质、功能和组成。
4. 描述左冠状动脉的起始、经行和分支分布。
5. 描述右冠状动脉的起始、经行和分支分布。
6. 描述体循环动脉主干的名称、起始、经行和分段情况。
7. 描述颈外动脉的起始、经行和分支分布情况。
8. 描述上肢动脉的来源和上肢动脉干的组成。
9. 描述腹主动脉的起始、经行和分支情况。
10. 描述腹腔干的起始和分支分布。
11. 描述肠系膜上动脉的起始、经行和分支分布。
12. 描述下肢动脉的来源和下肢动脉干的组成。
13. 描述上肢浅静脉的起始、组成和意义。
14. 描述下肢浅静脉的起始和组成及大隐静脉的起始、经行、回流、属支，以及下肢浅静脉的临床意义。
15. 描述肝门静脉的形成、主要属支和门腔静脉的吻合途径。
16. 描述化脓性阑尾炎或胆囊炎导致肝脓肿的原因。直肠癌为何容易引起肝转移，从而导致转移性肝癌的发生。

第十一章 淋巴系统

一、A1型题（单句型最佳选择题）

1. 关于淋巴系统的描述，错误的是（　　）
A. 淋巴系统由淋巴组织和淋巴管道组成
B. 淋巴系统的主要功能是免疫防御和辅助静脉回流
C. 组织液与细胞进行物质交换后，小部分进入毛细淋巴管形成淋巴
D. 淋巴沿着淋巴管道向心回流，最后经淋巴导管注入静脉
E. 淋巴结具有产生淋巴细胞、生成抗体、滤过淋巴等功能
2. 关于淋巴系统的描述，错误的是（　　）
A. 淋巴系统由淋巴组织、淋巴器官和淋巴管道组成
B. 淋巴系统的主要功能是免疫防御和辅助静脉回流
C. 组织液与细胞进行物质交换后，大部分进入毛细淋巴管形成淋巴
D. 淋巴沿着淋巴管道向心回流，最后经淋巴导管注入静脉
E. 淋巴结具有产生淋巴细胞、生成抗体、滤过淋巴等功能
3. 以下属于淋巴器官的是（　　）
A. 肝　B. 胆囊　C. 胰　D. 脾　E. 肾
4. 以下属于淋巴器官的是（　　）
A. 肝　B. 胆囊　C. 胰
D. 胸腺　E. 肾上腺
5. 以下属于淋巴器官的是（　　）
A. 心　B. 肝　C. 肺
D. 睾丸　E. 扁桃体
6. 以下属于淋巴器官的是（　　）
A. 心　B. 肝　C. 肺
D. 窦房结　E. 淋巴结
7. 穿插在淋巴管道中的淋巴器官是（　　）
A. 脾　B. 胸腺　C. 扁桃体
D. 淋巴结　E. 窦房结
8. 具有重要过滤淋巴和免疫防御功能的器官是（　　）
A. 脾　B. 胸腺　C. 扁桃体
D. 淋巴结　E. 肾上腺
9. 人体最大的免疫器官是（　　）
A. 脾　B. 胸腺　C. 扁桃体
D. 淋巴结　E. 肾上腺
10. 位于左季肋区的器是（　　）
A. 脾　B. 胸腺　C. 扁桃体
D. 淋巴结　E. 窦房结
11. 局部受到暴力打击，容易破裂出血的器官是（　　）
A. 脾　B. 胸腺　C. 扁桃体
D. 淋巴结　E. 窦房结
12. 参与组成咽淋巴环的结构是（　　）
A. 脾　B. 胸腺　C. 扁桃体
D. 淋巴结　E. 肾上腺
13. 位于上纵隔前部的结构是（　　）
A. 脾　B. 胸腺　C. 扁桃体
D. 淋巴结　E. 肾上腺
14. 既是淋巴器官，又是内分泌腺的结构是（　　）
A. 脾　B. 胸腺　C. 扁桃体
D. 淋巴结　E. 肾上腺
15. T细胞分化、发育和成熟的场所是（　　）
A. 脾　B. 胸腺　C. 扁桃体
D. 淋巴结　E. 肾上腺
16. 与重症肌无力关系密切的结构是（　　）
A. 脾　B. 肾上腺　C. 扁桃体
D. 淋巴结　E. 胸腺
17. 不属于淋巴管道的结构是（　　）
A. 毛细血管　B. 毛细淋巴管
C. 淋巴管　D. 淋巴干
E. 淋巴导管
18. 以盲端起于组织间隙内的结构是（　　）
A. 淋巴管　B. 淋巴干　C. 淋巴导管
D. 毛细淋巴管　E. 毛细血管
19. 行程中常插入多级淋巴结群的结构是(　　)
A. 淋巴管　B. 淋巴干　C. 淋巴导管
D. 毛细淋巴管　E. 毛细血管
20. 由最后一级淋巴结群输出管汇合而成的结构是（　　）
A. 淋巴管　B. 淋巴干　C. 淋巴导管
D. 毛细淋巴管　E. 毛细血管
21. 淋巴干汇合形成的结构是（　　）
A. 淋巴管　B. 淋巴导管　C. 动脉导管
D. 毛细淋巴管　E. 毛细血管
22. 全身共有（　　）条淋巴干
A. 5　B. 6　C. 7　D. 8　E. 9
23. 头颈部的淋巴管汇合形成的结构是（　　）

A. 颈干　B. 锁骨下干
C. 支气管纵隔干　D. 腰干
E. 肠干

24. 上肢及部分胸壁的淋巴管汇合形成的结构是（　）
A. 颈干　B. 锁骨下干
C. 支气管纵隔干　D. 腰干
E. 肠干

25. 胸腔器官及部分胸腹壁的淋巴管汇合形成的结构是（　）
A. 颈干　B. 锁骨下干
C. 支气管纵隔干　D. 腰干
E. 肠干

26. 下肢、盆部和腹腔成对器官及部分腹壁的淋巴管汇合形成的结构是（　）
A. 颈干　B. 锁骨下干
C. 支气管纵隔干　D. 腰干
E. 肠干

27. 腹腔不成对器官的淋巴管汇合形成的结构是（　）
A. 颈干　B. 锁骨下干
C. 支气管纵隔干　D. 腰干
E. 肠干

28. 注入左静脉角的淋巴管是（　）
A. 肠干　B. 腰干
C. 胸导管　D. 右淋巴导管
E. 支气管纵隔干

29. 注入右静脉角的淋巴管是（　）
A. 肠干　B. 腰干　C. 胸导管
D. 右淋巴导管　E. 支气管纵隔干

30. 回流至乳糜池的淋巴管是（　）
A. 左颈干　B. 右颈干　C. 锁骨下干
D. 支气管纵隔干　E. 左腰干

31. 回流至乳糜池的淋巴管是（　）
A. 左颈干　B. 右颈干　C. 锁骨下干
D. 支气管纵隔干　E. 右腰干

32. 回流至乳糜池的淋巴管是（　）
A. 左颈干　B. 右颈干　C. 锁骨下干
D. 支气管纵隔干　E. 肠干

33. 胸导管在注入左静脉角之前接纳（　）的淋巴回流
A. 肠干　B. 左腰干　C. 右腰干
D. 左颈干　E. 右颈干

34. 胸导管在注入左静脉角之前接纳（　）的淋巴回流
A. 肠干　B. 左腰干　C. 右腰干
D. 左锁骨下干　E. 右锁骨下干

35. 胸导管在注入左静脉角之前接纳（　）的淋巴回流
A. 肠干　B. 左腰干
C. 右腰干　D. 左支气管纵隔干
E. 右支气管纵隔干

36. 右淋巴导管收集（　）的淋巴回流
A. 肠干　B. 左腰干
C. 右腰干　D. 左颈干
E. 右颈干

37. 右淋巴导管收集（　）的淋巴回流
A. 肠干　B. 左腰干
C. 右腰干　D. 左锁骨下干
E. 右锁骨下干

38. 右淋巴导管收集（　）的淋巴回流
A. 肠干　B. 左腰干
C. 右腰干　D. 左支气管纵隔干
E. 右支气管纵隔干

39. 位于下颌下窝内下颌下腺附近的淋巴结是（　）
A. 颏下淋巴结　B. 下颌下淋巴结
C. 腮腺淋巴结　D. 乳突淋巴结
E. 枕淋巴结

40. 口腔和咽部的炎症常导致（　）肿大
A. 颏下淋巴结　B. 下颌下淋巴结
C. 腮腺淋巴结　D. 乳突淋巴结
E. 枕淋巴结

41. 舌根癌和鼻咽癌首先转移的淋巴结一般是（　）
A. 颈前浅淋巴结
B. 颈前深淋巴结
C. 颈外侧浅淋巴结
D. 颈内静脉二腹肌淋巴结（角淋巴结）
E. 颈内静脉肩胛舌骨肌淋巴结

42. 舌尖癌首先转移的淋巴结一般是（　）
A. 颈前浅淋巴结
B. 颈前深淋巴结
C. 颈外侧浅淋巴结
D. 颈内静脉二腹肌淋巴结（角淋巴结）
E. 颈内静脉肩胛舌骨肌淋巴结

43. 食管癌和胃癌首先转移的淋巴结一般是（　）
A. 颈前浅淋巴结
B. 菲尔绍淋巴结（Virchow 淋巴结）
C. 颈外侧浅淋巴结
D. 颈内静脉二腹肌淋巴结（角淋巴结）
E. 颈内静脉肩胛舌骨肌淋巴结

44. 位于左锁骨上窝，并靠近左静脉角的淋巴结

是（　　）
A. 颈前浅淋巴结
B. 菲尔绍淋巴结（Virchow 淋巴结）
C. 颈外侧浅淋巴结
D. 颈内静脉二腹肌淋巴结（角淋巴结）
E. 颈内静脉肩胛舌骨肌淋巴结
45. 菲尔绍淋巴结（Virchow 淋巴结）无痛性肿大伴吞咽困难，提示（　　）
A. 肺癌　B. 肝癌　C. 肾癌
D. 食管癌　E. 胰腺癌
46. 肺门淋巴结指的是（　　）
A. 肺淋巴结
B. 支气管肺淋巴结
C. 气管支气管上淋巴结
D. 气管支气管下淋巴结
E. 气管旁淋巴结
47. 脐以上的腹壁浅淋巴管注入的部位是(　　)
A. 肘淋巴结　B. 腋淋巴结
C. 胸骨旁淋巴结　D. 腹股沟浅淋巴结
E. 腹股沟深淋巴结
48. 脐以下的腹壁浅淋巴管注入的部位是(　　)
A. 肘淋巴结　B. 腋淋巴结
C. 胸骨旁淋巴结　D. 腹股沟浅淋巴结
E. 腹股沟深淋巴结
49. 位于腹主动脉与下腔静脉周围的淋巴结是（　　）
A. 腰淋巴结　B. 腹腔淋巴结
C. 肠系膜上淋巴结　D. 肠系膜下淋巴结
E. 肝淋巴结
50. 位于腹腔干周围的淋巴结是（　　）
A. 腰淋巴结　B. 腹腔淋巴结
C. 肠系膜上淋巴结　D. 肠系膜下淋巴结
E. 脾淋巴结
51. 位于肠系膜上动脉根部的淋巴结是（　　）
A. 腰淋巴结　B. 腹腔淋巴结
C. 肠系膜上淋巴结　D. 肠系膜下淋巴结
E. 胰淋巴结
52. 位于肠系膜下动脉根部的淋巴结是（　　）
A. 腰淋巴结　B. 腹腔淋巴结
C. 肠系膜上淋巴结　D. 肠系膜下淋巴结
E. 髂总淋巴结
53. 所有腰淋巴结的输出管汇合形成的淋巴管是（　　）
A. 肠干　B. 腰干　C. 颈干
D. 锁骨下干　E. 支气管纵隔干
54. 参与形成肠干的淋巴结是（　　）
A. 腰淋巴结　B. 髂总淋巴结
C. 腹腔淋巴结　D. 髂内淋巴结
E. 髂外淋巴结
55. 参与形成肠干的淋巴结是（　　）
A. 腰淋巴结　B. 髂总淋巴结
C. 肠系膜上淋巴结　D. 髂内淋巴结
E. 髂外淋巴结
56. 参与形成肠干的淋巴结是（　　）
A. 腰淋巴结　B. 髂总淋巴结
C. 髂内淋巴结　D. 髂外淋巴结
E. 肠系膜下淋巴结
57. 其输出管注入腰淋巴结的是（　　）
A. 骶淋巴结　B. 髂总淋巴结
C. 髂内淋巴结　D. 髂外淋巴结
E. 肠系膜下淋巴结
58. 沿大隐静脉末端排列的淋巴结是（　　）
A. 腘浅淋巴结　B. 腘深淋巴结
C. 腹股沟浅淋巴结　D. 腹股沟深淋巴结
E. 髂外淋巴结
59. 沿股静脉末端排列的淋巴结是（　　）
A. 腘浅淋巴结　B. 腘深淋巴结
C. 腹股沟浅淋巴结　D. 腹股沟深淋巴结
E. 髂外淋巴结

二、B1 型题（标准配伍题）

（1～5 题共用备选答案）
A. 脾　B. 淋巴结　C. 松果体
D. 胸腺　E. 扁桃体
1. 穿插在淋巴管道中的免疫器官是（　　）
2. 人体最大的免疫器官是（　　）
3. 与细胞免疫密切相关的免疫器官是（　　）
4. 扁卵圆形、位于扁桃体窝内的免疫器官是（　　）
5. 既是淋巴器官，又是内分泌腺的免疫器官是（　　）
（6～9 题共用备选答案）
A. 毛细淋巴管　B. 淋巴管
C. 腹腔干　D. 淋巴干
E. 淋巴导管
6. 以盲端起始于组织间隙的结构是（　　）
7. 行程中常插入多级淋巴结群的结构是（　　）
8. 最后一级淋巴结群的输出管汇合形成的结构是（　　）
9. 最后通过左、右静脉角注入静脉的结构是（　　）
（10～14 题共用备选答案）
A. 颈干　B. 锁骨下干
C. 支气管纵隔干　D. 腰干

E. 肠干
10. 头颈部的淋巴管汇合形成的结构是（　　）
11. 腹腔不成对器官的淋巴管汇合形成的结构是（　　）
12. 上肢及部分胸壁的淋巴管汇合形成的结构是（　　）
13. 胸腔器官和部分胸腹壁的淋巴管汇合形成的结构是（　　）
14. 下肢、盆部和腹腔成对器官及部分腹壁的淋巴管，汇合形成的结构是（　　）
（15～20 题共用备选答案）
A. 乳糜池　B. 胸导管
C. 右淋巴导管　D. 肠干
E. 颈干
15. 注入左静脉角的结构是（　　）
16. 全身最大的淋巴导管是（　　）
17. 头颈部的淋巴管汇合形成的结构是（　　）
18. 左、右腰干和肠干汇合形成的结构是（　　）
19. 收集人体右上半身（1/4）淋巴回流的是（　　）
20. 右颈干、右支气管纵隔干和右锁骨下干汇合形成的结构是（　　）
（21～25 题共用备选答案）
A. 下颌下淋巴结
B. 腹股沟淋巴结
C. 颈内静脉二腹肌淋巴结
D. Virchow 淋巴结
E. 颈内静脉肩胛舌骨肌淋巴结
21. 脚气（足癣）常累及的淋巴结是（　　）
22. 口腔和咽部炎症常累及的淋巴结是（　　）
23. 舌尖癌常首先转移的淋巴结是（　　）
24. 胃癌和食管癌常转移的淋巴结是（　　）
25. 舌根癌和鼻咽癌往往首先转移的淋巴结是（　　）
（26～28 题共用备选答案）
A. 腰淋巴结　B. 腹腔淋巴结
C. 肺门淋巴结　D. 腋窝尖淋巴结
E. 胸肌淋巴结
26. 乳房上部的淋巴回流至（　　）
27. 其输出管参与形成肠干的是（　　）
28. 乳房中央部和外侧部的淋巴回流至（　　）
（29～32 题共用备选答案）
A. 肺淋巴结　B. 肺门淋巴结
C. Virchow 淋巴结　D. 腰淋巴结
E. 肠系膜上淋巴结
29. 支气管肺淋巴结又称为（　　）
30. 其输出管汇合形成腰干的淋巴结是（　　）
31. 其输出管参与形成肠干的淋巴结是（　　）
32. 位于左锁骨上窝，靠近左静脉角的淋巴结是（　　）

三、X 型题（多项选择题）

1. 淋巴系统的组成包括（　　）
A. 淋巴组织　B. 神经组织　C. 淋巴器官
D. 消化器官　E. 淋巴管道
2. 淋巴系统的主要功能是（　　）
A. 产生精子　B. 气体交换　C. 免疫防御
D. 产生卵子　E. 辅助静脉回流
3. 淋巴器官包括（　　）
A. 脾　B. 肾　C. 胸腺
D. 扁桃体　E. 淋巴结
4. 淋巴管道包括（　　）
A. 淋巴导管　B. 淋巴干　C. 淋巴管
D. 毛细血管　E. 毛细淋巴管
5. 淋巴干包括（　　）
A. 肠干　B. 腰干
C. 支气管纵隔干　D. 锁骨下干
E. 颈干
6. 成对的淋巴干包括（　　）
A. 肠干　B. 腰干
C. 支气管纵隔干　D. 锁骨下干
E. 颈干
7. 其输出管汇合形成肠干的淋巴结是（　　）
A. 腰淋巴结　B. 腹腔淋巴结
C. 髂总淋巴结　D. 肠系膜上淋巴结
E. 肠系膜下淋巴结
8. 汇合形成乳糜池的淋巴管包括（　　）
A. 肠干　B. 左腰干　C. 右腰干
D. 左颈干　E. 右颈干

四、A2 型题（病例摘要型最佳选择题）

1. 患者，男性，88 岁。肺癌 3 年余，近期因右上腹疼痛、肿胀就医。B 超和 CT 显示肝内多发占位、边缘不规则，提示肺癌肝转移。（　　）转移是肿瘤最常见的转移方式
A. 脾　B. 胸腺　C. 扁桃体
D. 淋巴结　E. 肾上腺
2. 淋巴器官常见疾病有淋巴结炎、淋巴结结核、淋巴瘤、胸腺瘤、多发性骨髓瘤、脾肿瘤等。既是淋巴器官，又是内分泌腺的腺体是（　　）
A. 脾　B. 胸腺　C. 扁桃体
D. 淋巴结　E. 肾上腺
3. 患者，女性，27 岁。智齿冠周炎数年，近期牙龈急性肿胀发炎 3 天。细菌最有可能漫延的淋

巴结是（　　）
A. 枕淋巴结　B. 乳突淋巴结
C. 腮腺淋巴结　D. 颈前淋巴结
E. 下颌下淋巴结
4. 患者，女性，48 岁。右侧乳房增大，检查发现：乳房外侧有一肿块，坚硬且边界不清，活动度小，无明显疼痛感，怀疑为乳腺癌。乳房外侧肿瘤最有可能转移的淋巴结是（　　）
A. 锁骨上淋巴结　B. 胸骨旁淋巴结
C. 腋淋巴结　D. 肘淋巴结
E. 颈外侧深淋巴结
5. 患者，男性，17 岁。被蚊虫叮咬左足背后，出现左足背红、肿、热 痛等症状。足背发炎，最有可能引起肿大的局部淋巴结是（　　）
A. 腰淋巴结　B. 髂总淋巴结
C. 髂内淋巴结　D. 髂外淋巴结
E. 腹股沟浅淋巴结
6. 患者，女性，66 岁。因鼻塞、鼻涕带血、头疼、乏力、消瘦等症状就诊。咽喉镜检查显示：鼻咽部占位，边缘呈菜花状；取材做病理学检查，结果提示鼻咽癌。鼻咽癌最先累及的淋巴结往往是（　　）
A. 颏淋巴结
B. 下颌下淋巴结
C. 腋淋巴结
D. 颈内静脉二腹肌淋巴结（角淋巴结）
E. 颈内静脉肩胛舌骨肌淋巴结
7. 患者，女性，55 岁。因舌尖部疼痛、糜烂、菜花状增生等症状就诊。医生高度怀疑肿瘤，取材做病理检查提示舌尖癌。舌尖癌最先累及的淋巴结往往是（　　）
A. 枕淋巴结
B. 腮腺淋巴结
C. 腋淋巴结
D. 颈内静脉二腹肌淋巴结（角淋巴结）
E. 颈内静脉肩胛舌骨肌淋巴结
8. 患者，男性，73 岁。近期感觉进食硬食吞咽困难，胸骨后有异物感，且有进行性加重的趋势，伴日益消瘦。就诊后医生怀疑食管癌，食管镜检查发现食管下段菜花状占位，取材做病理检查提示食管癌。食管癌（下段）最先累及的淋巴结往往是（　　）
A. 角淋巴结　B. Virchow 淋巴结
C. 胸骨旁淋巴结　D. 腋淋巴结
E. 颈内静脉肩胛舌骨肌淋巴结

五、名词解释

1. 胸导管（thoracic duct）
2. 乳糜池（cisterna chyli）
3. 右淋巴导管（right lymphatic duct）
4. Virchow 淋巴结

六、问答题

1. 描述胸导管的起始、经行、收集范围。
2. 描述女性乳房的淋巴回流。

第十二章 内分泌系统

一、A1 型题（单句型最佳选择题）

1. 以下属于机体调节系统的是（ ）
A. 消化系统 B. 呼吸系统 C. 泌尿系统
D. 生殖系统 E. 内分泌系统

2. 以下属于机体调节系统的是（ ）
A. 消化系统 B. 呼吸系统 C. 泌尿系统
D. 生殖系统 E. 感受器系统

3. 以下属于机体调节系统的是（ ）
A. 神经系统 B. 消化系统 C. 呼吸系统
D. 泌尿系统 E. 生殖系统

4. 关于内分泌系统的描述，错误的是（ ）
A. 由内分泌腺和内分泌细胞组成
B. 能分泌激素，通过血液循环和相应受体结合，发挥神经调节作用
C. 内分泌腺的腺细胞大多排列成团索状
D. 内分泌腺没有导管，又称无管腺，它们分泌的激素直接进入血液
E. 内分泌腺血供丰富，腺细胞与毛细血管（血窦）紧密邻接

5. 关于内分泌系统的描述，错误的是（ ）
A. 由内分泌腺和内分泌细胞组成
B. 能分泌激素，通过血液循环和相应受体结合，发挥体液调节作用
C. 内分泌腺的腺细胞大多排列成团索状
D. 内分泌腺没有导管，又称无管腺，它们分泌的激素直接进入血液
E. 内分泌腺血供较差，腺细胞与毛细血管（血窦）紧密邻接

6. 以下属于内分泌腺的是（ ）
A. 腮腺 B. 胸腺 C. 舌下腺
D. 下颌下腺 E. 胃腺

7. 以下属于内分泌腺的是（ ）
A. 腮腺 B. 甲状腺 C. 舌下腺
D. 下颌下腺 E. 胃腺

8. 以下属于内分泌腺的是（ ）
A. 腮腺 B. 甲状旁腺 C. 舌下腺
D. 下颌下腺 E. 胃腺

9. 以下属于内分泌腺的是（ ）
A. 腮腺 B. 舌下腺 C. 下颌下腺
D. 肾上腺 E. 肠腺

10. 以下属于内分泌腺的是（ ）
A. 腮腺 B. 舌下腺 C. 下颌下腺
D. 松果体 E. 肠腺

11. 以下属于内分泌腺的是（ ）
A. 腮腺 B. 舌下腺 C. 下颌下腺
D. 垂体 E. 肠腺

12. 位于颈前正中，形如“H”的腺体是（ ）
A. 甲状腺 B. 甲状旁腺 C. 垂体
D. 松果体 E. 肾上腺

13. 有上、下 2 对，呈扁圆形，大小如豌豆的腺体是（ ）
A. 胸腺 B. 垂体 C. 松果体
D. 甲状旁腺 E. 肾上腺

14. 既是内分泌腺，又是淋巴器官的腺体是（ ）
A. 甲状腺 B. 甲状旁腺 C. 胸腺
D. 肾上腺 E. 松果体

15. 位于两肾上方，与肾共同包被于肾筋膜内的腺体是（ ）
A. 甲状腺 B. 甲状旁腺 C. 胸腺
D. 肾上腺 E. 松果体

16. 人体最复杂、最重要的内分泌腺是（ ）
A. 胸腺 B. 甲状腺 C. 肾上腺
D. 松果体 E. 垂体

17. 位于颅中窝，借漏斗与下丘脑相连的腺体是（ ）
A. 垂体 B. 松果体 C. 甲状腺
D. 甲状旁腺 E. 肾上腺

18. 关于垂体的描述，错误的是（ ）
A. 是人体最复杂、最重要的内分泌腺，呈椭圆形
B. 位于颅中窝的垂体窝内，借漏斗与上丘脑相连
C. 可分为腺垂体和神经垂体两个部分
D. 腺垂体包括远侧部、结节部和中间部；神经垂体包括神经部和漏斗，后者又可分为漏斗柄和正中隆起
E. 又可将腺垂体的远侧部和结节部称为垂体前叶；将腺垂体的中间部和神经垂体的神经部称为垂体后叶

19. 关于垂体的描述，错误的是（ ）
A. 是人体最复杂最重要的内分泌腺，呈椭圆形
B. 位于颅中窝的垂体窝内，借漏斗与下丘脑相连
C. 可分为腺垂体和神经垂体两个部分
D. 腺垂体包括神经部、结节部和中间部；神经垂体包括远侧部和漏斗，后者又可分为漏斗柄和正中隆起
E. 又可将腺垂体的远侧部和结节部称为垂体前

叶；将腺垂体的中间部和神经垂体的神经部称为垂体后叶

20. 关于垂体的描述，错误的是（　　）
A. 是人体最复杂最重要的内分泌腺，呈椭圆形
B. 位于颅中窝的垂体窝内，借漏斗与下丘脑相连
C. 可分为腺垂体和神经垂体两个部分
D. 腺垂体包括远侧部、结节部和中间部；神经垂体包括神经部和漏斗，后者又可分为漏斗柄和正中隆起
E. 又可将腺垂体的远侧部和结节部称为垂体后叶；将腺垂体的中间部和神经垂体的神经部称为垂体前叶

21. 将下丘脑某些核团分泌的多种激素（释放或抑制因子）输送至垂体远侧部的直接通道是（　　）
A. 垂体上动脉　B. 垂体下动脉
C. 垂体门静脉　D. 视上垂体束
E. 室旁垂体束

22. 位于上丘脑后下与上丘之间的腺体是（　　）
A. 垂体　B. 松果体　C. 甲状腺
D. 甲状旁腺　E. 胸腺

23. 甲状腺分泌的激素是（　　）
A. 生长激素　B. 褪黑素　C. 甲状腺素
D. 甲状旁腺素　E. 胸腺素（胸腺肽）

24. 甲状旁腺分泌的激素是（　　）
A. 生长激素　B. 褪黑素　C. 甲状腺素
D. 甲状旁腺素　E. 胸腺素（胸腺肽）

25. 胸腺分泌的激素是（　　）
A. 生长激素　B. 褪黑素　C. 甲状腺素
D. 甲状旁腺素　E. 胸腺素（胸腺肽）

26. 垂体分泌的激素是（　　）
A. 生长激素　B. 褪黑素　C. 甲状腺素
D. 甲状旁腺素　E. 胸腺素（胸腺肽）

27. 松果体分泌的激素是（　　）
A. 生长激素　B. 褪黑素　C. 甲状腺素
D. 甲状旁腺素　E. 胸腺素（胸腺肽）

28. 维持机体，特别是骨骼和神经系统正常发育的激素是（　　）
A. 生长激素　B. 褪黑素　C. 甲状腺素
D. 甲状旁腺素　E. 胸腺素（胸腺肽）

29. 分泌过多，可引起甲状腺功能亢进的激素是（　　）
A. 生长激素　B. 褪黑素　C. 甲状腺素
D. 甲状旁腺素　E. 胸腺素（胸腺肽）

30. 分泌不足，在成人可引起甲状腺功能减退的激素是（　　）
A. 褪黑素　B. 生长激素
C. 胸腺素（胸腺肽）　D. 甲状旁腺素
E. 甲状腺素

31. 分泌不足，在小儿可引起呆小病的激素是（　　）
A. 褪黑素　B. 生长激素
C. 胸腺素（胸腺肽）　D. 甲状旁腺素
E. 甲状腺素

32. 调节体内钙和磷代谢的激素是（　　）
A. 褪黑素　B. 生长激素
C. 胸腺素（胸腺肽）　D. 甲状旁腺素
E. 甲状腺素

33. 分泌减少，血钙浓度降低，出现手足抽搐，甚至死亡的激素是（　　）
A. 褪黑素　B. 生长激素
C. 胸腺素（胸腺肽）　D. 甲状旁腺素
E. 甲状腺素

34. 分泌过多，可引起高钙血症、骨质疏松和肾结石的激素是（　　）
A. 褪黑素　B. 生长激素
C. 胸腺素（胸腺肽）　D. 甲状旁腺素
E. 甲状腺素

35. 参与T淋巴细胞产生和活化的激素是（　　）
A. 褪黑素　B. 生长激素
C. 胸腺素（胸腺肽）　D. 甲状旁腺素
E. 甲状腺素

36. 抑制运动神经末梢合成和释放乙酰胆碱的激素是（　　）
A. 褪黑素　B. 生长激素
C. 胸腺素（胸腺肽）　D. 甲状旁腺素
E. 甲状腺素

37. 促进骨骼、内脏和全身生长的激素是（　　）
A. 褪黑素　B. 生长激素
C. 胸腺素（胸腺肽）　D. 甲状旁腺素
E. 甲状腺素

38. 婴幼儿分泌不足，可导致侏儒症的激素是（　　）
A. 褪黑素　B. 生长激素
C. 胸腺素（胸腺肽）　D. 甲状旁腺素
E. 甲状腺素

39. 婴幼儿分泌过多，可导致巨人症的激素是（　　）
A. 生长激素　B. 褪黑素
C. 胸腺素（胸腺肽）　D. 甲状旁腺素
E. 甲状腺素

40. 成人分泌过多，可导致肢端肥大症的激素是（　　）
A. 生长激素　B. 褪黑素

C. 胸腺素（胸腺肽） D. 甲状旁腺素
E. 甲状腺素

41. 抑制性成熟的激素是（　　）
A. 生长激素 B. 褪黑素
C. 胸腺素（胸腺肽） D. 甲状旁腺素
E. 甲状腺素

42. 肾上腺皮质分泌的激素是（　　）
A. 褪黑素 B. 甲状腺素
C. 盐皮质激素 D. 肾上腺素
E. 去甲肾上腺素

43. 肾上腺皮质分泌的激素是（　　）
A. 生长激素 B. 甲状腺素
C. 糖皮质激素 D. 肾上腺素
E. 去甲肾上腺素

44. 肾上腺皮质分泌的激素是（　　）
A. 褪黑素 B. 甲状腺素 C. 性激素
D. 肾上腺素 E. 去甲肾上腺素

45. 肾上腺髓质分泌的激素是（　　）
A. 生长激素 B. 肾上腺素 C. 性激素
D. 盐皮质激素 E. 糖皮质激素

46. 肾上腺髓质分泌的激素是（　　）
A. 生长激素 B. 去甲肾上腺素
C. 性激素 D. 盐皮质激素
E. 糖皮质激素

47. 腺垂体的分泌活动通过（　　）受下丘脑调控
A. 垂体上动脉 B. 垂体下动脉
C. 垂体门静脉 D. 视上垂体束
E. 室旁垂体束

48. 下丘脑视上核分泌的激素是（　　）
A. 褪黑素 B. 性激素 C. 生长激素
D. 抗利尿激素 E. 缩宫素

49. 下丘脑视上核分泌的激素是（　　）
A. 褪黑素 B. 性激素 C. 生长激素
D. 抗利尿激素 E. 缩宫素

50. 下丘脑室旁核分泌的激素是（　　）
A. 褪黑素 B. 性激素 C. 生长激素
D. 抗利尿激素 E. 缩宫素

51. 下丘脑视上核分泌的抗利尿激素通过(　　)输送至神经垂体
A. 垂体上动脉 B. 垂体下动脉
C. 垂体门静脉 D. 视上垂体束
E. 室旁垂体束

52. 下丘脑室旁核分泌的缩宫素通过（　　）输送至神经垂体
A. 垂体上动脉 B. 垂体下动脉
C. 垂体门静脉 D. 视上垂体束
E. 室旁垂体束

53. 与呆小病相关的激素是（　　）
A. 垂体 B. 松果体 C. 甲状腺
D. 甲状旁腺 E. 胸腺

54. 与侏儒症相关的激素是（　　）
A. 垂体 B. 松果体 C. 甲状腺
D. 甲状旁腺 E. 胸腺

55. 与性早熟相关的激素是（　　）
A. 垂体 B. 松果体 C. 甲状腺
D. 甲状旁腺 E. 胸腺

56. 与重症肌无力相关的激素是（　　）
A. 垂体 B. 松果体 C. 甲状腺
D. 甲状旁腺 E. 胸腺

57. 与巨人症相关的激素是（　　）
A. 垂体 B. 松果体 C. 甲状腺
D. 甲状旁腺 E. 胸腺

58. 分泌胰岛素的结构是（　　）
A. 胰岛
B. 睾丸的间质细胞
C. 卵巢的卵泡和黄体
D. 下丘脑的视上核
E. 下丘脑的室旁核

59. 与糖尿病密切相关的结构是（　　）
A. 胰岛
B. 睾丸的间质细胞
C. 卵巢的卵泡和黄体
D. 下丘脑的视上核
E. 下丘脑的室旁核

60. 分泌雄激素的结构是（　　）
A. 胰岛
B. 睾丸的间质细胞
C. 卵巢的卵泡和黄体
D. 下丘脑的视上核
E. 下丘脑的室旁核

61. 分泌雌激素和孕激素的结构是（　　）
A. 胰岛
B. 睾丸的间质细胞
C. 卵巢的卵泡和黄体
D. 下丘脑的视上核
E. 下丘脑的室旁核

62. 分泌加压素（抗利尿激素）的结构是（　　）
A. 胰岛
B. 睾丸的间质细胞
C. 卵巢的卵泡和黄体
D. 下丘脑的视上核
E. 下丘脑的室旁核

63. 分泌催产素（缩宫素）的结构是（　　）。

A. 胰岛
B. 睾丸的间质细胞
C. 卵巢的卵泡和黄体
D. 下丘脑的视上核
E. 下丘脑的室旁核
64. 分泌肠肽的细胞或结构是（　　）
A. 肠道内分泌细胞　B. 睾丸的间质细胞
C. 卵巢的卵泡和黄体　D. 下丘脑的视上核
E. 下丘脑的室旁核
65. 垂体的活动主要受到（　　）的调控
A. 上丘脑　B. 下丘脑　C. 底丘脑
D. 后丘脑　E. 背侧丘脑

二、B1 型题（标准配伍题）

（1～3 题共用备选答案）
A. 内分泌系统　B. 消化系统
C. 感受器系统　D. 淋巴系统
E. 神经系统
1. 参与神经调节的系统是（　　）
2. 参与体液调节的系统是（　　）
3. 参与能量转化的系统是（　　）
（4～8 题共用备选答案）
A. 甲状腺　B. 甲状旁腺　C. 胸腺
D. 垂体　E. 松果体
4. 分泌生长激素的腺体是（　　）
5. 分泌褪黑素的腺体是（　　）
6. 分泌甲状腺素的腺体是（　　）
7. 分泌甲状旁腺素的腺体是（　　）
8. 分泌胸腺素（胸腺肽）的腺体是（　　）
（9～13 题共用备选答案）
A. 垂体　B. 松果体　C. 甲状腺
D. 胸腺　E. 肾上腺
9. 人体最复杂、最重要的内分泌腺是（　　）
10. 既是内分泌腺，又是淋巴器官的腺体是（　　）
11. 可合成和分泌褪黑素、抑制性成熟的腺体是（　　）
12. 可能影响人的生物钟、情绪和幸福感的腺体是（　　）
13. 位于两肾上方，与肾共同包被于肾筋膜内的腺体是（　　）
（14～18 题共用备选答案）
A. 性激素　B. 生长激素　C. 甲状腺素
D. 甲状旁腺素　E. 胸腺素（胸腺肽）
14. 参与机体细胞免疫的激素是（　　）
15. 调节体内钙磷代谢的激素是（　　）
16. 抑制运动神经末梢合成和释放乙酰胆碱的激素是（　　）
17. 维持机体特别是骨骼和神经系统正常发育的激素是（　　）
18. 促进骨骼生长，在人体生长发育中起关键作用的激素是（　　）
（19～23 题共用备选答案）
A. 盐皮质激素　B. 糖皮质激素
C. 性激素　D. 肾上腺素
E. 褪黑素
19. 调节糖代谢的激素是（　　）
20. 参与应激调节的激素是（　　）
21. 调节水盐代谢的激素是（　　）
22. 影响性行为和第二性征的激素是（　　）
23. 影响生物钟、情绪和幸福感的激素是（　　）
（24～29 题共用备选答案）
A. 生长激素　B. 去甲肾上腺素
C. 甲状腺素　D. 糖皮质激素
E. 褪黑素
24. 抑制性成熟的激素是（　　）
25. 参与应激调节的激素是（　　）
26. 与呆小病相关的激素是（　　）
27. 与侏儒症相关的激素是（　　）
28. 肾上腺皮质分泌的激素是（　　）
29. 肾上腺髓质分泌的激素是（　　）
（30～34 题共用备选答案）
A. 巨人症　B. 呆小病
C. 肢端肥大症　D. 侏儒症
E. 甲状腺功能亢进
30. 小儿甲状腺素分泌不足可引起的疾病是（　　）
31. 婴幼儿生长激素分泌不足可导致的疾病是（　　）
32. 婴幼儿生长激素分泌过多可导致的疾病是（　　）
33. 成人如生长激素分泌过多可导致的疾病是（　　）
34. 成人甲状腺素分泌过多可引起的疾病是（　　）
（35～38 题共用备选答案）
A. 重症肌无力　B. 性早熟　C. 高钙血症
D. 高钾血症
E. 血钙浓度降低，抽搐、甚至死亡
35. 甲状旁腺素分泌过多可引起的疾病是（　　）
36. 胸腺素（胸腺肽）分泌亢进可引起的疾病是（　　）
37. 松果体损伤、褪黑素分泌不足可导致的疾病是（　　）

38. 甲状腺手术若误将甲状旁腺切除，可导致的疾病是（　　）

（39～43 题共用备选答案）

A. 雌激素　B. 雄激素　C. 胰岛素

D. 抗利尿激素　E. 缩宫素

39. 下丘脑视上核分泌的激素是（　　）

40. 下丘脑室旁核分泌的激素是（　　）

41. 睾丸间质细胞分泌的激素是（　　）

42. 与糖尿病有关的激素是（　　）

43. 卵巢的卵泡和黄体分泌的激素是（　　）

（44～48 题共用备选答案）

A. 垂体前叶　B. 垂体后叶

C. 垂体门静脉　D. 视上垂体束

E. 室旁垂体束

44. 腺垂体的远侧部和结节部合称为（　　）

45. 腺垂体的中间部和神经垂体合称为（　　）

46. 腺垂体的分泌活动通过（　　）接受下丘脑的调控

47. 下丘脑视上核分泌的抗利尿激素通过(　　)输送至神经垂体

48. 下丘脑室旁核分泌的缩宫素通过（　　）输送至神经垂体

三、X 型题（多项选择题）

1. 机体调节系统包括（　　）

A. 神经系统　B. 淋巴系统

C. 内分泌系统　D. 泌尿系统

E. 感受器系统

2. 内分泌腺包括（　　）

A. 腮腺　B. 胸腺　C. 下颌下腺

D. 甲状腺　E. 甲状旁腺

3. 内分泌腺包括（　　）

A. 垂体　B. 乳头体　C. 松果体

D. 肾上腺　E. 甲状腺

4. 腺垂体包括（　　）

A. 漏斗　B. 神经部　C. 远侧部

D. 结节部　E. 中间部

5. 神经垂体包括（　　）

A. 漏斗　B. 神经部　C. 远侧部

D. 结节部　E. 中间部

6. 神经垂体包括（　　）

A. 远侧部　B. 中间部　C. 神经部

D. 漏斗柄　E. 正中隆起

7. 腺垂体（垂体前叶）分泌的激素包括（　　）

A. 生长激素　B. 催乳素

C. 促性腺激素　D. 促甲状腺激素

E. 促肾上腺皮质激素

四、A2 型题（病例摘要型最佳选择题）

1. 患者，男性，14 岁。身材明显矮于同龄人，且目光呆滞、反响迟钝。临床初步诊断为呆小病。该疾病与幼儿时哪一器官分泌的激素过少有关（　　）

A. 垂体　B. 松果体

C. 甲状腺　D. 甲状旁腺

E. 肾上腺

2. 患者，女性，19 岁。身材明显矮于同龄人，躯干、颈部和四肢缩短，手掌和足掌与常人相似，智力未见明显异常。临床初步诊断为侏儒症。该疾病与幼儿时哪一器官分泌的激素过少有关（　　）

A. 垂体　B. 松果体

C. 甲状腺　D. 甲状旁腺

E. 肾上腺

3. 患者，男性，24 岁。身高 255cm，身材高大、骨骼粗壮、软组织肥厚增多、手足变大、皮肤粗厚，临床诊断为巨人症。该疾病与幼儿时哪一器官分泌的激素过多有关（　　）

A. 甲状腺　B. 甲状旁腺

C. 胸腺　D. 垂体

E. 松果体

4. 患儿，女性，6 岁。皮下脂肪多，显得丰满，乳腺发达，乳房变大，出现月经初潮，皮肤细嫩，骨盆宽大。临床初步诊断：性早熟。与性早熟关系密切的内分泌腺是（　　）

A. 甲状腺　B. 甲状旁腺

C. 肾上腺　D. 垂体

E. 松果体

五、名词解释

甲状腺悬韧带（suspensory ligament of thyroid gland）

六、问答题

描述垂体的位置、形态和分部。

第十三章　感受器系统（感觉器）

一、A1型题（单句型最佳选择题）

1. 感受器及其附属结构总称为（　　）
A. 骨骼系统　　B. 心血管系统
C. 感受器系统　　D. 内分泌系统
E. 神经系统

2. 分布于内脏器官和心血管等处的感受器是（　　）
A. 内感受器　　B. 外感受器
C. 本体感受器　　D. 视觉感受器
E. 听觉感受器

3. 接受内环境如血压、温度和化学成分等变化刺激的感受器是（　　）
A. 内感受器　　B. 外感受器
C. 本体感受器　　D. 视觉感受器
E. 听觉感受器

4. 分布在皮肤、鼻腔黏膜和口腔黏膜的感受器是（　　）
A. 内感受器　　B. 外感受器
C. 本体感受器　　D. 视觉感受器
E. 听觉感受器

5. 接受外环境如温、痛、触、压等变化刺激的感受器是（　　）
A. 内感受器　　B. 外感受器
C. 本体感受器　　D. 视觉感受器
E. 听觉感受器

6. 分布在视器的感受器是（　　）
A. 内感受器　　B. 外感受器
C. 本体感受器　　D. 视觉感受器
E. 听觉感受器

7. 接受光波变化刺激的感受器是（　　）
A. 内感受器　　B. 外感受器
C. 本体感受器　　D. 视觉感受器
E. 听觉感受器

8. 分布在听器的感受器是（　　）
A. 内感受器　　B. 外感受器
C. 本体感受器　　D. 视觉感受器
E. 听觉感受器

9. 接受声波变化刺激的感受器是（　　）
A. 内感受器　　B. 外感受器
C. 本体感受器　　D. 视觉感受器
E. 听觉感受器

10. 分布在肌肉、肌腱、关节、韧带和内耳位觉器等处的感受器是（　　）
A. 内感受器　　B. 外感受器
C. 本体感受器　　D. 视觉感受器
E. 听觉感受器

11. 接受机体运动和平衡变化刺激的感受器是（　　）
A. 内感受器　　B. 外感受器
C. 本体感受器　　D. 视觉感受器
E. 听觉感受器

12. 以下属于感觉器（感觉器官）的是（　　）
A. 心　B. 肝　C. 肺　D. 肾　E. 眼

13. 以下属于感觉器（感觉器官）的是（　　）
A. 心　B. 肝　C. 肺　D. 肾　E. 耳

14. 以下属于感觉器（感觉器官）的是（　　）
A. 脑　B. 心　C. 鼻　D. 睾丸　E. 卵巢

15. 以下属于感觉器（感觉器官）的是（　　）
A. 脑　B. 心　C. 舌　D. 睾丸　E. 卵巢

16. 接受声波变化刺激的器官是（　　）
A. 眼（视器）　　B. 耳（前庭蜗器）
C. 鼻（嗅器）　　D. 舌（味器）
E. 身（浅感觉器）

17. 接受光波变化刺激的器官是（　　）
A. 眼（视器）　　B. 耳（前庭蜗器）
C. 鼻（嗅器）　　D. 舌（味器）
E. 身（浅感觉器）

18. 接受食物能量变化刺激的器官是（　　）
A. 眼（视器）　　B. 耳（前庭蜗器）
C. 鼻（嗅器）　　D. 舌（味器）
E. 身（浅感觉器）

19. 接受气味能量变化刺激的器官是（　　）
A. 眼（视器）　　B. 耳（前庭蜗器）
C. 鼻（嗅器）　　D. 舌（味器）
E. 身（浅感觉器）

20. 接受温、痛、触、压能量变化刺激的器官是（　　）
A. 眼（视器）　　B. 耳（前庭蜗器）
C. 鼻（嗅器）　　D. 舌（味器）
E. 身（浅感觉器）

21. 现在认为，以下不属于味觉的是（　　）
A. 酸　B. 甜　C. 苦　D. 辣　E. 咸

22. 眼球前、后极的连线称为（　　）
A. 眼轴　　B. 视轴　　C. 赤道
D. 蜗轴　　E. 骨螺旋板

23. 瞳孔中央至视网膜黄斑中央凹的连线称为

(　　)
A. 眼轴　B. 视轴　C. 赤道
D. 蜗轴　E. 骨螺旋板
24. 眼球表面与前、后极距离相等的环形线称为(　　)
A. 眼轴　B. 视轴　C. 赤道
D. 蜗轴　E. 骨螺旋板
25. 眼球壁由外向内依次为(　　)
A. 血管膜、视网膜和纤维膜
B. 血管膜、纤维膜和视网膜
C. 纤维膜、血管膜和视网膜
D. 纤维膜、视网膜和血管膜
E. 视网膜、纤维膜和血管膜
26. 由强韧的纤维结缔组织构成的是(　　)
A. 纤维膜　B. 血管膜　C. 视网膜
D. 葡萄膜　E. 色素膜
27. 眼球纤维膜的前 1/6 指的是(　　)
A. 角膜　B. 巩膜　C. 虹膜
D. 睫状体　E. 脉络膜
28. 眼球纤维膜的后 5/6 指的是(　　)
A. 角膜　B. 巩膜　C. 虹膜
D. 睫状体　E. 脉络膜
29. 具有重要屈光作用的结构是(　　)
A. 角膜　B. 巩膜　C. 虹膜
D. 睫状体　E. 脉络膜
30. 无色透明、无血管和淋巴管，富有神经末梢的结构是(　　)
A. 角膜　B. 巩膜　C. 虹膜
D. 睫状体　E. 脉络膜
31. 乳白色、不透明、厚而坚韧，具有重要保护作用的结构是(　　)
A. 角膜　B. 巩膜　C. 虹膜
D. 睫状体　E. 脉络膜
32. 血管膜由前向后依次分为(　　)3 个部分
A. 睫状体、脉络膜和虹膜
B. 睫状体、虹膜和脉络膜
C. 虹膜、睫状体和脉络膜
D. 虹膜、脉络膜和睫状体
E. 脉络膜、虹膜和睫状体
33. 血管膜最前部的冠状位圆盘形薄膜的结构是(　　)
A. 角膜　B. 巩膜　C. 虹膜
D. 睫状体　E. 脉络膜
34. 颜色具有种族差异的结构是(　　)
A. 角膜　B. 巩膜　C. 虹膜
D. 睫状体　E. 脉络膜
35. 血管膜最肥厚的部分是(　　)
A. 角膜　B. 巩膜　C. 虹膜
D. 睫状体　E. 脉络膜
36. 内含睫状肌的结构是(　　)
A. 角膜　B. 巩膜　C. 虹膜
D. 睫状体　E. 脉络膜
37. 占血管膜后 2/3，富含血管和色素细胞的结构是(　　)
A. 角膜　B. 巩膜　C. 虹膜
D. 睫状体　E. 脉络膜
38. 呈棕黑色，有营养眼球，并有隔光（暗室）作用的结构是(　　)
A. 角膜　B. 巩膜　C. 虹膜
D. 睫状体　E. 脉络膜
39. 内面与视网膜色素上皮层紧密结合的结构是(　　)
A. 角膜　B. 巩膜　C. 虹膜
D. 睫状体　E. 脉络膜
40. 虹膜中央的圆孔的结构是(　　)
A. 瞳孔　B. 角膜缘
C. 巩膜静脉窦　D. 黄斑
E. 中央凹
41. 角膜与巩膜移行处，巩膜内的环形小管是(　　)
A. 瞳孔　B. 角膜缘
C. 巩膜静脉窦　D. 虹膜
E. 睫状体
42. 房水流出的通道是(　　)
A. 瞳孔　B. 角膜缘
C. 巩膜静脉窦　D. 瞳孔括约肌
E. 瞳孔开大肌
43. 角膜与巩膜的移行处称为(　　)
A. 瞳孔　B. 角膜缘
C. 巩膜静脉窦　D. 睫状突
E. 睫状环
44. 睫状体内的肌肉是(　　)
A. 上斜肌　B. 下斜肌　C. 睫状肌
D. 瞳孔括约肌　E. 瞳孔开大肌
45. 环绕瞳孔周围的肌肉是(　　)
A. 上斜肌　B. 下斜肌　C. 睫状肌
D. 瞳孔括约肌　E. 瞳孔开大肌
46. 由瞳孔向周围呈放射状排列的肌肉是(　　)
A. 上斜肌　B. 下斜肌　C. 睫状肌
D. 瞳孔括约肌　E. 瞳孔开大肌
47. 缩小瞳孔的肌肉是(　　)
A. 上斜肌　B. 下斜肌　C. 睫状肌
D. 瞳孔括约肌　E. 瞳孔开大肌
48. 开大瞳孔的肌肉是(　　)

A. 上斜肌　B. 下斜肌　C. 睫状肌
D. 瞳孔括约肌　E. 瞳孔开大肌

49. 以下属于平滑肌的是（　　）
A. 内直肌　B. 外直肌　C. 睫状肌
D. 上直肌　E. 下直肌

50. 以下属于平滑肌的是（　　）
A. 内直肌　B. 外直肌
C. 瞳孔括约肌　D. 上直肌
E. 下直肌

51. 以下属于平滑肌的是（　　）
A. 上直肌　B. 下直肌　C. 内直肌
D. 外直肌　E. 瞳孔开大肌

52. 角膜与晶状体之间的腔隙称为（　　）
A. 眼房　B. 前房角
C. 虹膜角膜角　D. 虹膜角膜角隙
E. 巩膜静脉窦

53. 前房内，虹膜与角膜之间的夹角称为（　　）
A. 睫状突　B. 睫状环
C. 虹膜角膜角　D. 虹膜角膜角隙
E. 巩膜静脉窦

54. 前房内，虹膜与角膜之间的夹角又称为（　　）
A. 睫状突　B. 睫状环　C. 前房角
D. 虹膜角膜角隙　E. 巩膜静脉窦

55. 一般所说的视网膜指的是（　　）
A. 视网膜虹膜部　B. 视网膜睫状体部
C. 视网膜盲部　D. 视网膜脉络膜部
E. 视神经盘

56. 一般所说的视网膜指的是（　　）
A. 视网膜盲部　B. 视网膜视部
C. 视网膜虹膜部　D. 视网膜睫状体部
E. 视神经盘

57. 以下有感光作用的结构是（　　）
A. 视网膜盲部　B. 视网膜视部
C. 视网膜虹膜部　D. 视网膜睫状体部
E. 视神经盘

58. 以下有感光作用的结构是（　　）
A. 视网膜盲部　B. 视网膜虹膜部
C. 视网膜睫状体部　D. 视网膜脉络膜部
E. 视神经盘

59. 视网膜后部内面视神经起始处的圆盘形隆起称为（　　）
A. 黄斑　B. 中央凹　C. 视神经盘
D. 角膜缘　E. 巩膜静脉窦

60. 视网膜后部内面视神经起始处的圆盘形隆起称为（　　）
A. 黄斑　B. 中央凹　C. 视神经盘
D. 角膜缘　E. 巩膜静脉窦

61. 视神经盘颞侧约 3.5mm 处稍下方的黄色小区称为（　　）
A. 黄斑　B. 中央凹　C. 视神经盘
D. 角膜缘　E. 巩膜静脉窦

62. 无血管，富有密集视锥细胞，视力最敏锐的地方是（　　）
A. 黄斑　B. 中央凹　C. 视神经盘
D. 角膜缘　E. 巩膜静脉窦

63. 视网膜视部神经细胞层由 3 层细胞组成，由外向内依次为（　　）
A. 双极细胞、节细胞和感光细胞
B. 双极细胞、感光细胞和节细胞
C. 感光细胞、双极细胞和节细胞
D. 感光细胞、节细胞和双极细胞
E. 节细胞、感光细胞和双极细胞

64. 以下属于感光细胞的是（　　）
A. 视锥细胞　B. 水平细胞　C. 双极细胞
D. 节细胞　E. 色素上皮细胞

65. 以下属于感光细胞的是（　　）
A. 水平细胞　B. 视杆细胞　C. 双极细胞
D. 节细胞　E. 色素上皮细胞

66. 主要感受强光、辨别颜色的细胞是（　　）
A. 视锥细胞　B. 视杆细胞　C. 双极细胞
D. 节细胞　E. 色素上皮细胞

67. 与色盲和色弱关系密切的细胞是（　　）
A. 视锥细胞　B. 视杆细胞　C. 双极细胞
D. 节细胞　E. 色素上皮细胞

68. 主要感受弱光，但不能辨色的细胞是（　　）
A. 视锥细胞　B. 视杆细胞　C. 双极细胞
D. 节细胞　E. 色素上皮细胞

69. 与夜盲症关系密切的细胞是（　　）
A. 视锥细胞　B. 视杆细胞　C. 双极细胞
D. 节细胞　E. 色素上皮细胞

70. 所有（　　）的中枢系在视神经盘处汇聚，穿出眼球壁形成视神经
A. 视锥细胞　B. 视杆细胞　C. 双极细胞
D. 节细胞　E. 色素上皮细胞

71. 视网膜脱离是视网膜神经细胞层与（　　）的分离，而不是视网膜与脉络膜的分离
A. 角膜　B. 巩膜　C. 虹膜
D. 睫状体　E. 色素上皮层

72. 以下属于眼球内容物的是（　　）
A. 角膜　B. 巩膜　C. 房水
D. 虹膜　E. 睫状体

73. 以下属于眼球内容物的是（　　）
A. 角膜　B. 巩膜　C. 虹膜

D. 睫状体　　E. 晶状体
74. 以下属于眼球内容物的是（　　）
A. 虹膜　　B. 睫状突　　C. 睫状环
D. 脉络膜　　E. 玻璃体
75. 以下属于眼球内容物的是（　　）
A. 房水、晶状体和玻璃体
B. 房水、晶状体和睫状体
C. 房水、晶状体和睫状突
D. 房水、晶状体和睫状环
E. 角膜、晶状体和玻璃体
76. 眼的屈光系统（折光装置）包括（　　）
A. 角膜、房水、晶状体和玻璃体
B. 角膜、房水、晶状体和睫状体
C. 角膜、房水、晶状体和睫状突
D. 角膜、房水、晶状体和睫状环
E. 角膜、巩膜、晶状体和玻璃体
77. 既不是眼球内容物，也不是眼屈光系统的是（　　）
A. 角膜　　B. 巩膜　　C. 房水
D. 晶状体　　E. 玻璃体
78. 充满在眼房内的无色透明液体是（　　）
A. 虹膜　　B. 睫状体　　C. 房水
D. 晶状体　　E. 玻璃体
79. 与青光眼相关的结构是（　　）
A. 睫状突　　B. 睫状环　　C. 房水
D. 晶状体　　E. 玻璃体
80. 无血管，但富含神经末梢的结构是（　　）
A. 角膜　　B. 巩膜　　C. 房水
D. 晶状体　　E. 玻璃体
81. 位于虹膜与玻璃体之间，富有弹性的双凸透镜状透明体的是（　　）
A. 角膜　　B. 巩膜　　C. 房水
D. 晶状体　　E. 玻璃体
82. 与白内障相关的结构是（　　）
A. 虹膜　　B. 睫状体　　C. 房水
D. 晶状体　　E. 玻璃体
83. 与老花眼（老视）相关的结构是（　　）
A. 角膜　　B. 虹膜　　C. 房水
D. 晶状体　　E. 玻璃体
84. 充填于晶状体与视网膜之间的球形胶状物是（　　）
A. 睫状突　　B. 睫状环　　C. 房水
D. 晶状体　　E. 玻璃体
85. 对视网膜具有重要支撑作用的结构是(　　)
A. 虹膜　　B. 睫状体　　C. 房水
D. 晶状体　　E. 玻璃体
86. 与视网膜脱离相关的结构是（　　）
A. 虹膜　　B. 睫状体　　C. 房水
D. 玻璃体　　E. 晶状体
87. 与飞蚊症相关的结构是（　　）
A. 角膜　　B. 虹膜　　C. 房水
D. 玻璃体　　E. 晶状体
88. 房水由（　　）产生
A. 虹膜　　B. 睫状体　　C. 脉络膜
D. 巩膜静脉窦　　E. 虹膜角膜角隙
89. 房水流出的通道是（　　）
A. 虹膜　　B. 睫状体　　C. 脉络膜
D. 巩膜静脉窦　　E. 虹膜角膜角隙
90. 与睑腺炎相关的结构是（　　）
A. 泪腺　　B. 睫毛腺　　C. 睑板腺
D. 腮腺　　E. 下颌下腺
91. 与睑板腺囊肿相关的结构是（　　）
A. 泪腺　　B. 睫毛腺　　C. 睑板腺
D. 腮腺　　E. 下颌下腺
92. 眼睑的层次结构从外向内依次为（　　）
A. 皮肤、浅筋膜、睑板、睑结膜和肌层（眼轮匝肌）
B. 皮肤、浅筋膜、睑板、肌层（眼轮匝肌）和睑结膜
C. 皮肤、浅筋膜、肌层（眼轮匝肌）、睑结膜和睑板
D. 皮肤、浅筋膜、肌层（眼轮匝肌）、睑板和睑结膜
E. 皮肤、浅筋膜、睑结膜、肌层（眼轮匝肌）和睑板
93. 富有血管的薄层黏膜是（　　）
A. 眼睑　　B. 结膜　　C. 泪腺
D. 泪道　　E. 眼球筋膜鞘
94. 与沙眼有关的结构是（　　）
A. 眼睑　　B. 结膜　　C. 泪腺
D. 泪道　　E. 眼球筋膜鞘
95. 与结膜炎有关的结构是（　　）
A. 眼睑　　B. 结膜　　C. 泪腺
D. 泪道　　E. 眶脂体
96. 分泌泪液的结构是（　　）
A. 泪腺　　B. 泪点　　C. 泪小管
D. 泪囊　　E. 鼻泪管
97. 鼻泪管开口于（　　）
A. 上鼻道　　B. 中鼻道　　C. 下鼻道
D. 总鼻道　　E. 蝶筛隐窝
98. 泪液的流动方向是（　　）
A. 泪点、泪囊、泪小管、鼻泪管、下鼻道
B. 泪点、泪小管、泪囊、鼻泪管、下鼻道
C. 泪点、泪小管、泪囊、下鼻道、鼻泪管

D. 泪点、泪小管、下鼻道、泪囊、鼻泪管
E. 泪点、泪小管、下鼻道、鼻泪管、泪囊

99. 与角膜干燥和迎风流泪有关的是（　　）
A. 眼睑　B. 结膜　C. 泪器
D. 眶脂体　E. 眼球筋膜鞘

100. 收缩时使眼球（瞳孔）转向上内的肌肉是（　　）
A. 上直肌　B. 下直肌　C. 内直肌
D. 外直肌　E. 上斜肌

101. 收缩时使眼球（瞳孔）转向下内的肌肉是（　　）
A. 上直肌　B. 下直肌　C. 内直肌
D. 外直肌　E. 下斜肌

102. 收缩时使眼球（瞳孔）转向内侧的肌肉是（　　）
A. 上直肌　B. 下直肌　C. 内直肌
D. 外直肌　E. 上睑提肌

103. 收缩时使眼球（瞳孔）转向外侧的肌肉是（　　）
A. 上直肌　B. 下直肌　C. 内直肌
D. 外直肌　E. 上睑提肌

104. 收缩时使眼球（瞳孔）转向下外的肌肉是（　　）
A. 内直肌　B. 外直肌　C. 上斜肌
D. 下斜肌　E. 上睑提肌

105. 收缩时使眼球（瞳孔）转向上外的肌肉是（　　）
A. 内直肌　B. 外直肌　C. 上斜肌
D. 下斜肌　E. 上睑提肌

106. 上提上睑、扬眉的肌肉是（　　）
A. 内直肌　B. 外直肌　C. 上直肌
D. 下直肌　E. 上睑提肌

107. 上睑下垂提示（　　）损伤
A. 上斜肌　B. 下斜肌　C. 上直肌
D. 下直肌　E. 上睑提肌

108. 以下不属于眼（球）外肌的是（　　）
A. 上直肌　B. 下直肌　C. 睫状肌
D. 内直肌　E. 外直肌

109. 以下不属于眼（球）外肌的是（　　）
A. 内直肌　B. 外直肌　C. 上睑提肌
D. 瞳孔括约肌　E. 下斜肌

110. 以下不属于眼（球）外肌的是（　　）
A. 上斜肌　B. 下斜肌　C. 上睑提肌
D. 下直肌　E. 瞳孔开大肌

111. 以下属于眶内结缔组织性结构的是（　　）
A. 眶脂体　B. 上直肌　C. 下直肌
D. 球结膜　E. 睑结膜

112. 以下属于眶内结缔组织性结构的是（　　）
A. 睑结膜　B. 眼球筋膜鞘
C. 球结膜　D. 内直肌
E. 外直肌

113. 眼球筋膜鞘与巩膜间的间隙称为（　　）
A. 眶脂体　B. 睫状环　C. 巩膜外隙
D. 巩膜静脉窦　E. 虹膜角膜角隙

114. 眼球和眶内结构的动脉血供皆来自（　　）
A. 椎动脉　B. 眼动脉
C. 大脑前动脉　D. 大脑中动脉
E. 大脑后动脉

115. 眼动脉最重要的分支是（　　）
A. 泪腺动脉　B. 睫前动脉
C. 睫状后长动脉　D. 睫状后短动脉
E. 视网膜中央动脉

116. 传导视觉神经冲动的是（　　）
A. 视神经　B. 眼神经　C. 动眼神经
D. 交感神经　E. 副交感神经

117. 眼的一般躯体感觉神经是（　　）
A. 视神经　B. 眼神经　C. 滑车神经
D. 交感神经　E. 副交感神经

118. 眼的一般躯体感觉神经是（　　）
A. 视神经　B. 上颌神经　C. 展神经
D. 交感神经　E. 副交感神经

119. 眼的躯体运动神经是（　　）
A. 动眼神经　B. 眼神经　C. 上颌神经
D. 交感神经　E. 副交感神经

120. 眼的躯体运动神经是（　　）
A. 眼神经　B. 滑车神经　C. 上颌神经
D. 交感神经　E. 副交感神经

121. 眼的躯体运动神经是（　　）
A. 眼神经　B. 上颌神经　C. 展神经
D. 交感神经　E. 副交感神经

122. 分布至瞳孔开大肌的神经是（　　）
A. 展神经　B. 滑车神经　C. 动眼神经
D. 交感神经　E. 副交感神经

123. 分布至瞳孔括约肌的神经是（　　）
A. 展神经　B. 滑车神经　C. 动眼神经
D. 交感神经　E. 副交感神经

124. 分布至睫状肌的神经是（　　）
A. 展神经　B. 滑车神经　C. 动眼神经
D. 交感神经　E. 副交感神经

125. 分布至泪腺的神经是（　　）
A. 展神经　B. 滑车神经　C. 动眼神经
D. 交感神经　E. 副交感神经

126. 关于前庭蜗器的描述，错误的是（　　）
A. 又称位听器，即耳

B. 包括感受头部位置变化的听器和感受声波刺激的位觉器
C. 位觉器和听器两者在功能上虽不相同，但在结构上关系密切
D. 前庭蜗器（耳）分为外耳、中耳和内耳 3 个部分
E. 外耳和中耳传导声波，内耳容纳位觉和听觉感受器

127. 关于前庭蜗器的描述，错误的是（　　）
A. 又称位听器，即耳
B. 包括感受头部位置变化的位觉器和感受声波刺激的听器
C. 位觉器和听器两者在功能上虽不相同，但在结构上关系密切
D. 前庭蜗器（耳）分为外耳、中耳和内耳 3 个部分
E. 内耳和中耳传导声波，外耳容纳位觉和听觉感受器

128. 以下属于外耳的结构是（　　）
A. 鼓室　B. 耳郭　C. 咽鼓管
D. 乳突窦　E. 乳突小房

129. 以下属于外耳的结构是（　　）
A. 鼓室　B. 外耳道　C. 咽鼓管
D. 乳突窦　E. 乳突小房

130. 以下属于外耳的结构是（　　）
A. 鼓室　B. 咽鼓管　C. 鼓膜
D. 乳突窦　E. 乳突小房

131. 位于头部两侧的结构是（　　）
A. 耳郭　B. 外耳道　C. 鼓膜
D. 鼓室　E. 咽鼓管

132. 与耳针取穴相关的结构是（　　）
A. 耳郭　B. 外耳道　C. 鼓膜
D. 鼓室　E. 咽鼓管

133. 外耳门到鼓膜的弯曲管道是（　　）
A. 耳郭　B. 外耳道　C. 鼓膜
D. 鼓室　E. 咽鼓管

134. 占外耳道外侧 1/3 的结构是（　　）
A. 鼓膜　B. 鼓室　C. 咽鼓管
D. 外耳道骨部　E. 外耳道软骨部

135. 占外耳道内侧 2/3 的结构是（　　）
A. 鼓膜　B. 鼓室　C. 咽鼓管
D. 外耳道骨部　E. 外耳道软骨部

136. 检查鼓膜时，成人将耳郭向（　　）牵拉
A. 上　B. 下　C. 后上
D. 后下　E. 后

137. 检查鼓膜时，儿童将耳郭向（　　）牵拉
A. 上　B. 下　C. 后上
D. 后下　E. 后

138. 位于外耳道与鼓室之间的结构是（　　）
A. 耳郭　B. 鼓膜　C. 咽鼓管
D. 乳突窦　E. 乳突小房

139. 光锥（反射光锥）位于鼓膜的（　　）
A. 鼓膜脐　B. 鼓膜上 1/4
C. 鼓膜松弛部　D. 鼓膜紧张部
E. 鼓膜任意部位

140. 以下不属于中耳的结构是（　　）
A. 鼓膜　B. 鼓室　C. 咽鼓管
D. 乳突窦　E. 乳突小房

141. 鼓膜与内耳之间,颞骨岩部内不规则的含气小腔是（　　）
A. 内耳道　B. 鼓室　C. 咽鼓管
D. 乳突窦　E. 乳突小房

142. 鼓室盖或盖壁指的是（　　）
A. 鼓室上壁　B. 鼓室下壁　C. 鼓室前壁
D. 鼓室后壁　E. 鼓室内侧壁

143. 分隔鼓室与颅中窝的薄骨板是（　　）
A. 鼓室上壁　B. 鼓室下壁　C. 鼓室前壁
D. 鼓室后壁　E. 鼓室内侧壁

144. 颈静脉壁指的是（　　）
A. 鼓室上壁　B. 鼓室下壁　C. 鼓室前壁
D. 鼓室后壁　E. 鼓室外侧壁

145. 颈动脉壁指的是（　　）
A. 鼓室上壁　B. 鼓室下壁　C. 鼓室前壁
D. 鼓室后壁　E. 鼓室外侧壁

146. 乳突壁指的是（　　）
A. 鼓室上壁　B. 鼓室下壁　C. 鼓室前壁
D. 鼓室后壁　E. 鼓室外侧壁

147. 鼓膜壁指的是（　　）
A. 鼓室前壁　B. 鼓室后壁　C. 鼓室上壁
D. 鼓室内侧壁　E. 鼓室外侧壁

148. 迷路壁指的是（　　）
A. 鼓室前壁　B. 鼓室后壁　C. 鼓室上壁
D. 鼓室内侧壁　E. 鼓室外侧壁

149. 内藏镫骨肌的结构是（　　）
A. 岬　B. 蜗窗　C. 前庭窗
D. 面神经管凸　E. 锥隆起

150. 鼓室内侧壁（迷路壁）中部的隆起称为（　　）
A. 岬　B. 蜗窗　C. 前庭窗
D. 面神经管凸　E. 锥隆起

151. 鼓室内侧壁岬后上方的结构是（　　）
A. 光锥　B. 蜗窗　C. 前庭窗
D. 面神经管凸　E. 锥隆起

152. 鼓室内侧壁岬后下方的结构是（　　）

A. 光锥　B. 蜗窗　C. 前庭窗
D. 面神经管凸　E. 锥隆起

153. 镫骨底封闭的部位是（　　）
A. 岬　B. 蜗窗　C. 前庭窗
D. 面神经管凸　E. 锥隆起

154. 第二鼓膜封闭的部位是（　　）
A. 岬　B. 蜗窗　C. 前庭窗
D. 面神经管凸　E. 锥隆起

155. 内有面神经通行的结构是（　　）
A. 岬　B. 蜗窗　C. 前庭窗
D. 面神经管凸　E. 锥隆起

156. 听小骨链连于鼓膜和（　　）之间
A. 岬　B. 蜗窗　C. 前庭窗
D. 面神经管凸　E. 锥隆起

157. 以下属于听小骨的是（　　）
A. 腭骨　B. 犁骨　C. 颧骨
D. 颞骨　E. 锤骨

158. 以下属于听小骨的是（　　）
A. 腭骨　B. 犁骨　C. 颧骨
D. 颞骨　E. 砧骨

159. 以下属于听小骨的是（　　）
A. 镫骨　B. 犁骨　C. 颧骨
D. 颞骨　E. 腭骨

160. 以下属于听小骨肌的是（　　）
A. 舌腭肌　B. 咽腭肌　C. 镫骨肌
D. 腭帆提肌　E. 腭帆张肌

161. 以下属于听小骨肌的是（　　）
A. 舌腭肌　B. 咽腭肌　C. 鼓膜张肌
D. 腭帆提肌　E. 腭帆张肌

162. 位于锥隆起内的结构是（　　）
A. 镫骨肌　B. 舌腭肌　C. 咽腭肌
D. 腭帆提肌　E. 腭帆张肌

163. 面神经出茎乳孔前，在面神经管内发出的重要分支是（　　）
A. 颞支　B. 颧支　C. 鼓索
D. 岩大神经　E. 镫骨肌神经

164. 小儿咽鼓管具有（　　）的特点，决定小儿咽部感染易沿咽鼓管侵入鼓室引起中耳炎
A. 粗、长、直　B. 粗、短、直
C. 粗、短、弯　D. 细、短、直
E. 细、长、直

165. 以下属于骨迷路的结构是（　　）
A. 蜗管　B. 球囊　C. 椭圆囊
D. 膜半规管　E. 骨半规管

166. 以下属于骨迷路的结构是（　　）
A. 前庭　B. 蜗管　C. 球囊
D. 椭圆囊　E. 膜半规管

167. 以下属于骨迷路的结构是（　　）
A. 耳蜗　B. 蜗管　C. 球囊
D. 椭圆囊　E. 膜半规管

168. 3 个骨半规管有（　　）个孔开口于前庭后壁
A. 3　B. 4　C. 5　D. 6　E. 7

169. 其外侧壁即鼓室内侧壁，可见前庭窗和蜗窗的是（　　）
A. 耳蜗　B. 前庭　C. 骨半规管
D. 膜半规管　E. 蜗管

170. 以下不属于膜迷路的结构是（　　）
A. 蜗管　B. 球囊　C. 椭圆囊
D. 骨半规管　E. 膜半规管

171. 以下不属于膜迷路的结构是（　　）
A. 蜗管　B. 球囊　C. 椭圆囊
D. 前庭　E. 膜半规管

172. 以下不属于膜迷路的结构是（　　）
A. 蜗管　B. 球囊　C. 椭圆囊
D. 膜半规管　E. 耳蜗

173. 以下属于听觉感受器的结构是（　　）
A. 壶腹嵴　B. 椭圆囊斑　C. 球囊斑
D. 螺旋器　E. 感光细胞

174. 以下属于听觉感受器的结构是（　　）
A. 壶腹嵴　B. 椭圆囊斑　C. 球囊斑
D. Corti 器　E. 感光细胞

175. 感受头部旋转变速运动刺激的结构是（　　）
A. 壶腹嵴　B. 椭圆囊斑　C. 球囊斑
D. 螺旋器　E. 感光细胞

176. 感受头部静止位置和直线变速运动刺激的结构是（　　）
A. 壶腹嵴　B. Corti 器　C. 螺旋器
D. 感光细胞　E. 椭圆囊斑和球囊斑

177. 以下属于听觉感受器细胞的是（　　）
A. 嗅细胞　B. 味细胞　C. 毛细胞
D. 视锥细胞　E. 视杆细胞

二、B1 型题（标准配伍题）

（1～4 题共用备选答案）
A. 鼻　B. 舌　C. 心　D. 眼　E. 耳

1. 视觉感受器是（　　）
2. 听觉感受器是（　　）
3. 嗅觉感受器是（　　）
4. 味觉感受器是（　　）

（5～8 题共用备选答案）
A. 嗅细胞　B. 味细胞　C. 双极细胞
D. 感光细胞　E. 毛细胞

5. 视觉感受器细胞为视网膜的（　　）
6. 听觉感受器细胞为螺旋器的（　　）
7. 嗅觉感受器细胞为嗅黏膜的（　　）
8. 味觉感受器细胞为舌乳头味蕾内的（　　）

（9～13 题共用备选答案）
A. 眼轴　B. 视轴　C. 赤道
D. 角膜缘　E. 巩膜静脉窦

9. 眼球前极和后极的连线称为（　　）
10. 瞳孔中央到黄斑中央凹的连线称为（　　）
11. 眼球表面与前、后极距离相等的环形线称为（　　）
12. 角膜与巩膜移行处巩膜内的环形小管称为（　　）
13. 角膜与巩膜移行处称为（　　），是眼球内手术的重要入路

（14～18 题共用备选答案）
A. 角膜　B. 巩膜　C. 虹膜
D. 睫状体　E. 脉络膜

14. 血管膜最肥厚的部分是（　　）
15. 血管膜最前部的冠状圆盘形薄膜称为(　　)
16. 占血管膜后 2/3，富含血管和色素细胞的结构是（　　）
17. 占纤维膜前 1/6，无色透明、感觉敏锐的结构是（　　）
18. 占纤维膜后 5/6，对眼球具有重要保护作用的结构是（　　）

（19～23 题共用备选答案）
A. 瞳孔　B. 中央凹　C. 角膜缘
D. 巩膜静脉窦　E. 脉络膜

19. 黄斑中央的凹陷称为（　　）
20. 虹膜中央的圆孔称为（　　）
21. 房水流出的通道是（　　）
22. 角膜干细胞所在之处是（　　）
23. 有营养眼球和隔光（暗室）作用的结构是（　　）

（24～28 题共用备选答案）
A. 黄斑　B. 中央凹　C. 视神经盘
D. 虹膜角膜角　E. 巩膜静脉窦

24. 虹膜与角膜之间的夹角称为（　　）
25. 角膜与巩膜移行处巩膜内的环形小管称为（　　）
26. 视网膜后部内面视神经起始处的圆盘形隆起称为（　　）
27. 在视神经盘颞侧约 3.5mm 处稍下方的黄色小区称为（　　）
28. 富有密集视锥细胞、无血管，视力最敏锐的地方是（　　）

（29～35 题共用备选答案）
A. 视锥细胞　B. 视杆细胞　C. 双极细胞
D. 节细胞　E. 色素上皮细胞

29. 视网膜视部的外层是（　　）
30. 与夜盲症关系密切的结构是（　　）
31. 感受弱光、不能辨色的结构是（　　）
32. 感受强光、辨别颜色的结构是（　　）
33. 与色盲和色弱关系密切的结构是（　　）
34. 视觉神经冲动经（　　）传向节细胞
35. 所有（　　）的轴突在视神经盘处穿出眼球壁形成视神经

（36～40 题共用备选答案）
A. 青光眼　B. 白内障
C. 视网膜脱离　D. 飞蚊症
E. 老花眼

36. 玻璃体混浊可引起（　　）
37. 房水循环障碍可引起（　　）
38. 玻璃体支撑作用减弱可导致（　　）
39. 晶状体调节能力减弱可导致（　　）
40. 各种原因导致的晶状体混浊称为（　　）

（41～45 题共用备选答案）
A. 睫状肌　B. 瞳孔括约肌
C. 上睑提肌　D. 瞳孔开大肌
E. 内直肌

41. 开大瞳孔的肌肉是（　　）
42. 缩小瞳孔的肌肉是（　　）
43. 收缩时，使瞳孔转向内侧的肌肉是（　　）
44. 上提眼睑、扬眉的肌肉是（　　）
45. 参与晶状体调节反射的肌肉是（　　）

（46～50 题共用备选答案）
A. 泪腺　B. 泪囊
C. 眼球筋膜鞘　D. 睫状体
E. 巩膜静脉窦

46. 房水由（　　）产生
47. 房水经（　　）流入静脉
48. 位于泪囊窝内的肌肉是（　　）
49. 不断分泌泪液的肌肉是（　　）
50. 介于眼球与眶脂体之间的肌肉是（　　）

（51～54 题共用备选答案）
A. 视神经　B. 动眼神经
C. 副交感神经　D. 面神经
E. 三叉神经

51. 眼的感觉神经是（　　）
52. 分布至眼外肌的神经是（　　）
53. 眼的内脏运动神经是（　　）
54. 传导视觉神经冲动的是（　　）

（55～59 题共用备选答案）

A. 睑腺炎　　B. 睑板腺囊肿
C. 沙眼　　D. 角膜干燥
E. 斜视
55. 结膜的常见疾病是（　　）
56. 眼球外肌麻痹可引起（　　）
57. 睫毛腺感染肿胀形成（　　）
58. 睑板腺感染肿胀形成（　　）
59. 泪腺和泪道相关疾病可引起（　　）
（60～64 题共用备选答案）
A. 咽鼓管　　B. 蜗窗　　C. 前庭窗
D. 面神经管凸　　E. 锥隆起
60. 岬后上方的结构是（　　）
61. 岬后下方的结构是（　　）
62. 内藏镫骨肌的结构是（　　）
63. 内有面神经通过的结构是（　　）
64. 连通鼻咽与鼓室的管道是（　　）
（65～69 题共用备选答案）
A. 壶腹嵴　　B. 味蕾
C. 椭圆囊斑和球囊斑　　D. 视网膜
E. 螺旋器
65. 视觉感受器是（　　）
66. 听觉感受器是（　　）
67. 味觉感受器是（　　）
68. 感受头部旋转变速运动刺激的结构是(　　)
69. 感受头部静止位置和直线变速运动刺激的结构是（　　）
（70～73 题共用备选答案）
A. 鼓膜　　B. 第二鼓膜　　C. 前庭膜
D. 基底膜　　E. 镫骨底
70. 螺旋器位于（　　）
71. 反射光锥位于（　　）
72. 封闭蜗窗的结构是（　　）
73. 封闭前庭窗的结构是（　　）

三、X 型题（多项选择题）

1. 感觉器官主要包括（　　）
A. 眼　B. 耳　C. 鼻　D. 舌　E. 心
2. 眼球壁的纤维膜包括（　　）
A. 角膜　　B. 虹膜　　C. 巩膜
D. 睫状体　　E. 脉络膜
3. 眼球壁的血管膜包括（　　）
A. 角膜　　B. 虹膜　　C. 巩膜
D. 睫状体　　E. 脉络膜
4. 眼球壁的视网膜包括（　　）
A. 虹膜部　　B. 睫状体　　C. 睫状体部
D. 脉络膜　　E. 脉络膜部
5. 视网膜视部的神经细胞层包括（　　）
A. 节细胞　　B. 双极细胞　　C. 感光细胞
D. 视锥细胞　　E. 视杆细胞
6. 感光细胞包括（　　）
A. 节细胞　　B. 双极细胞　　C. 视锥细胞
D. 视杆细胞　　E. 色素上皮
7. 眼球内容物包括（　　）
A. 角膜　　B. 房水　　C. 晶状体
D. 玻璃体　　E. 视网膜
8. 屈光系统（折光装置）包括（　　）
A. 角膜　　B. 房水　　C. 晶状体
D. 玻璃体　　E. 视网膜
9. 眼副器包括（　　）
A. 眼睑　　B. 结膜　　C. 泪器
D. 眼球内肌　　E. 眼球外肌
10. 眼副器包括（　　）
A. 眼睑　　B. 结膜　　C. 泪器
D. 眶脂体　　E. 眼球筋膜鞘
11. 泪器包括（　　）
A. 泪腺　　B. 眼睑　　C. 泪道
D. 结膜　　E. 眶脂体
12. 泪器包括（　　）
A. 泪腺　　B. 泪点　　C. 泪小管
D. 泪囊　　E. 鼻泪管
13. 泪道包括（　　）
A. 泪点　　B. 泪小管　　C. 泪囊
D. 鼻泪管　　E. 腮腺管
14. 以下属于眼球内肌的是（　　）
A. 睫状肌　　B. 内直肌
C. 瞳孔括约肌　　D. 上睑提肌
E. 瞳孔开大肌
15. 以下属于眼球外肌的是（　　）
A. 上直肌　　B. 睫状肌　　C. 下斜肌
D. 内直肌　　E. 上睑提肌
16. 眶内结缔组织性结构包括（　　）
A. 角膜　　B. 眶脂体　　C. 巩膜
D. 眼球筋膜鞘　　E. 脉络膜
17. 外耳包括（　　）
A. 耳郭　　B. 鼓室　　C. 外耳道
D. 咽鼓管　　E. 鼓膜
18. 中耳包括（　　）
A. 外耳道　　B. 鼓室　　C. 咽鼓管
D. 乳突窦　　E. 乳突小房
19. 鼓室的内容主要包括（　　）
A. 鼓索　　B. 咽鼓管　　C. 听小骨
D. 乳突窦　　E. 听小骨肌
20. 骨迷路包括（　　）
A. 耳蜗　　B. 蜗管　　C. 前庭

D. 膜半规管　　E. 骨半规管

21. 膜迷路包括（　　）

A. 蜗管　　B. 耳蜗　　C. 球囊

D. 椭圆囊　　E. 膜半规管

四、A2 型题（病例摘要型最佳选择题）

1. 患者，男性，78 岁。长期吸烟，近期因视物变形、视力下降等症状就诊。眼底镜检查显示黄斑变性。视力最敏锐的部位是（　　）

A. 视神经盘　　B. 视网膜虹膜部

C. 视网膜睫状体部　　D. 黄斑中央凹

E. 黄斑周缘

2. 患者，女性，44 岁。左眼忽然视物不清、胀痛明显，眼压计检测提示眼内压异常增高。诊断为继发性闭角型青光眼，其病因可能是（　　）

A. 房水产生过少　　B. 泪液分泌过多

C. 房水循环障碍　　D. 泪道阻塞

E. 视网膜中央动脉阻塞

3. 患者，男性，28 岁。工地干活时不慎被异物伤及眼球，伤愈后出现晶状体混浊、视物模糊。该患者最有可能出现的并发症是（　　）

A. 近视　　B. 远视　　C. 散光

D. 青光眼　　E. 白内障

4. 患儿，男性，7 岁。不明原因出现右眼向内偏斜、复视、视力下降、眼睛疲劳、注意力不集中等症状、诊断为内斜视。内斜视时最有可能是哪块眼球外肌麻痹导致的（　　）

A. 内直肌　　B. 外直肌　　C. 上直肌

D. 下直肌　　E. 上斜肌

5. 患者，女性，27 岁。因车祸导致左侧眼外伤，急诊入院。检查发现双眼视力正常、左眼上睑下垂。很有可能损伤的结构是（　　）

A. 上直肌　　B. 下直肌　　C. 上睑提肌

D. 上斜肌　　E. 下斜肌

6. 患者，男性，49 岁。1 小时前蚊虫飞入外耳道，引起不适，现需做外耳道检查。以下方法正确的是（　　）

A. 直接观察

B. 将耳郭拉向后上方观察

C. 将耳郭拉向后下方观察

D. 将耳郭拉向上方观察

E. 将耳郭拉向下方观察

7. 患者，女性，39 岁。因急性中耳炎治疗不当出现耳痛、耳鸣、耳闷和听力下降等症状，医生怀疑鼓膜穿孔。耳内镜检查，需重点观察的结构是（　　）

A. 鼓膜脐　　B. 锤骨柄　　C. 松弛部

D. 光锥　　E. 外耳道

8. 患者，男性，44 岁。因工作需要，长期接受噪声刺激，近期出现明显的听力下降，还出现头痛、头晕、消化不良和失眠等症状。耳鼻喉科医生检查后初步诊断为噪声性耳聋。此病很有可能是（　　）损伤导致的

A. 壶腹嵴　　B. 椭圆囊斑　　C. 球囊斑

D. 感光细胞　　E. 螺旋器

五、名词解释

1. 巩膜静脉窦（sinus venosus sclerae）
2. 视神经盘（视神经乳头/生理盲点）
3. 黄斑/中央凹
4. 反射光锥（reflected light cone）
5. 面神经管凸（prominence of facial canal）
6. 螺旋器（spiral organ）/Corti 器

六、问答题

1. 描述眼球壁的分层和分部。
2. 描述房水的产生、循环途径及其意义。
3. 描述外界光线抵达感光细胞的路径、感光细胞的作用及神经冲动的传导。
4. 描述眼副器的组成和功能。
5. 描述泪器的组成和功能。
6. 描述鼓室的围成、交通和内容。
7. 描述外界声音抵达螺旋器毛细胞的路径、毛细胞的作用及神经冲动的传导。

第十四章　周围神经系统

一、A1 型题（单句型最佳选择题）

1. 以下属于中枢神经系统的是（　　）
A. 脑　B. 脑神经　C. 脊神经
D. 内脏神经　E. 交感神经

2. 以下属于中枢神经系统的是（　　）
A. 脊髓　B. 脊神经　C. 脑神经
D. 内脏神经　E. 副交感神经

3. 位于颅腔内的结构是（　　）
A. 脑　B. 脊髓　C. 脊神经
D. 脑神经　E. 内脏神经

4. 位于椎管内的结构是（　　）
A. 脑　B. 脊髓　C. 脊神经
D. 脑神经　E. 内脏神经

5. 分布于内脏、心血管和腺体的结构是（　　）
A. 脑　B. 脊髓　C. 脊神经
D. 脑神经　E. 内脏神经

6. 与脑相连接的神经是（　　）
A. 脊神经　B. 脑神经　C. 内脏神经
D. 交感神经　E. 副交感神经

7. 与脊髓相连接的神经是（　　）
A. 脊神经　B. 脑神经　C. 内脏神经
D. 交感神经　E. 副交感神经

8. 神经系统结构和功能的基本单位是（　　）
A. 神经元　B. 神经胶质
C. 小胶质细胞　D. 少突胶质细胞
E. 星形胶质细胞

9. 神经系统结构和功能的基本单位是（　　）
A. 神经细胞　B. 神经胶质细胞
C. 小胶质细胞　D. 少突胶质细胞
E. 星形胶质细胞

10. 数量较少，仅见于嗅黏膜、视网膜和内耳等处的神经元是（　　）
A. 多极神经元　B. 双极神经元
C. 假单极神经元　D. 运动神经元
E. 中间神经元

11. 脊神经节和脑神经节内的神经元是（　　）
A. 多极神经元　B. 双极神经元
C. 假单极神经元　D. 运动神经元
E. 中间神经元

12. 广泛分布于脑和脊髓内的神经元是（　　）
A. 多极神经元　B. 双极神经元
C. 假单极神经元　D. 运动神经元
E. 中间神经元

13. 数量最大，约占神经元总数 99%的神经元是（　　）
A. 感觉神经元　B. 运动神经元
C. 中间神经元　D. 双极神经元
E. 假单极神经元

14. 形态和功能相似或相同的神经束集合在一起，形成的神经结构（　　）
A. 神经　B. 突触　C. 神经纤维
D. 神经元　E. 神经胶质

15. 神经元与神经元之间相互连接的部位称为（　　）
A. 神经　B. 突触　C. 神经纤维
D. 神经胶质　E. 网状结构

16. 通过（　　）神经冲动可由一个神经元传递至另一个神经元
A. 神经　B. 突触　C. 神经纤维
D. 神经胶质　E. 网状结构

17. 以下属于周围神经系统胶质细胞的是(　　)
A. 施万细胞　B. 室管膜细胞
C. 小胶质细胞　D. 少突胶质细胞
E. 星形胶质细胞

18. 以下属于周围神经系统胶质细胞的是(　　)
A. 卫星细胞　B. 室管膜细胞
C. 小胶质细胞　D. 少突胶质细胞
E. 星形胶质细胞

19. 哺乳动物脑内分布最广泛的一类细胞是（　　）
A. 施万细胞　B. 室管膜细胞
C. 小胶质细胞　D. 少突胶质细胞
E. 星形胶质细胞

20. 胶质细胞中体积最大的细胞是（　　）
A. 卫星细胞　B. 室管膜细胞
C. 小胶质细胞　D. 少突胶质细胞
E. 星形胶质细胞

21. 在中枢神经系统损伤修复中发挥重要作用的细胞是（　　）
A. 卫星细胞　B. 室管膜细胞
C. 小胶质细胞　D. 星形胶质细胞
E. 少突胶质细胞

22. 与中枢神经系统脱髓鞘病变关系密切的细胞是（　　）
A. 施万细胞　B. 室管膜细胞
C. 小胶质细胞　D. 少突胶质细胞

E. 星形胶质细胞

23. 神经组织中唯一来源于中胚层的细胞是（　　）
A. 施万细胞　B. 室管膜细胞
C. 小胶质细胞　D. 少突胶质细胞
E. 星形胶质细胞

24. 被认为是中枢神经系统固有免疫效应细胞的是（　　）
A. 卫星细胞　B. 室管膜细胞
C. 小胶质细胞　D. 少突胶质细胞
E. 星形胶质细胞

25. 在保持脑组织内环境相对稳定中发挥重要作用的细胞是（　　）
A. 卫星细胞　B. 室管膜细胞
C. 小胶质细胞　D. 少突胶质细胞
E. 星形胶质细胞

26. 在周围神经系统损伤修复中发挥重要作用的细胞是（　　）
A. 施万细胞　B. 卫星细胞
C. 小胶质细胞　D. 星形胶质细胞
E. 少突胶质细胞

27. 沿神经元突起分布，包裹在神经纤维上的细胞是（　　）
A. 施万细胞　B. 卫星细胞
C. 小胶质细胞　D. 星形胶质细胞
E. 少突胶质细胞

28. 在神经节内包囊神经元胞体的细胞是(　　)
A. 施万细胞　B. 卫星细胞
C. 小胶质细胞　D. 星形胶质细胞
E. 少突胶质细胞

29. 中枢神经系统内神经元胞体及树突聚集处称为（　　）
A. 灰质　B. 白质　C. 网状结构
D. 神经节　E. 神经

30. 中枢神经系统内神经纤维即轴突聚集处称为（　　）
A. 灰质　B. 白质　C. 网状结构
D. 神经节　E. 神经

31. 中枢神经系统内神经纤维交织成网，神经元胞体散在其间的结构是（　　）
A. 灰质　B. 白质　C. 网状结构
D. 神经节　E. 神经

32. 周围神经系统内神经元胞体聚集，形成结节状膨大称为（　　）
A. 灰质　B. 白质　C. 网状结构
D. 神经节　E. 神经

33. 周围神经系统内神经纤维聚集而成的条索状或细丝状结构称为（　　）
A. 灰质　B. 白质　C. 网状结构
D. 神经节　E. 神经

34. 脑和脊髓内神经纤维即神经元轴突聚集成束称为（　　）
A. 皮质　B. 髓质　C. 神经
D. 纤维束　E. 网状结构

35. 分布在大脑和小脑表面的灰质称为（　　）
A. 皮质　B. 神经核　C. 髓质
D. 纤维束　E. 网状结构

36. 分布在大脑和小脑内部的白质称为（　　）
A. 皮质　B. 神经核　C. 髓质
D. 纤维束　E. 网状结构

37. 脑和脊髓内神经元胞体聚集成的灰质团块称为（　　）
A. 皮质　B. 神经核　C. 髓质
D. 纤维束　E. 网状结构

38. 神经系统调节机体活动的基本方式是(　　)
A. 反馈　B. 反应　C. 反射
D. 正反馈　E. 负反馈

39. 接受刺激的结构是（　　）
A. 感受器
B. 感觉神经元（感觉神经）
C. 中间神经元（神经中枢）
D. 运动神经元（运动神经）
E. 效应器

40. 产生效应的结构是（　　）
A. 感受器
B. 感觉神经元（感觉神经）
C. 中间神经元（神经中枢）
D. 运动神经元（运动神经）
E. 效应器

41. 传入神经冲动的结构是（　　）
A. 感受器
B. 感觉神经元（感觉神经）
C. 中间神经元（神经中枢）
D. 运动神经元（运动神经）
E. 效应器

42. 传出神经冲动的结构是（　　）
A. 感受器
B. 感觉神经元（感觉神经）
C. 中间神经元（神经中枢）
D. 运动神经元（运动神经）
E. 效应器

43. 对信息（神经冲动）进行整合分析联络的结构是（　　）
A. 感受器

B. 感觉神经元（感觉神经）
C. 中间神经元（神经中枢）
D. 运动神经元（运动神经）
E. 效应器

44. 脊神经共有（ ）对
A. 29 B. 30 C. 31 D. 32 E. 33

45. 颈神经有（ ）对
A. 5 B. 6 C. 7 D. 8 E. 9

46. 胸神经有（ ）对
A. 10 B. 11 C. 12 D. 13 E. 14

47. 腰神经有（ ）对
A. 4 B. 5 C. 6 D. 7 E. 8

48. 骶神经有（ ）对
A. 4 B. 5 C. 6 D. 7 E. 8

49. 尾神经有（ ）对
A. 1 B. 2 C. 3 D. 4 E. 5

50. 不属于脊神经的是（ ）
A. 颈神经 B. 胸神经 C. 腰神经
D. 骶神经 E. 嗅神经

51. 不属于脊神经的是（ ）
A. 颈神经 B. 胸神经 C. 腰神经
D. 尾神经 E. 视神经

52. 不属于脊神经的是（ ）
A. 颈神经 B. 展神经 C. 腰神经
D. 骶神经 E. 尾神经

53. 有 8 对脊神经的是（ ）
A. 颈神经 B. 胸神经 C. 腰神经
D. 骶神经 E. 尾神经

54. 有 12 对脊神经的是（ ）
A. 颈神经 B. 胸神经 C. 腰神经
D. 骶神经 E. 尾神经

55. 有 1 对脊神经的是（ ）
A. 颈神经 B. 胸神经 C. 腰神经
D. 骶神经 E. 尾神经

56. 有 5 对脊神经的是（ ）
A. 颈神经 B. 胸神经 C. 腰神经
D. 面神经 E. 尾神经

57. 有 5 对脊神经的是（ ）
A. 颈神经 B. 胸神经 C. 副神经
D. 骶神经 E. 尾神经

58. 属于运动性（神经冲动传出）的结构是（ ）
A. 前根 B. 后根 C. 脊神经
D. 脊神经节 E. 嗅神经

59. 属于感觉性（神经冲动传入）的结构是（ ）
A. 前根 B. 后根 C. 脊神经
D. 脊神经节 E. 展神经

60. 属于混合性（神经冲动传入和传出）的结构是（ ）
A. 前根 B. 后根 C. 脊神经
D. 脊神经节 E. 动眼神经

61. 内含假单极感觉神经元胞体的结构是（ ）
A. 前根 B. 后根 C. 脊神经
D. 脊神经节 E. 面神经核

62. 将外感受器和本体感受器转化的神经冲动传入脊髓的结构是（ ）
A. 感受器
B. 躯体感觉（传入）纤维
C. 躯体运动（传出）纤维
D. 内脏感觉（传入）纤维
E. 内脏运动（传出）纤维

63. 将内感受器转化的神经冲动传入脊髓的神经是（ ）
A. 感受器
B. 躯体感觉（传入）纤维
C. 躯体运动（传出）纤维
D. 内脏感觉（传入）纤维
E. 内脏运动（传出）纤维

64. 将神经冲动由脊髓传至骨骼肌，控制骨骼肌运动的神经是（ ）
A. 效应器
B. 躯体感觉（传入）纤维
C. 躯体运动（传出）纤维
D. 内脏感觉（传入）纤维
E. 内脏运动（传出）纤维

65. 将神经冲动由脊髓传至平滑肌、心肌和腺体，控制肌肉运动和腺体分泌的神经是（ ）
A. 效应器
B. 躯体感觉（传入）纤维
C. 躯体运动（传出）纤维
D. 内脏感觉（传入）纤维
E. 内脏运动（传出）纤维

66. 经寰椎与枕骨之间穿出的神经是（ ）
A. 胸神经 B. 腰神经
C. 第 1 对颈神经 D. 第 2～7 对颈神经
E. 第 8 对颈神经

67. 经同序数颈椎上方椎间孔穿出的神经是（ ）
A. 胸神经 B. 腰神经
C. 第 1 对颈神经 D. 第 2～7 对颈神经
E. 第 8 对颈神经

68. 经第 7 颈椎下方椎间孔穿出的神经是（ ）
A. 胸神经 B. 腰神经
C. 第 1 对颈神经 D. 第 2～7 对颈神经
E. 第 8 对颈神经

69. 经同序数胸椎下方椎间孔穿出的神经是（　　）
A. 颈神经　B. 胸神经
C. 腰神经　D. 第 1～4 对骶神经
E. 第 5 对骶神经和 1 对尾神经

70. 经同序数腰椎下方椎间孔穿出的神经是（　　）
A. 颈神经　B. 胸神经
C. 腰神经　D. 第 1～4 对骶神经
E. 第 5 对骶神经和 1 对尾神经

71. 从相应的骶前孔和骶后孔穿出的神经是（　　）
A. 颈神经　B. 胸神经
C. 腰神经　D. 第 1～4 对骶神经
E. 第 5 对骶神经和 1 对尾神经

72. 从骶管裂孔穿出的神经是（　　）
A. 颈神经　B. 胸神经
C. 腰神经　D. 第 1～4 对骶神经
E. 第 5 对骶神经和 1 对尾神经

73. 脊神经最大的分支是（　　）
A. 前支　B. 后支　C. 交通支
D. 脊膜支　E. 肌支

74. 分布于躯干前外侧壁和四肢肌肉和皮肤的是脊神经的（　　）
A. 前支　B. 后支　C. 交通支
D. 脊膜支　E. 肌支

75. 分布于背部深层肌肉和皮肤的是脊神经的（　　）
A. 前支　B. 后支　C. 交通支
D. 脊膜支　E. 肌支

76. 连于脊神经与交感干神经节之间的结构是（　　）
A. 前支　B. 后支　C. 交通支
D. 脊膜支　E. 肌支

77. 最小，经椎间孔返回椎管，主要分布于脊髓被膜的是脊神经的（　　）
A. 前支　B. 后支　C. 交通支
D. 脊膜支　E. 肌支

78. 枕大神经是（　　）
A. 第 1 颈神经后支的皮支
B. 第 2 颈神经后支的皮支
C. 第 3 颈神经后支的皮支
D. 第 4 颈神经后支的皮支
E. 第 5 颈神经后支的皮支

79. 臀上皮神经是（　　）
A. 第 1～3 腰神经后支的皮支
B. 第 2～4 腰神经后支的皮支
C. 第 3～5 腰神经后支的皮支
D. 第 1～3 骶神经后支的皮支
E. 第 2～4 骶神经后支的皮支

80. 不是由脊神经前支形成的神经丛是（　　）
A. 颈丛　B. 臂丛　C. 腰丛
D. 骶丛　E. 下腹下丛

81. 由第 1～4 颈神经（$C_{1\sim4}$）前支组成的神经丛是（　　）
A. 颈丛　B. 臂丛　C. 腰丛
D. 骶丛　E. 下腹下丛

82. 位于胸锁乳突肌上部深面的神经丛是(　　)
A. 颈丛　B. 臂丛　C. 腰丛
D. 骶丛　E. 下腹下丛

83. 不属于颈丛皮支的神经是（　　）
A. 枕小神经　B. 耳大神经　C. 颈横神经
D. 锁骨上神经　E. 膈神经

84. 分布于枕部及耳后皮肤的神经是（　　）
A. 膈神经　B. 枕小神经　C. 耳大神经
D. 颈横神经　E. 锁骨上神经

85. 分布于耳郭及其附近皮肤的神经是（　　）
A. 膈神经　B. 枕小神经　C. 耳大神经
D. 颈横神经　E. 锁骨上神经

86. 分布于颈前皮肤的神经是（　　）
A. 膈神经　B. 枕小神经　C. 耳大神经
D. 颈横神经　E. 锁骨上神经

87. 分布于颈侧部、胸壁上部和肩部皮肤的神经是（　　）
A. 膈神经　B. 枕小神经　C. 耳大神经
D. 颈横神经　E. 锁骨上神经

88. 属于颈丛肌支的神经是（　　）
A. 膈神经　B. 枕小神经　C. 耳大神经
D. 颈横神经　E. 锁骨上神经

89. 颈丛皮支阻滞麻醉的进针部位在（　　）
A. 胸锁乳突肌后缘上部
B. 胸锁乳突肌后缘下部
C. 胸锁乳突肌后缘中点
D. 胸锁乳突肌前缘中点
E. 胸锁乳突肌前缘上部

90. 膈神经起自（　　）
A. 颈丛　B. 臂丛　C. 腰丛
D. 骶丛　E. 下腹下丛

91. 支配膈肌的神经是（　　）
A. 枕小神经　B. 耳大神经　C. 膈神经
D. 颈横神经　E. 锁骨上神经

92. 与呃逆有关的神经是（　　）
A. 枕小神经　B. 耳大神经　C. 膈神经
D. 颈横神经　E. 锁骨上神经

93. 与肝胆疾病出现右侧肩部放射痛有关的神经是（ ）
A. 左膈神经 B. 右膈神经 C. 迷走神经
D. 枕小神经 E. 耳大神经
94. 臂丛阻滞麻醉的进针部位在（ ）
A. 锁骨上缘内侧 B. 锁骨上缘外侧
C. 锁骨上缘中点 D. 锁骨下缘内侧
E. 锁骨下缘外侧
95. 关于臂丛组成的描述，正确的是（ ）
A. 由第 5～8 颈神经前支和第 1～2 胸神经前支组成
B. 由第 5～8 颈神经前支和第 2～3 胸神经前支组成
C. 由第 5～8 颈神经前支和第 1 胸神经前支大部分组成
D. 由第 4～7 颈神经前支和第 1 胸神经前支大部分组成
E. 由第 3～6 颈神经前支和第 1 胸神经前支大部分组成
96. 以下属于臂丛锁骨上部分支的是（ ）
A. 腋神经 B. 胸背神经
C. 肩胛下神经 D. 肩胛上神经
E. 胸内侧神经
97. 以下属于臂丛锁骨上部分支的是（ ）
A. 腋神经 B. 胸背神经
C. 肩胛下神经 D. 肩胛背神经
E. 胸外侧神经
98. 以下属于臂丛锁骨上部分支的是（ ）
A. 腋神经 B. 胸背神经
C. 胸长神经 D. 肩胛下神经
E. 胸内侧神经
99. 支配冈上肌和冈下肌的神经是（ ）
A. 胸长神经 B. 肩胛上神经
C. 肩胛背神经 D. 肩胛下神经
E. 胸背神经
100. 支配肩胛提肌和菱形肌的神经是（ ）
A. 胸长神经 B. 肩胛上神经
C. 肩胛背神经 D. 肩胛下神经
E. 胸背神经
101. 支配前锯肌的神经是（ ）
A. 胸长神经 B. 肩胛上神经
C. 肩胛背神经 D. 肩胛下神经
E. 胸背神经
102. “翼状肩”提示（ ）损伤
A. 胸长神经 B. 肩胛上神经
C. 肩胛背神经 D. 肩胛下神经
E. 胸背神经
103. “翼状肩”提示（ ）瘫痪
A. 胸小肌 B. 胸大肌 C. 前锯肌
D. 锁骨下肌 E. 肋间外肌
104. 发自臂丛内侧束，分布于胸小肌和部分胸大肌的神经是（ ）
A. 腋神经 B. 胸背神经
C. 肩胛下神经 D. 胸内侧神经
E. 胸外侧神经
105. 发自臂丛外侧束，支配胸大肌和胸小肌的神经是（ ）
A. 腋神经 B. 胸背神经
C. 肩胛下神经 D. 胸内侧神经
E. 胸外侧神经
106. 发自臂丛后束，支配背阔肌的神经是（ ）
A. 腋神经 B. 胸背神经
C. 肩胛下神经 D. 胸内侧神经
E. 胸外侧神经
107. 发自臂丛后束，支配肩胛下肌和大圆肌的神经是（ ）
A. 腋神经 B. 胸背神经
C. 肩胛下神经 D. 胸内侧神经
E. 胸外侧神经
108. 发自臂丛后束，支配三角肌和小圆肌的神经是（ ）
A. 腋神经 B. 胸背神经
C. 肩胛下神经 D. 胸内侧神经
E. 胸外侧神经
109. 发自臂丛后束，伴旋肱后血管穿过四边孔的神经是（ ）
A. 腋神经 B. 胸背神经
C. 肩胛下神经 D. 胸内侧神经
E. 胸外侧神经
110. “方形肩”提示（ ）损伤
A. 胸背神经 B. 腋神经
C. 肩胛下神经 D. 肩胛上神经
E. 肩胛背神经
111. “方形肩”提示（ ）瘫痪
A. 冈上肌 B. 冈下肌 C. 三角肌
D. 小圆肌 E. 大圆肌
112. 前臂外侧皮神经来自（ ）
A. 尺神经 B. 桡神经 C. 正中神经
D. 肌皮神经 E. 腋神经
113. 支配臂前群肌的神经是（ ）
A. 尺神经 B. 桡神经 C. 正中神经
D. 肌皮神经 E. 腋神经
114. 支配肱二头肌的神经是（ ）
A. 腋神经 B. 桡神经 C. 尺神经

D. 正中神经　　E. 肌皮神经

115. 支配喙肱肌的神经是（　　）
A. 腋神经　　B. 桡神经　　C. 尺神经
D. 正中神经　　E. 肌皮神经

116. 支配肱肌的神经是（　　）
A. 腋神经　　B. 桡神经　　C. 尺神经
D. 正中神经　　E. 肌皮神经

117. 以内、外侧头起自臂丛内、外侧束的神经是（　　）
A. 肌皮神经　　B. 正中神经　C. 尺神经
D. 桡神经　　E. 臂内侧皮神经

118. 经腕管至手掌掌腱膜深面的神经是（　　）
A. 肌皮神经　　B. 正中神经　C. 尺神经
D. 桡神经　　E. 臂内侧皮神经

119. 除肱桡肌、尺侧腕屈肌和指深屈肌尺侧半以外的所有前臂前群肌的神经支配来自（　　）
A. 尺神经　　B. 桡神经　　C. 肌皮神经
D. 正中神经　　E. 腋神经

120. 在腕管处容易损伤的神经是（　　）
A. 尺神经　　B. 桡神经　　C. 肌皮神经
D. 正中神经　　E. 臂内侧皮神经

121. 损伤后表现为“猿手”和对掌不能的神经是（　　）
A. 尺神经　　B. 桡神经　　C. 正中神经
D. 肌皮神经　　E. 腋神经

122. 经尺神经沟下行的神经是（　　）
A. 桡神经　　B. 尺神经　　C. 正中神经
D. 肌皮神经　　E. 臂内侧皮神经

123. 支配尺侧腕屈肌和指深屈肌尺侧半的神经是（　　）
A. 桡神经　　B. 尺神经　　C. 正中神经
D. 肌皮神经　　E. 腋神经

124. 肱骨内上髁骨折容易损伤的神经是（　　）
A. 尺神经　　B. 桡神经　　C. 正中神经
D. 肌皮神经　　E. 胸背神经

125. 损伤后表现为“爪形手”的神经是（　　）
A. 尺神经　　B. 桡神经　　C. 正中神经
D. 肌皮神经　　E. 胸背神经

126. 发自臂丛后束的神经是（　　）
A. 尺神经　　B. 桡神经　　C. 正中神经
D. 肌皮神经　　E. 臂内侧皮神经

127. 经桡神经沟下行的神经是（　　）
A. 尺神经　　B. 桡神经　　C. 正中神经
D. 肌皮神经　　E. 腋神经

128. 与肱深血管伴行的神经是（　　）
A. 尺神经　　B. 腋神经　　C. 正中神经
D. 肌皮神经　　E. 桡神经

129. 支配臂后群肌的神经来自（　　）
A. 桡神经　　B. 腋神经　　C. 正中神经
D. 肌皮神经　　E. 尺神经

130. 支配前臂后群肌的神经来自（　　）
A. 桡神经　　B. 腋神经　　C. 正中神经
D. 肌皮神经　　E. 尺神经

131. 支配肱三头肌的神经来自（　　）
A. 腋神经　　B. 桡神经　　C. 正中神经
D. 肌皮神经　　E. 尺神经

132. 骨间后神经来自（　　）
A. 腋神经　　B. 桡神经　　C. 正中神经
D. 肌皮神经　　E. 尺神经

133. 支配前臂后群肌的神经是（　　）
A. 尺神经　　B. 骨间前神经
C. 骨间后神经　　D. 肌皮神经
E. 正中神经

134. 支配肱桡肌的神经是（　　）
A. 尺神经　　B. 桡神经　　C. 腋神经
D. 肌皮神经　　E. 正中神经

135. 肱骨中段骨折容易损伤的神经是（　　）
A. 尺神经　　B. 桡神经　　C. 腋神经
D. 肌皮神经　　E. 正中神经

136. “垂腕征”提示（　　）损伤
A. 尺神经　　B. 腋神经　　C. 桡神经
D. 肌皮神经　　E. 正中神经

137. 肋间神经有（　　）对
A. 10　　B. 11　　C. 12　　D. 13　　E. 14

138. 平胸骨角的胸神经分支是（　　）
A. 第 2 胸神经前支　　B. 第 4 胸神经前支
C. 第 6 胸神经前支　　D. 第 8 胸神经前支
E. 第 10 胸神经前支

139. 平乳头的胸神经分支是（　　）
A. 第 2 胸神经前支　　B. 第 4 胸神经前支
C. 第 6 胸神经前支　　D. 第 8 胸神经前支
E. 第 10 胸神经前支

140. 平剑突的胸神经分支是（　　）
A. 第 2 胸神经前支　　B. 第 4 胸神经前支
C. 第 6 胸神经前支　　D. 第 8 胸神经前支
E. 第 10 胸神经前支

141. 平脐的胸神经分支是（　　）
A. 第 2 胸神经前支　　B. 第 4 胸神经前支
C. 第 6 胸神经前支　　D. 第 8 胸神经前支
E. 第 10 胸神经前支

142. 平剑突与脐连线中点的胸神经分支是（　　）
A. 第 4 胸神经前支　　B. 第 6 胸神经前支
C. 第 8 胸神经前支　　D. 第 10 胸神经前支

E. 第 12 胸神经前支

143. 平脐与耻骨联合上缘连线中点的胸神经分支是（ ）
A. 第 4 胸神经前支 B. 第 6 胸神经前支
C. 第 8 胸神经前支 D. 第 10 胸神经前支
E. 第 12 胸神经前支

144. 平耻骨联合上缘的胸神经分支是（ ）
A. 第 6 胸神经前支 B. 第 8 胸神经前支
C. 第 10 胸神经前支 D. 第 12 胸神经前支
E. 第 1 腰神经前支

145. 关于腰丛组成的描述，正确的是（ ）
A. 第 10 胸神经前支小部分、第 1～3 腰神经前支和第 4 腰神经前支小部分
B. 第 11 胸神经前支小部分、第 1～3 腰神经前支和第 4 腰神经前支小部分
C. 第 12 胸神经前支小部分、第 1～3 腰神经前支和第 4 腰神经前支大部分
D. 第 12 胸神经前支小部分、第 1～2 腰神经前支和第 3 腰神经前支大部分
E. 第 12 胸神经前支小部分、第 1～4 腰神经前支和第 5 腰神经前支大部分

146. 以下神经属于腰丛分支的是（ ）
A. 臀上神经 B. 臀下神经 C. 阴部神经
D. 股后皮神经 E. 髂腹下神经

147. 以下神经属于腰丛分支的是（ ）
A. 臀上神经 B. 臀下神经 C. 阴部神经
D. 坐骨神经 E. 髂腹股沟神经

148. 以下神经属于腰丛分支的是（ ）
A. 臀上神经 B. 臀下神经 C. 阴部神经
D. 股外侧皮神经 E. 股后皮神经

149. 以下神经属于腰丛分支的是（ ）
A. 股神经 B. 臀上神经 C. 臀下神经
D. 阴部神经 E. 坐骨神经

150. 以下神经属于腰丛分支的是（ ）
A. 闭孔神经 B. 臀上神经 C. 臀下神经
D. 阴部神经 E. 坐骨神经

151. 以下神经属于腰丛分支的是（ ）
A. 臀上神经 B. 臀下神经 C. 坐骨神经
D. 股后皮神经 E. 生殖股神经

152. 自腰大肌内侧缘下部穿出的神经是（ ）
A. 股神经 B. 闭孔神经
C. 生殖股神经 D. 髂腹下神经
E. 髂腹股沟神经

153. 自腰大肌前面穿出的神经是（ ）
A. 股神经 B. 闭孔神经
C. 生殖股神经 D. 髂腹下神经
E. 髂腹股沟神经

154. 经行腹股沟管的神经是（ ）
A. 股神经 B. 闭孔神经
C. 生殖股神经 D. 髂腹下神经
E. 髂腹股沟神经

155. 分布于股外侧面皮肤的神经是（ ）
A. 股神经 B. 闭孔神经
C. 股外侧皮神经 D. 髂腹下神经
E. 髂腹股沟神经

156. 腰丛最大的分支是（ ）
A. 股神经 B. 闭孔神经
C. 生殖股神经 D. 髂腹下神经
E. 髂腹股沟神经

157. 隐神经来自（ ）
A. 股神经 B. 闭孔神经
C. 生殖股神经 D. 髂腹下神经
E. 髂腹股沟神经

158. 分布于腹股沟区、阴囊或大阴唇皮肤的神经是（ ）
A. 股神经 B. 闭孔神经
C. 股外侧皮神经 D. 髂腹下神经
E. 髂腹股沟神经

159. 支配股四头肌的神经来自（ ）
A. 股神经 B. 闭孔神经
C. 生殖股神经 D. 髂腹下神经
E. 髂腹股沟神经

160. 膝跳反射减弱或消失，提示（ ）损伤
A. 股神经 B. 闭孔神经
C. 生殖股神经 D. 髂腹下神经
E. 髂腹股沟神经

161. 支配大腿内侧群肌的神经是（ ）
A. 股神经 B. 闭孔神经
C. 生殖股神经 D. 髂腹下神经
E. 髂腹股沟神经

162. 穿过闭膜管至大腿内侧的神经是（ ）
A. 股神经 B. 闭孔神经
C. 生殖股神经 D. 髂腹下神经
E. 髂腹股沟神经

163. 分布于阴囊（提睾肌）或大阴唇的神经是（ ）
A. 股神经 B. 闭孔神经
C. 生殖股神经 D. 髂腹下神经
E. 股外侧皮神经

164. 以下神经属于骶丛分支的是（ ）
A. 股神经 B. 臀上神经 C. 闭孔神经
D. 生殖股神经 E. 股外侧皮神经

165. 以下神经属于骶丛分支的是（ ）
A. 股神经 B. 臀下神经 C. 闭孔神经

D. 生殖股神经　　E. 股外侧皮神经

166. 以下神经属于骶丛分支的是（　　）
A. 股神经　　B. 闭孔神经
C. 生殖股神经　　D. 股外侧皮神经
E. 股后皮神经

167. 以下神经属于骶丛分支的是（　　）
A. 股神经　　B. 闭孔神经　　C. 阴部神经
D. 髂腹下神经　　E. 髂腹股沟神经

168. 以下神经属于骶丛分支的是（　　）
A. 股神经　　B. 闭孔神经　　C. 坐骨神经
D. 髂腹下神经　　E. 髂腹股沟神经

169. 位于骨盆后壁梨状肌表面的神经丛是（　　）
A. 颈丛　　B. 臂丛　　C. 腰丛
D. 骶丛　　E. 下腹下丛

170. 位于腰大肌与腰方肌之间的神经丛是（　　）
A. 颈丛　　B. 臂丛　　C. 腰丛
D. 骶丛　　E. 下腹下丛

171. 参与组成腰骶干的是（　　）
A. 第 2 腰神经前支小部分和第 5 腰神经前支
B. 第 3 腰神经前支小部分和第 5 腰神经前支
C. 第 4 腰神经前支小部分和第 5 腰神经前支
D. 第 5 腰神经前支、第 1 骶神经和尾神经前支
E. 第 5 腰神经前支、第 3 骶神经和尾神经前支

172. 伴臀上血管,经梨状肌上孔出盆腔的神经是（　　）
A. 臀上神经　　B. 臀下神经　　C. 坐骨神经
D. 阴部神经　　E. 股后皮神经

173. 支配臀中肌和臀小肌的神经是（　　）
A. 臀上神经　　B. 臀下神经　　C. 坐骨神经
D. 阴部神经　　E. 股后皮神经

174. 伴臀下血管,经梨状肌下孔出盆腔的神经是（　　）
A. 臀上神经　　B. 臀下神经　　C. 坐骨神经
D. 阴部神经　　E. 股后皮神经

175. 支配臀大肌的神经是（　　）
A. 臀上神经　　B. 臀下神经　　C. 坐骨神经
D. 阴部神经　　E. 股后皮神经

176. 分布于臀下部和股后区皮肤的神经是（　　）
A. 臀上神经　　B. 臀下神经　　C. 坐骨神经
D. 阴部神经　　E. 股后皮神经

177. 伴阴部内血管,经梨状肌下孔出盆腔的神经是（　　）
A. 臀上神经　　B. 臀下神经　　C. 坐骨神经
D. 阴部神经　　E. 股后皮神经

178. 经坐骨小孔向前进入坐骨直肠窝的神经是（　　）
A. 臀上神经　　B. 臀下神经　　C. 坐骨神经
D. 阴部神经　　E. 股后皮神经

179. 人体最粗的周围神经是（　　）
A. 臀上神经　　B. 臀下神经　　C. 坐骨神经
D. 阴部神经　　E. 股后皮神经

180. 常作为坐骨神经压痛点的部位是（　　）
A. 股骨大转子与坐骨棘连线中点
B. 股骨小转子与坐骨棘连线中点
C. 股骨大转子与坐骨结节连线中点
D. 股骨小转子与坐骨结节连线中点
E. 股骨大转子与髂后下棘连线中点

181. 以下属于阴部神经分支的是（　　）
A. 肛神经　　B. 臀上神经　　C. 臀下神经
D. 股后皮神经　　E. 股外侧皮神经

182. 以下属于阴部神经分支的是（　　）
A. 会阴神经　　B. 臀上神经　　C. 臀下神经
D. 股后皮神经　　E. 股外侧皮神经

183. 以下属于阴部神经分支的是（　　）
A. 臀上神经　　B. 臀下神经　　C. 闭孔神经
D. 生殖股神经　　E. 阴茎背神经

184. 以下属于阴部神经分支的是（　　）
A. 臀上神经　　B. 臀下神经　　C. 闭孔神经
D. 生殖股神经　　E. 阴蒂背神经

185. 分布于肛门外括约肌和肛周皮肤的神经是（　　）
A. 肛神经　　B. 会阴神经
C. 阴茎背神经　　D. 阴蒂背神经
E. 生殖股神经

186. 分布于会阴肌和阴囊或大阴唇皮肤的神经是（　　）
A. 肛神经　　B. 会阴神经
C. 阴茎背神经　　D. 阴蒂背神经
E. 生殖股神经

187. 走行在阴茎背侧,主要分布于阴茎皮肤的神经是（　　）
A. 肛神经　　B. 会阴神经
C. 阴茎背神经　　D. 阴蒂背神经
E. 生殖股神经

188. 走行在阴蒂背侧,主要分布于阴蒂皮肤的神经是（　　）
A. 肛神经　　B. 会阴神经
C. 阴茎背神经　　D. 阴蒂背神经
E. 生殖股神经

189. 坐骨神经通常在腘窝上角分为胫神经和（　　）

A. 股神经　B. 闭孔神经　C. 臀下神经
D. 阴部神经　E. 腓总神经
190. 坐骨神经通常在腘窝上角分为腓总神经和(　　)
A. 股神经　B. 胫神经　C. 臀下神经
D. 阴部神经　E. 闭孔神经
191. 支配股后群肌的神经是(　　)
A. 臀下神经　B. 阴部神经　C. 坐骨神经
D. 股神经　E. 闭孔神经
192. 支配股二头肌的神经是(　　)
A. 阴部神经　B. 臀下神经　C. 坐骨神经
D. 股神经　E. 闭孔神经
193. 支配半腱肌和半膜肌的神经是(　　)
A. 臀下神经　B. 阴部神经　C. 股神经
D. 闭孔神经　E. 坐骨神经
194. 在腘窝内与腘血管伴行的神经是(　　)
A. 胫神经　B. 腓总神经　C. 坐骨神经
D. 腓浅神经　E. 腓深神经
195. 在小腿肌后群肌肉之间伴胫后血管下行的神经是(　　)
A. 胫神经　B. 腓总神经　C. 坐骨神经
D. 腓浅神经　E. 腓深神经
196. 在踝管内分为足底内、外侧神经，分布于足底的神经是(　　)
A. 胫神经　B. 腓总神经　C. 坐骨神经
D. 腓浅神经　E. 腓深神经
197. 支配小腿后群肌的神经是(　　)
A. 坐骨神经　B. 胫神经　C. 腓总神经
D. 腓浅神经　E. 腓深神经
198. 支配小腿三头肌的神经是(　　)
A. 坐骨神经　B. 胫神经　C. 腓总神经
D. 腓浅神经　E. 腓深神经
199. 腓肠内侧皮神经来自(　　)
A. 胫神经　B. 坐骨神经　C. 腓总神经
D. 腓浅神经　E. 腓深神经
200. “钩状足”提示(　　)损伤
A. 胫神经　B. 股神经　C. 腓总神经
D. 腓浅神经　E. 腓深神经
201. “钩状足”提示(　　)瘫痪
A. 股前群肌　B. 股后群肌
C. 股内侧群肌　D. 小腿前群肌
E. 小腿后群肌
202. 沿股二头肌内侧缘向下，绕腓骨颈外侧向前走行的神经是(　　)
A. 胫神经　B. 腓总神经　C. 坐骨神经
D. 腓浅神经　E. 腓深神经
203. 腓骨颈骨折容易损伤的神经是(　　)
A. 胫神经　B. 腓总神经　C. 坐骨神经
D. 腓浅神经　E. 腓深神经
204. 在腓骨长、短肌与趾长伸肌之间下行的神经是(　　)
A. 胫神经　B. 腓总神经　C. 坐骨神经
D. 腓浅神经　E. 腓深神经
205. 支配小腿外侧群肌的神经是(　　)
A. 胫神经　B. 腓总神经　C. 坐骨神经
D. 腓浅神经　E. 腓深神经
206. 支配腓骨长肌和腓骨短肌的神经是(　　)
A. 胫神经　B. 腓总神经　C. 坐骨神经
D. 腓浅神经　E. 腓深神经
207. 在小腿前群肌之间伴胫前血管下行的神经是(　　)
A. 胫神经　B. 腓总神经　C. 坐骨神经
D. 腓浅神经　E. 腓深神经
208. 支配小腿前群肌的神经是(　　)
A. 胫神经　B. 腓总神经　C. 坐骨神经
D. 腓浅神经　E. 腓深神经
209. 支配胫骨前肌的神经是(　　)
A. 胫神经　B. 腓总神经　C. 坐骨神经
D. 腓浅神经　E. 腓深神经
210. 支配胫骨后肌的神经是(　　)
A. 胫神经　B. 腓总神经　C. 坐骨神经
D. 腓浅神经　E. 腓深神经
211. “马蹄内翻足”提示(　　)损伤
A. 股神经　B. 闭孔神经　C. 胫神经
D. 腓总神经　E. 腓浅神经
212. “马蹄内翻足”提示(　　)瘫痪
A. 股前群肌　B. 股后群肌
C. 股内侧群肌　D. 小腿前群肌
E. 小腿后群肌
213. 与小隐静脉伴行的神经是(　　)
A. 隐神经　B. 腓浅神经　C. 腓肠神经
D. 股后皮神经　E. 股外侧皮神经
214. 与大隐静脉伴行的神经是(　　)
A. 隐神经　B. 腓浅神经　C. 腓肠神经
D. 股后皮神经　E. 股外侧皮神经
215. 脑神经共有(　　)对
A. 10　B. 11　C. 12　D. 30　E. 31
216. 第Ⅲ对脑神经是(　　)
A. 嗅神经　B. 视神经　C. 动眼神经
D. 滑车神经　E. 三叉神经
217. 第Ⅴ对脑神经是(　　)
A. 嗅神经　B. 视神经　C. 动眼神经
D. 滑车神经　E. 三叉神经
218. 第Ⅶ对脑神经是(　　)

A. 展神经　B. 面神经
C. 前庭蜗神经　D. 舌咽神经
E. 迷走神经

219. 第Ⅹ对脑神经是（　　）
A. 展神经　B. 面神经
C. 前庭蜗神经　D. 舌咽神经
E. 迷走神经

220. 第Ⅳ对脑神经是（　　）
A. 动眼神经　B. 滑车神经　C. 展神经
D. 副神经　E. 舌下神经

221. 第Ⅻ对脑神经是（　　）
A. 动眼神经　B. 滑车神经　C. 展神经
D. 副神经　E. 舌下神经

222. 分布于皮肤、骨骼肌、关节和大部分口腔、鼻腔黏膜等处的神经纤维是（　　）
A. 一般躯体感觉（传入）纤维
B. 一般躯体运动（传出）纤维
C. 一般内脏感觉（传入）纤维
D. 一般内脏运动（传出）纤维
E. 特殊躯体感觉（传入）纤维

223. 将头面部外、本体感受器转化的神经冲动传至躯体感觉核的神经纤维是（　　）
A. 一般躯体感觉（传入）纤维
B. 一般躯体运动（传出）纤维
C. 一般内脏感觉（传入）纤维
D. 一般内脏运动（传出）纤维
E. 特殊躯体感觉（传入）纤维

224. 分布于内脏、心血管和腺体等处的神经纤维是（　　）
A. 一般躯体感觉（传入）纤维
B. 一般躯体运动（传出）纤维
C. 一般内脏感觉（传入）纤维
D. 一般内脏运动（传出）纤维
E. 特殊躯体感觉（传入）纤维

225. 将内感受器转化的神经冲动传至内脏感觉核的神经纤维是（　　）
A. 一般躯体感觉（传入）纤维
B. 一般躯体运动（传出）纤维
C. 一般内脏感觉（传入）纤维
D. 一般内脏运动（传出）纤维
E. 特殊躯体感觉（传入）纤维

226. 分布于特殊外感受器，即视器和位听器的神经纤维是（　　）
A. 一般躯体感觉（传入）纤维
B. 一般内脏感觉（传入）纤维
C. 特殊躯体感觉（传入）纤维
D. 特殊内脏感觉（传入）纤维
E. 特殊内脏运动（传出）纤维

227. 将视觉、听觉及位置觉神经冲动传至脑相应部位的神经纤维是（　　）
A. 一般躯体感觉（传入）纤维
B. 一般内脏感觉（传入）纤维
C. 特殊躯体感觉（传入）纤维
D. 特殊内脏感觉（传入）纤维
E. 特殊内脏运动（传出）纤维

228. 分布于特殊内感受器，即嗅器和味器的神经纤维是（　　）
A. 一般躯体感觉（传入）纤维
B. 一般内脏感觉（传入）纤维
C. 特殊躯体感觉（传入）纤维
D. 特殊内脏感觉（传入）纤维
E. 特殊内脏运动（传出）纤维

229. 将嗅觉和味觉神经冲动传至脑相应部位的神经纤维是（　　）
A. 一般躯体感觉（传入）纤维
B. 一般内脏感觉（传入）纤维
C. 特殊躯体感觉（传入）纤维
D. 特殊内脏感觉（传入）纤维
E. 特殊内脏运动（传出）纤维

230. 将神经冲动由躯体运动核传至眼外肌和舌肌，控制其运动的神经纤维是（　　）
A. 一般躯体感觉（传入）纤维
B. 一般躯体运动（传出）纤维
C. 一般内脏感觉（传入）纤维
D. 一般内脏运动（传出）纤维
E. 特殊内脏运动（传出）纤维

231. 将神经冲动由一般内脏运动核（副交感神经核）传至效应器，即平滑肌、心肌和腺体，控制肌肉运动和腺体分泌的神经纤维是（　　）
A. 一般躯体感觉（传入）纤维
B. 一般躯体运动（传出）纤维
C. 一般内脏感觉（传入）纤维
D. 一般内脏运动（传出）纤维
E. 特殊内脏运动（传出）纤维

232. 将神经冲动由特殊内脏运动核传至由鳃弓衍生的骨骼肌，包括咀嚼肌、面肌（表情肌）、咽喉肌、胸锁乳突肌和斜方肌，控制这些肌肉运动的神经纤维是（　　）
A. 一般躯体感觉（传入）纤维
B. 一般躯体运动（传出）纤维
C. 一般内脏感觉（传入）纤维
D. 一般内脏运动（传出）纤维
E. 特殊内脏运动（传出）纤维

233. 控制眼外肌运动的神经纤维是（　　）

A. 一般躯体感觉（传入）纤维
B. 一般躯体运动（传出）纤维
C. 一般内脏感觉（传入）纤维
D. 一般内脏运动（传出）纤维
E. 特殊内脏运动（传出）纤维

234. 控制舌肌运动的神经纤维是（　　）
A. 一般躯体感觉（传入）纤维
B. 一般躯体运动（传出）纤维
C. 一般内脏感觉（传入）纤维
D. 一般内脏运动（传出）纤维
E. 特殊内脏运动（传出）纤维

235. 控制心肌运动的神经纤维是（　　）
A. 一般躯体感觉（传入）纤维
B. 一般躯体运动（传出）纤维
C. 一般内脏感觉（传入）纤维
D. 一般内脏运动（传出）纤维
E. 特殊内脏运动（传出）纤维

236. 控制腺体分泌的神经纤维是（　　）
A. 一般躯体感觉（传入）纤维
B. 一般躯体运动（传出）纤维
C. 一般内脏感觉（传入）纤维
D. 一般内脏运动（传出）纤维
E. 特殊内脏运动（传出）纤维

237. 控制胃肠道平滑肌运动的神经纤维是（　　）
A. 一般躯体感觉（传入）纤维
B. 一般躯体运动（传出）纤维
C. 一般内脏感觉（传入）纤维
D. 一般内脏运动（传出）纤维
E. 特殊内脏运动（传出）纤维

238. 控制眼（球）内肌运动的神经纤维是（　　）
A. 一般躯体感觉（传入）纤维
B. 一般躯体运动（传出）纤维
C. 一般内脏感觉（传入）纤维
D. 一般内脏运动（传出）纤维
E. 特殊内脏运动（传出）纤维

239. 控制咀嚼肌运动的神经纤维是（　　）
A. 一般躯体感觉（传入）纤维
B. 一般躯体运动（传出）纤维
C. 一般内脏感觉（传入）纤维
D. 一般内脏运动（传出）纤维
E. 特殊内脏运动（传出）纤维

240. 控制面肌（表情肌）运动的神经纤维是（　　）
A. 一般躯体感觉（传入）纤维
B. 一般躯体运动（传出）纤维
C. 一般内脏感觉（传入）纤维
D. 一般内脏运动（传出）纤维
E. 特殊内脏运动（传出）纤维

241. 控制咽喉肌运动的神经纤维是（　　）
A. 一般躯体感觉（传入）纤维
B. 一般躯体运动（传出）纤维
C. 一般内脏感觉（传入）纤维
D. 一般内脏运动（传出）纤维
E. 特殊内脏运动（传出）纤维

242. 控制胸锁乳突肌和斜方肌运动的神经纤维是（　　）
A. 一般躯体感觉（传入）纤维
B. 一般躯体运动（传出）纤维
C. 一般内脏感觉（传入）纤维
D. 一般内脏运动（传出）纤维
E. 特殊内脏运动（传出）纤维

243. 以下属于感觉性脑神经的是（　　）
A. 嗅神经　B. 动眼神经　C. 滑车神经
D. 展神经　E. 副神经

244. 以下属于感觉性脑神经的是（　　）
A. 视神经　B. 动眼神经　C. 滑车神经
D. 展神经　E. 舌下神经

245. 以下属于感觉性脑神经的是（　　）
A. 动眼神经　B. 滑车神经　C. 展神经
D. 舌下神经　E. 前庭蜗神经

246. 以下属于运动性脑神经的是（　　）
A. 嗅神经　B. 视神经
C. 前庭蜗神经　D. 动眼神经
E. 三叉神经

247. 以下属于运动性脑神经的是（　　）
A. 嗅神经　B. 视神经
C. 前庭蜗神经　D. 滑车神经
E. 面神经

248. 以下属于运动性脑神经的是（　　）
A. 嗅神经　B. 视神经
C. 前庭蜗神经　D. 展神经
E. 舌咽神经

249. 以下属于运动性脑神经的是（　　）
A. 嗅神经　B. 视神经
C. 前庭蜗神经　D. 迷走神经
E. 副神经

250. 以下属于运动性脑神经的是（　　）
A. 嗅神经　B. 视神经
C. 前庭蜗神经　D. 迷走神经
E. 舌下神经

251. 以下属于混合性脑神经的是（　　）
A. 副神经　B. 三叉神经　C. 展神经
D. 滑车神经　E. 动眼神经

252. 以下属于混合性脑神经的是（　　）
A. 副神经　B. 面神经　C. 展神经
D. 滑车神经　E. 动眼神经
253. 以下属于混合性脑神经的是（　　）
A. 舌咽神经　B. 舌下神经　C. 展神经
D. 滑车神经　E. 动眼神经
254. 以下属于混合性脑神经的是（　　）
A. 迷走神经　B. 舌下神经　C. 展神经
D. 滑车神经　E. 动眼神经
255. 含副交感纤维的脑神经是（　　）
A. 嗅神经　B. 视神经
C. 前庭蜗神经　D. 动眼神经
E. 三叉神经
256. 含副交感纤维的脑神经是（　　）
A. 嗅神经　B. 视神经
C. 前庭蜗神经　D. 面神经
E. 三叉神经
257. 含副交感纤维的脑神经是（　　）
A. 展神经　B. 三叉神经　C. 滑车神经
D. 舌下神经　E. 舌咽神经
258. 含有副交感纤维的脑神经是（　　）
A. 展神经　B. 三叉神经　C. 滑车神经
D. 舌下神经　E. 迷走神经
259. 含特殊内脏感觉纤维的是（　　）
A. 嗅神经　B. 视神经
C. 前庭蜗神经　D. 动眼神经
E. 滑车神经
260. 来自嗅细胞中枢突的神经是（　　）
A. 视神经　B. 嗅神经
C. 前庭蜗神经　D. 动眼神经
E. 滑车神经
261. 穿筛孔进入颅前窝的神经是（　　）
A. 嗅神经　B. 视神经
C. 前庭蜗神经　D. 动眼神经
E. 滑车神经
262. 嗅神经穿颅的部位是（　　）
A. 圆孔　B. 卵圆孔　C. 棘孔
D. 筛孔　E. 眶上裂
263. 嗅神经连脑的部位是（　　）
A. 上丘　B. 下丘　C. 嗅球
D. 外侧膝状体　E. 延髓脑桥沟
264. 颅前窝骨折容易累及筛板，引起嗅觉障碍，损伤的神经是（　　）
A. 嗅神经　B. 视神经　C. 展神经
D. 滑车神经　E. 动眼神经
265. 含有特殊躯体感觉纤维的神经是（　　）
A. 副神经　B. 视神经　C. 展神经
D. 滑车神经　E. 动眼神经
266. 来自视网膜节细胞中枢突的神经是（　　）
A. 嗅神经　B. 展神经　C. 视神经
D. 滑车神经　E. 动眼神经
267. 视神经穿颅的部位是（　　）
A. 筛孔　B. 视神经管　C. 眶上裂
D. 内耳门　E. 内耳道
268. 视神经连脑的部位是（　　）
A. 上丘　B. 下丘　C. 嗅球
D. 外侧膝状体　E. 延髓脑桥沟
269. 以下含有特殊躯体感觉纤维的神经是（　　）
A. 展神经　B. 滑车神经　C. 动眼神经
D. 舌下神经　E. 前庭蜗神经
270. 以下含有特殊躯体感觉纤维的神经是（　　）
A. 展神经　B. 滑车神经　C. 动眼神经
D. 舌下神经　E. 前庭神经
271. 以下含有特殊躯体感觉纤维的是（　　）
A. 展神经　B. 滑车神经　C. 动眼神经
D. 舌下神经　E. 蜗神经
272. 前庭蜗神经穿颅的部位是（　　）
A. 筛孔　B. 视神经管
C. 眶上裂　D. 内耳道、内耳门
E. 圆孔
273. 前庭蜗神经连脑的部位是（　　）
A. 嗅球　B. 脚间窝　C. 橄榄后沟
D. 外侧膝状体　E. 延髓脑桥沟
274. 传导位置觉神经冲动的神经是（　　）
A. 嗅神经　B. 视神经　C. 前庭神经
D. 蜗神经　E. 三叉神经
275. 传导听觉神经冲动的神经是（　　）
A. 嗅神经　B. 视神经　C. 前庭神经
D. 蜗神经　E. 三叉神经
276. 周围突分布于壶腹嵴、椭圆囊斑和球囊斑的神经节是（　　）
A. 脊神经节　B. 三叉神经节
C. 前庭神经节　D. 蜗神经节
E. 睫状神经节
277. 其周围突分布于螺旋器的是（　　）
A. 脊神经节　B. 三叉神经节
C. 前庭神经节　D. 蜗神经节
E. 睫状神经节
278. 其中枢突组成前庭神经的是（　　）
A. 脊神经节　B. 三叉神经节
C. 前庭神经节　D. 蜗神经节
E. 睫状神经节

279. 其中枢突组成蜗神经的是（　　）
A. 脊神经节　　B. 三叉神经节
C. 前庭神经节　　D. 蜗神经节
E. 睫状神经节
280. 经延髓脑桥沟外侧部至前庭神经核的神经是（　　）
A. 嗅神经　B. 视神经　C. 前庭神经
D. 蜗神经　E. 三叉神经
281. 经延髓脑桥沟外侧部至蜗神经核的神经是（　　）
A. 嗅神经　B. 视神经　C. 前庭神经
D. 蜗神经　E. 三叉神经
282. 分布于嗅黏膜的神经是（　　）
A. 嗅神经　B. 视神经　C. 前庭神经
D. 蜗神经　E. 舌咽神经
283. 分布于视网膜的神经是（　　）
A. 嗅神经　B. 视神经　C. 前庭神经
D. 蜗神经　E. 舌咽神经
284. 分布于壶腹嵴、椭圆囊斑和球囊斑的神经是（　　）
A. 嗅神经　B. 视神经　C. 前庭神经
D. 蜗神经　E. 三叉神经
285. 分布于螺旋器的神经是（　　）
A. 嗅神经　B. 视神经　C. 前庭神经
D. 蜗神经　E. 三叉神经
286. 传导嗅觉神经冲动的神经是（　　）
A. 嗅神经　B. 视神经　C. 前庭神经
D. 蜗神经　E. 舌咽神经
287. 传导视觉神经冲动的神经是（　　）
A. 嗅神经　B. 视神经　C. 前庭神经
D. 蜗神经　E. 舌咽神经
288. 传导位置觉神经冲动的神经是（　　）
A. 嗅神经　B. 视神经　C. 前庭神经
D. 蜗神经　E. 舌下神经
289. 传导听觉神经冲动的神经是（　　）
A. 嗅神经　B. 视神经　C. 前庭神经
D. 蜗神经　E. 舌下神经
290. 动眼神经连脑的部位是（　　）
A. 脚间窝　　B. 下丘下方
C. 延髓脑桥沟　　D. 橄榄后沟
E. 延髓前外侧沟
291. 动眼神经穿颅的部位是（　　）
A. 筛孔　B. 视神经管　C. 眶上裂
D. 颈静脉孔　E. 舌下神经管
292. 滑车神经连脑的部位是（　　）
A. 脚间窝　　B. 下丘下方
C. 延髓脑桥沟　　D. 橄榄后沟
E. 延髓前外侧沟
293. 滑车神经穿颅的部位是（　　）
A. 筛孔　B. 视神经管　C. 眶上裂
D. 颈静脉孔　E. 舌下神经管
294. 展神经连脑的部位是（　　）
A. 脚间窝　　B. 下丘下方
C. 延髓脑桥沟　　D. 橄榄后沟
E. 延髓前外侧沟
295. 展神经穿颅的部位是（　　）
A. 筛孔　B. 视神经管　C. 眶上裂
D. 颈静脉孔　E. 舌下神经管
296. 含有副交感纤维的神经是（　　）
A. 动眼神经　B. 滑车神经　C. 展神经
D. 副神经　E. 舌下神经
297. 与动眼神经有关的神经是（　　）
A. 脊神经节　　B. 三叉神经节
C. 睫状神经节　　D. 前庭神经节
E. 蜗神经节
298. 动眼神经中的副交感纤维入（　　）交换神经元
A. 脊神经节　　B. 三叉神经节
C. 睫状神经节　　D. 前庭神经节
E. 蜗神经节
299. 经睫状神经节交换神经元后的节后纤维分布至（　　）
A. 下直肌　B. 内直肌　C. 下斜肌
D. 瞳孔括约肌　E. 瞳孔开大肌
300. 经睫状神经节交换神经元后的节后纤维分布至（　　）
A. 下直肌　B. 内直肌　C. 下斜肌
D. 上睑提肌　E. 睫状肌
301. 与瞳孔对光反射有关的神经是（　　）
A. 动眼神经　B. 滑车神经　C. 展神经
D. 副神经　E. 舌下神经
302. 与晶状体调节反射有关的神经是（　　）
A. 动眼神经　B. 滑车神经　C. 展神经
D. 副神经　E. 舌下神经
303. 与瞳孔对光反射有关的神经节是（　　）
A. 脊神经节　　B. 三叉神经节
C. 前庭神经节　　D. 蜗神经节
E. 睫状神经节
304. 与晶状体调节反射有关的神经节是（　　）
A. 脊神经节　　B. 三叉神经节
C. 前庭神经节　　D. 蜗神经节
E. 睫状神经节
305. 支配上斜肌的神经是（　　）
A. 动眼神经　B. 滑车神经　C. 展神经

D. 副神经　E. 舌下神经

306. 支配外直肌的神经是（　）
A. 动眼神经　B. 滑车神经　C. 展神经
D. 副神经　E. 舌下神经

307. 支配内直肌的神经是（　）
A. 动眼神经　B. 滑车神经　C. 展神经
D. 副神经　E. 舌下神经

308. 支配下斜肌的神经是（　）
A. 动眼神经　B. 滑车神经　C. 展神经
D. 副神经　E. 舌下神经

309. 支配上睑提肌的神经是（　）
A. 滑车神经　B. 动眼神经　C. 展神经
D. 副神经　E. 舌下神经

310. 上睑下垂和外斜视提示（　）损伤
A. 动眼神经　B. 滑车神经　C. 展神经
D. 副神经　E. 舌下神经

311. 上睑下垂提示（　）瘫痪
A. 上直肌　B. 下直肌　C. 内直肌
D. 外直肌　E. 上睑提肌

312. 外斜视提示（　）瘫痪
A. 上直肌　B. 下直肌　C. 内直肌
D. 外直肌　E. 上睑提肌

313. 内斜视提示（　）损伤
A. 动眼神经　B. 滑车神经　C. 展神经
D. 副神经　E. 舌下神经

314. 内斜视提示（　）瘫痪
A. 上直肌　B. 下直肌　C. 内直肌
D. 外直肌　E. 上睑提肌

315. 副神经（脑根）连脑的部位是（　）
A. 脚间窝　B. 下丘下方
C. 延髓脑桥沟　D. 橄榄后沟
E. 延髓前外侧沟

316. 副神经穿颅的部位是（　）
A. 筛孔　B. 视神经管　C. 眶上裂
D. 颈静脉孔　E. 舌下神经管

317. 舌下神经连脑的部位是（　）
A. 脚间窝　B. 下丘下方
C. 延髓脑桥沟　D. 橄榄后沟
E. 延髓前外侧沟

318. 舌下神经穿颅的部位是（　）
A. 筛孔　B. 视神经管　C. 眶上裂
D. 颈静脉孔　E. 舌下神经管

319. 含有特殊内脏运动纤维的是（　）
A. 动眼神经　B. 滑车神经　C. 展神经
D. 副神经　E. 舌下神经

320. 副神经的脑根加入（　），支配咽喉肌
A. 舌咽神经　B. 迷走神经　C. 舌下神经
D. 三叉神经　E. 动眼神经

321. 支配胸锁乳突肌的神经是（　）
A. 舌咽神经　B. 迷走神经　C. 副神经
D. 舌下神经　E. 三叉神经

322. 支配斜方肌的神经是（　）
A. 舌咽神经　B. 迷走神经　C. 副神经
D. 舌下神经　E. 三叉神经

323. 头颈不能向患侧侧屈、颜面不能转向健侧，提示（　）损伤
A. 舌咽神经　B. 迷走神经　C. 副神经
D. 舌下神经　E. 三叉神经

324. 头颈不能向患侧侧屈、颜面不能转向健侧，提示（　）瘫痪
A. 茎突舌骨肌　B. 下颌舌骨肌
C. 肩胛舌骨肌　D. 胸骨舌骨肌
E. 胸锁乳突肌

325. 支配舌内肌的神经是（　）
A. 舌咽神经　B. 迷走神经　C. 副神经
D. 舌下神经　E. 面神经

326. 支配舌外肌的神经是（　）
A. 舌咽神经　B. 迷走神经　C. 副神经
D. 舌下神经　E. 面神经

327. 支配颏舌肌的神经是（　）
A. 舌咽神经　B. 迷走神经　C. 副神经
D. 舌下神经　E. 三叉神经

328. 伸舌时舌尖偏向患侧，提示（　）损伤
A. 副神经　B. 舌下神经　C. 舌咽神经
D. 迷走神经　E. 三叉神经

329. 以下属于三叉神经三大分支的是（　）
A. 腋神经　B. 眼神经　C. 展神经
D. 滑车神经　E. 动眼神经

330. 以下属于三叉神经三大分支的是（　）
A. 腋神经　B. 上颌神经　C. 展神经
D. 滑车神经　E. 动眼神经

331. 以下属于三叉神经三大分支的是（　）
A. 展神经　B. 股神经　C. 下颌神经
D. 滑车神经　E. 动眼神经

332. 眼神经发自（　）
A. 脊神经节　B. 三叉神经节
C. 睫状神经节　D. 前庭神经节
E. 蜗神经节

333. 上颌神经发自（　）
A. 脊神经节　B. 三叉神经节
C. 睫状神经节　D. 前庭神经节
E. 蜗神经节

334. 下颌神经（感觉根）发自（　）
A. 脊神经节　B. 三叉神经节

C. 睫状神经节　　D. 前庭神经节
E. 蜗神经节
335. 眼神经穿颅的部位是（　　）
A. 圆孔　　B. 卵圆孔　　C. 棘孔
D. 眶上裂　　E. 视神经管
336. 上颌神经穿颅的部位是（　　）
A. 圆孔　　B. 卵圆孔　　C. 棘孔
D. 眶上裂　　E. 视神经管
337. 下颌神经穿颅的部位是（　　）
A. 圆孔　　B. 卵圆孔　　C. 棘孔
D. 眶上裂　　E. 视神经管
338. 以下属于混合性神经的是（　　）
A. 眼神经　　B. 上颌神经　　C. 下颌神经
D. 副神经　　E. 舌下神经
339. 以下属于眼神经分支的是（　　）
A. 颧神经　　B. 眶下神经　　C. 神经节支
D. 上牙槽神经后支　　E. 额神经
340. 以下属于眼神经分支的是（　　）
A. 颧神经　　B. 眶下神经　　C. 神经节支
D. 上牙槽神经后支　　E. 泪腺神经
341. 以下属于眼神经分支的是（　　）
A. 鼻睫神经　　B. 颧神经　　C. 眶下神经
D. 神经节支　　E. 上牙槽神经后支
342. 以下属于上颌神经分支的是（　　）
A. 额神经　　B. 泪腺神经　　C. 鼻睫神经
D. 颧神经　　E. 颊神经
343. 以下属于上颌神经分支的是（　　）
A. 额神经　　B. 泪腺神经　　C. 鼻睫神经
D. 神经节支　　E. 耳颞神经
344. 以下属于上颌神经分支的是（　　）
A. 额神经　　B. 泪腺神经　　C. 鼻睫神经
D. 下牙槽神经　　E. 上牙槽神经后支
345. 以下属于上颌神经分支的是（　　）
A. 额神经　　B. 泪腺神经　　C. 鼻睫神经
D. 舌神经　　E. 眶下神经
346. 以下属于下颌神经分支的是（　　）
A. 颊神经　　B. 额神经　　C. 泪腺神经
D. 颧神经　　E. 眶下神经
347. 以下属于下颌神经分支的是（　　）
A. 舌神经　　B. 额神经　　C. 泪腺神经
D. 颧神经　　E. 眶下神经
348. 以下属于下颌神经分支的是（　　）
A. 额神经　　B. 泪腺神经　　C. 耳颞神经
D. 颧神经　　E. 眶下神经
349. 以下属于下颌神经分支的是（　　）
A. 额神经　　B. 泪腺神经　　C. 颧神经
D. 眶下神经　　E. 下牙槽神经
350. 以下属于下颌神经分支的是（　　）
A. 额神经　　B. 泪腺神经　　C. 颧神经
D. 眶下神经　　E. 咀嚼肌神经
351. 分布于上睑和额顶部皮肤及上睑结膜的神经是（　　）
A. 额神经　　B. 泪腺神经　　C. 鼻睫神经
D. 颧神经　　E. 神经节支
352. 分布于泪腺及上睑结膜和皮肤的神经是（　　）
A. 额神经　　B. 泪腺神经　　C. 鼻睫神经
D. 颧神经　　E. 神经节支
353. 含有来自面神经的副交感纤维、参与控制泪腺分泌的神经是（　　）
A. 额神经　　B. 泪腺神经　　C. 鼻睫神经
D. 颧神经　　E. 神经节支
354. 分布于眼球、泪囊、鼻黏膜和鼻背皮肤的神经是（　　）
A. 额神经　　B. 泪腺神经　　C. 鼻睫神经
D. 颧神经　　E. 神经节支
355. 分布于颧部及颞部皮肤的神经是（　　）
A. 额神经　　B. 泪腺神经　　C. 鼻睫神经
D. 颧神经　　E. 神经节支
356. 以下神经连接翼腭神经节的是（　　）
A. 额神经　　B. 泪腺神经　　C. 鼻睫神经
D. 颧神经　　E. 神经节支
357. 上颌神经本干延续为（　　）
A. 眶下神经　　B. 上牙槽神经后支
C. 颊神经　　D. 耳颞神经
E. 咀嚼肌神经
358. 经眶下裂、眶下沟、眶下管前行，出眶下孔的神经是（　　）
A. 眶下神经　　B. 上牙槽神经后支
C. 颊神经　　D. 耳颞神经
E. 咀嚼肌神经
359. 分布于下睑、眶下、鼻翼、上唇皮肤和黏膜的神经是（　　）
A. 眶下神经　　B. 上牙槽神经后支
C. 颊神经　　D. 耳颞神经
E. 咀嚼肌神经
360. 上牙槽神经前支发自（　　）
A. 颊神经　　B. 上牙槽神经后支
C. 眶下神经　　D. 耳颞神经
E. 咀嚼肌神经
361. 上牙槽神经中支发自（　　）
A. 颊神经　　B. 上牙槽神经后支
C. 眶下神经　　D. 耳颞神经
E. 咀嚼肌神经

362. 分布于上颌牙、牙龈和上颌窦后部的神经是（　　）
A. 眶下神经　B. 上牙槽神经后支
C. 颊神经　D. 耳颞神经
E. 咀嚼肌神经
363. 含特殊内脏运动纤维，支配咀嚼肌的神经是（　　）
A. 眶下神经　B. 上牙槽神经后支
C. 颊神经　D. 耳颞神经
E. 咀嚼肌神经
364. 以两根包绕脑膜中动脉的神经是（　　）
A. 眶下神经　B. 上牙槽神经后支
C. 颊神经　D. 耳颞神经
E. 咀嚼肌神经
365. 穿腮腺上行，伴颞浅血管分布于耳郭前部和颞区皮肤的神经是（　　）
A. 眶下神经　B. 上牙槽神经后支
C. 颊神经　D. 耳颞神经
E. 咀嚼肌神经
366. 含有来自舌咽神经的副交感纤维、参与控制腮腺分泌的神经是（　　）
A. 眶下神经　B. 上牙槽神经后支
C. 颊神经　D. 耳颞神经
E. 咀嚼肌神经
367. 分布于颊部皮肤和黏膜的神经是（　　）
A. 眶下神经　B. 上牙槽神经后支
C. 颊神经　D. 耳颞神经
E. 咀嚼肌神经
368. 经下颌孔进入下颌管的神经是（　　）
A. 颊神经　B. 舌神经　C. 耳颞神经
D. 下牙槽神经　E. 咀嚼肌神经
369. 分布于下颌牙和牙龈的神经是（　　）
A. 颊神经　B. 舌神经　C. 耳颞神经
D. 下牙槽神经　E. 咀嚼肌神经
370. 颏神经来自（　　）
A. 颊神经　B. 舌神经　C. 耳颞神经
D. 咀嚼肌神经　E. 下牙槽神经
371. 下颌舌骨肌神经发自（　　）
A. 颊神经　B. 舌神经　C. 耳颞神经
D. 咀嚼肌神经　E. 下牙槽神经
372. 分布于口腔底和舌前 2/3 黏膜的神经是（　　）
A. 颊神经　B. 舌神经　C. 耳颞神经
D. 下牙槽神经　E. 咀嚼肌神经
373. 与泪腺分泌有关的神经节是（　　）
A. 脊神经节　B. 三叉神经节
C. 翼腭神经节　D. 耳神经节
E. 下颌下神经节
374. 与上颌神经节支有关的神经节是（　　）
A. 脊神经节　B. 三叉神经节
C. 翼腭神经节　D. 耳神经节
E. 下颌下神经节
375. 与耳颞神经有关的神经节是（　　）
A. 脊神经节　B. 三叉神经节
C. 翼腭神经节　D. 耳神经节
E. 下颌下神经节
376. 与舌神经有关的神经节是（　　）
A. 脊神经节　B. 三叉神经节
C. 翼腭神经节　D. 耳神经节
E. 下颌下神经节
377. 最常见的脑神经疾病与（　　）有关
A. 三叉神经　B. 面神经　C. 舌咽神经
D. 迷走神经　E. 舌下神经
378. 面神经连接脑的部位是（　　）
A. 脚间窝　B. 延髓脑桥沟
C. 延髓前外侧沟　D. 橄榄后沟
E. 脑桥小脑中脚移行处
379. 面神经穿颅的部位是（　　）
A. 圆孔　B. 卵圆孔
C. 内耳门、内耳道　D. 颈静脉孔
E. 舌下神经管
380. 经行面神经管的神经是（　　）
A. 展神经　B. 面神经　C. 舌咽神经
D. 迷走神经　E. 舌下神经
381. 从茎乳孔出颅的神经是（　　）
A. 面神经　B. 副神经　C. 舌咽神经
D. 迷走神经　E. 舌下神经
382. 从茎乳孔出颅后，向前穿入腮腺的神经是（　　）
A. 三叉神经　B. 舌咽神经　C. 面神经
D. 迷走神经　E. 舌下神经
383. 与面神经有关的神经节是（　　）
A. 蜗神经节　B. 前庭神经节
C. 脊神经节　D. 三叉神经节
E. 膝神经节
384. 由特殊内脏感觉神经元胞体聚集形成的神经节是（　　）
A. 蜗神经节　B. 前庭神经节
C. 脊神经节　D. 三叉神经节
E. 膝神经节
385. 以下属于面神经在面神经管内分支的是（　　）
A. 颞支　B. 颧支　C. 颊支
D. 岩大神经　E. 下颌缘支

386. 以下属于面神经在面神经管内分支的是（　　）
A. 颞支　B. 颧支　C. 颊支
D. 下颌缘支　E. 镫骨肌神经

387. 以下属于面神经在面神经管内分支的是（　　）
A. 颞支　B. 颧支　C. 鼓索
D. 颊支　E. 下颌缘支

388. 以下属于面神经在面神经管外分支的是（　　）
A. 颞支　B. 耳颞神经　C. 鼓索
D. 岩大神经　E. 镫骨肌神经

389. 以下属于面神经在面神经管外分支的是（　　）
A. 颧支　B. 耳颞神经　C. 鼓索
D. 岩大神经　E. 镫骨肌神经

390. 以下属于面神经在面神经管外分支的是（　　）
A. 颊支　B. 颊神经　C. 鼓索
D. 岩大神经　E. 镫骨肌神经

391. 以下属于面神经在面神经管外分支的是（　　）
A. 鼓索　B. 颈支　C. 颈横神经
D. 岩大神经　E. 镫骨肌神经

392. 以下属于面神经在面神经管外分支的是（　　）
A. 鼓索　B. 下颌缘支　C. 颈横神经
D. 岩大神经　E. 镫骨肌神经

393. 支配颊肌的神经是（　　）
A. 鼓索　B. 颊神经　C. 颊支
D. 岩大神经　E. 镫骨肌神经

394. 与腮腺丛有关的神经是（　　）
A. 面神经　B. 副神经　C. 舌咽神经
D. 迷走神经　E. 三叉神经

395. 在翼腭神经节换神经元的是（　　）
A. 鼓索　B. 岩大神经
C. 镫骨肌神经　D. 鼓室神经
E. 岩小神经

396. 与下颌下神经节有关的神经是（　　）
A. 鼓索　B. 岩大神经
C. 镫骨肌神经　D. 鼓室神经
E. 岩小神经

397. 在耳神经节换神经元的是（　　）
A. 鼓索　B. 岩大神经
C. 镫骨肌神经　D. 鼓室神经
E. 岩小神经

398. 节后纤维参与控制泪腺和鼻、腭黏膜腺分泌的神经是（　　）
A. 鼓索　B. 岩大神经
C. 镫骨肌神经　D. 鼓室神经
E. 岩小神经

399. 节后纤维参与控制腮腺分泌的神经是（　　）
A. 鼓索　B. 岩大神经
C. 镫骨肌神经　D. 鼓室神经
E. 岩小神经

400. 加入舌神经行走的神经是（　　）
A. 鼓索　B. 岩大神经
C. 镫骨肌神经　D. 鼓室神经
E. 岩小神经

401. 其特殊内脏感觉（味觉）纤维，随舌神经分布于舌前 2/3 的味蕾，传导味觉神经冲动的是（　　）
A. 鼓索　B. 岩大神经
C. 镫骨肌神经　D. 鼓室神经
E. 岩小神经

402. 鼓索内的一般内脏运动（副交感）纤维，随舌神经行走，至（　　）换神经元
A. 睫状神经节　B. 翼腭神经节
C. 下颌下神经节　D. 耳神经节
E. 三叉神经节

403. 参与控制下颌下腺和舌下腺分泌的神经是（　　）
A. 鼓索　B. 岩大神经
C. 镫骨肌神经　D. 鼓室神经
E. 岩小神经

404. 支配镫骨肌的神经是（　　）
A. 鼓索　B. 岩大神经
C. 镫骨肌神经　D. 鼓室神经
E. 岩小神经

405. 额纹消失、不能闭眼、角膜反射消失、鼻唇沟变浅、口角歪向健侧以及不能鼓腮、吹哨和吮吸，提示（　　）损伤
A. 展神经　B. 滑车神经　C. 动眼神经
D. 面神经　E. 三叉神经

406. 额纹消失、不能闭眼、角膜反射消失、鼻唇沟变浅、口角歪向健侧以及不能鼓腮、吹哨和吮吸，提示（　　）瘫痪
A. 咀嚼肌　B. 面肌（表情肌）
C. 舌骨上肌群　D. 舌骨下肌群
E. 颈深肌群

407. 舌咽神经连脑的部位是（　　）
A. 脚间窝　B. 下丘下方　C. 橄榄后沟
D. 延髓脑桥沟　E. 延髓前外侧沟

408. 舌咽神经穿颅的部位是（　　）
A. 眶上裂　　B. 卵圆孔　　C. 枕骨大孔
D. 颈静脉孔　　E. 舌下神经管
409. 控制腮腺分泌的神经是（　　）
A. 面神经　　B. 舌咽神经　C. 舌下神经
D. 三叉神经　　E. 动眼神经
410. 控制下颌下腺和舌下腺分泌的神经是（　　）
A. 面神经　　B. 舌咽神经　C. 舌下神经
D. 三叉神经　　E. 动眼神经
411. 控制泪腺分泌的神经是（　　）
A. 面神经　　B. 舌咽神经　C. 舌下神经
D. 三叉神经　　E. 动眼神经
412. 支配茎突咽肌的神经是（　　）
A. 面神经　　B. 舌咽神经　C. 舌下神经
D. 三叉神经　　E. 动眼神经
413. 分布于舌后 1/3 黏膜和味蕾的神经是（　　）
A. 面神经　　B. 舌咽神经　C. 舌下神经
D. 三叉神经　　E. 动眼神经
414. 分布于舌后 1/3 的黏膜和味蕾，传导一般内脏感觉（黏膜）和特殊内脏感觉（味觉）神经冲动的是舌咽神经的（　　）
A. 舌支　　B. 咽支　　C. 扁桃体支
D. 颈动脉窦支　　E. 茎突咽肌支
415. 与迷走神经和交感神经咽支吻合形成咽丛，分布于咽黏膜，传导一般内脏感觉神经冲动的是舌咽神经的（　　）
A. 舌支　　B. 咽支　　C. 扁桃体支
D. 颈动脉窦支　　E. 茎突咽肌支
416. 含有特殊内脏运动纤维，支配茎突咽肌的是舌咽神经的（　　）
A. 舌支　　B. 咽支　　C. 扁桃体支
D. 颈动脉窦支　　E. 茎突咽肌支
417. 含一般内脏感觉纤维，分布于颈动脉窦和颈动脉小球，分别传导血压和二氧化碳浓度变化刺激转化的神经冲动，反射性地调节血压和呼吸，维持人体血压和血液中二氧化碳浓度稳定的是舌咽神经的（　　）
A. 舌支　　B. 咽支　　C. 扁桃体支
D. 颈动脉窦支　　E. 茎突咽肌支
418. 含一般内脏感觉纤维，分布于扁桃体、软腭和咽峡黏膜等处的是舌咽神经的（　　）
A. 舌支　　B. 咽支　　C. 扁桃体支
D. 颈动脉窦支　　E. 茎突咽肌支
419. 参与形成鼓室丛的、是舌咽神经的（　　）
A. 咽支　　B. 鼓室神经　C. 扁桃体支
D. 茎突咽肌支　　E. 颈动脉窦支
420. 分布于鼓室、乳突小房和咽鼓管黏膜，传导一般内脏感觉神经冲动的是舌咽神经的（　　）
A. 咽支　　B. 鼓室神经　C. 扁桃体支
D. 茎突咽肌支　　E. 颈动脉窦支
421. 鼓室丛中的一般内脏运动（副交感）纤维，穿出鼓室形成的是（　　）
A. 岩小神经　　B. 岩大神经
C. 镫骨肌神经　　D. 喉上神经
E. 喉返神经
422. 岩小神经换神经元的部位是（　　）
A. 脊神经节　　B. 耳神经节
C. 睫状神经节　　D. 翼腭神经节
E. 下颌下神经节
423. 节后纤维随耳颞神经至腮腺，控制其分泌的神经是（　　）
A. 喉上神经　　B. 喉返神经　C. 岩小神经
D. 岩大神经　　E. 上颌神经
424. 迷走神经连接脑的部位是（　　）
A. 脚间窝　　B. 橄榄后沟　C. 下丘下方
D. 延髓脑桥沟　　E. 延髓前外侧沟
425. 迷走神经穿颅的部位是（　　）
A. 圆孔　　B. 卵圆孔　　C. 破裂孔
D. 颈静脉孔　　E. 舌下神经管
426. 以下属于迷走神经颈部分支的是（　　）
A. 胸心支　　B. 食管支　　C. 支气管支
D. 喉上神经　　E. 喉返神经
427. 以下属于迷走神经颈部分支的是（　　）
A. 胸心支　　B. 食管支　　C. 支气管支
D. 颈心支　　E. 喉返神经
428. 以下属于迷走神经颈部分支的是（　　）
A. 咽支　　B. 胸心支　　C. 食管支
D. 支气管支　　E. 喉返神经
429. 以下属于迷走神经胸部分支的是（　　）
A. 咽支　　B. 颈心支　　C. 喉上神经
D. 喉返神经　　E. 胃前支
430. 以下属于迷走神经胸部分支的是（　　）
A. 咽支　　B. 颈心支　　C. 喉上神经
D. 胸心支　　E. 胃后支
431. 以下属于迷走神经腹部分支的是（　　）
A. 颈心支　　B. 喉上神经　C. 胸心支
D. 喉返神经　　E. 胃前支
432. 以下属于迷走神经腹部分支的是（　　）
A. 颈心支　　B. 喉上神经　C. 胸心支
D. 喉返神经　　E. 胃后支
433. 以下属于迷走神经腹部分支的是（　　）
A. 肝支　　B. 颈心支　　C. 胸心支

D. 喉上神经 E. 喉返神经
434. 以下属于迷走神经腹部分支的是（ ）
A. 腹腔支 B. 颈心支 C. 胸心支
D. 喉上神经 E. 喉返神经
435. 分布于外耳道与耳郭后面皮肤的是迷走神经的（ ）
A. 耳支 B. 咽支 C. 脑膜支
D. 颈心支 E. 喉上神经
436. 与舌咽神经和交感神经的咽支共同形成咽丛，分布于咽黏膜，是迷走神经的（ ）
A. 耳支 B. 咽支 C. 脑膜支
D. 颈心支 E. 喉上神经
437. 迷走神经的特殊内脏运动纤维，通过（ ）支配咽肌和软腭肌
A. 耳支 B. 咽支 C. 脑膜支
D. 颈心支 E. 喉上神经
438. 降入胸腔参与形成心丛，传导心与主动脉弓的感觉神经冲动（一般内脏感觉），并支配心肌（一般内脏运动）的是迷走神经的（ ）
A. 耳支 B. 咽支 C. 脑膜支
D. 颈心支 E. 喉上神经
439. 迷走神经在颈部的最大分支是（ ）
A. 耳支 B. 咽支 C. 脑膜支
D. 颈心支 E. 喉上神经
440. 分布于声门裂以上喉黏膜的神经是（ ）
A. 颈心支 B. 胸心支 C. 支气管支
D. 喉上神经 E. 喉返神经
441. 支配环甲肌的神经是（ ）
A. 颈心支 B. 胸心支 C. 支气管支
D. 喉上神经 E. 喉返神经
442. 分布于声门裂以下喉黏膜的神经是（ ）
A. 颈心支 B. 胸心支 C. 支气管支
D. 喉上神经 E. 喉返神经
443. 支配除环甲肌外所有喉肌的神经是（ ）
A. 颈心支 B. 胸心支 C. 支气管支
D. 喉上神经 E. 喉返神经
444. 参与形成心丛，传导心与主动脉弓的感觉神经冲动（一般内脏感觉），并支配心肌（一般内脏运动）的是迷走神经的（ ）
A. 胸心支 B. 食管支 C. 支气管支
D. 喉返神经 E. 喉上神经
445. 参与形成肺丛，分布于支气管黏膜和管壁肌的是迷走神经的（ ）
A. 胸心支 B. 食管支 C. 支气管支
D. 喉返神经 E. 喉上神经
446. 参与形成食管丛，分布于食管黏膜和管壁肌的是迷走神经的（ ）
A. 胸心支 B. 食管支 C. 支气管支
D. 喉返神经 E. 喉上神经
447. 声音嘶哑提示（ ）损伤
A. 舌神经 B. 岩大神经 C. 鼓室神经
D. 岩小神经 E. 喉上神经
448. 声音嘶哑，甚至呼吸困难提示（ ）损伤
A. 舌神经 B. 岩大神经 C. 鼓室神经
D. 岩小神经 E. 喉返神经
449. 声音嘶哑，甚至呼吸困难提示（ ）瘫痪
A. 颊肌 B. 喉肌 C. 面肌
D. 表情肌 E. 咀嚼肌
450. 以下属于迷走神经前干分支的是（ ）
A. 胃后支 B. 腹腔支 C. 胃前支
D. 喉上神经 E. 喉返神经
451. 以下属于迷走神经前干分支的是（ ）
A. 肝支 B. 胃后支 C. 腹腔支
D. 喉上神经 E. 喉返神经
452. 以下属于迷走神经后干分支的是（ ）
A. 肝支 B. 胃前支 C. 胃后支
D. 喉上神经 E. 喉返神经
453. 以下属于迷走神经后干分支的是（ ）
A. 肝支 B. 胃前支 C. 腹腔支
D. 喉上神经 E. 喉返神经
454. 沿胃小弯右行，分布于胃前壁，终末以鸦爪形分布于幽门部前壁与十二指肠上部的，是迷走神经的（ ）
A. 肝支 B. 胃前支 C. 胃后支
D. 腹腔支 E. 颈心支
455. 在小网膜内右行，参与形成肝丛，随肝固有动脉至肝、胆囊和胆道的，是迷走神经的（ ）
A. 肝支 B. 胃前支 C. 胃后支
D. 腹腔支 E. 颈心支
456. 沿胃小弯右行，分布于胃后壁，终末呈鸦爪形分布至幽门部后壁的是迷走神经的（ ）
A. 肝支 B. 胃前支 C. 胃后支
D. 腹腔支 E. 颈心支
457. 参与形成腹腔丛，随腹腔干、肠系膜上动脉和肾动脉等分支分布于肝、胆、胰、脾、肾、小肠与大肠（结肠左曲以上）的是迷走神经的（ ）
A. 肝支 B. 胃前支 C. 胃后支
D. 腹腔支 E. 颈心支
458. 与胃溃疡关系密切的神经是（ ）
A. 面神经 B. 迷走神经 C. 舌咽神经
D. 三叉神经 E. 动眼神经
459. 与十二指肠溃疡关系密切的神经是（ ）
A. 面神经 B. 迷走神经 C. 舌咽神经

D. 三叉神经　E. 动眼神经

460. 与消化性溃疡关系密切的神经是（　）
A. 面神经　B. 舌咽神经　C. 迷走神经
D. 三叉神经　E. 动眼神经

461. 传导舌前 2/3 黏膜一般躯体感觉神经冲动的神经是（　）
A. 面神经　B. 舌咽神经　C. 舌下神经
D. 迷走神经　E. 三叉神经

462. 传导舌前 2/3 味蕾特殊内脏感觉（味觉）神经冲动的神经是（　）
A. 面神经　B. 舌咽神经　C. 舌下神经
D. 迷走神经　E. 三叉神经

463. 传导舌后 1/3 黏膜一般内脏感觉神经冲动的神经是（　）
A. 面神经　B. 舌咽神经　C. 舌下神经
D. 迷走神经　E. 三叉神经

464. 传导舌后 1/3 味蕾特殊内脏感觉（味觉）神经冲动的神经是（　）
A. 面神经　B. 舌咽神经　C. 舌下神经
D. 迷走神经　E. 三叉神经

465. 控制舌肌（包括舌内肌和舌外肌）运动的神经是（　）
A. 面神经　B. 舌咽神经　C. 舌下神经
D. 迷走神经　E. 三叉神经

466. 经行视神经管的神经是（　）
A. 嗅神经　B. 视神经　C. 动眼神经
D. 滑车神经　E. 三叉神经

467. 经行视神经管的血管是（　）
A. 眼动脉　B. 眼静脉　C. 面动脉
D. 面静脉　E. 颈内动脉

468. 经行眶上裂的血管是（　）
A. 眼动脉　B. 眼静脉　C. 面动脉
D. 面静脉　E. 颈内动脉

469. 经行眶上裂的神经是（　）
A. 嗅神经　B. 视神经　C. 动眼神经
D. 副神经　E. 舌下神经

470. 经行眶上裂的神经是（　）
A. 嗅神经　B. 视神经　C. 滑车神经
D. 副神经　E. 舌下神经

471. 经行眶上裂的神经是（　）
A. 嗅神经　B. 视神经　C. 展神经
D. 副神经　E. 舌下神经

472. 经行眶上裂的神经是（　）
A. 眼神经　B. 上颌神经　C. 下颌神经
D. 视神经　E. 面神经

473. 经行颈静脉孔的神经是（　）
A. 三叉神经　B. 面神经
C. 前庭蜗神经　D. 舌咽神经
E. 舌下神经

474. 经行颈静脉孔的神经是（　）
A. 三叉神经　B. 面神经
C. 前庭蜗神经　D. 迷走神经
E. 舌下神经

475. 经行颈静脉孔的神经是（　）
A. 面神经　B. 前庭蜗神经
C. 副神经　D. 舌下神经
E. 三叉神经

476. 经行颈静脉孔的血管是（　）
A. 眼动脉　B. 眼静脉　C. 椎动脉
D. 基底动脉　E. 颈内静脉

477. 经行内耳门、内耳道的神经是（　）
A. 面神经　B. 舌咽神经　C. 迷走神经
D. 副神经　E. 舌下神经

478. 经行内耳门、内耳道的神经是（　）
A. 舌下神经　B. 舌咽神经　C. 迷走神经
D. 副神经　E. 前庭蜗神经

479. 交感神经的节后神经元胞体聚集形成的神经节是（　）
A. 耳神经节　B. 睫状神经节
C. 翼腭神经节　D. 下颌下神经节
E. 交感神经节

480. 包括椎旁神经节和椎前神经节的是（　）
A. 耳神经节　B. 睫状神经节
C. 翼腭神经节　D. 下颌下神经节
E. 交感神经节

481. 位于脊柱两旁，又称交感干神经节的是（　）
A. 椎旁神经节　B. 椎前神经节
C. 耳神经节　D. 翼腭神经节
E. 睫状神经节

482. 位于椎体前方，呈不规则结节状团块的是（　）
A. 椎旁神经节　B. 椎前神经节
C. 耳神经节　D. 翼腭神经节
E. 睫状神经节

483. 以下属于成对的椎前神经节的是（　）
A. 椎旁神经节　B. 交感干神经节
C. 腹腔神经节　D. 肠系膜上神经节
E. 肠系膜下神经节

484. 以下属于成对的椎前神经节的是（　）
A. 椎旁神经节　B. 交感干神经节
C. 主动脉肾神经节　D. 肠系膜上神经节
E. 肠系膜下神经节

485. 以下属于单个的椎前神经节的是（　）

A. 椎旁神经节　B. 交感干神经节
C. 腹腔神经节　D. 主动脉肾神经节
E. 肠系膜上神经节

486. 以下属于单个的椎前神经节的是（　　）
A. 椎旁神经节　B. 交感干神经节
C. 腹腔神经节　D. 主动脉肾神经节
E. 肠系膜下神经节

487. 最大的椎前神经节是（　　）
A. 腹腔神经节　B. 主动脉肾神经节
C. 肠系膜上神经节　D. 肠系膜下神经节
E. 交感干神经节

488. 由交感干神经节（椎旁神经节）和节间支连接而成，呈串珠状的结构是（　　）
A. 交感干　B. 灰交通支　C. 白交通支
D. 节前纤维　E. 节后纤维

489. 由脊髓灰质侧角细胞即交感神经低级中枢（节前神经元）发出的、具有髓鞘的节前纤维，因髓鞘发亮呈色白称为（　　）
A. 节间支　B. 交感干　C. 灰交通支
D. 白交通支　E. 节后纤维

490. 仅见于 T_1～L_3 15 对脊神经前支与相应交感干神经节之间的是（　　）
A. 交感干　B. 灰交通支　C. 白交通支
D. 节前纤维　E. 节后纤维

491. 由交感干神经节（节后神经元）发出的节后纤维，多无髓鞘，颜色灰暗称为（　　）
A. 节间支　B. 交感干　C. 节前纤维
D. 灰交通支　E. 白交通支

492. 存在于全部交感干神经节与相应 31 对脊神经之间的神经纤维是（　　）
A. 交感干　B. 灰交通支　C. 白交通支
D. 节前纤维　E. 节后纤维

493. 由 T_1～L_3 脊髓灰质侧角细胞，即交感神经的节前神经元发出的神经纤维是（　　）
A. 节间支　B. 交感干　C. 灰交通支
D. 节前纤维　E. 节后纤维

494. 由交感干神经节细胞（节后神经元）发出的神经纤维是（　　）
A. 交感干　B. 节间支　C. 白交通支
D. 节前纤维　E. 节后纤维

495. 呈梭形，位于第 2～3 颈椎横突前方的神经节是（　　）
A. 胸神经节　B. 腰神经节
C. 颈上神经节　D. 颈中神经节
E. 颈下神经节

496. 常与第 1 胸神经节合并形成颈胸神经节，即星状神经节的是（　　）
A. 腰神经节　B. 骶神经节
C. 颈上神经节　D. 颈中神经节
E. 颈下神经节

497. 位于肋头前方，每侧有 10～12 个神经节的是（　　）
A. 颈神经节　B. 胸神经节　C. 腰神经节
D. 骶神经节　E. 奇神经节

498. 位于脊柱两侧和腰大肌内侧缘之间，每侧有 4～5 个神经节的是（　　）
A. 颈神经节　B. 胸神经节　C. 腰神经节
D. 骶神经节　E. 奇神经节

499. 位于骶骨前面、骶前孔内侧，每侧有 2～3 个神经节的是（　　）
A. 颈神经节　B. 胸神经节　C. 腰神经节
D. 骶神经节　E. 奇神经节

500. 两侧交感干下端，在尾骨前面结合形成 1 个神经节的是（　　）
A. 颈神经节　B. 胸神经节　C. 腰神经节
D. 骶神经节　E. 奇神经节

501. 由穿过第 5～9 胸神经节的节前纤维形成的神经是（　　）
A. 迷走神经　B. 内脏小神经
C. 内脏大神经　D. 腰内脏神经
E. 盆内脏神经

502. 由穿过第 10～12 胸神经节的节前纤维形成的神经是（　　）
A. 迷走神经　B. 内脏小神经
C. 内脏大神经　D. 腰内脏神经
E. 盆内脏神经

503. 由穿出腰神经节的节前纤维形成的神经是（　　）
A. 迷走神经　B. 内脏小神经
C. 内脏大神经　D. 腰内脏神经
E. 盆内脏神经

504. 随第 2～4 骶神经行走的副交感节前纤维出骶前孔后离开骶神经，形成的神经是（　　）
A. 迷走神经　B. 内脏小神经
C. 内脏大神经　D. 腰内脏神经
E. 盆内脏神经

505. 终于腹腔神经节和肠系膜上神经节的神经是（　　）
A. 迷走神经　B. 内脏小神经
C. 内脏大神经　D. 腰内脏神经
E. 盆内脏神经

506. 主要终于主动脉肾神经节的神经是（　　）
A. 迷走神经　B. 内脏小神经
C. 内脏大神经　D. 腰内脏神经

E. 盆内脏神经

507. 在腹主动脉丛、肠系膜下丛和腹下丛的神经节内换神经元的是（　　）

A. 迷走神经　　B. 内脏小神经
C. 内脏大神经　　D. 腰内脏神经
E. 盆内脏神经

508. 加入下腹下丛，随之分支分布至相应的器官旁节或器官内节换神经元的是（　　）

A. 迷走神经　　B. 内脏小神经
C. 内脏大神经　　D. 腰内脏神经
E. 盆内脏神经

509. 结肠左曲以上的消化管和器官的副交感纤维来自（　　）

A. 迷走神经　　B. 内脏小神经
C. 内脏大神经　　D. 腰内脏神经
E. 盆内脏神经

510. 结肠左曲以下的消化管和器官的副交感纤维来自（　　）

A. 迷走神经　　B. 内脏小神经
C. 内脏大神经　　D. 腰内脏神经
E. 盆内脏神经

511. 以下属于副交感神经节的是（　　）

A. 腹腔神经节　　B. 主动脉肾神经节
C. 睫状神经节　　D. 肠系膜上神经节
E. 肠系膜下神经节

512. 以下属于副交感神经节的是（　　）

A. 腹腔神经节　　B. 主动脉肾神经节
C. 耳神经节　　D. 肠系膜上神经节
E. 肠系膜下神经节

513. 以下属于副交感神经节的是（　　）

A. 翼腭神经节　　B. 腹腔神经节
C. 主动脉肾神经节　　D. 肠系膜上神经节
E. 肠系膜下神经节

514. 以下属于副交感神经节的是（　　）

A. 腹腔神经节　　B. 下颌下神经节
C. 主动脉肾神经节　　D. 肠系膜上神经节
E. 肠系膜下神经节

515. 随动眼神经行走的副交感节前纤维来自（　　）

A. 上泌涎核　　B. 下泌涎核
C. 动眼神经副核　　D. 迷走神经背核
E. 三叉神经运动核

516. 随面神经行走的副交感节前纤维来自（　　）

A. 上泌涎核　　B. 下泌涎核
C. 动眼神经副核　　D. 迷走神经背核
E. 三叉神经中脑核

517. 随舌咽神经行走的副交感节前纤维来自（　　）

A. 上泌涎核　　B. 下泌涎核
C. 动眼神经副核　　D. 迷走神经背核
E. 三叉神经脑桥核

518. 随迷走神经行走的副交感节前纤维来自（　　）

A. 上泌涎核　　B. 下泌涎核
C. 动眼神经副核　　D. 迷走神经背核
E. 三叉神经脊束核

519. 来自动眼神经副核的副交感节前纤维至（　　）换神经元

A. 耳神经节　　B. 睫状神经节
C. 翼腭神经节　　D. 下颌下神经节
E. 器官旁节或器官内节

520. 来自下泌涎核的副交感节前纤维至（　　）换神经元

A. 耳神经节　　B. 睫状神经节
C. 翼腭神经节　　D. 下颌下神经节
E. 器官旁节或器官内节

521. 来自迷走神经背核的副交感节前纤维至（　　）换神经元

A. 耳神经节　　B. 睫状神经节
C. 翼腭神经节　　D. 下颌下神经节
E. 器官旁节或器官内节

522. 来自上泌涎核的副交感节前纤维至（　　）换神经元

A. 耳神经节　　B. 睫状神经节
C. 翼腭神经节　　D. 腹腔神经节
E. 主动脉肾神经节

523. 来自上泌涎核的副交感节前纤维至（　　）换神经元

A. 耳神经节　　B. 睫状神经节
C. 腹腔神经节　　D. 下颌下神经节
E. 主动脉肾神经节

524. 参与完成瞳孔对光反射和晶状体调节反射的核团是（　　）

A. 上泌涎核　　B. 下泌涎核
C. 动眼神经副核　　D. 迷走神经背核
E. 三叉神经中脑核

525. 参与控制泪腺和鼻、腭黏膜腺分泌的核团是（　　）

A. 上泌涎核　　B. 下泌涎核
C. 动眼神经副核　　D. 迷走神经背核
E. 三叉神经脑桥核

526. 参与控制下颌下腺和舌下腺分泌的核团是（　　）

A. 上泌涎核　B. 下泌涎核
C. 动眼神经副核　D. 迷走神经背核
E. 三叉神经脑桥核

527. 参与控制腮腺分泌的核团是（　　）
A. 上泌涎核　B. 下泌涎核
C. 动眼神经副核　D. 迷走神经背核
E. 三叉神经脊束核

528. 参与控制消化管的平滑肌运动、腺体分泌和心肌运动的核团是（　　）
A. 上泌涎核　B. 下泌涎核
C. 动眼神经副核　D. 迷走神经背核
E. 三叉神经运动核

529. 盆内脏神经的副交感节前纤维来自（　　）
A. 上泌涎核　B. 下泌涎核
C. 骶副交感核　D. 动眼神经副核
E. 迷走神经背核

530. 参与调控结肠左曲以下消化管、盆腔器官和会阴活动的神经核是（　　）
A. 上泌涎核　B. 下泌涎核
C. 骶副交感核　D. 动眼神经副核
E. 迷走神经背核

531. 位于肺根前后，分支随支气管和肺血管入肺的神经丛是（　　）
A. 心丛　B. 肺丛　C. 腹腔丛
D. 腹主动脉丛　E. 腹下丛

532. 位于主动脉弓前后，分支分布于心和冠状动脉的神经丛是（　　）
A. 心丛　B. 肺丛　C. 腹腔丛
D. 腹主动脉丛　E. 腹下丛

533. 围绕在腹腔干和肠系膜上动脉根部的神经丛是（　　）
A. 腹下丛　B. 肠系膜上丛
C. 腹腔丛　D. 腹主动脉丛
E. 肠系膜下丛

534. 腹腔神经节位于（　　）内
A. 腹腔丛　B. 腹下丛
C. 腹主动脉丛　D. 肠系膜上丛
E. 肠系膜下丛

535. 腹腔丛在腹主动脉表面向下延续为（　　）
A. 腹下丛　B. 上腹下丛
C. 腹腔丛　D. 腹主动脉丛
E. 下腹下丛

536. 肠系膜下丛来自（　　）
A. 腹下丛　B. 上腹下丛
C. 下腹下丛　D. 腹腔丛
E. 腹主动脉丛

537. 盆丛指的是（　　）
A. 腹腔丛　B. 腹主动脉丛
C. 腹下丛　D. 上腹下丛
E. 下腹下丛

538. 关于内脏感觉神经的描述，错误的是（　　）
A. 感觉敏锐
B. 定位模糊
C. 内脏感觉神经冲动可随交感神经传入
D. 内脏感觉神经冲动可随副交感神经传入
E. 内脏感觉神经冲动可随某些脊神经传入

539. 关于内脏感觉神经的描述，错误的是（　　）
A. 感觉迟钝
B. 定位准确
C. 内脏感觉神经冲动可随交感神经传入
D. 内脏感觉神经冲动可随副交感神经传入
E. 内脏感觉神经冲动可随某些脊神经传入

540. 左胸前区及左上臂内侧的疼痛可提示（　　）有疾患
A. 心　B. 肺　C. 肝胆　D. 胰　E. 脾

541. 右肩部疼痛可提示（　　）有疾患
A. 心　B. 肺　C. 肝胆　D. 胰　E. 脾

542. 腰部带状疼痛可提示（　　）有疾患
A. 心　B. 肺　C. 肝胆　D. 胰　E. 脾

二、B1 型题（标准配伍题）

（1～5 题共用备选答案）
A. 神经　B. 神经元
C. 双极神经元　D. 假单极神经元
E. 多级神经元

1. 神经系统结构和功能的基本单位是（　　）
2. 位于嗅黏膜、视网膜和内耳等处的主要是（　　）
3. 脊神经节和脑神经节内的感觉神经元多属于（　　）
4. 在脑、脊髓和内脏神经节内广泛大量分布的是（　　）
5. 形态和功能相似或相同的神经束集合在一起形成的结构是（　　）

（6～9 题共用备选答案）
A. 反射　B. 突触　C. 神经元
D. 星形胶质细胞　E. 小胶质细胞

6. 神经元之间相互连接的部位称为（　　）
7. 神经系统活动的多样性主要依赖于（　　）
8. 哺乳动物脑内分布最广泛的一类细胞是（　　）
9. 神经系统调节机体活动（神经调节）的基本方式是（　　）。

（10～14 题共用备选答案）
A. 星形胶质细胞　B. 少突胶质细胞
C. 小胶质细胞　D. 室管膜细胞
E. 施万细胞
10. 神经组织中唯一来源于中胚层细胞的是（　）
11. 与中枢神经系统脱髓鞘病变关系密切的细胞是（　）
12. 中枢神经系统固有的免疫效应细胞一般认为是（　）
13. 沿神经元突起分布，与周围神经髓鞘形成关系密切的细胞是（　）
14. 参与形成脉络组织/脉络丛、脑脊液-脑屏障和血-脑屏障的细胞是（　）
（15～18 题共用备选答案）
A. 星形胶质细胞　B. 少突胶质细胞
C. 小胶质细胞　D. 施万细胞
E. 卫星细胞
15. 胶质细胞中体积最大的是（　）
16. 和神经退行性变性疾病[如帕金森病（AD）和阿尔茨海默病（PD）]的发生关系密切的细胞是（　）
17. 中枢神经系统损伤后通过增生形成胶质“瘢痕”，主要依靠的细胞是（　）
18. 脊神经节和脑神经节内包裹神经元胞体的一层扁平或立方细胞，称为（　）
（19～23 题共用备选答案）
A. 灰质　B. 白质　C. 神经核
D. 纤维束　E. 网状结构
19. 中枢神经系统神经纤维，即轴突聚集处，称为（　）
20. 中枢神经系统神经元胞体及树突聚集处称为（　）
21. 形态功能相似的神经元胞体，在脑和脊髓内聚集形成的是（　）
22. 形态功能相似的神经纤维，即轴突在脑和脊髓内聚集成束，称为（　）
23. 中枢神经系统某些部位，如脑干内神经纤维交织成网，神经元胞体散在其间称为（　）
（24～27 题共用备选答案）
A. 皮质　B. 髓质　C. 网状结构
D. 神经节　E. 神经
24. 分布在大脑和小脑内部的白质称为（　）
25. 分布在大脑和小脑表面的灰质称为（　）
26. 周围神经系统形态功能相似的神经元胞体聚集形成的结构是（　）
27. 周围神经系统形态功能相似的神经纤维，即神经元轴突聚集形成的结构是（　）
（28～31 题共用备选答案）
A. 脊神经　B. 脊神经节
C. 脑神经节　D. 脊神经前根
E. 脊神经后根
28. 内含感觉性纤维的是（　）
29. 内含运动性纤维的是（　）
30. 内含感觉性和运动性纤维的是（　）
31. 脊神经后根上有一膨大的（　）
（32～35 题共用备选答案）
A. 躯体感觉（传入）纤维
B. 躯体运动（传出）纤维
C. 内脏感觉（传入）纤维
D. 联络纤维
E. 内脏运动（传出）纤维
32. 将神经冲动由脊髓传至效应器（骨骼肌），控制骨骼肌运动的神经纤维是（　）
33. 分布于内脏、心血管和腺体等处，将内感受器转化的神经冲动传入脊髓的神经纤维是（　）
34. 将神经冲动由脊髓传至效应器（平滑肌、心肌和腺体），控制肌肉运动和腺体分泌的神经纤维是（　）
35. 分布于皮肤、骨骼肌、肌腱和关节等处，将外感受器和本体感受器转化的神经冲动传入脊髓的神经纤维是（　）
（36～40 题共用备选答案）
A. 脊神经前支　B. 脊神经后支
C. 面神经颊支　D. 脊神经交通支
E. 脊神经脊膜支
36. 脊神经最大的分支是（　）
37. 分布于背部深层肌肉和皮肤的神经结构是（　）
38. 连于脊神经与交感干神经节之间的神经结构是（　）
39. 分布于躯干前外侧壁和四肢的肌肉和皮肤的神经结构是（　）
40. 经椎间孔返回椎管，主要分布于脊髓被膜的神经结构是（　）
（41～44 题共用备选答案）
A. 颈丛　B. 臂丛　C. 下腹下丛
D. 腰丛　E. 骶丛
41. 由第 1～4 颈神经前支组成的神经丛是（　）
42. 由第5～8颈神经前支和第1胸神经前支大部分组成的神经丛是（　）
43. 由第 4 腰神经前支小部分、第 5 腰神经前支

和骶、尾神经前支组成的神经丛是（　　）
44. 由第12胸神经前支小部分、第1～3腰神经前支和第4腰神经前支大部分组成的神经丛是（　　）
（45～49题共用备选答案）
A. 枕小神经　B. 枕大神经
C. 臀上皮神经　D. 臀中皮神经
E. 臀下皮神经
45. 为颈丛皮支，分布于枕部和耳后皮肤的神经是（　　）
46. 来自股后皮神经，分布于臀下部皮肤的神经是（　　）
47. 为第2颈神经后支的皮支，分布于枕部皮肤的神经是（　　）
48. 为第1～3腰神经后支的皮支,分布于臀上部皮肤的神经是（　　）
49. 为第1～3骶神经后支的皮支,分布于臀内侧部皮肤的神经是（　　）
（50～53题共用备选答案）
A. 尺神经　B. 肌皮神经　C. 正中神经
D. 肩胛背神经　E. 桡神经
50. 发自臂丛后束的神经是（　　）
51. 发自臂丛内侧束的神经是（　　）
52. 发自臂丛外侧束的神经是（　　）
53. 以内、外侧头起自臂丛内、外侧束的神经是（　　）
（54～56题共用备选答案）
A. 肩胛上神经　B. 腋神经
C. 肩胛背神经　D. 胸内侧神经
E. 胸外侧神经
54. 发自臂丛后束的神经是（　　）
55. 发自臂丛内侧束的神经是（　　）
56. 发自臂丛外侧束的神经是（　　）
（57～61题共用备选答案）
A. 第2胸神经　B. 第4胸神经
C. 第6胸神经　D. 第8胸神经
E. 第10胸神经
57. 平脐的神经是（　　）
58. 平剑突的神经是（　　）
59. 平乳头的神经是（　　）
60. 平胸骨角的神经是（　　）
61. 平剑突与脐连线中点的神经是（　　）
（62～66题共用备选答案）
A. 股神经　B. 肌皮神经　C. 桡神经
D. 胫神经　E. 腓总神经
62. 隐神经来自（　　）
63. 骨间后神经来自（　　）
64. 腓肠内侧皮神经来自（　　）
65. 腓肠外侧皮神经来自（　　）
66. 前臂外侧皮神经来自（　　）
（67～70题共用备选答案）
A. 闭孔神经　B. 隐神经　C. 胫神经
D. 腓肠神经　E. 股后皮神经
67. 与小隐静脉伴行的神经是（　　）
68. 与大隐静脉伴行的神经是（　　）
69. 分布于股内侧皮肤的神经是（　　）
70. 分布于臀下部和股后区皮肤的神经是(　　)
（71～75题共用备选答案）
A. 肩胛背神经　B. 肩胛上神经
C. 肩胛下神经　D. 胸长神经
E. 胸背神经
71. 支配前锯肌的神经是（　　）
72. 支配背阔肌的神经是（　　）
73. 支配冈上肌和冈下肌的神经是（　　）
74. 支配肩胛提肌和菱形肌的神经是（　　）
75. 支配肩胛下肌和大圆肌的神经是（　　）
（76～81题共用备选答案）
A. 肌皮神经　B. 尺神经　C. 桡神经
D. 腋神经　E. 正中神经
76. 支配肱桡肌的神经是（　　）
77. 支配臂前群肌的神经是（　　）
78. 支配臂后群肌的神经是（　　）
79. 支配前臂后群肌的神经是（　　）
80. 支配尺侧腕屈肌和指深屈肌尺侧半的神经是（　　）
81. 除肱桡肌、尺侧腕屈肌和指深屈肌尺侧半以外的所有前臂前群肌的神经支配来自（　　）
（82～86题共用备选答案）
A. 腋神经　B. 胸背神经　C. 胸前神经
D. 肋间神经　E. 肋下神经
82. 支配背阔肌的神经是（　　）
83. 支配胸大肌和胸小肌的神经是（　　）
84. 支配三角肌和小圆肌的神经是（　　）
85. 第12对胸神经前支行于第12肋下称为（　　）
86. 第1～11对胸神经前支行于相应肋间隙称为（　　）
（87～91题共用备选答案）
A. 桡神经　B. 肌皮神经　C. 坐骨神经
D. 胫神经　E. 股神经
87. 支配肱二头肌的神经是（　　）
88. 支配肱三头肌的神经是（　　）
89. 支配股二头肌的神经是（　　）
90. 支配股四头肌的神经是（　　）

91. 支配小腿三头肌的神经是（ ）
（92～94 题共用备选答案）
A. 股神经 B. 臀下神经 C. 闭孔神经
D. 阴部神经 E. 坐骨神经
92. 支配股前群肌的神经来自（ ）
93. 支配股后群肌的神经来自（ ）
94. 支配股内侧群肌的神经来自（ ）
（95～97 题共用备选答案）
A. 胫神经 B. 股神经 C. 腓浅神经
D. 闭孔神经 E. 腓深神经
95. 支配小腿前群肌的神经来自（ ）
96. 支配小腿后群肌的神经来自（ ）
97. 支配小腿外侧群肌的神经来自（ ）
（98～102 题共用备选答案）
A. 股神经 B. 股后皮神经
C. 生殖股神经 D. 臀上神经
E. 闭孔神经
98. 自梨状肌上孔穿出的神经是（ ）
99. 自梨状肌下孔穿出的神经是（ ）
100. 自腰大肌前面穿出的神经是（ ）
101. 自腰大肌外侧缘穿出的神经是（ ）
102. 自腰大肌内侧缘穿出的神经是（ ）
（103～107 题共用备选答案）
A. 臀上神经 B. 臀下神经 C. 肛神经
D. 会阴神经 E. 阴茎（阴蒂）背神经
103. 支配臀大肌的神经是（ ）
104. 支配臀中肌和臀小肌的神经是（ ）
105. 分布于阴茎（阴蒂）皮肤的神经是（ ）
106. 分布于肛门外括约肌和肛周皮肤的神经是（ ）
107. 分布于会阴肌和阴囊或大阴唇皮肤的神经是（ ）
（108～111 题共用备选答案）
A. 肋间神经 B. 膈神经 C. 正中神经
D. 坐骨神经 E. 股神经
108. 来自颈丛的神经是（ ）
109. 来自臂丛的神经是（ ）
110. 来自腰丛的神经是（ ）
111. 来自骶丛的神经是（ ）
（112～116 题共用备选答案）
A. 膈神经 B. 桡神经 C. 股神经
D. 阴部神经 E. 坐骨神经
112. 腰丛最大的分支是（ ）
113. 骶丛最大的分支是（ ）
114. 臂丛最大的分支是（ ）
115. 颈丛肌支中最重要的是（ ）
116. 人体最粗的周围神经是（ ）
（117～121 题共用备选答案）
A. 腋神经 B. 桡神经 C. 尺神经
D. 正中神经 E. 肌皮神经
117. 伴旋肱后血管穿过四边孔的神经是（ ）
118. 经腕管至手掌掌腱膜深面的神经是（ ）
119. 伴尺侧上副动脉经尺神经沟下行的神经是（ ）
120. 伴肱深动脉向后经桡神经沟行向外下的神经是（ ）
121. 斜穿喙肱肌经肱二头肌与肱肌之间下行的神经是（ ）
（122～126 题共用备选答案）
A. 闭孔神经 B. 阴部神经
C. 髂腹股沟神经 D. 臀上神经
E. 坐骨神经
122. 穿经腹股沟管的神经是（ ）
123. 经梨状肌上孔出盆腔的神经是（ ）
124. 穿闭膜管至大腿内侧部的神经是（ ）
125. 绕坐骨棘经坐骨小孔前入坐骨直肠窝的神经是（ ）
126. 人体最粗的周围神经，经梨状肌下孔出盆腔的神经是（ ）
（127～131 题共用备选答案）
A. 尺神经 B. 桡神经 C. 胸长神经
D. 腋神经 E. 正中神经
127. “方形肩”，提示（ ）损伤
128. “翼状肩”，提示（ ）损伤
129. “爪形手”，提示（ ）损伤
130. “垂腕征”，提示（ ）损伤
131. “猿手”和对掌不能，提示（ ）损伤
（132～136 题共用备选答案）
A. 坐骨神经 B. 胫神经 C. 腓总神经
D. 股神经 E. 膈神经
132. “钩状足”，提示（ ）损伤
133. “马蹄内翻足”，提示（ ）损伤
134. 梨状肌损伤综合征主要累及的神经是（ ）
135. 与肝胆疾病右侧肩部放射痛有关的神经是（ ）
136. 髋膝关节运动障碍、膝跳反射减弱或消失，提示（ ）损伤
（137～141 题共用备选答案）
A. 臂丛 B. 颈丛（皮支）
C. 膈神经 D. 正中神经
E. 胫神经
137. 腕管损伤容易累及（ ）
138. 踝管损伤容易累及（ ）

139. 与呃逆（打嗝）有关的神经是（　　）
140. 上肢手术在锁骨上缘中点麻醉的神经是（　　）
141. 颈部手术在胸锁乳突肌后缘中点麻醉的神经是（　　）
（142～146 题共用备选答案）
A. 爪形手　B. 垂腕征
C. 猿手和对掌不能　D. 钩状足
E. 马蹄内翻足
142. 尺神经损伤的典型表现是（　　）
143. 桡神经损伤的典型表现是（　　）
144. 胫神经损伤的典型表现是（　　）
145. 腓总神经损伤的典型表现是（　　）
146. 正中神经损伤的典型表现是（　　）
（147～150 题共用备选答案）
A. 胫神经　B. 腓总神经　C. 腋神经
D. 尺神经　E. 桡神经
147. 腓骨颈骨折容易损伤的神经是（　　）
148. 肱骨中段骨折容易损伤的神经是（　　）
149. 肱骨外科颈骨折容易损伤的神经是（　　）
150. 肱骨内上髁骨折容易损伤的神经是（　　）
（151～154 题共用备选答案）
A. 嗅神经　B. 嗅黏膜　C. 视神经
D. 感光细胞　E. 双极细胞
151. 嗅细胞的周围突分布于（　　）
152. 嗅细胞的中枢突集结形成的结构是（　　）
153. 视网膜节细胞的周围突连接的结构是（　　）
154. 视网膜节细胞的中枢突集结形成的结构是（　　）
（155～158 题共用备选答案）
A. 螺旋器　B. 壶腹嵴　C. 视神经
D. 前庭神经　E. 蜗神经
155. 蜗神经节的周围突分布于（　　）
156. 蜗神经节的中枢突集结形成的结构是（　　）
157. 前庭神经节的周围突分布于（　　）
158. 前庭神经节的中枢突集结形成的结构是（　　）
（159～161 题共用备选答案）
A. 视神经管　B. 眶上裂　C. 筛孔
D. 颈静脉孔　E. 内耳道（门）
159. 嗅神经的穿颅部位是（　　）
160. 视神经的穿颅部位是（　　）
161. 前庭蜗神经的穿颅部位是（　　）
（162～164 题共用备选答案）
A. 筛孔　B. 眶上裂
C. 舌下神经管　D. 视神经管
E. 颈静脉孔
162. 副神经的穿颅部位是（　　）
163. 舌下神经的穿颅部位是（　　）
164. 动眼、滑车和展神经的穿颅部位是（　　）
（165～169 题共用备选答案）
A. 嗅球　B. 前庭神经核
C. 延髓脑桥沟　D. 蜗神经核
E. 外侧膝状体
165. 嗅神经连接脑的部位是（　　）
166. 视神经连接脑的部位是（　　）
167. 蜗神经连接脑的核团是（　　）
168. 前庭神经连接脑的核团是（　　）
169. 前庭蜗神经连接脑的部位是（　　）
（170～174 题共用备选答案）
A. 橄榄后沟　B. 延髓脑桥沟
C. 延髓前外侧沟　D. 下丘下
E. 脚间窝
170. 展神经连接脑的部位是（　　）
171. 副神经连接脑的部位是（　　）
172. 舌下神经连接脑的部位（　　）
173. 滑车神经连接脑的部位是（　　）
174. 动眼神经连接脑的部位是（　　）
（175～177 题共用备选答案）
A. 动眼神经上支　B. 滑车神经
C. 动眼神经下支　D. 副神经
E. 展神经
175. 支配上斜肌的神经是（　　）
176. 支配上直肌和上睑提肌的神经是（　　）
177. 支配下直肌、内直肌和下斜肌的神经是（　　）
（178～180 题共用备选答案）
A. 动眼神经　B. 滑车神经　C. 展神经
D. 副神经　E. 舌下神经
178. 支配外直肌的神经是（　　）
179. 支配胸锁乳突肌和斜方肌的神经是（　　）
180. 支配舌肌（舌内肌和舌外肌）的神经是（　　）
（181～184 题共用备选答案）
A. 展神经　B. 动眼神经　C. 滑车神经
D. 舌下神经　E. 副神经
181. 舌肌瘫痪，提示（　　）损伤
182. 外直肌瘫痪，提示（　　）损伤
183. 胸锁乳突肌瘫痪，提示（　　）损伤
184. 内直肌和上睑提肌瘫痪，提示（　　）损伤
（185～188 题共用备选答案）
A. 动眼神经　B. 滑车神经　C. 展神经

D. 副神经　　E. 舌下神经

185. 内斜视，提示（　　）损伤

186. 头颈歪斜，提示（　　）损伤

187. 外斜视和上睑下垂，提示（　　）损伤

188. 伸舌时舌尖偏向患侧（周围性舌瘫），提示（　　）损伤

（189～193 题共用备选答案）

A. 筛板　　B. 嗅神经　　C. 视神经盘

D. 视神经　　E. 动眼神经

189. 视神经管骨折常累及的结构是（　　）

190. 眶上裂综合征很容易累及的结构是（　　）

191. 颅前窝骨折容易累及（　　）神经

192. 颅内压增高时，常出现（　　）水肿

193. 嗅觉障碍、脑脊液鼻漏，提示颅前窝骨折（　　）损伤

（194～196 题共用备选答案）

A. 舌前 2/3 的黏膜

B. 舌后 1/3 的黏膜

C. 下颌下腺和舌下腺

D. 舌前 2/3 的味蕾

E. 舌后 1/3 的味蕾

194. 舌神经中的一般躯体感觉纤维分布于（　　）

195. 舌神经中的特殊内脏感觉纤维分布于（　　）

196. 舌神经中的一般内脏运动纤维换神经元后至（　　）

（197～201 题共用备选答案）

A. 额神经　　B. 泪腺神经　C. 鼻睫神经

D. 舌神经　　E. 耳颞神经

197. 分布于上睑和额顶部皮肤及上睑结膜的神经是（　　）

198. 含有来自舌咽神经（耳神经节）副交感纤维的神经是（　　）

199. 含有来自面神经（翼腭神经节）副交感纤维的神经是（　　）

200. 含有来自面神经（下颌下神经节）副交感纤维的神经是（　　）

201. 分布于眼球、泪囊、鼻黏膜和鼻背皮肤等处的神经是（　　）

（202～205 题共用备选答案）

A. 颧神经　　B. 眶下神经　C. 舌神经

D. 耳颞神经　　E. 神经节支

202. 分布于颧部及颞部皮肤的神经是（　　）

203. 以 2 根包绕脑膜中动脉的神经，向后合成一支的神经是（　　）

204. 经眶下裂、眶下沟、眶下管前行，终支出眶下孔的神经是（　　）

205. 连接翼腭神经节，纤维随该神经节分支分布于鼻腭黏膜的神经是（　　）

（206～209 题共用备选答案）

A. 上牙槽神经前支　　B. 上牙槽神经后支

C. 下颌神经　　D. 耳颞神经

E. 眶下神经

206. 支配咀嚼肌的神经来自（　　）

207. 分布于上颌牙和牙龈后部及上颌窦的神经是（　　）

208. 上牙槽神经前支和上牙槽神经中支发自（　　）

209. 伴颞浅血管分布于耳郭前部和颞区皮肤的神经是（　　）

（210～213 题共用备选答案）

A. 颊神经　　B. 舌神经

C. 下牙槽神经　　D. 耳颞神经

E. 下颌舌骨肌神经

210. 下牙槽神经入下颌孔前分出的神经是（　　）

211. 分布于口腔底和舌前 2/3 黏膜的神经是（　　）

212. 经下颌孔入下颌管，分布于下颌牙和牙龈的神经是（　　）

213. 沿颊肌表面走向前下，分布于颊部皮肤和黏膜的神经是（　　）

（214～216 题共用备选答案）

A. 颏神经　　B. 上牙槽神经

C. 鼓索　　D. 泪腺神经

E. 下颌舌骨肌神经

214. 下牙槽神经终支出颏孔称为（　　）

215. 支配下颌舌骨肌和二腹肌前腹的神经是（　　）

216. 舌神经初始段下行时，有面神经的（　　）从后方加入

（217～220 题共用备选答案）

A. 橄榄后沟

B. 延髓前外侧沟

C. 脑桥与小脑中脚移行处

D. 延髓脑桥沟

E. 延髓后正中沟

217. 面神经连接脑的部位是（　　）

218. 舌咽神经连接脑的部位是（　　）

219. 三叉神经连接脑的部位是（　　）

220. 迷走神经连接脑的部位是（　　）

（221～226 题共用备选答案）

A. 圆孔　　B. 卵圆孔　　C. 颈静脉孔

D. 眶上裂　　E. 内耳门（道）
221. 面神经穿颅的部位是（　　）
222. 眼神经穿颅的部位是（　　）
223. 上颌神经穿颅的部位是（　　）
224. 下颌神经穿颅的部位是（　　）
225. 舌咽神经穿颅的部位是（　　）
226. 迷走神经穿颅的部位是（　　）
（227～231 题共用备选答案）
A. 舌支（Ⅸ）　B. 扁桃体支（Ⅸ）
C. 茎突咽肌支（Ⅸ）　D. 颈动脉窦支（Ⅸ）
E. 鼓室神经
227. 支配茎突咽肌的神经是（　　）
228. 分布于舌后 1/3 的黏膜和味蕾的神经是（　　）
229. 分布于颈动脉窦和颈动脉小球的神经是（　　）
230. 分布于扁桃体、软腭和咽峡黏膜的神经是（　　）
231. 分布于鼓室、乳突小房和咽鼓管黏膜的神经是（　　）
（232～234 题共用备选答案）
A. 面神经　B. 舌下神经　C. 迷走神经
D. 舌咽神经　E. 三叉神经
232. 支配茎突咽肌的神经是（　　）
233. 支配二腹肌后腹和茎突舌骨肌的神经是（　　）
234. 支配二腹肌前腹和下颌舌骨肌的神经是（　　）
（235～237 题共用备选答案）
A. 舌咽神经　B. 迷走神经　C. 副神经
D. 三叉神经　E. 舌下神经
235. 控制舌肌运动的神经是（　　）
236. 支配咀嚼肌和口底肌的神经是（　　）
237. 分布于颈动脉窦和颈动脉小球的神经是（　　）
（238～241 题共用备选答案）
A. 三叉神经　B. 面神经　C. 舌咽神经
D. 迷走神经　E. 舌下神经
238. 传导舌前 2/3 的味觉神经冲动的神经是（　　）
239. 传导舌后 1/3 的味觉神经冲动的神经是（　　）
240. 传导舌前 2/3 的黏膜一般躯体感觉神经冲动的神经是（　　）
241. 传导舌后 1/3 的黏膜一般内脏感觉神经冲动的神经是（　　）
（242～245 题共用备选答案）
A. 舌神经（Ⅴ）　B. 鼓索（Ⅶ）
C. 舌支（Ⅸ）　D. 副神经
E. 舌下神经
242. 传导舌前 2/3 的味觉神经冲动的神经是（　　）
243. 传导舌后 1/3 的味觉神经冲动的神经是（　　）
244. 传导舌前 2/3 的黏膜一般躯体感觉神经冲动的神经是（　　）
245. 传导舌后 1/3 的黏膜一般内脏感觉神经冲动的神经是（　　）
（246～250 题共用备选答案）
A. 舌前 2/3 黏膜　B. 舌后 1/3 黏膜
C. 下颌下腺和舌下腺　D. 舌前 2/3 味蕾
E. 舌后 1/3 味蕾
246. 舌神经中的一般躯体感觉纤维分布于（　　）
247. 舌神经中的特殊内脏感觉纤维分布于（　　）
248. 舌神经中的一般内脏运动纤维换神经元后至（　　）
249. 舌咽神经中的一般内脏感觉纤维分布于（　　）
250. 舌咽神经中的特殊内脏感觉纤维分布于（　　）
（251～255 题共用备选答案）
A. 迷走神经　B. 喉上神经内支
C. 喉返神经感觉支　D. 喉返神经运动支
E. 喉上神经外支
251. 支配环甲肌的神经是（　　）
252. 参与支配心肌运动的神经是（　　）
253. 支配除环甲肌外所有喉肌的神经是（　　）
254. 分布于声门裂以上喉黏膜的神经是（　　）
255. 分布于声门裂以下喉黏膜的神经是（　　）
（256～260 题共用备选答案）
A. 舌下神经　B. 舌咽神经　C. 面神经
D. 迷走神经　E. 三叉神经
256. 上颌神经发自（　　）
257. 岩大神经发自（　　）
258. 鼓室神经发自（　　）
259. 喉上神经发自（　　）
260. 喉下神经发自（　　）
（261～264 题共用备选答案）
A. 舌神经　B. 动眼神经上支
C. 动眼神经下支　D. 泪腺神经
E. 耳颞神经

261. 含有来自面神经（翼腭神经节）副交感纤维的神经是（　　）
262. 含有来自舌咽神经（耳神经节）副交感纤维的神经是（　　）
263. 含有来自面神经（下颌下神经节）副交感纤维的神经是（　　）
264. 含有来自动眼神经（睫状神经节）副交感纤维的神经是（　　）

（265～268 题共用备选答案）
A. 膝神经节　　B. 睫状神经节
C. 下颌下神经节　　D. 耳神经节
E. 三叉神经节

265. 与面神经有关的副交感神经节是（　　）
266. 与舌咽神经有关的副交感神经节是（　　）
267. 与动眼神经有关的副交感神经节是（　　）
268. 三叉神经躯体感觉神经元胞体聚集形成的神经节是（　　）

（269～272 题共用备选答案）
A. 前庭神经节　　B. 蜗神经节
C. 膝神经节　　D. 翼腭神经节
E. 脊神经节

269. 与面神经有关的副交感神经节是（　　）
270. 面神经内脏感觉神经元胞体聚集形成（　　）
271. 蜗神经的感觉神经元胞体位于蜗轴内的神经节是（　　）
272. 前庭神经的感觉神经元胞体位于内耳道底的神经节是（　　）

（273～277 题共用备选答案）
A. 动眼神经　　B. 三叉神经　　C. 面神经
D. 迷走神经　　E. 舌下神经

273. 与面瘫相关的神经是（　　）
274. 与舌瘫相关的神经是（　　）
275. 最常见的脑神经疾病好发于（　　）
276. 与消化性溃疡关系密切的神经是（　　）
277. 与眼球运动障碍关系密切的神经是（　　）

（278～281 题共用备选答案）
A. 椎旁神经节　　B. 椎前神经节
C. 脊神经节　　D. 器官旁节
E. 器官内节

278. 位于器官附近的神经是（　　）
279. 位于器官壁内的神经是（　　）
280. 位于脊柱两旁的神经是（　　）
281. 位于脊柱前方的神经是（　　）

（282～286 题共用备选答案）
A. 奇神经节　　B. 腹腔神经节
C. 睫状神经节　　D. 肠系膜上神经节
E. 三叉神经节

282. 最大的椎前神经节是（　　）
283. 成对的椎前神经节是（　　）
284. 不成对的椎前神经节是（　　）
285. 属于副交感神经节的是（　　）
286. 两侧交感干下端在尾骨前面汇合形成的神经节是（　　）

（287～292 题共用备选答案）
A. 内脏小神经　　B. 内脏大神经
C. 腰内脏神经　　D. 盆内脏神经
E. 迷走神经

287. 穿出腰神经节的交感节前纤维组成的神经是（　　）
288. 穿过第 5～9 胸神经节的交感节前纤维组成的神经是（　　）
289. 穿过第 10～12 胸神经节的交感节前纤维组成的神经是（　　）
290. 结肠左曲以上消化管和器官的副交感纤维来自（　　）
291. 结肠左曲以下消化管和器官的副交感纤维来自（　　）
292. 随第 2～4 骶神经行走的副交感节前纤维出骶前孔后离开骶神经，形成的神经是（　　）

（293～295 题共用备选答案）
A. 内脏大神经　　B. 内脏小神经
C. 迷走神经　　D. 盆内脏神经
E. 舌咽神经

293. 在主动脉肾神经节换神经元的神经是（　　）
294. 分布至结肠左曲以下消化管和器官的神经是（　　）
295. 在腹腔神经节和肠系膜上神经节换神经元的神经是（　　）

（296～299 题共用备选答案）
A. 动眼神经副核　　B. 上泌涎核
C. 动眼神经核　　D. 下泌涎核
E. 迷走神经背核

296. 随面神经行走的副交感节前纤维来自（　　）
297. 随舌咽神经行走的副交感节前纤维来自（　　）
298. 随动眼神经行走的副交感节前纤维来自（　　）
299. 随迷走神经行走的副交感节前纤维来自（　　）

（300～304 题共用备选答案）
A. 睫状神经节　　B. 翼腭神经节

C. 下颌下神经节　　D. 耳神经节
E. 器官旁节或器官内节
300. 随动眼神经行走的副交感节前纤维至（　　）换神经元
301. 随迷走神经行走的副交感节前纤维至（　　）换神经元
302. 随面神经行走的副交感节前纤维部分经岩大神经至（　　）换神经元
303. 随面神经行走的副交感节前纤维部分经鼓索、舌神经至（　　）换神经元
304. 随舌咽神经行走的副交感节前纤维经鼓室神经、岩小神经至（　　）换神经元
（305～308 题共用备选答案）
A. 腮腺
B. 泪腺、下颌下腺和舌下腺
C. 骨骼
D. 平滑肌和心肌的运动和腺体的分泌
E. 瞳孔括约肌和睫状肌
305. 随动眼神经行走的副交感纤维支配（　　）
306. 随面神经行走的副交感纤维控制（　　）的分泌
307. 随舌咽神经行走的副交感纤维控制（　　）的分泌
308. 随迷走神经行走的副交感纤维控制结肠左曲以上（　　）
（309～311 题共用备选答案）
A. 腹腔丛　　B. 肺丛　　C. 心丛
D. 骶丛　　E. 盆丛
309. 心的神经来自（　　）
310. 下腹下丛又称为（　　）
311. 最大的内脏神经丛是（　　）
（312～316 题共用备选答案）
A. 心肌缺血或梗死　　B. 阑尾炎
C. 胆囊炎或胆结症　　D. 输尿管结石
E. 胃炎或胃溃疡
312. 左上腹疼痛，提示（　　）
313. 右侧肩部疼痛，提示（　　）
314. 腹股沟区疼痛，提示（　　）
315. 转移性右下腹疼痛，提示（　　）
316. 胸前区及左上臂内侧疼痛，提示（　　）

三、X 型题（多项选择题）

1. 中枢神经系统包括（　　）
A. 脑　　B. 脊髓　　C. 脊神经
D. 脑神经　　E. 内脏神经
2. 周围神经系统包括（　　）
A. 脑　　B. 脊髓　　C. 脊神经
D. 脑神经　　E. 内脏神经
3. 根据突起多少，神经元分为（　　）
A. 双极神经元　　B. 感觉神经元
C. 假单极神经元　　D. 运动神经元
E. 多极神经元
4. 根据功能性质，神经元分为（　　）
A. 双极神经元　　B. 感觉神经元
C. 运动神经元　　D. 多极神经元
E. 联络神经元
5. 根据功能性质，神经元分为（　　）
A. 双极神经元　　B. 传入神经元
C. 传出神经元　　D. 多极神经元
E. 中间神经元
6. 根据轴突长短，神经元分为（　　）
A. Golgi Ⅰ型神经元　　B. 多巴胺能神经元
C. 胆碱能神经元　　D. Golgi Ⅱ型神经元
E. 肾上腺素能神经元
7. 根据末梢释放的神经递质，神经元分为（　　）
A. 胆碱能神经元　　B. Golgi Ⅰ型神经元
C. Golgi Ⅱ型神经元　　D. 多巴胺能神经元
E. 肾上腺素能神经元
8. 根据接触部位，突触分为（　　）
A. 轴-树突触　　B. 轴-体突触
C. 轴-轴突触　　D. 兴奋性突触
E. 抑制性突触
9. 根据作用效应，突触分为（　　）
A. 轴-树突触　　B. 轴-体突触
C. 轴-轴突触　　D. 兴奋性突触
E. 抑制性突触
10. 根据作用机制，突触分为（　　）
A. 电突触　　B. 轴-树突触
C. 轴-体突触　　D. 轴-轴突触
E. 化学性突触
11. 以下属于中枢神经系统胶质细胞的是（　　）
A. 施万细胞　　B. 室管膜细胞
C. 小胶质细胞　　D. 少突胶质细胞
E. 星形胶质细胞
12. 以下属于周围神经系统胶质细胞的是（　　）
A. 卫星细胞　　B. 施万细胞
C. 小胶质细胞　　D. 少突胶质细胞
E. 星形胶质细胞
13. 脊神经包括（　　）
A. 颈神经　　B. 胸神经　　C. 腰神经
D. 骶神经　　E. 尾神经
14. 脊神经出椎间孔后随即分为（　　）
A. 前支　　B. 后支　　C. 颞支
D. 交通支　　E. 脊膜支

15. 脊神经前支形成的神经丛主要有（　　）
A. 颈丛　B. 臂丛　C. 腰丛
D. 骶丛　E. 腹腔丛
16. 颈丛皮支包括（　　）
A. 枕小神经　B. 枕大神经　C. 耳大神经
D. 颈横神经　E. 锁骨上神经
17. 臂丛锁骨上部的分支包括（　　）
A. 腋神经　B. 胸长神经
C. 肩胛背神经　D. 肩胛上神经
E. 肩胛下神经
18. 臂丛锁骨下部的短分支包括（　　）
A. 腋神经　B. 胸背神经
C. 肩胛下神经　D. 胸内侧神经
E. 胸外侧神经
19. 臂丛锁骨下部的长分支包括（　　）
A. 尺神经　B. 桡神经　C. 正中神经
D. 肌皮神经　E. 胸背神经
20. 臂丛锁骨下部的长分支包括（　　）
A. 桡神经　B. 尺神经　C. 肌皮神经
D. 正中神经　E. 臂内侧皮神经
21. 腰丛的分支包括（　　）
A. 阴部神经　B. 股神经
C. 股外侧皮神经　D. 髂腹股沟神经
E. 髂腹下神经
22. 腰丛的分支包括（　　）
A. 股神经　B. 闭孔神经
C. 生殖股神经　D. 股外侧皮神经
E. 髂腹股沟神经
23. 从腰大肌外侧缘穿出的有（　　）
A. 股神经　B. 股外侧皮神经
C. 髂腹股沟神经　D. 髂腹下神经
E. 闭孔神经
24. 骶丛的分支包括（　　）
A. 臀上神经　B. 臀下神经　C. 坐骨神经
D. 股后皮神经　E. 阴部神经
25. 骶丛的分支包括（　　）
A. 臀上神经　B. 臀下神经　C. 闭孔神经
D. 坐骨神经　E. 股后皮神经
26. 骶丛的分支包括（　　）
A. 股神经　B. 臀上神经　C. 臀下神经
D. 坐骨神经　E. 股后皮神经
27. 穿梨状肌下孔的神经有（　　）
A. 臀上神经　B. 臀下神经　C. 坐骨神经
D. 股后皮神经　E. 阴部神经
28. 阴部神经的分支包括（　　）
A. 肛神经　B. 闭孔神经　C. 会阴神经
D. 阴茎背神经　E. 阴蒂背神经
29. 坐骨神经通常在腘窝上角分为（　　）
A. 股神经　B. 胫神经　C. 闭孔神经
D. 腓总神经　E. 阴部神经
30. 腓总神经绕腓骨颈，穿腓骨长肌分为（　　）
A. 阴部神经　B. 闭孔神经　C. 腓浅神经
D. 腓肠神经　E. 腓深神经
31. 以下属于脑神经的是（　　）
A. 嗅神经　B. 膈神经　C. 视神经
D. 腋神经　E. 前庭蜗神经
32. 以下属于脑神经的是（　　）
A. 展神经　B. 滑车神经　C. 动眼神经
D. 副神经　E. 舌下神经
33. 以下属于脑神经的是（　　）
A. 面神经　B. 三叉神经　C. 坐骨神经
D. 舌咽神经　E. 迷走神经
34. 感觉性脑神经包括（　　）
A. 副神经　B. 嗅神经　C. 视神经
D. 前庭蜗神经　E. 舌下神经
35. 运动性脑神经包括（　　）
A. 展神经　B. 滑车神经　C. 动眼神经
D. 副神经　E. 舌下神经
36. 混合性脑神经包括（　　）
A. 三叉神经　B. 面神经　C. 舌咽神经
D. 迷走神经　E. 舌下神经
37. 含副交感纤维的脑神经包括（　　）
A. 动眼神经　B. 面神经　C. 舌咽神经
D. 舌下神经　E. 迷走神经
38. 前庭神经节的周围突分布于（　　）
A. 壶腹嵴　B. 螺旋器　C. 椭圆囊斑
D. 第二鼓膜　E. 球囊斑
39. 分布至眼球外肌的脑神经包括（　　）
A. 展神经　B. 滑车神经　C. 动眼神经
D. 副神经　E. 舌下神经
40. 动眼神经上支支配（　　）
A. 上直肌　B. 下直肌　C. 上睑提肌
D. 内直肌　E. 下斜肌
41. 动眼神经下支支配（　　）
A. 上直肌　B. 下直肌　C. 上睑提肌
D. 内直肌　E. 下斜肌
42. 含一般躯体运动纤维的神经是（　　）
A. 副神经　B. 展神经　C. 滑车神经
D. 动眼神经　E. 舌下神经
43. 含特殊躯体感觉纤维的神经是（　　）
A. 嗅神经　B. 视神经
C. 前庭蜗神经　D. 副神经
E. 舌下神经
44. 三叉神经的三大分支为（　　）

A. 鼓索　B. 眼神经　C. 岩大神经
D. 上颌神经　E. 下颌神经
45. 以下属于眼神经分支的是（　）
A. 额神经　B. 颧神经　C. 泪腺神经
D. 眶下神经　E. 鼻睫神经
46. 以下属于上颌神经分支的是（　）
A. 颧神经　B. 神经节支
C. 上牙槽神经后支　D. 下牙槽神经
E. 眶下神经
47. 以下属于下颌神经分支的是（　）
A. 颊神经　B. 舌神经　C. 耳颞神经
D. 下牙槽神经　E. 咀嚼肌神经
48. 舌神经中含有的神经纤维是（　）
A. 一般躯体感觉纤维　B. 一般内脏感觉纤维
C. 一般内脏运动纤维　D. 特殊内脏运动纤维
E. 特殊内脏感觉纤维
49. 面神经在面神经管内的分支包括（　）
A. 颊支　B. 鼓索　C. 颊神经
D. 岩大神经　E. 镫骨肌神经
50. 面神经在面神经管外的分支（表情肌支）包括（　）
A. 颞支　B. 颧支　C. 颊支
D. 下颌缘支　E. 颈支
51. 与面神经有关的神经节包括（　）
A. 膝神经节　B. 耳神经节
C. 翼腭神经节　D. 睫状神经节
E. 下颌下神经节
52. 舌咽神经的分支包括（　）
A. 鼓室神经　B. 扁桃体支
C. 舌支和咽支　D. 茎突咽肌支
E. 颈动脉窦支
53. 迷走神经颈部的分支有（　）
A. 耳支　B. 咽支　C. 脑膜支
D. 颈心支　E. 喉上神经
54. 迷走神经胸部的分支有（　）
A. 胸心支　B. 食管支　C. 支气管支
D. 喉上神经　E. 喉返神经
55. 迷走神经腹部前干的分支包括（　）
A. 咽支　B. 肝支　C. 腹腔支
D. 胃前支　E. 胃后支
56. 迷走神经腹部后干的分支包括（　）
A. 咽支　B. 肝支　C. 腹腔支
D. 胃前支　E. 胃后支
57. 穿经眶上裂的神经有（　）
A. 面神经　B. 眼神经　C. 展神经
D. 滑车神经　E. 动眼神经
58. 穿经内耳道、内耳门的神经有（　）
A. 眼神经　B. 面神经　C. 动眼神经
D. 前庭蜗神经　E. 滑车神经
59. 穿经颈静脉孔的神经有（　）
A. 副神经　B. 面神经　C. 迷走神经
D. 舌下神经　E. 舌咽神经
60. 穿经延髓脑桥沟的神经有（　）
A. 展神经　B. 副神经　C. 面神经
D. 三叉神经　E. 前庭蜗神经
61. 穿经橄榄后沟的神经有（　）
A. 展神经　B. 副神经　C. 迷走神经
D. 舌咽神经　E. 舌下神经
62. 内脏神经主要分布于（　）
A. 内脏　B. 骨骼　C. 关节
D. 心血管　E. 腺体
63. 内脏运动神经主要支配（　），控制肌肉的运动和腺体的分泌
A. 骨骼　B. 心肌　C. 平滑肌
D. 腺体　E. 骨骼肌
64. 交感神经周围部包括（　）
A. 交感干　B. 交通支　C. 节前纤维
D. 节后纤维　E. 交感神经节
65. 交感神经节包括（　）
A. 椎旁神经节　B. 椎前神经节
C. 脊神经节　D. 壁旁神经节
E. 壁内神经节
66. 副交感神经节包括（　）
A. 椎旁神经节　B. 椎前神经节
C. 脊神经节　D. 壁旁神经节
E. 壁内神经节
67. 成对的椎前神经节包括（　）
A. 三叉神经节　B. 腹腔神经节
C. 主动脉肾神经节　D. 肠系膜上神经节
E. 肠系膜下神经节
68. 不成对的椎前神经节包括（　）
A. 腹腔神经节　B. 睫状神经节
C. 主动脉肾神经节　D. 肠系膜上神经节
E. 肠系膜下神经节
69. 脑干内的副交感神经核包括（　）
A. 上泌涎核　B. 下泌涎核
C. 三叉神经运动核　D. 动眼神经副核
E. 迷走神经背核
70. 位于颅部肉眼可见的壁旁神经节包括（　）
A. 耳神经节　B. 三叉神经节
C. 睫状神经节　D. 翼腭神经节
E. 下颌下神经节
71. 以下属于副交感神经低级中枢（节前神经元）的神经核是（　）

A. 上泌涎核　B. 下泌涎核
C. 骶副交感核　D. 动眼神经副核
E. 迷走神经背核

72. 含有副交感纤维的脑神经包括（　　）
A. 面神经　B. 动眼神经　C. 舌咽神经
D. 舌下神经　E. 迷走神经

73. 位于颅部肉眼可见的副交感神经节包括（　　）
A. 耳神经节　B. 睫状神经节
C. 前庭神经节　D. 翼腭神经节
E. 下颌下神经节

74. 内脏神经丛中含有的神经纤维是（　　）
A. 交感神经纤维　B. 躯体运动纤维
C. 内脏感觉纤维　D. 躯体感觉纤维
E. 副交感神经纤维

75. 以下属于内脏神经丛的是（　　）
A. 心丛　B. 肺丛　C. 腰丛
D. 腹腔丛　E. 腹主动脉丛

76. 以下属于内脏神经丛的是（　　）
A. 肝丛　B. 盆丛　C. 骶丛
D. 上腹下丛　E. 下腹下丛

77. 内脏感觉的特点包括（　　）
A. 感觉迟钝　B. 感觉敏锐　C. 定位模糊
D. 定位准确　E. 对痉挛敏感

四、A2 型题（病例摘要型最佳选择题）

1. 患者，女性，55 岁。慢性胆囊炎、胆囊结石 5 年余，近期慢性胆囊炎急性发作，伴右侧肩部疼痛。与右侧肩部疼痛有关的神经是（　　）
A. 枕小神经　B. 耳大神经　C. 膈神经
D. 颈横神经　E. 胸长神经

2. 患者，男性，42 岁。间断打嗝 3 天，无法控制，伴胸痛、胸闷、腹痛、腹胀和食欲减退、恶心想吐等症状，初步诊断为顽固性呃逆。顽固性呃逆往往是由（　　）损伤或受到刺激引起的
A. 腋神经　B. 膈神经　C. 耳大神经
D. 颈横神经　E. 枕小神经

3. 新生儿，女，分娩时左上肢先露，经牵引娩出，但出现了左侧“爪形手”，左侧手和上肢的内侧感觉迟钝，伴瞳孔缩小现象。可能受损的神经根是（　　）
A. $C_{4\sim6}$　B. $C_{5\sim7}$　C. $C_8\sim T_1$
D. $T_{2\sim4}$　E. $T_{5\sim7}$

4. 患者，男性，60 岁。右下肢截肢后，长期使用腋杖，坚持外出打工，近期右侧出现“翼状肩”表现，伴右胸侧壁皮肤感觉障碍。该患者可能损伤的神经是（　　）
A. 胸长神经　B. 肩胛背神经
C. 腋神经　D. 肩胛下神经
E. 胸背神经

5. 患者，女性，66 岁。左下肢截肢后，长期使用腋杖，坚持外出干活，近期左侧出现“方形肩”表现，伴左侧肩部皮肤感觉障碍。该患者可能损伤的神经是（　　）
A. 胸长神经　B. 肩胛背神经
C. 腋神经　D. 肩胛下神经
E. 胸背神经

6. 患者，男性，27 岁。因不慎滑倒，右侧肘关节内侧着地，疼痛难忍去医院就诊。X 线检查：右侧肱骨内上髁骨折。该骨折最容易损伤的神经是（　　）
A. 肌皮神经　B. 正中神经　C. 尺神经
D. 桡神经　E. 腋神经

7. 患者，女性，35 岁。上班途中发生车祸，左侧臂部剧烈疼痛，伴局部软组织损伤。X 线检查：左侧肱骨中段骨折。该骨折最容易损伤的神经是（　　）
A. 肌皮神经　B. 正中神经　C. 尺神经
D. 桡神经　E. 腋神经

8. 患者，女性，42 岁。在雨雪中行走时不慎滑倒，左侧肘部内侧着地，剧烈疼痛去医院就诊。查体发现，左手小指和无名指屈曲，不能伸直即有“爪形手”体征。该患者损伤的神经是（　　）
A. 腋神经　B. 肌皮神经　C. 正中神经
D. 尺神经　E. 桡神经

9. 患者，男性，57 岁。因交通事故致右侧臂部损伤。X 线检查显示：右侧肱骨中段骨折，同时右手出现“垂腕症”体征。该患者损伤的神经是（　　）
A. 腋神经　B. 肌皮神经　C. 正中神经
D. 尺神经　E. 桡神经

10. 患者，男性，42 岁。水电工，左侧腕部受伤数年，近期发现用左手拇指和其他指不能持物（对掌运动功能障碍），同时伴有左手鱼际肌瘫痪（“猿手”体征），初步诊断为腕管综合征。该患者损伤的神经是（　　）
A. 腋神经　B. 肌皮神经　C. 正中神经
D. 尺神经　E. 桡神经

11. 患者，女性，50 岁。左侧腰痛 1 个月。无尿频、尿急、尿痛及排尿困难，未见肉眼血尿。查体发现左侧腰部饱满，有轻压痛。B 超和 CT 检查显示：左肾占位，边缘毛糙。考虑经腹后路行肿瘤切除术。术中在第 12 肋下、腰方肌前方需要特别注意保护的神经是（　　）

A. 股神经 B. 股外侧皮神经
C. 生殖股神经 D. 闭孔神经
E. 髂腹股沟神经

12. 患者，男性，20 岁。因打架斗殴导致股部损伤，急诊就医。检查发现：股前和小腿内侧皮肤感觉障碍，屈髋无力，不能伸膝，膝跳反射减弱。很有可能损伤的神经是（ ）
A. 股神经 B. 股外侧皮神经
C. 闭孔神经 D. 生殖股神经
E. 髂腹下神经

13. 患者，女性，65 岁。因车祸导致右侧胫骨骨折，骨折断端锐利，并向后移位；患者右侧有“钩状足”表现。该患者损伤的神经是（ ）
A. 臀上神经 B. 臀下神经 C. 坐骨神经
D. 胫神经 E. 腓总神经

14. 患者，男性，50 岁。因车祸伤及左侧膝部住院。住院检查发现患者左侧有“马蹄内翻足”畸形。X 线检查显示：左侧腓骨颈骨折。该患者合并损伤的神经很可能是（ ）
A. 股神经 B. 闭孔神经 C. 坐骨神经
D. 胫神经 E. 腓总神经

15. 患者，女性，37 岁。高空坠落导致颈部损伤，急诊入院。由于伤口面积较大，且不清洁，需要做清创手术。术前从胸锁乳突肌后缘中点注入麻醉药，麻醉的是（ ）
A. 颈丛 B. 臂丛 C. 腰丛
D. 骶丛 E. 心丛

16. 患者，男性，22 岁。因车祸致臂部大面积损伤，急诊入院，需要立即做清创手术。术前将麻醉药注入锁骨中点后方，麻醉的是（ ）
A. 颈丛 B. 臂丛 C. 腰丛
D. 骶丛 E. 肺丛

17. 患者，女性，27 岁。近期感觉肛周持续性疼痛，排便、咳嗽、坐下或受压时疼痛加重。检查发现：肛门 9 点位置有一明显隆起的肿物，触之疼痛加剧，初步诊断为肛周皮下脓肿，需要手术切开引流。术前将麻醉药注入骶管裂孔，麻醉的是（ ）的分支
A. 颈丛 B. 臂丛 C. 腰丛
D. 骶丛 E. 腹腔丛

18. 患者，男性，66 岁。车祸导致颅底外伤，出现脑脊液鼻漏，同时伴有嗅觉障碍。很有可能损伤的神经是（ ）
A. 嗅神经 B. 视神经 C. 动眼神经
D. 滑车神经 E. 展神经

19. 患者，女性，55 岁。车祸导致右侧眉弓颞上部受到暴力撞击，感觉视力减退、视野障碍。X 线和 CT 检查显示：视神经管骨折、变形。此时，最有可能损伤的神经是（ ）
A. 嗅神经 B. 视神经 C. 动眼神经
D. 滑车神经 E. 展神经

20. 患者，男性，73 岁。左侧眼眶外伤后出现上睑下垂、外斜视，以及眼球向上向下向内转动障碍等症状。该外伤很有可能合并损伤的神经是（ ）
A. 嗅神经 B. 视神经 C. 动眼神经
D. 滑车神经 E. 展神经

21. 患者，女性，36 岁。右侧眼眶外伤后，右侧眼球不能向外转动，表现为内斜视，同时伴有间断复视。该外伤很有可能合并损伤的神经是（ ）
A. 嗅神经 B. 视神经 C. 动眼神经
D. 滑车神经 E. 展神经

22. 患者，女性，70 岁。右侧面部出现骤发骤停、刀割样、顽固性、难以忍受的剧烈性疼痛，每次持续数秒；疼痛呈周期性发作，发作间歇期同正常人。诊断为三叉神经痛。三叉神经分支中通过卵圆孔的神经是（ ）
A. 眼神经 B. 上颌神经 C. 下颌神经
D. 耳颞神经 E. 舌神经

23. 患者，男性，75 岁。出现左侧面部骤发骤停、电击样、顽固性、难以忍受的剧烈性疼痛，每次持续数秒；疼痛呈周期性发作，发作间歇期同正常人。诊断为三叉神经痛。三叉神经分支中通过圆孔的神经是（ ）
A. 眼神经 B. 上颌神经 C. 下颌神经
D. 耳颞神经 E. 舌神经

24. 患者，女性，62 岁。出现右侧面部骤发骤停、针刺样、顽固性、难以忍受的剧烈性疼痛，每次持续数秒；疼痛呈周期性发作，发作间歇期同正常人。诊断为三叉神经痛。三叉神经分支中通过眶上裂的神经是（ ）
A. 眼神经 B. 上颌神经 C. 下颌神经
D. 耳颞神经 E. 舌神经

25. 患者，男性，39 岁。车祸致颅底骨折。查体：患侧面肌瘫痪，舌前 2/3 的味觉丧失和听觉过敏，舌运动良好。该骨折最可能发生的部位是（ ）
A. 内耳门 B. 内耳道 C. 面神经管
D. 茎乳孔 E. 乳突

26. 患者，女性，50 岁。近期出现间歇性左侧“眼角跳动”，以下眼睑为主，难以忍受去医院就诊。检查后，初步诊断为面肌痉挛。面肌痉挛是由面神经损伤所导致，面神经出颅的部位是（ ）
A. 圆孔 B. 卵圆孔 C. 棘孔

D. 茎乳孔　　E. 颈静脉孔

27. 患者，男性，65 岁。因右侧进行性加重的听力下降，伴耳鸣就诊。CT 和 MRI 检查结果显示：右侧脑桥小脑三角占位。初步诊断为听神经瘤。与听神经瘤有关的神经极其容易累及的神经分别是（　　）

A. 面神经和前庭蜗神经
B. 前庭蜗神经和面神经
C. 面神经和展神经
D. 前庭蜗神经和舌咽神经
E. 前庭蜗神经和迷走神经

28. 患者，女性，45 岁。甲状腺肿瘤行甲状腺次全切除术，术后出现明显的声音嘶哑。最可能损伤的神经是（　　）

A. 膈神经　B. 喉上神经　C. 喉返神经
D. 舌咽神经　E. 舌下神经

29. 患者，男性，85 岁。以声音嘶哑为主诉就诊，反复抗生素消炎后，效果欠佳，伴消瘦。后经胸部 CT 检查发现：左侧肺部占位，周缘毛糙，靠近肺门。初步诊断为左侧肺癌。该患者声音嘶哑主要是由肿瘤压迫（　　）所导致

A. 舌下神经　B. 舌咽神经　C. 膈神经
D. 喉上神经　E. 喉返神经

30. 患者，女性，35 岁。因车祸导致右侧颈部损伤，急诊入院。查体发现：头颈不能向右侧侧屈，颜面不能转向左侧，同时伴有右侧肩部下垂。该患者很有可能损伤的神经是（　　）

A. 舌神经　B. 舌咽神经　C. 迷走神经
D. 副神经　E. 舌下神经

31. 患者，男性，67 岁。在工地干活时不慎从高空坠落，枕部先着地，急诊入院。查体发现：伸舌时，舌尖偏向左侧。X 线和 CT 等检查提示：枕骨左侧部骨折。该患者很有可能损伤的神经是（　　）

A. 面神经　B. 舌咽神经　C. 迷走神经
D. 副神经　E. 舌下神经

32. 患者，女性，44 岁。车祸导致颅脑外伤、昏迷，急诊入院。查体：意识淡漠，呼之不应，右侧瞳孔对光反射明显减弱。CT 检查提示：右侧脑挫裂伤。与瞳孔对光反射有关的神经节是（　　）

A. 耳神经节　B. 翼腭神经节
C. 下颌下神经节　D. 睫状神经节
E. 脊神经节

33. 患者，男性，57 岁。偶尔发现左侧腮腺咬肌区有一肿块，表面光滑、质地中等、界限清楚；肿块可被推动，与周围组织无粘连。初步诊断为腮腺肿瘤。与腮腺分泌有关的神经节是（　　）

A. 耳神经节　B. 翼腭神经节
C. 下颌下神经节　D. 睫状神经节
E. 三叉神经节

34. 患者，女性，50 岁。左侧颈部肿块 3 年余。查体：左侧瞳孔缩小、眼球内陷、上睑下垂、面部无汗。初步诊断为霍纳综合征（Horner 综合征）。患者面部症状出现的原因可能是肿瘤累及了（　　）

A. 眼神经　B. 动眼神经
C. 颈交感神经　D. 胸交感神经
E. 迷走神经

35. 患者，男性，45 岁。近期常感觉心前区和左臂内侧皮肤疼痛，有时有压榨感或窒息感，常在体力活动、情绪激动或饱餐后发作；每次发作持续几分钟，休息或使用硝酸甘油可缓解。初步诊断为冠心病、心绞痛。心绞痛出现左臂内侧皮肤疼痛的可能原因是（　　）

A. 肋间神经受到刺激
B. 心交感神经受到刺激
C. 膈神经受到刺激
D. 臂内侧皮神经受到刺激
E. 迷走神经受到刺激

五、名词解释

1. 反射（reflex）
2. 脊神经节（spinal ganglion）
3. 睫状神经节（ciliary ganglion）
4. 三叉神经节（trigeminal ganglion）
5. 翼腭神经节（pterygopalatine ganglion）
6. 下颌下神经节（submandibular ganglion）
7. 耳神经节（otic ganglion）
8. 岩小神经（lesser petrosal nerve）
9. 岩大神经（greater petrosal nerve）
10. 喉上神经（superior laryngeal nerve）
11. 喉返神经（recurrent laryngeal nerve）
12. 内脏大神经（greater splanchnic nerve）
13. 内脏小神经（lesser splanchnic nerve）
14. 腰内脏神经（lumbar splanchnic nerve）
15. 盆内脏神经（pelvic splanchnic nerve）
16. 下腹下丛（inferior hypogastric plexus）
17. 牵涉痛（referred pain）

六、问答题

1. 描述脊神经的形成、性质和分支分布。
2. 描述颈丛的组成、位置和分支。
3. 描述膈神经的起始、经行、分支、分布及临床

意义。
4. 描述正中神经的起始、经行、分支、分布及损伤表现。
5. 描述尺神经的起始、经行、分支、分布及损伤表现。
6. 描述桡神经的起始、经行、分支、分布及损伤表现。
7. 描述腰丛的组成、位置和分支。
8. 描述骶丛的组成、位置和分支。
9. 描述坐骨神经的起始、经行、分支、分布及损伤表现。
10. 描述脑神经的分类及含副交感纤维的脑神经。
11. 描述眼（球）外肌的神经支配及主要损伤表现。
12. 描述三叉神经的性质、连接脑的部位、穿颅的部位和主要分支。
13. 描述面神经的分支、分布。
14. 描述与面神经有关的神经节的名称、性质及纤维联系。
15. 描述舌的神经分布。
16. 描述眶上裂和视神经管的形态和内容。
17. 描述含有副交感纤维的脑神经及其相关神经节和效应器。
18. 描述十二对脑神经的连脑部位和穿颅部位。
19. 从支配对象、功能特点、周围经过神经元、形态特点、组织结构和纤维成分等方面对躯体运动神经与内脏运动神经进行比较。
20. 描述颅部的副交感神经的起始、经行、相关神经节和效应器。
21. 交感神经和副交感神经的比较。

第十五章　中枢神经系统

一、A1 型题（单句型最佳选择题）

1. 位于椎管内的结构是（　　）
A. 中脑　B. 脑桥　C. 延髓
D. 脊髓　E. 间脑

2. 在脊髓上端枕骨大孔处接续的是（　　）
A. 小脑　B. 间脑　C. 中脑
D. 脑桥　E. 延髓

3. 成人脊髓下端约平第（　　）腰椎下缘
A. 1　B. 2　C. 3　D. 4　E. 5

4. 婴幼儿脊髓下端可达第（　　）腰椎下缘
A. 1　B. 2　C. 3　D. 4　E. 5

5. 髂嵴最高点连线平对第（　　）腰椎棘突，为腰椎穿刺重要的定位标志
A. 1　B. 2　C. 3　D. 4　E. 5

6. 脊髓前面正中较深的沟裂是（　　）
A. 橄榄后沟　B. 前正中裂　C. 后正中沟
D. 前外侧沟　E. 后外侧沟

7. 脊髓后面正中较浅的沟裂是（　　）
A. 橄榄后沟　B. 前正中裂　C. 后正中沟
D. 前外侧沟　E. 后外侧沟

8. 有脊神经前根的根丝穿出的沟裂是（　　）
A. 橄榄后沟　B. 前正中裂　C. 后正中沟
D. 前外侧沟　E. 后外侧沟

9. 内有脊神经后根的根丝穿入的沟裂是（　　）
A. 橄榄后沟　B. 前正中裂　C. 后正中沟
D. 前外侧沟　E. 后外侧沟

10. 脊髓两侧与 31 对脊神经相连，据此将脊髓分为（　　）个脊髓节段
A. 29　B. 30　C. 31　D. 32　E. 33

11. 颈髓有（　　）个节段
A. 5　B. 6　C. 7　D. 8　E. 9

12. 腰髓有（　　）个节段
A. 3　B. 4　C. 5　D. 6　E. 7

13. 第 7 颈髓约平对第（　　）颈椎椎体
A. 3　B. 4　C. 5　D. 6　E. 7

14. 第 3 胸髓约平对第（　　）胸椎椎体
A. 1　B. 2　C. 3　D. 4　E. 5

15. 第 7 胸髓约平对第（　　）胸椎椎体
A. 3　B. 4　C. 5　D. 6　E. 7

16. 第 12 胸髓约平对第（　　）胸椎椎体
A. 8　B. 9　C. 10　D. 11　E. 12

17. 脊髓灰质前角和后角之间的部分称为(　　)
A. 中央管　B. 中间带　C. 颈膨大
D. 腰骶膨大　E. 脊髓圆锥

18. 中间带在中央管周围的部分称为（　　）
A. 颈膨大　B. 腰骶膨大　C. 脊髓圆锥
D. 灰质连合　E. 白质前连合

19. 在 T_1～L_3 脊髓节段，中间带向外侧突出形成的结构是（　　）
A. 前角　B. 后角　C. 侧角
D. 灰质连合　E. 网站结构

20. 脊髓灰质后角从背侧向腹侧依次分为(　　)4 部
A. 尖、头、底、颈　B. 尖、头、颈、底
C. 尖、颈、头、底　D. 尖、颈、底、头
E. 尖、底、头、颈

21. 脊髓灰质后角细胞属于（　　）
A. 感觉神经元　B. 运动神经元
C. 联络神经元　D. 传入神经元
E. 传出神经元

22. 脊髓灰质后角细胞属于（　　）
A. 传入神经元　B. 传出神经元
C. 中间神经元　D. 感觉神经元
E. 运动神经元

23. 以下不属于脊髓灰质后角细胞形成的核团是（　　）
A. 胸核　B. 后角固有核
C. 胶状质　D. 后角边缘核
E. 骶副交感核

24. 脊髓灰质前角细胞属于（　　）
A. 感觉神经元　B. 运动神经元
C. 联络神经元　D. 传入神经元
E. 呼吸神经元

25. 支配梭外肌，引起骨骼肌运动的神经元是（　　）
A. 后角中间神经元　B. 侧角节前神经元
C. 前角 α 运动神经元　D. 前角 γ 运动神经元
E. 前角闰绍（Renshaw）细胞

26. 支配梭内肌，主要调节肌张力的神经元是（　　）
A. 后角中间神经元　B. 侧角节前神经元
C. 前角 α 运动神经元　D. 前角 γ 运动神经元
E. 前角 Renshaw 细胞

27. 能接受 α 运动神经元轴突的侧支，其轴突再终于 α 运动神经元，形成负反馈调节环路，抑制 α 运动神经元过度兴奋的是（　　）

A. 前角 α 运动神经元　B. 侧角节前神经元
C. 后角联络神经元　D. 前角 γ 运动神经元
E. 前角 Renshaw 细胞
28. 其轴突经前根随脊神经支配骨骼肌的神经元是（　　）
A. 前角运动神经元　B. 后角联络神经元
C. 侧角节前神经元　D. 前角感觉神经元
E. 前角 Renshaw 细胞
29. 属于交感神经低级中枢的是（　　）
A. T_1～L_1 脊髓灰质侧角细胞
B. T_1～L_3 脊髓灰质侧角细胞
C. T_1～L_5 脊髓灰质侧角细胞
D. T_5～L_3 脊髓灰质侧角细胞
E. T_5～L_5 脊髓灰质侧角细胞
30. 以下属于骶部副交感神经低级中枢是（　　）
A. 胸核　B. 后角固有核
C. 后角边缘核　D. 骶副交感核
E. 中间外侧核
31. 以下属于脊髓内横行纤维束的是（　　）
A. 前根　B. 固有束
C. 薄束和楔束　D. 脊髓丘脑束
E. 脊髓小脑束
32. 以下属于脊髓内横行纤维束的是（　　）
A. 后根　B. 固有束
C. 薄束和楔束　D. 脊髓丘脑束
E. 脊髓小脑束
33. 以下属于脊髓内横行纤维束的是（　　）
A. 固有束　B. 白质前连合
C. 薄束和楔束　D. 皮质脊髓束
E. 红核脊髓束
34. 在脊髓灰质连合前方横越中线的纤维称为（　　）
A. 前根　B. 后根
C. 白质前连合　D. 背外侧束
E. 固有束
35. 传导本体感觉和精细触觉神经冲动的，是脊髓的（　　）
A. 固有束　B. 背外侧束
C. 白质前连合　D. 后根内侧部
E. 后根外侧部
36. 传导温度觉、痛觉和内脏感觉神经冲动的，是脊髓的（　　）
A. 固有束　B. 内侧纵束
C. 白质前连合　D. 后根内侧部
E. 后根外侧部
37. 传导温度觉、痛觉和内脏感觉的神经冲动，进入后角尖与后外侧沟之间的（　　），上升或下降 1～2 个节段，止于脊髓灰质后角中间神经元
A. 前根　B. 后根
C. 固有束　D. 背外侧束
E. 白质前连合
38. 前角运动神经元、侧角交感节前神经元或骶副交感核节前神经元的轴突构成（　　）
A. 前根　B. 后根
C. 固有束　D. 背外侧束
E. 白质前连合
39. 紧贴脊髓灰质周缘的一层短距离纤维，起止均在脊髓内部的是（　　）
A. 前根　B. 后根
C. 固有束　D. 背外侧束
E. 白质前连合
40. 以下属于脊髓上行纤维束的是（　　）
A. 薄束和楔束　B. 皮质脊髓束
C. 红核脊髓束　D. 前庭脊髓束
E. 顶盖脊髓束
41. 以下属于脊髓上行纤维束的是（　　）
A. 顶盖脊髓束　B. 皮质脊髓束
C. 红核脊髓束　D. 前庭脊髓束
E. 脊髓丘脑束
42. 以下属于脊髓上行纤维束的是（　　）
A. 顶盖脊髓束　B. 脊髓小脑束
C. 红核脊髓束　D. 前庭脊髓束
E. 皮质脊髓束
43. 以下属于脊髓下行纤维束的是（　　）
A. 脊髓小脑束　B. 薄束和楔束
C. 皮质脊髓束　D. 脊髓丘脑前束
E. 脊髓丘脑侧束
44. 以下属于脊髓下行纤维束的是（　　）
A. 脊髓小脑束　B. 薄束和楔束
C. 红核脊髓束　D. 脊髓丘脑前束
E. 脊髓丘脑侧束
45. 以下属于脊髓下行纤维束的是（　　）
A. 薄束和楔束　B. 前庭脊髓束
C. 脊髓丘脑束　D. 脊髓小脑前束
E. 脊髓小脑后束
46. 以下属于脊髓下行纤维束的是（　　）
A. 薄束和楔束　B. 顶盖脊髓束
C. 脊髓丘脑束　D. 脊髓小脑前束
E. 脊髓小脑后束
47. 以下属于脊髓下行纤维束的是（　　）
A. 网状脊髓束　B. 薄束和楔束
C. 脊髓小脑束　D. 脊髓丘侧束
E. 脊髓丘脑前束

48. 以下属于脊髓下行纤维束的是（　　）
A. 内侧纵束　B. 薄束和楔束
C. 脊髓小脑束　D. 脊髓丘侧束
E. 脊髓丘脑前束

49. 薄束和楔束的胞体均位于（　　）
A. 脊神经节　B. 三叉神经节
C. 脊髓灰质前角　D. 脊髓灰质后角
E. 脊髓灰质侧角

50. 关于薄束和楔束功能的描述，正确的是（　　）
A. 传导同侧躯干和四肢的温、痛、触、压觉神经冲动
B. 传导对侧躯干和四肢的温、痛、触、压觉神经冲动
C. 传导同侧头部和颈部的本体感觉和精细触觉神经冲动
D. 传导同侧躯干和四肢的本体感觉和精细触觉神经冲动
E. 传导对侧躯干和四肢的本体感觉和精细触觉神经冲动

51. 闭目时不能确定同侧损伤平面以下关节的位置和运动的方向，闭目站立时身体摇晃容易跌倒，同时伴有精细触觉丧失，提示（　　）病变
A. 脊髓前索　B. 脊髓后索　C. 脊髓侧索
D. 灰质连合　E. 白质前连合

52. 闭目时不能确定同侧损伤平面以下关节的位置和运动的方向，闭目站立时身体摇晃容易跌倒，同时伴有精细触觉丧失，提示（　　）损伤
A. 皮质脊髓束　B. 皮质脑干束
C. 薄束和楔束　D. 脊髓丘脑束
E. 脊髓小脑束

53. 脊髓丘脑束的纤维起于（　　）
A. 脊神经节
B. 三叉神经节
C. 脊髓灰质后角中间神经元
D. 脊髓灰质前角运动神经元
E. 中间外侧核或骶副交感核

54. 传导温度觉和痛觉神经冲动的纤维束是（　　）
A. 薄束和楔束　B. 脊髓小脑后束
C. 脊髓小脑前束　D. 脊髓丘脑侧束
E. 脊髓丘脑前束

55. 传导粗略触觉和压觉神经冲动的纤维束是（　　）
A. 薄束和楔束　B. 脊髓小脑后束
C. 脊髓小脑前束　D. 脊髓丘脑侧束
E. 脊髓丘脑前束

56. 脊髓中央管附近的病变，如脊髓空洞症或脊髓肿瘤等，常出现感觉分离现象，提示病变损伤了（　　）
A. 灰质连合　B. 白质前连合
C. 脊神经前根　D. 脊神经后根
E. 固有束

57. 不属于脊髓下行纤维束的是（　　）
A. 皮质脊髓束　B. 红核脊髓束
C. 前庭脊髓束　D. 顶盖脊髓束
E. 薄束和楔束

58. 不属于脊髓下行纤维束的是（　　）
A. 脊髓丘脑束　B. 皮质脊髓束
C. 红核脊髓束　D. 前庭脊髓束
E. 顶盖脊髓束

59. 不属于脊髓下行纤维束的是（　　）
A. 内侧纵束　B. 网状脊髓束
C. 脊髓小脑束　D. 前庭脊髓束
E. 顶盖脊髓束

60. 人类脊髓中最大的下行纤维束是（　　）
A. 网状脊髓束　B. 顶盖脊髓束
C. 前庭脊髓束　D. 皮质脊髓束
E. 红核脊髓束

61. 皮质脊髓束起自（　　）
A. 大脑皮质中央前回和中央旁小叶后部
B. 大脑皮质中央后回和中央旁小叶前部
C. 大脑皮质中央前回和中央旁小叶前部
D. 大脑皮质中央后回和中央旁小叶后部
E. 大脑皮质中央前回和中央旁小叶下部

62. 皮质脊髓束止于（　　）
A. 中间外侧核　B. 骶副交感核
C. 侧角节前神经元　D. 后角中间神经元
E. 前角运动神经元

63. 皮质脊髓束的大部分纤维经延髓锥体交叉至对侧下行，形成的纤维束是（　　）
A. 红核脊髓束　B. 前庭脊髓束
C. 顶盖脊髓束　D. 皮质脊髓侧束
E. 皮质脊髓前束

64. 皮质脊髓束的小部分纤维不经延髓锥体交叉，而直接降入同侧前索下行，形成（　　）
A. 红核脊髓束　B. 前庭脊髓束
C. 顶盖脊髓束　D. 皮质脊髓侧束
E. 皮质脊髓前束

65. 皮质脊髓束的功能是（　　）
A. 控制躯干和头颈骼肌的随意运动
B. 控制躯干和四肢骨骼肌的随意运动
C. 控制头颈和四肢骨骼肌的随意运动
D. 控制咀嚼肌和四肢骨骼肌的随意运动

E. 控制表情肌和四肢骨骼肌的随意运动

66. 中枢性瘫痪（痉挛性瘫痪）提示（　　）损伤
A. 红核脊髓束　B. 前庭脊髓束
C. 皮质脊髓束　D. 薄束和楔束
E. 脊髓丘脑束

67. 同侧损伤平面以下随意运动消失、肌张力升高、腱反射亢进，出现病理反射、肌肉萎缩不明显，提示（　　）损伤
A. 顶盖脊髓束　B. 前庭脊髓束
C. 红核脊髓束　D. 皮质脊髓束
E. 网状脊髓束

68. 位于外侧索皮质脊髓侧束前方、脊髓小脑后束内侧的纤维束是（　　）
A. 内侧纵束　B. 网状脊髓束
C. 顶盖脊髓束　D. 前庭脊髓束
E. 红核脊髓束

69. 起于中脑对侧红核，交叉下行，止于脊髓灰质后角中间神经元，间接联系前角运动神经元的纤维束是（　　）
A. 内侧纵束　B. 红核脊髓束
C. 顶盖脊髓束　D. 前庭脊髓束
E. 网状脊髓束

70. 兴奋屈肌、抑制伸肌，参与调节肌紧张和姿势反射的纤维束是（　　）
A. 内侧纵束　B. 红核脊髓束
C. 顶盖脊髓束　D. 前庭脊髓束
E. 网状脊髓束

71. 位于前索前外侧份，起于脑干同侧前庭神经核，止于脊髓灰质后角中间神经元，间接联系前角运动神经元的纤维束是（　　）
A. 内侧纵束　B. 红核脊髓束
C. 顶盖脊髓束　D. 前庭脊髓束
E. 网状脊髓束

72. 兴奋伸肌、抑制屈肌，与维持体位的平衡反射有关的纤维束是（　　）
A. 内侧纵束　B. 红核脊髓束
C. 顶盖脊髓束　D. 前庭脊髓束
E. 网状脊髓束

73. 位于前索前内侧份、前庭脊髓束与皮质脊髓侧束之间的纤维束是（　　）
A. 内侧纵束　B. 红核脊髓束
C. 顶盖脊髓束　D. 脊髓丘脑束
E. 网状脊髓束

74. 起自中脑上丘，交叉下行，通过脊髓灰质后角中间神经元，间接联系前角运动神经元，参与视觉和听觉防御反射的纤维束是（　　）
A. 内侧纵束　B. 红核脊髓束
C. 顶盖脊髓束　D. 前庭脊髓束
E. 网状脊髓束

75. 位于前索和外侧索的深部，境界不清，起于脑干网状结构，下行止于脊髓灰质，参与调节躯体运动和内脏活动的纤维束是（　　）
A. 内侧纵束　B. 红核脊髓束
C. 顶盖脊髓束　D. 前庭脊髓束
E. 网状脊髓束

76. 位于前索内侧深部，起于前庭神经核等处，下行通过脊髓灰质后角神经元联系前角运动神经元，与头、颈、眼外肌协调运动有关的纤维束是（　　）
A. 内侧纵束　B. 红核脊髓束
C. 顶盖脊髓束　D. 前庭脊髓束
E. 网状脊髓束

77. 脊髓半切综合征时，同侧出现痉挛性（中枢性）瘫痪，提示损伤的纤维束是（　　）
A. 脊髓丘脑束　B. 皮质脊髓束
C. 薄束和楔束　D. 红核脊髓束
E. 顶盖脊髓束

78. 脊髓半切综合征时，同侧出现本体感觉和精细触觉丧失、闭目站立时身体摇晃容易跌倒，提示损伤的纤维束是（　　）
A. 脊髓丘脑束　B. 皮质脊髓束
C. 薄束和楔束　D. 红核脊髓束
E. 顶盖脊髓束

79. 脊髓半切综合征时，对侧 1～2 个脊髓节段以下出现温痛觉障碍，提示损伤的纤维束是（　　）
A. 脊髓丘脑束　B. 皮质脊髓束
C. 薄束和楔束　D. 红核脊髓束
E. 顶盖脊髓束

80. 以下不属于脊髓反射固有装置的是（　　）
A. 固有束　B. 大脑皮质
C. 脊髓灰质　D. 脊神经前根
E. 脊神经后根

81. 以下不属于脊髓反射固有装置的是（　　）
A. 固有束　B. 脊髓灰质
C. 白质前连合　D. 脊神经前根
E. 脊神经后根

82. 以下不属于脊髓内脏反射的是（　　）
A. 性反射　B. 竖毛反射　C. 排尿反射
D. 排便反射　E. 牵张反射

83. 以下不属于脊髓内脏反射的是（　　）
A. 性反射　B. 屈反射　C. 排尿反射
D. 排便反射　E. 竖毛反射

84. 以下不属于脊髓内脏反射的是（　　）

A. 性反射　B. 排尿反射　C. 排便反射
D. 翻正反射　E. 竖毛反射
85. 以下属于脊髓躯体反射的是（　）
A. 性反射　B. 排尿反射　C. 翻正反射
D. 排便反射　E. 竖毛反射
86. 以下属于脊髓躯体反射的是（　）
A. 性反射　B. 屈曲反射　C. 排尿反射
D. 排便反射　E. 竖毛反射
87. 以下属于脊髓躯体反射的是（　）
A. 性反射　B. 排尿反射　C. 排便反射
D. 牵张反射　E. 竖毛反射
88. 位于鞍背和斜坡后上方的结构是（　）
A. 端脑　B. 间脑　C. 脑干
D. 小脑　E. 脊髓
89. 关于脑干的描述，错误的是（　）
A. 从脑底面伸出
B. 位于鞍背和斜坡的后上方
C. 上端接端脑
D. 下端在枕骨大孔处与脊髓相延续
E. 背侧连接小脑
90. 关于脑干的描述，错误的是（　）
A. 从脑底面伸出
B. 位于鞍背和斜坡的后上方
C. 上端接间脑
D. 下端在颈静脉孔处与脊髓相延续
E. 背侧连接小脑
91. 关于脑干的描述，错误的是（　）
A. 从脑底面伸出
B. 位于鞍背和斜坡的后上方
C. 上端接间脑
D. 下端在枕骨大孔处与脊髓相延续
E. 背侧连接端脑
92. 以下属于中脑腹侧面结构的是（　）
A. 锥体　B. 橄榄　C. 大脑脚
D. 基底沟　E. 小脑中脚
93. 以下属于中脑腹侧面结构的是（　）
A. 橄榄　B. 锥体　C. 脚间窝
D. 基底沟　E. 小脑中脚
94. 以下属于中脑腹侧面结构的是（　）
A. 锥体　B. 橄榄　C. 小脑中脚
D. 基底沟　E. 后穿质
95. 以下属于脑桥腹侧面结构的是（　）
A. 基底沟　B. 大脑脚　C. 脚间窝
D. 锥体交叉　E. 橄榄后沟
96. 以下属于脑桥腹侧面结构的是（　）
A. 大脑脚　B. 小脑中脚　C. 脚间窝
D. 橄榄后沟　E. 锥体交叉
97. 以下属于脑桥腹侧面结构的是（　）
A. 大脑脚　B. 脚间窝　C. 脑桥基底部
D. 锥体交叉　E. 橄榄后沟
98. 以下属于延髓腹侧面结构的是（　）
A. 锥体　B. 脚间窝　C. 大脑脚
D. 小脑中脚　E. 脑桥基底部
99. 以下属于延髓腹侧面结构的是（　）
A. 橄榄　B. 大脑脚　C. 脚间窝
D. 小脑中脚　E. 脑桥基底部
100. 以下属于延髓腹侧面结构的是（　）
A. 大脑脚　B. 脚间窝　C. 基底沟
D. 锥体交叉　E. 小脑中脚
101. 以下属于延髓腹侧面结构的是（　）
A. 脚间窝　B. 大脑脚　C. 基底沟
D. 小脑中脚　E. 橄榄后沟
102. 中脑腹侧面的纵行凹陷称为（　）
A. 大脑脚　B. 脚间窝　C. 后穿质
D. 基底沟　E. 脑桥基底部
103. 有动眼神经穿出的部位是（　）
A. 大脑脚　B. 脚间窝　C. 后穿质
D. 基底沟　E. 脑桥基底部
104. 呈“V”形，内含大量上下行纤维束的部位是（　）
A. 大脑脚　B. 脚间窝　C. 后穿质
D. 基底沟　E. 脑桥基底部
105. 脚间窝窝底的小血管称为（　）
A. 大脑脚　B. 锥体交叉　C. 后穿质
D. 基底沟　E. 脑桥基底部
106. 脑桥腹侧面的宽阔膨隆称为（　）
A. 脚间窝　B. 大脑脚　C. 后穿质
D. 基底沟　E. 脑桥基底部
107. 有基底动脉通过的是为（　）
A. 大脑脚　B. 脚间窝　C. 后穿质
D. 基底沟　E. 脑桥基底部
108. 脑桥基底部向两侧变窄移行为（　）
A. 大脑脚　B. 脚间窝　C. 小脑中脚
D. 基底沟　E. 后穿质
109. 脑桥基底部和小脑中脚移行处有粗大的（　）相连
A. 面神经　B. 三叉神经
C. 前庭蜗神经　D. 舌咽神经
E. 舌下神经
110. 舌下神经的连脑部位是出（　）
A. 锥体　B. 锥体交叉　C. 橄榄
D. 橄榄后沟　E. 前外侧沟
111. 由大脑皮质下行的皮质脊髓束构成的是（　）

A. 锥体 B. 锥体交叉 C. 橄榄
D. 橄榄后沟 E. 前外侧沟

112. 延髓与脊髓交界处前正中裂内斜行交叉的纤维束称为（ ）
A. 终纹 B. 锥体交叉 C. 髓纹
D. 丘脑髓纹 E. 后穿质

113. 前外侧沟后外侧的纵长圆形隆起称为（ ）
A. 锥体 B. 基底部 C. 橄榄
D. 大脑脚 E. 面神经丘

114. 内含下橄榄核的结构是（ ）
A. 锥体 B. 基底部 C. 橄榄
D. 大脑脚 E. 面神经丘

115. 舌咽神经连接脑的部位是（ ）
A. 基底沟 B. 脚间窝 C. 前外侧沟
D. 橄榄后沟 E. 延髓脑桥沟

116. 迷走神经连接脑的部位是（ ）
A. 脚间窝 B. 基底沟 C. 橄榄后沟
D. 前外侧沟 E. 延髓脑桥沟

117. 副神经连接脑的部位是（ ）
A. 基底沟 B. 脚间窝 C. 前外侧沟
D. 延髓脑桥沟 E. 橄榄后沟

118. 可作为延髓与脑桥腹侧面分界的是（ ）
A. 基底沟 B. 脚间窝 C. 前外侧沟
D. 延髓脑桥沟 E. 橄榄后沟

119. 展神经连接脑的部位是（ ）
A. 基底沟 B. 脚间窝 C. 前外侧沟
D. 延髓脑桥沟 E. 橄榄后沟

120. 面神经连接脑的部位是（ ）
A. 脚间窝 B. 基底沟
C. 延髓脑桥沟 D. 前外侧沟
E. 橄榄后沟

121. 前庭蜗神经连接脑的部位是（ ）
A. 基底沟 B. 脚间窝 C. 前外侧沟
D. 橄榄后沟 E. 延髓脑桥沟

122. 位于脑桥小脑三角内的结构是（ ）
A. 展神经 B. 动眼神经 C. 面神经
D. 三叉神经 E. 迷走神经

123. 位于脑桥小脑三角内的结构是（ ）
A. 动眼神经 B. 滑车神经 C. 舌咽神经
D. 舌下神经 E. 前庭蜗神经

124. 听神经瘤常发生的部位是（ ）
A. 大脑脚 B. 脑桥基底部
C. 舌下神经三角 D. 脑桥小脑三角
E. 迷走神经三角

125. 生命中枢一般指的是（ ）
A. 小脑 B. 间脑 C. 中脑
D. 脑桥 E. 延髓

126. 以下属于中脑背侧面结构的是（ ）
A. 上丘 B. 面神经丘 C. 小脑上脚
D. 小脑中脚 E. 小脑下脚

127. 以下属于中脑背侧面结构的是（ ）
A. 小脑上脚 B. 下丘 C. 小脑中脚
D. 小脑下脚 E. 内侧隆起

128. 以下属于脑桥背侧面结构的是（ ）
A. 上丘 B. 下丘 C. 小脑上脚
D. 薄束结节 E. 楔束结节

129. 以下属于脑桥背侧面结构的是（ ）
A. 上丘 B. 下丘 C. 面神经丘
D. 薄束结节 E. 楔束结节

130. 以下属于脑桥背侧面结构的是（ ）
A. 蓝斑 B. 上丘 C. 下丘
D. 薄束结节 E. 楔束结节

131. 以下属于脑桥背侧面结构的是（ ）
A. 上丘 B. 上髓帆 C. 下丘
D. 薄束结节 E. 楔束结节

132. 以下属于延髓背侧面结构的是（ ）
A. 篮板 B. 面神经丘 C. 内侧隆起
D. 上丘 E. 薄束结节

133. 以下属于延髓背侧面结构的是（ ）
A. 篮板 B. 面神经丘 C. 内侧隆起
D. 下丘 E. 楔束结节

134. 以下属于延髓背侧面结构的是（ ）
A. 篮板 B. 上丘 C. 内侧隆起
D. 小脑下脚 E. 面神经丘

135. 以下属于延髓背侧面结构的是（ ）
A. 下丘 B. 面神经丘 C. 内侧隆起
D. 脑桥小脑三角 E. 舌下神经三角

136. 以下属于延髓背侧面结构的是（ ）
A. 下丘 B. 面神经丘 C. 内侧隆起
D. 迷走神经三角 E. 脑桥小脑三角

137. 上丘和下丘合称为（ ）
A. 四叠体 B. 顶盖前区 C. 大脑脚底
D. 脑桥基底部 E. 脑桥被盖部

138. 上丘和下丘合称为（ ）
A. 顶盖前区 B. 中脑顶盖 C. 中脑被盖
D. 脑桥被盖部 E. 脑桥基底部

139. 上丘向外上方移行为（ ）
A. 上丘臂 B. 下丘臂 C. 小脑上脚
D. 小脑中脚 E. 小脑下脚

140. 下丘向外上方移行为（ ）
A. 上丘臂 B. 下丘臂 C. 小脑上脚
D. 小脑中脚 E. 小脑下脚

141. 经上丘臂连于间脑的是（ ）

A. 上丘脑　B. 下丘脑　C. 底丘脑
D. 外侧膝状体　E. 内侧膝状体

142. 经下丘臂连于间脑的是（　　）
A. 上丘脑　B. 下丘脑　C. 底丘脑
D. 外侧膝状体　E. 内侧膝状体

143. 位于中脑和间脑移行处、上丘嘴侧，含顶盖前核的结构是（　　）
A. 大脑脚底　B. 中脑顶盖
C. 脑桥被盖部　D. 顶盖前区
E. 中脑被盖

144. 其神经元传出纤维止于双侧动眼神经副核，参与完成直接和间接瞳孔对光反射的结构是（　　）
A. 中脑顶盖　B. 顶盖前区
C. 脑桥被盖部　D. 大脑脚底
E. 中脑被盖

145. 构成第四脑室底即菱形窝上半的结构是（　　）
A. 中脑背侧面　B. 脑桥背侧面
C. 延髓背侧面　D. 中脑腹侧面
E. 脑桥腹侧面

146. 构成第四脑室底即菱形窝下半的结构是（　　）
A. 中脑背侧面　B. 脑桥背侧面
C. 延髓背侧面　D. 中脑腹侧面
E. 脑桥腹侧面

147. 位于左、右小脑上脚之间的薄层白质板称为（　　）
A. 上髓帆　B. 下髓帆　C. 中脑顶盖
D. 中脑被盖　E. 顶盖前区

148. 滑车神经交叉穿出（　　）上部，从脑干背面绕向前方
A. 上髓帆　B. 下髓帆　C. 中脑顶盖
D. 中脑被盖　E. 顶盖前区

149. 滑车神经连接脑的部位是（　　）
A. 上丘上方　B. 下丘下方　C. 脚间窝
D. 前外侧沟　E. 橄榄后沟

150. 唯一从脑干背侧面穿出的脑神经是（　　）
A. 展神经　B. 动眼神经　C. 滑车神经
D. 副神经　E. 舌下神经

151. 可作为脑桥与中脑背侧分界的结构是（　　）
A. 髓纹　B. 小脑上脚　C. 小脑中脚
D. 菱脑峡　E. 延髓脑桥沟

152. 可作为脑桥与延髓背侧分界的结构是（　　）
A. 髓纹　B. 小脑上脚　C. 小脑中脚
D. 菱脑峡　E. 延髓脑桥沟

153. 第四脑室底即菱形窝下半三角底处，横行的纤维束称为（　　）
A. 终纹　B. 锥体交叉　C. 髓纹
D. 丘脑髓纹　E. 后穿质

154. 以下内含薄束核的结构是（　　）
A. 上丘　B. 下丘　C. 听结节
D. 薄束结节　E. 楔束结节

155. 以下内含楔束核的结构是（　　）
A. 橄榄　B. 听结节　C. 面神经丘
D. 薄束结节　E. 楔束结节

156. 楔束结节的外侧向外上方缓缓隆起形成的是（　　）
A. 大脑脚　B. 锥体交叉　C. 小脑上脚
D. 小脑中脚　E. 小脑下脚

157. 位于脑桥、延髓与小脑之间的结构是(　　)
A. 侧脑室　B. 第三脑室　C. 第四脑室
D. 第五脑室　E. 中脑水管

158. 关于菱形窝的描述，错误的是（　　）
A. 即第四脑室底
B. 由脑桥和延髓下段的背面构成
C. 在窝的最宽处可见数条横形的纤维束称为髓纹
D. 髓纹相当于脑桥和延髓背面的分界线
E. 窝的正中线处有正中沟，沟两侧的纵形隆起称为内侧隆起

159. 关于菱形窝的描述，错误的是（　　）
A. 即第四脑室底
B. 由脑桥和延髓上段的背面构成
C. 在窝的最宽处可见数条横形的纤维束称为终纹
D. 髓纹相当于脑桥和延髓背面的分界线
E. 窝的正中线处有正中沟，沟两侧的纵形隆起称为内侧隆起

160. 关于菱形窝的描述，错误的是（　　）
A. 即第四脑室底
B. 由脑桥和延髓上段的背面构成
C. 在窝的最宽处可见数条横形的纤维束称为髓纹
D. 髓纹相当于脑桥和中脑背面的分界线
E. 窝的正中线处有正中沟，沟两侧的纵形隆起称为内侧隆起

161. 关于菱形窝的描述，错误的是（　　）
A. 即第四脑室底
B. 由脑桥和延髓上段的背面构成
C. 在窝的最宽处可见数条横形的纤维束称为髓纹
D. 髓纹相当于脑桥和延髓背面的分界线
E. 窝的正中线处有正中沟，沟两侧的纵形隆起称为外侧隆起

162. 内侧隆起在髓纹稍上方形成的圆丘为

（　　）
A. 上丘　B. 下丘　C. 面神经丘
D. 前庭区　E. 听结节
163. 面神经丘内含有的结构是（　　）
A. 面神经核　B. 展神经核
C. 舌下神经核　D. 蜗神经核
E. 前庭神经核
164. 面神经丘内含有的结构是（　　）
A. 副神经根　B. 滑车神经根
C. 面神经膝　D. 动眼神经根
E. 舌下神经根
165. 内侧隆起在髓纹以下形成两个三角，其中内上方为（　　）
A. 颈动脉三角　B. 椎动脉三角
C. 脑桥小脑三角　D. 舌下神经三角
E. 迷走神经三角
166. 内侧隆起在髓纹以下形成两个三角，其中外下方为（　　）
A. 颈动脉三角　B. 椎动脉三角
C. 脑桥小脑三角　D. 舌下神经三角
E. 迷走神经三角
167. 舌下神经三角内含有的核团是（　　）
A. 展神经核　B. 前庭神经核
C. 蜗神经核　D. 舌下神经核
E. 迷走神经背核
168. 迷走神经三角内含有的核团是（　　）
A. 展神经核　B. 前庭神经核
C. 蜗神经核　D. 舌下神经核
E. 迷走神经背核
169. 前庭区内含有的核团是（　　）
A. 展神经核　B. 前庭神经核
C. 蜗神经核　D. 舌下神经核
E. 迷走神经背核
170. 听结节内含有的核团是（　　）
A. 展神经核　B. 前庭神经核
C. 蜗神经核　D. 舌下神经核
E. 迷走神经背核
171. 第四脑室侧界上部的结构为（　　）
A. 小脑上脚　B. 小脑中脚　C. 薄束结节
D. 楔束结节　E. 小脑下脚
172. 第四脑室经（　　）通蛛网膜下腔
A. 室间孔　B. 外侧孔　C. 中脑水管
D. 中央管　E. 上矢状窦
173. 第四脑室经（　　）通蛛网膜下腔
A. 室间孔　B. 正中孔　C. 中脑水管
D. 中央管　E. 上矢状窦
174. 第四脑室经（　　）通第三脑室
A. 室间孔　B. 正中孔　C. 中脑水管
D. 中央管　E. 上矢状窦
175. 第四脑室向下通延髓下段和脊髓内部的结构是（　　）
A. 室间孔　B. 正中孔　C. 中脑水管
D. 中央管　E. 上矢状窦
176. 以下属于一般躯体运动核的是（　　）
A. 上泌涎核　B. 下泌涎核
C. 展神经核　D. 动眼神经副核
E. 迷走神经背核
177. 以下属于一般躯体运动核的是（　　）
A. 上泌涎核　B. 下泌涎核
C. 滑车神经核　D. 动眼神经副核
E. 迷走神经背核
178. 以下属于一般躯体运动核的是（　　）
A. 疑核　B. 副神经核
C. 面神经核　D. 动眼神经核
E. 三叉神经运动核
179. 以下属于一般躯体运动核的是（　　）
A. 疑核　B. 副神经核
C. 面神经核　D. 舌下神经核
E. 三叉神经运动核
180. 以下属于一般内脏运动核的是（　　）
A. 上泌涎核　B. 展神经核
C. 滑车神经核　D. 动眼神经核
E. 舌下神经核
181. 以下属于一般内脏运动核的是（　　）
A. 下泌涎核　B. 展神经核
C. 滑车神经核　D. 动眼神经核
E. 舌下神经核
182. 以下属于一般内脏运动核的是（　　）
A. 动眼神经核　B. 滑车神经核
C. 动眼神经副核　D. 副神经核
E. 三叉神经运动核
183. 以下属于一般内脏运动核的是（　　）
A. 疑核　B. 面神经核
C. 迷走神经背核　D. 副神经核
E. 三叉神经运动核
184. 以下属于特殊内脏运动核的是（　　）
A. 疑核　B. 上泌涎核
C. 下泌涎核　D. 迷走神经背核
E. 动眼神经副核
185. 以下属于特殊内脏运动核的是（　　）
A. 面神经核　B. 上泌涎核
C. 下泌涎核　D. 迷走神经背核
E. 动眼神经副核
186. 以下属于特殊内脏运动核的是（　　）

A. 展神经核　B. 副神经核
C. 舌下神经核　D. 动眼神经副核
E. 迷走神经背核

187. 以下属于特殊内脏运动核的是（　）
A. 动眼神经核　B. 舌下神经核
C. 三叉神经运动核　D. 迷走神经背核
E. 动眼神经副核

188. 支配舌肌的核团是（　）
A. 展神经核　B. 滑车神经核
C. 动眼神经核　D. 舌下神经核
E. 三叉神经运动核

189. 支配眼外肌的核团是（　）
A. 展神经核　B. 上泌涎核
C. 下泌涎核　D. 舌下神经核
E. 三叉神经运动核

190. 支配眼外肌的核团是（　）
A. 疑核　B. 副神经核
C. 舌下神经核　D. 动眼神经核
E. 动眼神经副核

191. 支配眼外肌的核团是（　）
A. 面神经核　B. 副神经核　C. 上泌涎核
D. 下泌涎核　E. 滑车神经核

192. 以下属于副交感神经核的是（　）
A. 上泌涎核　B. 展神经核
C. 动眼神经核　D. 滑车神经核
E. 舌下神经核

193. 以下属于副交感神经核的是（　）
A. 展神经核　B. 下泌涎核
C. 动眼神经核　D. 滑车神经核
E. 舌下神经核

194. 以下属于副交感神经核的是（　）
A. 疑核　B. 副神经核
C. 面神经核　D. 三叉神经运动核
E. 迷走神经背核

195. 以下属于副交感神经核的是（　）
A. 面神经核　B. 副神经核
C. 动眼神经核　D. 动眼神经副核
E. 三叉神经运动核

196. 支配咀嚼肌的核团是（　）
A. 疑核　B. 副神经核　C. 面神经核
D. 三叉神经运动核　E. 动眼神经副核

197. 支配表情肌的核团是（　）
A. 疑核　B. 副神经核　C. 面神经核
D. 动眼神经核　E. 三叉神经运动核

198. 支配面肌的核团是（　）
A. 疑核　B. 面神经核　C. 副神经核
D. 三叉神经运动核　E. 动眼神经核

199. 支配胸锁乳突肌和斜方肌的核团是（　）
A. 疑核　B. 副神经核　C. 面神经核
D. 三叉神经运动核　E. 动眼神经副核

200. 支配茎突咽肌的核团是（　）
A. 疑核　B. 面神经核　C. 副神经核
D. 三叉神经运动核　E. 滑车神经核

201. 支配咽喉骨骼肌的核团是（　）
A. 疑核　B. 副神经核　C. 面神经核
D. 三叉神经运动核　E. 舌下神经核

202. 支配食管骨骼肌的核团是（　）
A. 疑核　B. 副神经核　C. 面神经核
D. 动眼神经核　E. 动眼神经副核

203. 以下属于内脏感觉核的是（　）
A. 蜗神经核　B. 前庭神经核
C. 孤束核　D. 三叉神经中脑核
E. 三叉神经脑桥核

204. 以下属于特殊躯体感觉核的是（　）
A. 孤束核　B. 蜗神经核
C. 三叉神经中脑核　D. 三叉神经脑桥核
E. 三叉神经脊束核

205. 以下属于特殊躯体感觉核的是（　）
A. 孤束核　B. 前庭神经核
C. 三叉神经中脑核　D. 三叉神经脑桥核
E. 三叉神经脊束核

206. 以下属于一般躯体感觉核的是（　）
A. 疑核　B. 孤束核
C. 前庭神经核　D. 蜗神经核
E. 三叉神经中脑核

207. 以下属于一般躯体感觉核的是（　）
A. 疑核　B. 孤束核
C. 三叉神经脑桥核　D. 蜗神经核
E. 前庭神经核

208. 以下属于一般躯体感觉核的是（　）
A. 孤束核　B. 蜗神经核
C. 前庭神经核　D. 三叉神经脊束核
E. 迷走神经背核

209. 位于中脑上丘平面中央灰质腹侧，发出纤维从脚间窝穿出组成动眼神经，支配上直肌、下直肌、内直肌、下斜肌和上睑提肌的核团是（　）
A. 展神经核　B. 动眼神经核
C. 滑车神经核　D. 动眼神经副核
E. 舌下神经核

210. 位于中脑下丘平面中央灰质腹侧，发出纤维组成滑车神经根，绕中央灰质向后下在上髓帆中交叉后出脑，支配上斜肌的核团是（　）
A. 展神经核　B. 动眼神经核
C. 滑车神经核　D. 迷走神经背核

E. 舌下神经核

211. 位于脑桥中下部面神经丘内，发出纤维穿延髓脑桥沟组成展神经支配外直肌的核团是（ ）
A. 展神经核 B. 动眼神经核
C. 滑车神经核 D. 舌下神经核
E. 动眼神经副核

212. 位于舌下神经三角内，并下延至中央管腹侧，纤维穿出前外侧沟组成舌下神经，支配舌肌的核团是（ ）
A. 展神经核 B. 动眼神经核
C. 滑车神经核 D. 舌下神经核
E. 动眼神经副核

213. 又称 E-W 核（Edinger-Westphal 核）的是（ ）
A. 上泌涎核 B. 下泌涎核
C. 动眼神经核 D. 动眼神经副核
E. 迷走神经背核

214. 位于动眼神经核背内侧，发出纤维随动眼神经至睫状神经节换神经元，节后纤维支配瞳孔括约肌和睫状肌的核团是（ ）
A. 上泌涎核 B. 下泌涎核
C. 舌下神经核 D. 迷走神经背核
E. 动眼神经副核

215. 位于动眼神经核背内侧，发出纤维随动眼神经至睫状神经节换神经元，节后纤维参与完成瞳孔对光反射和晶状体调节反射的核团是（ ）
A. 上泌涎核 B. 下泌涎核
C. 舌下神经核 D. 迷走神经背核
E. 动眼神经副核

216. 散在于脑桥下部网状结构中，发出纤维随面神经至翼腭神经节换神经元，节后纤维控制泪腺和鼻腭黏膜腺分泌的核团是（ ）
A. 上泌涎核 B. 下泌涎核
C. 动眼神经核 D. 迷走神经背核
E. 动眼神经副核

217. 散在于脑桥下部网状结构中，发出纤维随面神经至下颌下神经节换神经元，节后纤维控制下颌下腺和舌下腺分泌的核团是（ ）
A. 上泌涎核 B. 下泌涎核
C. 动眼神经核 D. 迷走神经背核
E. 动眼神经副核

218. 散在于延髓上部网状结构中，发出纤维随舌咽神经至耳神经节换神经元，节后纤维控制腮腺分泌的核团是（ ）
A. 上泌涎核 B. 下泌涎核
C. 动眼神经核 D. 动眼神经副核
E. 迷走神经背核

219. 位于迷走神经三角内，并下延至延髓关闭部中央管两侧，发出纤维随迷走神经至器官旁节或器官内节换神经元，节后纤维分布于结肠左曲以上平滑肌、心肌和腺体的核团是（ ）
A. 上泌涎核 B. 下泌涎核
C. 动眼神经核 D. 动眼神经副核
E. 迷走神经背核

220. 位于脑桥中部、三叉神经脑桥核内侧，发出纤维经脑桥与小脑中脚移行处出脑干形成三叉神经运动根，经下颌神经支配咀嚼肌的核团是（ ）
A. 疑核 B. 面神经核
C. 副神经核 D. 舌下神经核
E. 三叉神经运动核

221. 位于脑桥中部、三叉神经脑桥核内侧，发出纤维出脑干组成三叉神经运动根，经下颌神经支配下颌舌骨肌和二腹肌前腹的核团是（ ）
A. 疑核 B. 面神经核
C. 副神经核 D. 舌下神经核
E. 三叉神经运动核

222. 位于脑桥下部腹外侧，发出纤维绕展神经核出脑干，经面神经支配面肌和颈阔肌的核团是（ ）
A. 疑核 B. 面神经核 C. 副神经核
D. 三叉神经运动核 E. 舌下神经核

223. 位于脑桥下部腹外侧，发出纤维绕展神经核出脑干，经面神经支配二腹肌后腹、茎突舌骨肌和镫骨肌的核团是（ ）
A. 疑核 B. 面神经核 C. 副神经核
D. 舌下神经核 E. 三叉神经运动核

224. 位于延髓上部外侧份，发出纤维出橄榄后沟，经舌咽神经支配茎突咽肌的核团是（ ）
A. 疑核上段 B. 疑核中段 C. 疑核下段
D. 副神经核 E. 面神经核

225. 位于延髓上中部外侧份，发出纤维出橄榄后沟，经迷走神经支配咽喉和食管肌肉的核团是（ ）
A. 疑核上段 B. 疑核中段 C. 疑核下段
D. 面神经核 E. 副神经核

226. 位于延髓下段网状结构内，发出纤维出橄榄后沟组成副神经脑根，经副神经加入迷走神经，支配咽喉肌的核团是（ ）
A. 疑核上段 B. 疑核中段 C. 疑核下段
D. 副神经核 E. 面神经核

227. 不在脑干，而在上 5～6 节段颈髓灰质前角，纤维向外穿出脊髓组成副神经脊髓根（一般所说

的副神经），支配胸锁乳突肌和斜方肌的核团是（　　）
A. 疑核上段　B. 疑核中段　C. 疑核下段
D. 副神经核　E. 面神经核
228. 接受经第Ⅶ、Ⅸ和Ⅹ对脑神经传入的感觉纤维的核团是（　　）
A. 孤束核　B. 蜗神经核
C. 前庭神经核　D. 三叉神经中脑核
E. 三叉神经脑桥核
229. 经面神经接受舌前 2/3 味觉纤维的核团是（　　）
A. 蜗神经核　B. 孤束核上段
C. 孤束核下段　D. 前庭神经核
E. 三叉神经中脑核
230. 经迷走神经接受其所分布器官感觉纤维的核团是（　　）
A. 蜗神经核　B. 孤束核上段
C. 孤束核下段　D. 前庭神经核
E. 三叉神经中脑核
231. 经舌咽神经接受中耳、舌后 1/3. 咽、扁桃体、颈动脉窦等处内脏感觉和舌后 1/3 味觉纤维的核团是（　　）
A. 孤束核　B. 蜗神经核
C. 前庭神经核　D. 三叉神经中脑核
E. 三叉神经脑桥核
232. 嗅觉（特殊内脏感觉）的传入纤维经嗅神经止于（　　）
A. 疑核　B. 嗅球　C. 孤束核
D. 蜗神经核　E. 前庭神经核
233. 位于前庭区内，经前庭神经接受平衡觉传入纤维的核团是（　　）
A. 疑核　B. 孤束核　C. 蜗神经核
D. 前庭神经核　E. 三叉神经中脑核
234. 位于听结节内，经蜗神经接受听觉传入纤维的核团是（　　）
A. 疑核　B. 孤束核　C. 蜗神经核
D. 前庭神经核　E. 三叉神经中脑核
235. 视觉（特殊躯体感觉）的传入纤维经视神经止于（　　）
A. 孤束核　B. 蜗神经核
C. 前庭神经核　D. 内侧膝状体
E. 外侧膝状体
236. 与头面部本体感觉传导有关的核团是（　　）
A. 蜗神经核　B. 前庭神经核
C. 三叉神经中脑核　D. 三叉神经脑桥核
E. 三叉神经脊束核
237. 与头面部触压觉传导有关的核团是（　　）
A. 蜗神经核　B. 前庭神经核
C. 三叉神经中脑核　D. 三叉神经脑桥核
E. 三叉神经脊束核
238. 主要与头面部温痛觉传导有关的核团是（　　）
A. 蜗神经核　B. 前庭神经核
C. 三叉神经中脑核　D. 三叉神经脑桥核
E. 三叉神经脊束核
239. 与上泌涎核有关的神经是（　　）
A. 面神经　B. 动眼神经　C. 舌咽神经
D. 迷走神经　E. 三叉神经
240. 与下泌涎核有关的神经是（　　）
A. 面神经　B. 动眼神经　C. 舌咽神经
D. 迷走神经　E. 三叉神经
241. 与迷走神经背核有关的神经是（　　）
A. 副神经　B. 三叉神经　C. 舌咽神经
D. 迷走神经　E. 舌下神经
242. 与动眼神经副核有关的神经是（　　）
A. 展神经　B. 动眼神经　C. 舌下神经
D. 滑车神经　E. 舌咽神经
243. 与孤束核有关的神经是（　　）
A. 面神经、舌咽神经和迷走神经
B. 面神经、舌咽神经和舌下神经
C. 面神经、舌下神经和迷走神经
D. 副神经、舌咽神经和迷走神经
E. 展神经、舌咽神经和迷走神经
244. 以下属于脊神经核的是（　　）
A. 红核　B. 黑质　C. 脑桥核
D. 薄束核　E. 下橄榄核
245. 以下属于脊神经核的是（　　）
A. 黑质　B. 红核　C. 脑桥核
D. 下橄榄核　E. 楔束核
246. 以下属于锥体外系中继核的是（　　）
A. 红核　B. 薄束核　C. 上丘核
D. 下丘核　E. 顶盖前核
247. 以下属于锥体外系中继核的是（　　）
A. 黑质　B. 薄束核　C. 上丘核
D. 下丘核　E. 顶盖前核
248. 以下属于锥体外系中继核的是（　　）
A. 薄束核　B. 楔束核　C. 脑桥核
D. 上丘核　E. 下丘核
249. 以下属于锥体外系中继核的是（　　）
A. 薄束核　B. 楔束核　C. 上丘核
D. 下橄榄核　E. 顶盖前核
250. 接受躯干和四肢的本体感觉和精细触觉传入纤维的核团是（　　）

A. 红核和黑质　　B. 楔束核和脑桥核
C. 薄束核和楔束核　　D. 薄束核和脑桥核
E. 脑桥核和下橄榄核

251. 位于中脑上丘平面，发出纤维交叉下行组成红核脊髓束，联系脊髓灰质前角、兴奋屈肌的核团是（　　）
A. 红核　　B. 黑质　　C. 脑桥核
D. 下橄榄核　　E. 顶盖前核

252. 见于中脑全长的板状核团，细胞含黑色素能合成多巴胺的核团是（　　）
A. 红核　　B. 黑质　　C. 脑桥核
D. 下橄榄核　　E. 顶盖前核

253. 见于中脑全长的板状核团，与纹状体有往返纤维联系的核团是（　　）
A. 红核　　B. 脑桥核　　C. 黑质
D. 上丘核　　E. 下橄榄核

254. 损伤变性时多巴胺减少，可引起震颤麻痹（帕金森病）的核团是（　　）
A. 黑质　　B. 红核　　C. 脑桥核
D. 顶盖前核　　E. 下丘核

255. 与震颤麻痹（帕金森病）密切相关的核团是（　　）
A. 红核　　B. 黑质　　C. 脑桥核
D. 上丘核　　E. 下橄榄核

256. 接受皮质脑桥束纤维的核团是（　　）
A. 上丘核　　B. 下丘核　　C. 脑桥核
D. 下橄榄核　　E. 顶盖前核

257. 发出脑桥小脑纤维，横向对侧组成小脑中脚的核团是（　　）
A. 上丘核　　B. 下丘核　　C. 脑桥核
D. 下橄榄核　　E. 顶盖前核

258. 位于延髓橄榄内，呈皱缩囊状的核团是（　　）
A. 黑质　　B. 红核　　C. 脑桥核
D. 下橄榄核　　E. 薄束核

259. 发出橄榄小脑束，参与组成小脑下脚的核团是（　　）
A. 红核　　B. 黑质　　C. 脑桥核
D. 楔束核　　E. 下橄榄核

260. 发出纤维交叉下行，形成顶盖脊髓束的核团是（　　）
A. 红核　　B. 脑桥核
C. 上丘（上丘核）　　D. 下丘（下丘核）
E. 顶盖前区（顶盖前核）

261. 属于视觉和听觉防御反射中枢的是（　　）
A. 薄束核　　B. 下橄榄核
C. 上丘（上丘核）　　D. 下丘（下丘核）
E. 顶盖前区（顶盖前核）

262. 主要接受来自蜗神经核的外侧丘系听觉纤维的核团是（　　）
A. 楔束核　　B. 下橄榄核
C. 上丘（上丘核）　　D. 下丘（下丘核）
E. 顶盖前区（顶盖前核）

263. 发出纤维经下丘臂至内侧膝状体的核团是（　　）
A. 脑桥核　　B. 楔束核
C. 上丘（上丘核）　　D. 下丘（下丘核）
E. 顶盖前区（顶盖前核）

264. 位于上丘与间脑移行处，接受视束纤维的核团是（　　）
A. 红核　　B. 黑质
C. 上丘（上丘核）　　D. 下丘（下丘核）
E. 顶盖前区（顶盖前核）

265. 发出纤维至双侧动眼神经副核的核团是（　　）
A. 薄束核　　B. 楔束核
C. 上丘（上丘核）　　D. 下丘（下丘核）
E. 顶盖前区（顶盖前核）

266. 属于瞳孔对光反射和晶状体调节反射中枢的是（　　）
A. 红核　　B. 黑质
C. 顶盖前区（顶盖前核）　　D. 上丘（上丘核）
E. 下丘（下丘核）

267. 以下属于脑干上行纤维束的是（　　）
A. 锥体束　　B. 内侧丘系
C. 红核脊髓束　　D. 前庭脊髓束
E. 顶盖脊髓束

268. 以下属于脑干上行纤维束的是（　　）
A. 内侧纵束　　B. 外侧丘系
C. 红核脊髓束　　D. 前庭脊髓束
E. 顶盖脊髓束

269. 以下属于脑干上行纤维束的是（　　）
A. 锥体束　　B. 顶盖脊髓束
C. 红核脊髓束　　D. 脊髓丘系
E. 网状脊髓束

270. 以下属于脑干上行纤维束的是（　　）
A. 锥体束　　B. 顶盖脊髓束
C. 前庭脊髓束　　D. 三叉丘脑束
E. 红核脊髓束

271. 以下属于脑干下行纤维束的是（　　）
A. 锥体束　　B. 内侧丘系
C. 脊髓丘脑束　　D. 三叉丘脑束
E. 外侧丘系

272. 以下属于脑干下行纤维束的是（　　）

A. 内侧丘系　B. 外侧丘系
C. 脊髓丘脑束　D. 三叉丘脑束
E. 内侧纵束

273. 以下属于脑干下行纤维束的是（　）
A. 内侧丘系　B. 外侧丘系
C. 皮质脑桥束　D. 三叉丘脑束
E. 脊髓丘脑束

274. 传导躯干和四肢本体感觉和精细触觉神经冲动的纤维束是（　）
A. 内侧丘系　B. 脊髓丘脑束
C. 三叉丘脑束　D. 外侧丘系
E. 脊髓小脑束

275. 传导躯干和四肢温痛觉和触压觉神经冲动的纤维束是（　）
A. 内侧丘系　B. 脊髓丘脑束
C. 三叉丘脑束　D. 外侧丘系
E. 脊髓小脑束

276. 传导头面部温痛觉和触压觉神经冲动的纤维束是（　）
A. 内侧丘系　B. 脊髓丘脑束
C. 三叉丘脑束　D. 外侧丘系
E. 脊髓小脑束

277. 传导听觉神经冲动的纤维束是（　）
A. 内侧丘系　B. 脊髓丘脑束
C. 三叉丘脑束　D. 外侧丘系
E. 脊髓小脑束

278. 反射性调节肌张力，并协调肌肉运动的纤维束是（　）
A. 内侧丘系　B. 脊髓丘脑束
C. 三叉丘脑束　D. 外侧丘系
E. 脊髓小脑束

279. 来自薄束核和楔束核的纤维束是（　）
A. 内侧丘系　B. 脊髓丘脑束
C. 三叉丘脑束　D. 外侧丘系
E. 脊髓小脑束

280. 来自三叉神经感觉核的纤维束是（　）
A. 内侧丘系　B. 脊髓丘脑束
C. 三叉丘脑束　D. 外侧丘系
E. 脊髓小脑束

281. 来自脊髓灰质后角联络神经元的纤维束是（　）
A. 内侧丘系　B. 脊髓丘脑束
C. 三叉丘脑束　D. 外侧丘系
E. 脊髓小脑束

282. 来自蜗神经核的纤维束是（　）
A. 内侧丘系　B. 脊髓丘脑束
C. 三叉丘脑束　D. 外侧丘系
E. 脊髓小脑束

283. 将下肢和躯干下部本体感觉神经冲动传至小脑的纤维束是（　）
A. 内侧丘系　B. 脊髓丘脑束
C. 三叉丘脑束　D. 外侧丘系
E. 脊髓小脑束

284. 止于丘脑（又称背侧丘脑）腹后外侧核的纤维束是（　）
A. 三叉丘脑束　B. 内侧丘系
C. 外侧丘系　D. 脊髓小脑前束
E. 脊髓小脑后束

285. 止于背侧丘脑腹后外侧核的纤维束是（　）
A. 脊髓丘脑束　B. 三叉丘脑束
C. 外侧丘系　D. 脊髓小脑前束
E. 脊髓小脑后束

286. 止于背侧丘脑腹后内侧核的纤维束是（　）
A. 内侧丘系　B. 外侧丘系
C. 三叉丘脑束　D. 脊髓丘脑束
E. 脊髓小脑束

287. 止于内侧膝状体的纤维束是（　）
A. 内侧丘系　B. 三叉丘脑束
C. 脊髓丘脑束　D. 外侧丘系
E. 脊髓小脑束

288. 经小脑上脚入小脑的纤维束是（　）
A. 脊髓丘脑束　B. 内侧丘系
C. 三叉丘脑束　D. 脊髓小脑前束
E. 脊髓小脑后束

289. 经小脑下脚入小脑的纤维束是（　）
A. 脊髓丘脑束　B. 内侧丘系
C. 三叉丘脑束　D. 脊髓小脑前束
E. 脊髓小脑后束

290. 传导躯干和四肢温痛觉神经冲动的纤维束是（　）
A. 内侧丘系　B. 外侧丘系
C. 三叉丘脑束　D. 脊髓丘脑侧束
E. 脊髓丘脑前束

291. 传导躯干和四肢触压觉神经冲动的纤维束是（　）
A. 内侧丘系　B. 外侧丘系
C. 三叉丘脑束　D. 脊髓丘脑侧束
E. 脊髓丘脑前束

292. 参与形成斜方体的纤维束是（　）
A. 内侧丘系　B. 外侧丘系
C. 脊髓丘脑束　D. 三叉丘脑束
E. 脊髓小脑束

293. 大部分纤维至下丘换神经元,小部分不换神经元，共同形成下丘臂的纤维束是（　　）
A. 内侧丘系　　B. 脊髓丘脑束
C. 外侧丘系　　D. 三叉丘脑束
E. 脊髓小脑束
294. 控制随意运动的下行纤维束是（　　）
A. 锥体束　　B. 红核脊髓束
C. 前庭脊髓束　　D. 顶盖脊髓束
E. 网状脊髓束
295. 兴奋伸肌的纤维束是（　　）
A. 内侧纵束　　B. 红核脊髓束
C. 前庭脊髓束　　D. 顶盖脊髓束
E. 皮质脑桥束
296. 兴奋屈肌的纤维束是（　　）
A. 内侧纵束　　B. 红核脊髓束
C. 前庭脊髓束　　D. 顶盖脊髓束
E. 网状脊髓束
297. 参与完成视觉和听觉防御反射的纤维束是（　　）
A. 红核脊髓束　　B. 皮质脊髓束
C. 前庭脊髓束　　D. 顶盖脊髓束
E. 皮质脑桥束
298. 参与调节躯体运动和内脏活动的纤维束是（　　）
A. 前庭脊髓束　　B. 红核脊髓束
C. 皮质脑干束　　D. 顶盖脊髓束
E. 网状脊髓束
299. 与头、颈、眼外肌的协调运动有关的纤维束是（　　）
A. 内侧纵束　　B. 红核脊髓束
C. 皮质脊髓束　　D. 顶盖脊髓束
E. 皮质脑桥束
300. 止于脑桥核的纤维束是（　　）
A. 皮质脑干束　　B. 红核脊髓束
C. 下丘脑下行束　　D. 顶盖脊髓束
E. 皮质脑桥束
301. 联系交感神经和副交感神经低级中枢的纤维束是（　　）
A. 皮质脑干束　　B. 前庭脊髓束
C. 皮质脊髓束　　D. 皮质脑桥束
E. 下丘脑下行束
302. 包括皮质脊髓束和皮质脑干束的纤维束是（　　）
A. 内侧纵束　　B. 皮质脑桥束
C. 锥体束　　D. 前庭脊髓束
E. 网状脊髓束
303. 起自大脑皮质上运动神经元的纤维束是（　　）
A. 红核脊髓束　　B. 皮质脑干束
C. 前庭脊髓束　　D. 顶盖脊髓束
E. 网状脊髓束
304. 起自大脑皮质上运动神经元的纤维束是（　　）
A. 皮质脊髓束　　B. 红核脊髓束
C. 前庭脊髓束　　D. 网状脊髓束
E. 顶盖脊髓束
305. 皮质脊髓束大部分纤维经锥体交叉至对侧，下行形成的纤维束是（　　）
A. 皮质脑桥束　　B. 网状脊髓束
C. 前庭脊髓束　　D. 皮质脊髓前束
E. 皮质脊髓侧束
306. 仅接受对侧皮质脑干束支配的核团是（　　）
A. 展神经核　　B. 动眼神经核
C. 滑车神经核　　D. 舌下神经核
E. 三叉神经运动核
307. 仅接受对侧皮质脑干束支配的核团是（　　）
A. 展神经核　　B. 滑车神经核
C. 动眼神经核　　D. 面神经核上半
E. 面神经核下半
308. 锥体交叉以上一侧锥体束损伤时,引起对侧半身随意运动障碍，出现痉挛性瘫痪，提示损伤的结构是（　　）
A. 皮质脑桥束　　B. 顶盖脊髓束
C. 皮质脊髓束　　D. 红核脊髓束
E. 网状脊髓束
309. 锥体交叉以上一侧锥体束损伤时,引起对侧半身随意运动障碍，出现痉挛性瘫痪；同时出现对侧中枢性面瘫和舌瘫，提示损伤的结构是（　　）
A. 皮质脑桥束和皮质脑干束
B. 顶盖脊髓束和皮质脊髓束
C. 皮质脊髓束和皮质脑干束
D. 红核脊髓束和皮质脑干束
E. 网状脊髓束和皮质脊髓束
310. 分布于脑干中缝区的含 5-羟色胺的弥散细胞群，称（　　）
A. 疑核　　B. 中缝核　　C. 蓝斑核
D. 网状核　　E. 孤束核
311. 主要与睡眠和痛觉有关的核团是（　　）
A. 疑核　　B. 中缝核　　C. 蓝斑核
D. 网状核　　E. 孤束核
312. 位于蓝斑内,细胞含色素能分泌去甲肾上腺

素的核团是（　　）
A. 疑核　B. 中缝核　C. 蓝斑核
D. 网状核　E. 孤束核
313. 与深睡眠、应激、唤醒和警戒等行为有关的核团是（　　）
A. 疑核　B. 中缝核　C. 蓝斑核
D. 网状核　E. 孤束核
314. 生命中枢即呼吸和循环中枢位于（　　）
A. 端脑旧纹状体　B. 脊髓网状结构
C. 中脑网状结构　D. 脑桥网状结构
E. 延髓网状结构
315. 与维持觉醒和警觉关系密切的结构是（　　）
A. 脊髓网状结构　B. 脑干网状结构
C. 上运动神经元　D. 下运动神经元
E. 端脑新纹状体
316. 以下属于脑干反射的是（　　）
A. 角膜反射　B. 膝跳反射
C. 肺牵张反射　D. 视觉防御反射
E. 听觉防御反射
317. 以下属于脑干反射的是（　　）
A. 排尿反射　B. 瞳孔对光反射
C. 肺牵张反射　D. 视觉防御反射
E. 听觉防御反射
318. 以下属于脑干-脊髓反射的是（　　）
A. 角膜反射　B. 瞳孔对光反射
C. 性反射　D. 排尿反射
E. 肺牵张反射
319. 以下属于脑干-脊髓反射的是（　　）
A. 性反射　B. 排尿反射
C. 视觉防御反射　D. 角膜反射
E. 瞳孔对光反射
320. 以下属于脑干-脊髓反射的是（　　）
A. 膝跳反射　B. 翻正反射
C. 角膜反射　D. 听觉防御反射
E. 瞳孔对光反射
321. 位于颅后窝、脑干背侧、大脑后下方的结构是（　　）
A. 脊髓　B. 小脑　C. 上丘脑
D. 下丘脑　E. 后丘脑
322. 小脑与脑桥和延髓共同围成的结构是（　　）
A. 中央管　B. 侧脑室　C. 第三脑室
D. 第四脑室　E. 蛛网膜下腔
323. 小脑中间缩窄的部分称为（　　）
A. 小结　B. 蚓垂　C. 蚓锥体
D. 小脑蚓　E. 小脑半球
324. 小脑两侧膨隆的部分称为（　　）
A. 小结　B. 蚓垂　C. 蚓锥体
D. 小脑蚓　E. 小脑半球
325. 小脑半球前下面内侧部的膨隆称为（　　）
A. 小结　B. 蚓垂　C. 蚓锥体
D. 小脑蚓　E. 小脑扁桃体
326. 与小脑扁桃体疝（又称枕骨大孔疝）有关的结构是（　　）
A. 小脑蚓　B. 小脑前叶　C. 小脑后叶
D. 小脑扁桃体　E. 绒球小结叶
327. 小脑扁桃体疝容易危及生命的主要原因是压迫了（　　）
A. 中脑　B. 脑桥　C. 延髓
D. 间脑　E. 端脑
328. 小脑蚓包括（　　）
A. 小结、蚓垂和蚓锥体
B. 小结、蚓垂和绒球脚
C. 小结、蚓锥体和绒球脚
D. 绒球、绒球脚和小结
E. 绒球、绒球脚和蚓锥体
329. 绒球小结叶包括（　　）
A. 小结、蚓垂和蚓锥体
B. 小结、蚓垂和绒球脚
C. 小结、蚓锥体和绒球脚
D. 绒球、绒球脚和小结
E. 绒球、绒球脚和蚓锥体
330. 位于小脑前下面上部，包括绒球、绒球脚和小结，借后外侧裂分界小脑后叶的结构是（　　）
A. 小脑蚓　B. 小脑体　C. 小脑前叶
D. 蚓锥体　E. 绒球小结叶
331. 占据小脑上面前部，以中部稍前的原裂分界小脑后叶的结构是（　　）
A. 小脑体　B. 小脑蚓　C. 小脑前叶
D. 蚓锥体　E. 绒球小结叶
332. 介于原裂与后外侧裂之间，占据小脑大部分的结构是（　　）
A. 小脑蚓　B. 小脑体　C. 小脑前叶
D. 小脑后叶　E. 绒球小结叶
333. 小脑前叶和小脑后叶合称为（　　）
A. 蚓垂　B. 蚓锥体　C. 小脑体
D. 小脑蚓　E. 小脑扁桃体
334. 以下属于小脑核的是（　　）
A. 疑核　B. 顶核　C. 孤束核
D. 上泌涎核　E. 下泌涎核
335. 以下属于小脑核的是（　　）
A. 疑核　B. 孤束核　C. 球状核
D. 上泌涎核　E. 下泌涎核

336. 以下属于小脑核的是（ ）
A. 薄束核 B. 楔束核 C. 脑桥核
D. 栓状核 E. 中缝核
337. 以下属于小脑核的是（ ）
A. 薄束核 B. 楔束核 C. 中缝核
D. 蓝斑核 E. 齿状核
338. 小脑核中最大的神经核是（ ）
A. 疑核 B. 顶核 C. 齿状核
D. 栓状核 E. 球状核
339. 间位核指的是（ ）
A. 顶核和球状核 B. 齿状核和顶核
C. 栓状核和齿状核 D. 球状核和齿状核
E. 球状核和栓状核
340. 绒球小结叶又称为（ ）
A. 小脑体 B. 蚓锥体 C. 古小脑
D. 旧小脑 E. 新小脑
341. 小脑前叶、蚓垂和蚓锥体又称为（ ）
A. 小脑体 B. 古小脑
C. 小脑扁桃体 D. 旧小脑
E. 新小脑
342. 小脑后叶又称为（ ）
A. 小脑体 B. 蚓锥体 C. 古小脑
D. 旧小脑 E. 新小脑
343. 绒球小结叶又称为（ ）
A. 蚓锥体 B. 小脑体 C. 前庭小脑
D. 脊髓小脑 E. 大脑小脑
344. 小脑前叶、蚓垂和蚓锥体又称为（ ）
A. 小脑体 B. 前庭小脑
C. 小脑扁桃体 D. 脊髓小脑
E. 大脑小脑
345. 小脑后叶又称为（ ）
A. 蚓锥体 B. 小脑体 C. 前庭小脑
D. 脊髓小脑 E. 大脑小脑
346. 经小脑下脚与前庭神经核之间有往返纤维联系的结构是（ ）
A. 古小脑 B. 旧小脑 C. 新小脑
D. 脊髓小脑 E. 大脑小脑
347. 主要接受脊髓小脑前束和脊髓小脑后束纤维的结构是（ ）
A. 古小脑 B. 旧小脑 C. 新小脑
D. 大脑小脑 E. 前庭小脑
348. 主要经小脑中脚接受脑桥小脑纤维的结构是（ ）
A. 古小脑 B. 旧小脑 C. 新小脑
D. 前庭小脑 E. 脊髓小脑
349. 维持平衡的结构是（ ）
A. 旧小脑 B. 新小脑 C. 前庭小脑
D. 脊髓小脑 E. 大脑小脑
350. 调节肌张力的结构是（ ）
A. 古小脑 B. 新小脑 C. 前庭小脑
D. 脊髓小脑 E. 大脑小脑
351. 协调随意运动的结构是（ ）
A. 古小脑 B. 旧小脑 C. 前庭小脑
D. 脊髓小脑 E. 大脑小脑
352. 损伤后主要表现为平衡失调、站立不稳的结构是（ ）
A. 古小脑 B. 旧小脑 C. 新小脑
D. 脊髓小脑 E. 大脑小脑
353. 损伤后主要表现为肌张力改变的结构是（ ）
A. 古小脑 B. 旧小脑 C. 新小脑
D. 大脑小脑 E. 前庭小脑
354. 损伤后主要表现为随意运动共济失调，如辨距不良、轮替运动障碍、意向性震颤和运动性震颤的结构是（ ）
A. 古小脑 B. 旧小脑 C. 新小脑
D. 前庭小脑 E. 脊髓小脑
355. 下接中脑，上方伸入端脑的结构是（ ）
A. 脊髓 B. 小脑 C. 间脑
D. 脑桥 E. 延髓
356. 大部分被大脑半球掩盖，且外侧面与半球愈着，只有腹侧面一部分露出脑底，位于蝶鞍之上的结构是（ ）
A. 中脑 B. 脑桥 C. 延髓
D. 小脑 E. 间脑
357. 间脑内的腔隙为（ ）
A. 侧脑室 B. 中脑水管 C. 第三脑室
D. 第四脑室 E. 第五脑室
358. 间脑的最大组成部分是（ ）
A. 上丘脑 B. 下丘脑 C. 后丘脑
D. 底丘脑 E. 背侧丘脑
359. 位于间脑背侧份、第三脑室后上份，呈两个卵圆形灰质团块的结构是（ ）
A. 上丘脑 B. 下丘脑 C. 后丘脑
D. 底丘脑 E. 背侧丘脑
360. 由内侧膝状体和外侧膝状体组成的结构是（ ）
A. 上丘脑 B. 下丘脑 C. 后丘脑
D. 底丘脑 E. 背侧丘脑
361. 包括丘脑髓纹、缰三角、缰连合、松果体及后连合等的结构是（ ）
A. 上丘脑 B. 下丘脑 C. 后丘脑
D. 底丘脑 E. 背侧丘脑
362. 位于背侧丘脑前下方、下丘脑沟以下的结构

是（ ）
A. 上丘脑 B. 下丘脑 C. 后丘脑
D. 底丘脑 E. 背侧丘脑

363. 参与形成第三脑室前下部的侧壁和室底的结构是（ ）
A. 上丘脑 B. 下丘脑 C. 后丘脑
D. 底丘脑 E. 背侧丘脑

364. 位于中脑和间脑移行区，位置深在，表面不可见的结构是（ ）
A. 上丘脑 B. 下丘脑 C. 后丘脑
D. 底丘脑 E. 背侧丘脑

365. 可作为背侧丘脑与下丘脑分界的结构是（ ）
A. 终纹 B. 丘脑枕
C. 丘脑前结节 D. 下丘脑沟
E. 丘脑间黏合

366. 连接左、右背侧丘脑的结构是（ ）
A. 终纹 B. 丘脑枕
C. 丘脑前结节 D. 下丘脑沟
E. 丘脑间黏合

367. 背侧丘脑背侧面外侧缘以（ ）为界与端脑的尾状核毗邻
A. 终纹 B. 髓纹 C. 前连合
D. 后连合 E. 丘脑髓纹

368. 以下属于后丘脑的是（ ）
A. 松果体 B. 缰连合 C. 缰三角
D. 丘脑髓纹 E. 内侧膝状体

369. 以下属于后丘脑的是（ ）
A. 视交叉 B. 视束 C. 灰结节
D. 外侧膝状体 E. 正中隆起

370. 以下属于上丘脑的是（ ）
A. 视交叉 B. 丘脑髓纹 C. 正中隆起
D. 内侧膝状体 E. 外侧膝状体

371. 以下属于上丘脑的是（ ）
A. 视束 B. 视交叉 C. 缰三角
D. 内侧膝状体 E. 外侧膝状体

372. 以下属于上丘脑的是（ ）
A. 漏斗 B. 乳头体 C. 灰结节
D. 缰连合 E. 正中隆起

373. 以下属于上丘脑的是（ ）
A. 视束 B. 视交叉 C. 灰结节
D. 乳头体 E. 松果体

374. 以下属于上丘脑的是（ ）
A. 后连合 B. 视交叉 C. 灰结节
D. 乳头体 E. 正中隆起

375. 以下属于下丘脑的是（ ）
A. 视束 B. 缰三角 C. 丘脑髓纹
D. 内侧膝状体 E. 外侧膝状体

376. 以下属于下丘脑的是（ ）
A. 缰连合 B. 视交叉 C. 丘脑髓纹
D. 内侧膝状体 E. 外侧膝状体

377. 以下属于下丘脑的是（ ）
A. 松果体 B. 灰结节 C. 缰连合
D. 内侧膝状体 E. 外侧膝状体

378. 以下属于下丘脑的是（ ）
A. 漏斗 B. 缰三角 C. 松果体
D. 缰连合 E. 丘脑髓纹

379. 以下属于下丘脑的是（ ）
A. 乳头体 B. 缰连合 C. 松果体
D. 缰三角 E. 丘脑髓纹

380. 以下属于下丘脑的是（ ）
A. 松果体 B. 缰连合 C. 缰三角
D. 丘脑髓纹 E. 正中隆起

381. 以下丘臂连接下丘的结构是（ ）
A. 乳头体 B. 松果体 C. 丘脑髓纹
D. 内侧膝状体 E. 外侧膝状体

382. 以上丘臂连接上丘的结构是（ ）
A. 松果体 B. 乳头体 C. 丘脑髓纹
D. 内侧膝状体 E. 外侧膝状体

383. 属于听觉传导中继站的结构是（ ）
A. 乳头体 B. 松果体 C. 正中隆起
D. 内侧膝状体 E. 外侧膝状体

384. 属于视觉传导中继站的结构是（ ）
A. 乳头体 B. 松果体 C. 正中隆起
D. 内侧膝状体 E. 外侧膝状体

385. 背侧丘脑背侧面和内侧面移行处的细纤维束称为（ ）
A. 终纹 B. 髓纹 C. 丘脑髓纹
D. 缰连合 E. 后连合

386. 向后连于缰三角的细纤维束是（ ）
A. 髓纹 B. 终纹 C. 后连合
D. 缰连合 E. 丘脑髓纹

387. 位于视交叉后方的结构为（ ）
A. 终板 B. 漏斗 C. 乳头体
D. 灰结节 E. 松果体

388. 灰结节中部膨大的部分为（ ），后者向下移行漏斗
A. 终板 B. 缰三角 C. 松果体
D. 乳头体 E. 正中隆起

389. 灰结节后方的一对圆形隆起称为（ ）
A. 漏斗 B. 乳头体 C. 松果体
D. 缰三角 E. 正中隆起

390. 与漏斗的下端连接的结构是（ ）
A. 垂体 B. 松果体 C. 乳头体

D. 内侧膝状体　　E. 外侧膝状体

391. 关于第三脑室的描述，错误的是（　　）
A. 是位于端脑内的裂隙，呈正中矢状位
B. 外侧壁由两侧的背侧丘脑和下丘脑构成
C. 前界为终板和前连合，后界为上丘脑和后连合
D. 室顶是第三脑室脉络组织并形成两列脉络丛
E. 室底从前向后依次为视交叉、灰结节、漏斗和乳头体

392. 关于第三脑室的描述，错误的是（　　）
A. 是位于间脑内的裂隙，呈正中矢状位
B. 外侧壁由两侧的背侧丘脑和上丘脑构成
C. 前界为终板和前连合，后界为上丘脑和后连合
D. 室顶是第三脑室脉络组织并形成两列脉络丛
E. 室底从前向后依次为视交叉、灰结节、漏斗和乳头体

393. 关于第三脑室的描述，错误的是（　　）
A. 是位于间脑内的裂隙，呈正中矢状位
B. 外侧壁由两侧的背侧丘脑和下丘脑构成
C. 前界为终板和丘脑间黏合，后界为下丘脑和后连合
D. 室顶是第三脑室脉络组织并形成两列脉络丛
E. 室底从前向后依次为视交叉、灰结节、漏斗和乳头体

394. 关于第三脑室的描述，错误的是（　　）
A. 是位于间脑内的裂隙，呈正中矢状位
B. 外侧壁由两侧的背侧丘脑和下丘脑构成
C. 前界为终板和前连合，后界为上丘脑和后连合
D. 室顶是第三脑室脉络组织并形成两列脉络丛
E. 室底从前向后依次为视交叉、灰结节、乳头体和漏斗

395. 第三脑室在前上方经左、右（　　）分别通左、右侧脑室
A. 室间孔　　B. 正中孔　　C. 外侧孔
D. 中脑水管　　E. 中央管

396. 第三脑室向后下方经（　　）通第四脑室
A. 室间孔　　B. 正中孔　　C. 外侧孔
D. 中脑水管　　E. 中央管

397. 内部有一前端分叉呈“Y”形的白质板即内髓板的是（　　）
A. 上丘脑　　B. 下丘脑　　C. 后丘脑
D. 底丘脑　　E. 背侧丘脑

398. 以下属于古丘脑非特异性中继核群的是（　　）
A. 腹前核　　B. 腹中间核　　C. 中线核
D. 腹后内侧核　　E. 腹后外侧核

399. 以下属于古丘脑非特异性中继核群的是（　　）
A. 板内核　　B. 腹前核　　C. 腹中间核
D. 腹后内侧核　　E. 腹后外侧核

400. 以下属于古丘脑非特异性中继核群的是（　　）
A. 腹前核　　B. 网状核　　C. 腹中间核
D. 腹后内侧核　　E. 腹后外侧核

401. 以下属于旧丘脑特异性中继核群的是（　　）
A. 中线核　　B. 板内核　　C. 网状核
D. 腹前核　　E. 背内侧核

402. 以下属于旧丘脑特异性中继核群的是（　　）
A. 中线核　　B. 板内核　　C. 网状核
D. 背外侧核　　E. 腹中间核

403. 以下属于旧丘脑特异性中继核群的是（　　）
A. 前核群　　B. 背内侧核　　C. 背外侧核
D. 腹后核　　E. 后外侧核

404. 以下属于旧丘脑特异性中继核群的是（　　）
A. 板内核　　B. 背内侧核
C. 腹后内侧核　　D. 背外侧核
E. 后外侧核

405. 以下属于旧丘脑特异性中继核群的是（　　）
A. 前核群　　B. 背内侧核
C. 腹后外侧核　　D. 背外侧核
E. 后外侧核

406. 以下属于新丘脑联络性核群的是（　　）
A. 腹前核　　B. 背内侧核　　C. 腹中间核
D. 腹后内侧核　　E. 腹后外侧核

407. 以下属于新丘脑联络性核群的是（　　）
A. 腹前核　　B. 背外侧核　　C. 腹中间核
D. 腹后内侧核　　E. 腹后外侧核

408. 以下属于新丘脑联络性核群的是（　　）
A. 腹前核　　B. 腹中间核　　C. 后外侧核
D. 腹后内侧核　　E. 腹后外侧核

409. 主要接受嗅脑和脑干网状结构非特异性传入纤维的结构是（　　）
A. 古丘脑　　B. 旧丘脑　　C. 新丘脑
D. 联络性核群　　E. 特异性中继核群

410. 发出纤维参与组成上行激动系统的是背侧丘脑的（　　）
A. 古丘脑　　B. 旧丘脑　　C. 新丘脑
D. 联络性核群　　E. 特异性中继核群

411. 主要接受对侧三叉丘脑束和孤束核味觉纤维的结构是（　　）

A. 腹前核　　B. 腹中间核
C. 腹后内侧核　　D. 背内侧核
E. 背外侧核

412. 主要接受对侧内侧丘系和脊髓丘脑束纤维的结构是（　　）
A. 腹前核　　B. 腹中间核
C. 腹后外侧核　　D. 背内侧核
E. 背外侧核

413. 丘脑中央辐射的纤维主要来自（　　）
A. 腹前核和腹中间核
B. 背内侧核和腹前核
C. 腹前核和背外侧核
D. 背内侧核和背外侧核
E. 腹后内侧核和腹后外侧核

414. 功能上已经进入高级神经活动领域，具有情感和意识分析能力，还参与学习和记忆等活动的是背侧丘脑的（　　）
A. 古丘脑　　B. 旧丘脑
C. 新丘脑　　D. 特异性中继核群
E. 非特异性中继核群

415. 感觉神经通路上传至大脑皮质的最后中继站是背侧丘脑的（　　）
A. 古丘脑　　B. 新丘脑
C. 联络性核群　　D. 特异性中继核群
E. 非特异性中继核群

416. 患者对侧半身感觉障碍，出现自发疼痛、感觉过敏或感觉倒错，常伴有不愉快情绪等症状，提示病变可能在（　　）
A. 中脑　　B. 脑桥　　C. 延髓
D. 后丘脑　　E. 背侧丘脑

417. 可能参与情感和情绪、学习和记忆、时间和空间等与意识相关高级神经活动的是（　　）
A. 小脑　　B. 后丘脑　　C. 上丘脑
D. 背侧丘脑　　E. 底丘脑

418. 缰三角内含有的神经核是（　　）
A. 疑核　　B. 缰核　　C. 孤束核
D. 舌下神经核　　E. 迷走神经背核

419. 内脏和躯体感觉的整合中枢是（　　）
A. 缰核　　B. 疑核　　C. 视上核
D. 室旁核　　E. 孤束核

420. 既是内分泌腺，又属于上丘脑的结构是（　　）
A. 缰连合　　B. 缰三角　　C. 丘脑髓纹
D. 松果体　　E. 后连合

421. 底丘脑核位于（　　）
A. 上丘脑　　B. 下丘脑　　C. 底丘脑
D. 后丘脑　　E. 背侧丘脑

422. 动物的弓状核相当于人类的（　　）
A. 视前核　　B. 视上核　　C. 室旁核
D. 漏斗核　　E. 乳头体核

423. 视上区主要有（　　），两核均由神经内分泌细胞组成
A. 视前核和视上核　　B. 视前核和室旁核
C. 视上核和室旁核　　D. 视上核和乳头体核
E. 室旁核和下丘脑后核

424. 其细胞能分泌加压素（抗利尿激素）的结构是（　　）
A. 视前核　　B. 视上核　　C. 室旁核
D. 漏斗核　　E. 乳头体核

425. 其细胞能分泌催产素（宫缩素）的结构是（　　）
A. 视前核　　B. 视上核　　C. 室旁核
D. 漏斗核　　E. 乳头体核

426. 其细胞能分泌垂体前叶素的释放因子和抑制因子的结构是（　　）
A. 视前核　　B. 视上核　　C. 室旁核
D. 漏斗核　　E. 乳头体核

427. 视上核分泌的加压素（抗利尿激素）经（　　）输送至垂体后叶
A. 下丘脑垂体束　　B. 结节垂体束
C. 结节漏斗束　　D. 视上垂体束
E. 室旁垂体束

428. 室旁核分泌的催产素（宫缩素）经（　　）输送至垂体后叶
A. 下丘脑垂体束　　B. 结节垂体束
C. 结节漏斗束　　D. 视上垂体束
E. 室旁垂体束

429. 漏斗核等处分泌的垂体前叶素的释放因子和抑制因子经（　　）输送至垂体前叶
A. 垂体上动脉　　B. 垂体门静脉
C. 视上垂体束　　D. 室旁垂体束
E. 垂体下动脉

430. 下丘脑与背侧丘脑之间主要通过（　　）相互联系
A. 前脑内侧束　　B. 视上垂体束
C. 视前垂体束　　D. 室旁垂体束
E. 乳头丘脑束

431. 起于前脑隔区和嗅脑等处的纤维可经（　　）传入下丘脑
A. 前脑内侧束　　B. 视上垂体束
C. 室旁垂体束　　D. 乳头丘脑束
E. 视前垂体束

432. 起于海马的纤维可经（　　）传至乳头体
A. 终纹　　B. 髓纹　　C. 穹窿

D. 前连合 E. 后连合

433. 内脏神经的较高级中枢是（ ）

A. 上丘脑 B. 下丘脑 C. 后丘脑

D. 底丘脑 E. 背侧丘脑

434. 一般认为，交感神经和副交感神经的低级中枢受到（ ）调控

A. 上丘脑 B. 后丘脑 C. 底丘脑

D. 下丘脑 E. 背侧丘脑

435. 一般认为，神经内分泌的活动中心是（ ）

A. 上丘脑 B. 后丘脑 C. 下丘脑

D. 底丘脑 E. 背侧丘脑

436. 参与边缘系统组成，对摄食、生殖、体温、水盐、睡眠、情绪、发怒、防御、昼夜节律（生物钟）等多种功能均有重要调节作用的是（ ）

A. 上丘脑 B. 下丘脑 C. 后丘脑

D. 底丘脑 E. 背侧丘脑

437. 位于颅前窝、颅中窝和小脑上方，占据颅腔大部分的结构是（ ）

A. 间脑 B. 中脑 C. 脑桥

D. 延髓 E. 端脑

438. 笼盖间脑，与小脑之间有小脑幕相分隔的结构是（ ）

A. 脊髓 B. 端脑 C. 中脑

D. 脑桥 E. 延髓

439. 分隔左、右大脑半球的结构是（ ）

A. 中央沟 B. 外侧沟 C. 胼胝体

D. 大脑纵裂 E. 大脑横裂

440. 连接左、右大脑半球的结构是（ ）

A. 外侧沟 B. 中央沟 C. 胼胝体

D. 大脑横裂 E. 大脑纵裂

441. 端脑与小脑之间有（ ）相分隔

A. 中央沟 B. 外侧沟 C. 胼胝体

D. 大脑纵裂 E. 大脑横裂

442. 位于大脑半球上外侧面，为额叶、顶叶和颞叶分界的结构是（ ）

A. 距状沟 B. 中央沟 C. 外侧沟

D. 顶枕沟 E. 海马沟

443. 位于大脑半球上外侧面，分界额叶和顶叶的结构是（ ）

A. 外侧沟 B. 中央沟 C. 海马沟

D. 顶枕沟 E. 胼胝体沟

444. 位于大脑半球内侧面后部，分界顶叶和枕叶的结构是（ ）

A. 扣带沟 B. 中央沟 C. 外侧沟

D. 顶枕沟 E. 海马沟

445. 楔叶下界的结构为（ ）

A. 顶枕沟 B. 距状沟 C. 海马沟

D. 侧副沟 E. 枕颞沟

446. 楔叶上界的结构为（ ）

A. 顶枕沟 B. 距状沟 C. 海马沟

D. 侧副沟 E. 枕颞沟

447. 外侧沟深部藏有的结构为（ ）

A. 额叶 B. 顶叶 C. 枕叶

D. 颞叶 E. 岛叶

448. 外侧沟以上、中央沟之前的是（ ）

A. 额叶 B. 顶叶 C. 枕叶

D. 颞叶 E. 岛叶

449. 外侧沟以下的主要结构是（ ）

A. 额叶 B. 顶叶 C. 枕叶

D. 颞叶 E. 岛叶

450. 中央沟后方的主要结构是（ ）

A. 额叶 B. 顶叶 C. 枕叶

D. 颞叶 E. 岛叶

451. 位于顶枕沟和距状沟之间的结构是（ ）

A. 楔叶 B. 楔前叶 C. 额叶

D. 颞叶 E. 岛叶

452. 中央前回属于（ ）

A. 额叶 B. 顶叶 C. 枕叶

D. 颞叶 E. 岛叶

453. 中央后回属于（ ）

A. 额叶 B. 顶叶 C. 枕叶

D. 颞叶 E. 岛叶

454. 额中回属于（ ）

A. 额叶 B. 顶叶 C. 枕叶

D. 颞叶 E. 岛叶

455. 缘上回属于（ ）

A. 额叶 B. 顶叶 C. 枕叶

D. 颞叶 E. 岛叶

456. 角回属于（ ）

A. 额叶 B. 顶叶 C. 枕叶

D. 颞叶 E. 岛叶

457. 听话中枢位于（ ）

A. 角回 B. 缘上回 C. 额上回

D. 颞横回 E. 颞下回

458. 听觉中枢位于（ ）

A. 角回 B. 缘上回 C. 额上回

D. 颞横回 E. 颞下回

459. 阅读中枢位于（ ）

A. 角回 B. 缘上回 C. 额上回

D. 颞横回 E. 颞下回

460. 围绕外侧沟后端的结构是（ ）

A. 角回 B. 额上回 C. 缘上回

D. 颞下回 E. 颞横回

461. 围绕颞上沟后端的结构是（ ）

A. 角回　B. 额上回　C. 缘上回
D. 颞下回　E. 颞横回

462. 外侧沟下壁、颞上回上面后部有2～3个短而横形的脑回，称为（　）
A. 角回　B. 额上回　C. 缘上回
D. 颞下回　E. 颞横回

463. 位于外侧沟底、贴附在基底核外面的结构是（　）
A. 额叶　B. 顶叶　C. 枕叶
D. 颞叶　E. 岛叶

464. 胼胝体与终板相接处的横行纤维束是（　）
A. 髓纹　B. 终纹　C. 穹窿
D. 前连合　E. 后连合

465. 胼胝体下方的一束纤维称为（　）
A. 终纹　B. 髓纹　C. 穹窿
D. 前连合　E. 后连合

466. 胼胝体由前向后依次分为（　）4个部分
A. 胼胝体嘴、胼胝体膝、胼胝体干和胼胝体压部
B. 胼胝体嘴、胼胝体膝、胼胝体压部和胼胝体干
C. 胼胝体嘴、胼胝体干、胼胝体膝和胼胝体压部
D. 胼胝体嘴、胼胝体干、胼胝体压部和胼胝体膝
E. 胼胝体膝、胼胝体嘴、胼胝体干和胼胝体压部

467. 胼胝体沟与扣带沟之间的结构为（　）
A. 楔叶　B. 楔前叶　C. 扣带回
D. 海马旁回　E. 中央旁小叶

468. 中央前回和中央后回延至内侧面的部分称为（　）
A. 楔叶　B. 楔前叶　C. 扣带回
D. 海马旁回　E. 中央旁小叶

469. 视觉中枢位于（　）
A. 顶枕沟　B. 距状沟　C. 扣带沟
D. 胼胝体沟　E. 海马沟

470. 听觉中枢位于（　）
A. 颞上回　B. 颞中回　C. 颞下回
D. 颞横回　E. 额下回

471. 与视觉和字母加工有关的结构是（　）
A. 舌回　B. 扣带回　C. 海马旁回
D. 齿状回　E. 中央旁小叶

472. 额叶下面有纵长的嗅球，（　）终止于此
A. 视神经　B. 嗅神经　C. 滑车神经
D. 动眼神经　E. 三叉神经

473. 海马旁回前内方的突起称为（　）
A. 钩　B. 钩突　C. 海马
D. 齿状回　E. 海马结构

474. 一般认为，嗅觉中枢位于（　）
A. 海马　B. 钩　C. 齿状回
D. 距状沟　E. 颞横回

475. 海马旁回、钩和扣带回合称为（　）
A. 楔叶　B. 楔前叶　C. 穹窿回
D. 枕颞内侧回　E. 枕颞外侧回

476. 海马旁回上缘的沟称为（　）
A. 侧副沟　B. 海马沟　C. 枕颞沟
D. 距状沟　E. 顶枕沟

477. 海马沟内的锯齿状皮质窄条称为（　）
A. 楔叶　B. 海马　C. 齿状回
D. 扣带回　E. 枕颞内侧回

478. 齿状回外侧的部分皮质卷入侧脑室下角形成的结构是（　）
A. 钩　B. 海马　C. 扣带回
D. 枕颞内侧回　E. 枕颞外侧回

479. 海马结构包括（　）
A. 钩和海马　B. 钩和齿状回
C. 海马和海马旁回　D. 海马和齿状回
E. 齿状回和海马旁回

480. 在学习记忆过程中发挥关键作用的是（　）
A. 穹窿回　B. 海马结构　C. 扣带回
D. 海马旁回　E. 中央旁小叶

481. 关于大脑半球的描述，错误的是（　）
A. 海马旁回上缘的沟称为侧副沟
B. 海马沟内的锯齿状皮质窄条称为齿状回
C. 齿状回外侧的部分皮质卷入侧脑室下角形成海马
D. 海马和齿状回合称为海马结构，属于古皮质
E. 海马结构在学习和记忆过程中发挥关键作用

482. 关于大脑半球的描述，错误的是（　）
A. 海马旁回上缘的沟称为海马沟
B. 海马沟内的锯齿状皮质窄条称为扣带回
C. 齿状回外侧的部分皮质卷入侧脑室下角形成海马
D. 海马和齿状回合称为海马结构，属于古皮质
E. 海马结构在学习和记忆过程中发挥关键作用

483. 关于大脑半球的描述，错误的是（　）
A. 海马旁回上缘的沟称为海马沟
B. 海马沟内的锯齿状皮质窄条称为齿状回
C. 齿状回外侧的部分皮质卷入侧脑室后角形成海马
D. 海马和齿状回合称为海马结构，属于古皮质
E. 海马结构在学习和记忆过程中发挥关键作用

484. 关于大脑半球的描述，错误的是（　）
A. 海马旁回上缘的沟称为海马沟
B. 海马沟内的锯齿状皮质窄条称为齿状回
C. 齿状回外侧的部分皮质卷入侧脑室下角形成

海马
D. 海马和齿状回合称为海马结构，属于新皮质
E. 海马结构在学习和记忆过程中发挥关键作用
485. 关于大脑半球的描述，错误的是（　　）
A. 海马旁回上缘的沟称为海马沟
B. 海马沟内的锯齿状皮质窄条称为齿状回
C. 齿状回外侧的部分皮质卷入侧脑室下角形成海马
D. 海马和齿状回合称为海马结构，属于古皮质
E. 海马结构在躯体运动过程中发挥关键作用
486. 大脑半球表面被覆的灰质称为（　　）
A. 基底核　B. 大脑皮质　C. 大脑髓质
D. 海马　E. 齿状回
487. 大脑髓质内包埋的灰质核团称为（　　）
A. 海马　B. 齿状回　C. 大脑皮质
D. 大脑髓质　E. 基底核
488. 大脑半球内的腔隙称为（　　）
A. 侧脑室　B. 第三脑室　C. 第四脑室
D. 第五脑室　E. 蛛网膜下腔
489. 侧脑室前部经（　　）与第三脑室相交通
A. 正中孔　B. 外侧孔　C. 室间孔
D. 中央管　E. 中脑水管
490. 侧脑室下角最长，位于（　　）内
A. 额叶　B. 顶叶　C. 枕叶
D. 颞叶　E. 岛叶
491. 侧脑室下角底壁上隆起的结构是（　　）
A. 钩　B. 海马　C. 齿状回
D. 穹窿　E. 海马旁回
492. 以下属于基底核的结构是（　　）
A. 疑核　B. 孤束核　C. 尾状核
D. 栓状核　E. 齿状核
493. 以下属于基底核的结构是（　　）
A. 顶核　B. 球状核　C. 栓状核
D. 齿状核　E. 豆状核
494. 以下属于基底核的结构是（　　）
A. 孤束核　B. 齿状核　C. 上泌涎核
D. 屏状核　E. 下泌涎核
495. 以下属于基底核的结构是（　　）
A. 乳头体　B. 杏仁体　C. 灰结节
D. 球状核　E. 齿状核
496. 呈“C”形弯曲，围绕背侧丘脑外侧份周围，全长伴随侧脑室的结构是（　　）
A. 乳头体　B. 杏仁体　C. 尾状核
D. 豆状核　E. 屏状核
497. 呈扁卵圆形，位于背侧丘脑外侧的结构是（　　）
A. 乳头体　B. 杏仁体　C. 尾状核
D. 豆状核　E. 屏状核
498. 位于岛叶（脑岛）皮质深方的结构是（　　）
A. 乳头体　B. 杏仁体　C. 尾状核
D. 豆状核　E. 屏状核
499. 连于尾状核尾末端，位于侧脑室下角前端、海马旁回钩内的结构是（　　）
A. 乳头体　B. 杏仁体　C. 尾状核
D. 豆状核　E. 屏状核
500. 尾状核前部膨大称为尾状核头，连接的是（　　）
A. 齿状核　B. 屏状核　C. 杏仁体
D. 豆状核　E. 乳头体
501. 尾状核尾的末端连接的是（　　）
A. 乳头体　B. 屏状核　C. 杏仁体
D. 豆状核　E. 齿状核
502. 屏状核内、外的薄白质板分别称为（　　）
A. 内囊和外囊　B. 外囊和内囊
C. 最外囊和外囊　D. 外囊和最外囊
E. 内囊和最外囊
503. 可能在意识的产生中发挥重要作用的结构是（　　）
A. 孤束核　B. 尾状核　C. 豆状核
D. 杏仁体　E. 屏状核
504. 参与边缘系统组成的结构是（　　）
A. 齿状核　B. 尾状核　C. 豆状核
D. 杏仁体　E. 屏状核
505. 文献认为，能够抗抑郁、判断惊恐信号的结构是（　　）
A. 杏仁体　B. 尾状核　C. 豆状核
D. 齿状核　E. 屏状核
506. 前部与尾状核头相连的结构是（　　）
A. 屏状核　B. 杏仁体　C. 豆状核
D. 球状核　E. 栓状核
507. 借内囊与尾状核和背侧丘脑相分隔的结构是（　　）
A. 豆状核　B. 杏仁体　C. 屏状核
D. 齿状核　E. 孤束核
508. 关于豆状核的描述，错误的是（　　）
A. 前部与尾状核尾相连
B. 借两个白质板分为内、外侧苍白球和壳 3 个部分
C. 豆状核和尾状核合称为纹状体
D. 壳和尾状核是纹状体较新的部分，称为新纹状体
E. 苍白球为纹状体较古老的部分，称为旧纹状体
509. 关于豆状核的描述，错误的是（　　）
A. 前部与尾状核头相连

B. 借两个白质板分为内、外侧苍白球和壳 3 个部分
C. 豆状核和屏状核合称为纹状体
D. 壳和尾状核是纹状体较新的部分，称为新纹状体
E. 苍白球为纹状体较古老的部分，称为旧纹状体
510. 关于豆状核的描述，错误的是（　　）
A. 借侧脑室与尾状核和背侧丘脑相分隔
B. 借两个白质板分为内、外侧苍白球和壳 3 个部分
C. 豆状核和尾状核合称为纹状体
D. 壳和尾状核是纹状体较新的部分，称为新纹状体
E. 苍白球为纹状体较古老的部分，称为旧纹状体
511. 关于豆状核的描述，错误的是（　　）
A. 借内囊与尾状核和背侧丘脑相分隔
B. 借两个白质板分为内、外侧苍白球和壳 3 个部分
C. 豆状核和尾状核合称为纹状体
D. 壳和尾状核是纹状体较新的部分，称为旧纹状体
E. 苍白球为纹状体较古老的部分，称为旧纹状体
512. 关于豆状核的描述，错误的是（　　）
A. 借内囊与尾状核和背侧丘脑相分隔
B. 借两个白质板分为内、外侧苍白球和壳 3 个部分
C. 豆状核和尾状核合称为纹状体
D. 壳和尾状核是纹状体较新的部分，称为新纹状体
E. 苍白球为纹状体较古老的部分，称为新纹状体
513. 纹状体包括（　　）
A. 尾状核和屏状核　B. 豆状核和屏状核
C. 豆状核和尾状核　D. 尾状核和杏仁体
E. 豆状核和杏仁体
514. 新纹状体包括（　　）
A. 壳和屏状核　B. 壳和尾状核
C. 壳和杏仁体　D. 尾状核和屏状核
E. 尾状核和杏仁体
515. 旧纹状体指的是（　　）
A. 壳和内侧苍白球
B. 壳和外侧苍白球
C. 尾状核和内侧苍白球
D. 尾状核和外侧苍白球
E. 内侧苍白球和外侧苍白球
516. 运动增加、肌张力低下，如舞蹈症，提示（　　）损伤
A. 屏状核　B. 杏仁体　C. 乳头体
D. 新纹状体　E. 旧纹状体
517. 运动减少、肌张力亢进，如震颤麻痹（帕金森病），提示（　　）损伤
A. 乳头体　B. 杏仁体　C. 屏状核
D. 新纹状体　E. 旧纹状体
518. 目前认为，PD 的主要病变在（　　），为（　　）-纹状体系统功能异常所致
A. 红核　B. 黑质　C. 疑核
D. 孤束核　E. 杏仁体
519. 联系同侧大脑半球不同部位皮质的纤维是（　　）
A. 联络纤维　B. 连合纤维　C. 投射纤维
D. 视上垂体束　E. 室旁垂体束
520. 联系两侧大脑半球皮质的纤维是（　　）
A. 联络纤维　B. 连合纤维　C. 投射纤维
D. 内侧丘系　E. 外侧丘系
521. 联系大脑皮质和皮质下中枢的上、下行纤维是（　　）
A. 联络纤维　B. 连合纤维　C. 投射纤维
D. 视上垂体束　E. 室旁垂体束
522. 以下属于联络纤维的是（　　）
A. 内囊　B. 胼胝体　C. 前连合
D. 穹窿连合　E. 大脑弓状纤维
523. 以下属于联络纤维的是（　　）
A. 内囊　B. 上纵束　C. 前连合
D. 穹窿连合　E. 胼胝体
524. 以下属于联络纤维的是（　　）
A. 内囊　B. 前连合　C. 下纵束
D. 穹窿连合　E. 胼胝体
525. 以下属于联络纤维的是（　　）
A. 内囊　B. 前连合　C. 垂直束
D. 穹窿连合　E. 胼胝体
526. 以下属于联络纤维的是（　　）
A. 钩束　B. 内囊　C. 胼胝体
D. 穹窿连合　E. 前连合
527. 以下属于联络纤维的是（　　）
A. 扣带　B. 内囊　C. 胼胝体
D. 穹窿连合　E. 前连合
528. 以下属于连合纤维的是（　　）
A. 扣带　B. 钩束　C. 胼胝体
D. 上纵束　E. 下纵束
529. 以下属于连合纤维的是（　　）
A. 钩束　B. 扣带　C. 上纵束
D. 前连合　E. 下纵束
530. 以下属于连合纤维的是（　　）
A. 扣带　B. 内囊　C. 上纵束
D. 下纵束　E. 穹窿连合

531. 以下属于投射纤维的是（　　）
A. 扣带　B. 内囊　C. 胼胝体
D. 前连合　E. 穹窿连合
532. 联系同侧大脑半球相邻脑回的结构是（　　）
A. 钩束　B. 扣带　C. 上纵束
D. 下纵束　E. 大脑弓状纤维
533. 位于扣带回内部的结构是（　　）
A. 钩束　B. 扣带　C. 上纵束
D. 下纵束　E. 大脑弓状纤维
534. 连合两侧嗅球和颞叶前部前、后两个弓形纤维束的是（　　）
A. 胼胝体　B. 前连合　C. 穹窿连合
D. 后连合　E. 大脑弓状纤维
535. 在正中矢状切面上，呈圆形或卵圆形，位于胼胝体嘴、终板和穹窿交会处的结构是（　　）
A. 上纵束　B. 后连合　C. 穹窿连合
D. 前连合　E. 下纵束
536. 联系两侧海马的三角形纤维薄片是（　　）
A. 内囊　B. 胼胝体　C. 前连合
D. 穹窿连合　E. 后连合
537. 海马发出的纤维形成（　　）
A. 钩束　B. 穹窿　C. 扣带
D. 上纵束　E. 下纵束
538. 在胼胝体下面，穹窿部分纤维越中线交叉至对侧形成（　　）
A. 内囊　B. 后连合　C. 下纵束
D. 前连合　E. 穹窿连合
539. 经室间孔前方，穹窿向下降入（　　）
A. 上丘脑　B. 下丘脑　C. 后丘脑
D. 底丘脑　E. 背侧丘脑
540. 经室间孔前方，穹窿向下降入下丘脑，止于（　　）
A. 视束　B. 视交叉　C. 灰结节
D. 乳头体　E. 杏仁体
541. 大多数投射纤维集中通过的特定区域（门户）称为（　　）
A. 内囊　B. 胼胝体　C. 前连合
D. 上纵束　E. 穹窿连合
542. 位于豆状核和尾状核头之间的结构是（　　）
A. 内囊膝　B. 内囊前肢
C. 丘脑豆状核部　D. 豆状核后部
E. 豆状核下部
543. 位于豆状核、尾状核和背侧丘脑之间的结构是（　　）
A. 内囊膝　B. 内囊前肢
C. 丘脑豆状核部　D. 豆状核后部
E. 豆状核下部
544. 位于豆状核和背侧丘脑之间的结构是（　　）
A. 内囊膝　B. 内囊前肢
C. 丘脑豆状核部　D. 豆状核后部
E. 豆状核下部
545. 位于豆状核后方的结构是（　　）
A. 内囊膝　B. 内囊前肢
C. 丘脑豆状核部　D. 豆状核后部
E. 豆状核下部
546. 位于豆状核下方的结构是（　　）
A. 内囊膝　B. 内囊前肢
C. 丘脑豆状核部　D. 豆状核后部
E. 豆状核下部
547. 内囊膝主要通行的结构是（　　）
A. 视辐射　B. 听辐射
C. 皮质脑干束　D. 丘脑前辐射
E. 丘脑中央辐射
548. 通过内囊前肢的结构是（　　）
A. 听辐射　B. 视辐射
C. 胼胝体辐射　D. 丘脑前辐射
E. 丘脑中央辐射
549. 通过内囊后肢丘脑豆状核部的结构是（　　）
A. 视辐射　B. 听辐射
C. 丘脑前辐射　D. 皮质脑干束
E. 丘脑中央辐射
550. 通过内囊后肢丘脑豆状核部的结构是（　　）
A. 听辐射　B. 视辐射
C. 皮质脊髓束　D. 皮质脑干束
E. 丘脑前辐射
551. 通过内囊后肢豆状核后部的结构是（　　）
A. 视辐射　B. 听辐射
C. 皮质脊髓束　D. 皮质脑干束
E. 丘脑前辐射
552. 通过内囊后肢豆状核下部的结构是（　　）
A. 视辐射　B. 听辐射
C. 皮质脑干束　D. 皮质脊髓束
E. 丘脑中央辐射
553. 经过内囊的纤维向下会聚形成的结构是（　　）
A. 黑质　B. 中脑被盖　C. 大脑脚底
D. 中脑顶盖　E. 顶盖前区
554. 内囊的纤维向上在大脑半球内放射称为（　　），连接大脑皮质

A. 辐射冠　B. 半卵圆中心
C. 胼胝体辐射　D. 丘脑前辐射
E. 丘脑中央辐射

555. 脑血管病患者出现对侧偏身感觉障碍，提示损伤的结构是（　　）
A. 皮质红核束　B. 皮质网状束
C. 皮质脊髓束　D. 皮质脑干束
E. 丘脑中央辐射

556. 脑血管病患者出现对侧肢体偏瘫，提示损伤的结构是（　　）
A. 丘脑前辐射　B. 皮质网状束
C. 皮质脊髓束　D. 皮质脑干束
E. 丘脑中央辐射

557. 脑血管病患者出现对侧偏盲，提示损伤的结构是（　　）
A. 视辐射　B. 听辐射
C. 皮质脊髓束　D. 皮质脑干束
E. 丘脑前辐射

558. 脑血管病患者出现中枢性面瘫和舌瘫，提示损伤的结构是（　　）
A. 皮质红核束　B. 皮质网状束
C. 皮质脊髓束　D. 皮质脑干束
E. 丘脑中央辐射

559. 脑血管病患者出现对侧舌肌和面下部肌肉瘫痪，提示损伤的结构是（　　）
A. 皮质网状束　B. 皮质红核束
C. 皮质脊髓束　D. 丘脑前辐射
E. 皮质脑干束

560. 脑的最高级中枢位于（　　）
A. 下丘脑　B. 小脑皮质　C. 大脑皮质
D. 小脑髓质　E. 大脑髓质

561. 人类高级神经活动的物质基础是（　　）
A. 下丘脑　B. 小脑皮质　C. 小脑髓质
D. 大脑皮质　E. 大脑髓质

562. 根据发育先后，大脑皮质依次分为（　　）3 个部分
A. 原皮质、旧皮质和新皮质
B. 原皮质、新皮质和旧皮质
C. 旧皮质、原皮质和新皮质
D. 旧皮质、新皮质和原皮质
E. 新皮质、原皮质和旧皮质

563. 以下属于原皮质的结构是（　　）
A. 楔叶　B. 嗅脑　C. 海马
D. 扣带回　E. 海马旁回

564. 以下属于原皮质的结构是（　　）
A. 嗅球　B. 扣带回　C. 楔前叶
D. 齿状回　E. 中央旁小叶

565. 以下属于原皮质的结构是（　　）
A. 嗅球　B. 嗅脑　C. 海马结构
D. 扣带回　E. 海马旁回

566. 以下属于旧皮质的结构是（　　）。
A. 海马　B. 嗅脑　C. 海马结构
D. 扣带回　E. 齿状回

567. 以下属于旧皮质的结构是（　　）
A. 嗅球　B. 海马　C. 海马结构
D. 齿状回　E. 扣带回

568. 以下属于旧皮质的结构是（　　）
A. 海马　B. 扣带回　C. 嗅纹
D. 齿状回　E. 海马结构

569. 以下属于新皮质的结构是（　　）
A. 海马　B. 齿状回　C. 海马结构
D. 中央前回　E. 嗅球

570. 以下属于新皮质的结构是（　　）
A. 海马　B. 齿状回　C. 海马结构
D. 中央后回　E. 嗅球

571. 以下属于新皮质的结构是（　　）
A. 嗅球　B. 海马　C. 齿状回
D. 海马结构　E. 中央旁小叶

572. 以下属于新皮质的结构是（　　）
A. 海马　B. 颞横回　C. 嗅球
D. 齿状回　E. 海马结构

573. 原皮质和旧皮质的神经元由浅入深依次分为（　　）3 层
A. 多行层、分子层和锥体层
B. 分子层、锥体层和多行层
C. 分子层、多行层和锥体层
D. 锥体层、分子层和多行层
E. 锥体层、多行层和分子层

574. 海马结构的神经元由浅入深依次分为（　　）3 层
A. 多行层、分子层和锥体层
B. 分子层、锥体层和多行层
C. 分子层、多行层和锥体层
D. 锥体层、分子层和多行层
E. 锥体层、多行层和分子层

575. 海马的神经元由浅入深依次分为（　　）3 层
A. 分子层、锥体层和多行层
B. 分子层、多行层和锥体层
C. 锥体层、分子层和多行层
D. 锥体层、多行层和分子层
E. 多行层、分子层和锥体层

576. 齿状回的神经元由浅入深依次分为（　　）3 层
A. 分子层、锥体层和多行层

B. 分子层、多行层和锥体层
C. 锥体层、分子层和多行层
D. 锥体层、多行层和分子层
E. 多行层、分子层和锥体层
577. 嗅脑的神经元由浅入深依次分为（　　）3 层
A. 多行层、分子层和锥体层
B. 锥体层、分子层和多行层
C. 锥体层、多行层和分子层
D. 分子层、多行层和锥体层
E. 分子层、锥体层和多行层
578. 嗅球的神经元由浅入深依次分为（　　）3 层
A. 多行层、分子层和锥体层
B. 锥体层、分子层和多行层
C. 锥体层、多行层和分子层
D. 分子层、多行层和锥体层
E. 分子层、锥体层和多行层
579. 新皮质的神经元由浅入深依次分为（　　）6 层
A. 分子层、外粒层、外锥体层、内粒层、内锥体层和多行层
B. 分子层、外粒层、外锥体层、内粒层、多行层和内锥体层
C. 分子层、外粒层、外锥体层、内锥体层、内粒层和多行层
D. 分子层、外粒层、外锥体层、内锥体层、多行层和内粒层
E. 分子层、外粒层、内锥体层、内粒层、外锥体层和多行层
580. 新皮质中，接受传入纤维、转发联络和连合纤维的是（　　）
A. 分子层
B. 分子层和外粒层
C. 分子层、外粒层和外锥体层
D. 分子层、外粒层、外锥体层和内粒层
E. 内锥体层和多行层
581. 新皮质中，发出各种下行投射纤维的是（　　）
A. 分子层
B. 分子层和外粒层
C. 分子层、外粒层和外锥体层
D. 分子层、外粒层、外锥体层和内粒层
E. 内锥体层和多行层
582. 现在广泛采用的 Brodmann（1909）分区法，将大脑皮质分为（　　）区
A. 50　B. 51　C. 52　D. 53　E. 54
583. 在 Brodmann（1909）分区法中，位于 43 区的是（　　）
A. 视区　B. 听区　C. 嗅区
D. 味区　E. 躯体运动区
584. 在 Brodmann（1909）分区法中，位于 34 区的是（　　）
A. 味区　B. 听区　C. 嗅区
D. 视区　E. 躯体运动区
585. 在 Brodmann（1909）分区法中，位于 17 区的是（　　）
A. 视区　B. 听区　C. 嗅区
D. 味区　E. 躯体运动区
586. 在 Brodmann（1909）分区法中，位于 41 区和 42 区的是（　　）
A. 嗅区　B. 听区　C. 视区
D. 味区　E. 躯体运动区
587. 在 Brodmann（1909）分区法中，位于 4 区和 6 区的是（　　）
A. 视区　B. 听区　C. 嗅区
D. 躯体运动区　E. 躯体感觉区
588. 在 Brodmann（1909）分区法中，位于 3 区、1 区和 2 区的是（　　）
A. 视区　B. 听区　C. 嗅区
D. 躯体运动区　E. 躯体感觉区
589. 位于中央前回和中央旁小叶前部的是（　　）
A. 嗅区　B. 听区　C. 视区
D. 第一躯体运动区　E. 第一躯体感觉区
590. 位于中央后回和中央旁小叶后部的是（　　）
A. 嗅区　B. 听区　C. 视区
D. 第一躯体运动区　E. 第一躯体感觉区
591. 位于颞横回的是（　　）
A. 视区（视觉中枢）　B. 听区（听觉中枢）
C. 嗅区（嗅觉中枢）　D. 第一躯体感觉区
E. 第一躯体运动区
592. 位于距状沟的是（　　）
A. 视区（视觉中枢）　B. 嗅区（嗅觉中枢）
C. 听区（听觉中枢）　D. 第一躯体运动区
E. 第一躯体感觉区
593. 位于海马旁回钩的是（　　）
A. 视区（视觉中枢）　B. 听区（听觉中枢）
C. 嗅区（嗅觉中枢）　D. 第一躯体感觉区
E. 第一躯体运动区
594. 视觉中枢（视区）位于（　　）
A. 颞横回
B. 距状沟
C. 中央前回和中央旁小叶前部
D. 海马旁回钩

E. 中央后回和中央旁小叶后部
595. 听觉中枢（听区）位于（　　）
A. 颞横回
B. 距状沟
C. 中央后回和中央旁小叶后部
D. 海马旁回钩
E. 中央前回和中央旁小叶前部
596. 嗅觉中枢（嗅区）位于（　　）
A. 距状沟
B. 颞横回
C. 中央前回和中央旁小叶前部
D. 海马旁回钩
E. 中央后回和中央旁小叶后部
597. 第一躯体运动区位于（　　）
A. 颞横回
B. 距状沟
C. 中央前回和中央旁小叶前部
D. 海马旁回钩
E. 中央后回和中央旁小叶后部
598. 第一躯体感觉区位于（　　）
A. 距状沟
B. 颞横回
C. 中央前回和中央旁小叶前部
D. 海马旁回钩
E. 中央后回和中央旁小叶后部
599. 听觉性语言中枢位于（　　）
A. 角回　B. 扣带回
C. 颞上回后部　D. 额中回后部
E. 额下回后部
600. 运动性语言中枢位于（　　）
A. 角回　B. 额上回后部
C. 额中回后部　D. 额下回后部
E. 颞上回后部
601. 视觉性语言中枢位于（　　）
A. 角回　B. 额上回后部
C. 颞横回　D. 额中回后部
E. 额下回后部
602. 书写区位于（　　）
A. 角回　B. 额上回后部
C. 额中回后部　D. 额下回后部
E. 颞上回后部
603. 位于额中回后部的中枢是（　　）
A. 视觉中枢　B. 听话中枢　C. 说话中枢
D. 阅读中枢　E. 书写中枢
604. 位于额下回后部的中枢是（　　）
A. 听觉中枢　B. 听话中枢　C. 说话中枢
D. 阅读中枢　E. 书写中枢
605. 位于颞上回后部的中枢是（　　）
A. 嗅觉中枢　B. 听话中枢　C. 说话中枢
D. 阅读中枢　E. 书写中枢
606. 位于角回的中枢是（　　）
A. 视觉中枢　B. 听话中枢　C. 说话中枢
D. 阅读中枢　E. 书写中枢
607. 视觉性语言中枢指的是（　　）
A. 听话中枢　B. 说话中枢　C. 阅读中枢
D. 书写中枢　E. 视觉中枢
608. 听觉性语言中枢指的是（　　）
A. 听话中枢　B. 说话中枢　C. 阅读中枢
D. 书写中枢　E. 听觉中枢
609. 运动性语言中枢指的是（　　）
A. 听话中枢　B. 说话中枢　C. 阅读中枢
D. 书写中枢　E. 嗅觉中枢
610. 患者能发音，但丧失说话能力，提示（　　）损伤
A. 嗅觉中枢　B. 听话中枢　C. 说话中枢
D. 阅读中枢　E. 书写中枢
611. 患者听觉无障碍，但听不懂别人说话，提示（　　）损伤
A. 听觉中枢　B. 听话中枢　C. 说话中枢
D. 阅读中枢　E. 书写中枢
612. 患者视觉无障碍，但不能理解文字符号的含义，提示（　　）损伤
A. 视觉中枢　B. 听话中枢　C. 说话中枢
D. 阅读中枢　E. 书写中枢
613. 患者手能运动，但不能写成有意义的文字，提示（　　）损伤
A. 视觉中枢　B. 听话中枢　C. 说话中枢
D. 阅读中枢　E. 书写中枢
614. 以下表现，提示失写症的是（　　）
A. 能发音，但丧失说话能力
B. 听觉无障碍，但听不懂别人说话
C. 视觉无障碍，但不能理解文字符号的含义
D. 手能运动，但不能写成有意义的文字
E. 手能运动，也能写成有意义的文字
615. 以下表现，提示听觉性失语症的是（　　）
A. 听觉无障碍，也能听懂别人说话
B. 听觉无障碍，但听不懂别人说话
C. 视觉无障碍，但不能理解文字符号的含义
D. 手能运动，但不能写成有意义的文字
E. 能发音，但丧失说话能力
616. 以下表现，提示运动性失语症的是（　　）
A. 能发音，但丧失说话能力
B. 能发音，也具有说话能力
C. 听觉无障碍，但听不懂别人说话

D. 视觉无障碍，但不能理解文字符号的含义
E. 手能运动，但不能写成有意义的文字
617. 以下表现，提示视觉性失语症的是（ ）
A. 能发音，但丧失说话能力
B. 听觉无障碍，但听不懂别人说话
C. 视觉无障碍，但不能理解文字符号的含义
D. 视觉无障碍，也能理解文字符号的含义
E. 手能运动，但不能写成有意义的文字
618. 以下属于嗅脑的结构是（ ）
A. 视束 B. 视交叉 C. 视神经
D. 嗅球 E. 海马结构
619. 以下属于嗅脑的结构是（ ）
A. 视束 B. 视交叉 C. 视神经
D. 嗅束 E. 灰结节
620. 以下属于嗅脑的结构是（ ）
A. 嗅三角 B. 视交叉 C. 视束
D. 海马 E. 齿状回
621. 以下属于嗅脑的结构是（ ）
A. 视束 B. 嗅纹 C. 漏斗
D. 腺垂体 E. 神经垂体
622. 以下属于嗅脑的结构是（ ）
A. 漏斗 B. 垂体 C. 嗅皮质
D. 灰结节 E. 乳头体
623. 以下属于嗅脑的是（ ）
A. 钩 B. 垂体 C. 海马
D. 齿状回 E. 海马旁回
624. 可能参与边缘系统情绪功能的结构是（ ）
A. 嗅球 B. 嗅束 C. 嗅三角
D. 齿状回 E. 隔区
625. 以下属于边缘叶的结构是（ ）
A. 钩 B. 楔叶 C. 楔前叶
D. 中央前回 E. 中央后回
626. 以下属于边缘叶的结构是（ ）
A. 楔叶 B. 楔前叶 C. 海马旁回
D. 中央前回 E. 中央后回
627. 以下属于边缘叶的结构是（ ）
A. 海马 B. 楔前叶
C. 枕颞内侧回 D. 枕颞外侧回
E. 中央旁小叶
628. 以下属于边缘叶的结构是（ ）
A. 角回 B. 齿状回
C. 枕颞内侧回 D. 枕颞外侧回
E. 中央旁小叶
629. 以下属于边缘叶的结构是（ ）
A. 缘上回 B. 枕颞内侧回
C. 海马结构 D. 枕颞外侧回
E. 中央旁小叶
630. 以下属于边缘叶的结构是（ ）
A. 颞横回 B. 枕颞内侧回
C. 枕颞外侧回 D. 扣带回
E. 中央旁小叶
631. 以下属于边缘叶的结构是（ ）
A. 角回 B. 隔区（隔核）
C. 中央旁小叶 D. 枕颞内侧回
E. 枕颞外侧回
632. 边缘叶加上与之联系密切的皮质下结构，如杏仁体、下丘脑、上丘脑和背侧丘脑前核群等，共同组成（ ）
A. 脑室系统 B. 消化系统 C. 呼吸系统
D. 边缘系统 E. 内分泌系统
633. 被称为内脏脑的结构是（ ）
A. 中央前回 B. 边缘系统
C. 中央旁小叶 D. 新纹状体
E. 旧纹状体
634. 内脏活动的高级中枢是（ ）
A. 旧纹状体 B. 中央后回
C. 中央旁小叶 D. 新纹状体
E. 边缘系统

二、B1 型题（标准配伍题）

（1～4 题共用备选答案）
A. 颈膨大 B. 腰骶膨大 C. 脊髓圆锥
D. 终丝 E. 马尾
1. 脊髓下部逐渐变细呈圆锥状称为（ ）
2. 与上肢神经相连的脊髓节段形成（ ）
3. 与下肢神经相连的脊髓节段形成（ ）
4. 脊髓下端向下延续为细长且无神经组织的是（ ）
（5～8 题共用备选答案）
A. 前正中裂 B. 后正中沟
C. 延髓脑桥沟 D. 前外侧沟
E. 后外侧沟
5. 脊神经前根的根丝穿出的部位是（ ）
6. 脊神经后根的根丝穿入的部位是（ ）
7. 脊髓前面正中有较深的部位是（ ）
8. 脊髓后面正中有较浅的部位是（ ）
（9～13 题共用备选答案）
A. 第 6 颈髓 B. 第 7 胸髓
C. 第 12 胸髓 D. 腰髓
E. 骶髓和尾髓
9. 平对第 5 颈椎椎体的脊髓是（ ）
10. 平对第 5 胸椎椎体的脊髓是（ ）
11. 平对第 9 胸椎椎体的脊髓是（ ）

12. 平对第 12 胸椎下半和第 1 腰椎的脊髓是（　　）
13. 平对第 10～11 胸椎和第 12 胸椎上半的脊髓是（　　）

（14～18 题共用备选答案）

A. 前角　　B. 后角　　C. 侧角
D. 中间带　　E. 灰质连合

14. 脊髓灰质后部突出称为（　　）
15. 位于中央管周围的灰质称为（　　）
16. 脊髓灰质前部突出并扩大称为（　　）
17. 脊髓灰质前角和后角之间的部分称为(　　)
18. 胸 1～腰 3 脊髓节段中间带向外侧突出称为（　　）

（19～23 题共用备选答案）

A. 后角边缘核　　B. 后角固有核
C. 胸核　　D. 中间外侧核
E. 骶副交感核

19. 位于脊髓灰质后角尖周缘的核团是（　　）
20. 交感神经节前神经元位于（　　）
21. 位于脊髓灰质后角底部内侧份的核团是（　　）
22. 位于脊髓灰质后角尖胶状质腹侧的核团是（　　）
23. 骶部副交感神经节前神经元即低级中枢是（　　）

（24～27 题共用备选答案）

A. 感觉神经元　　B. 中间神经元
C. 运动神经元　　D. 骶副交感核
E. 中间外侧核

24. 脊髓灰质后角细胞属于（　　）
25. 脊髓灰质前角细胞属于（　　）
26. 在 T_1～L_3 脊髓节段灰质侧角细胞也称为（　　）
27. 在 $S_{2\sim4}$ 脊髓节段相当于侧角位置细胞构成的是（　　）

（28～30 题共用备选答案）

A. 中间神经元　　B. Renshaw 细胞
C. 感觉神经元　　D. α 运动神经元
E. γ 运动神经元

28. 引起骨骼肌收缩的神经元是（　　）
29. 调节肌张力的神经元主要是（　　）
30. 抑制 α 运动神经元过度兴奋的神经元是（　　）

（31～34 题共用备选答案）

A. 后根内侧部　　B. 后根外侧部
C. 灰质连合　　D. 白质前连合
E. 前根纤维

31. 灰质连合前方横越中线的纤维称为（　　）
32. 传导本体感觉和精细触觉神经冲动的结构是（　　）
33. 传导温度觉、痛觉和内脏感觉神经冲动的结构是（　　）
34. 前角运动神经元及交感和副交感节前神经元的轴突形成的结构是（　　）

（35～38 题共用备选答案）

A. 皮质脊髓束　　B. 薄束和楔束
C. 脊髓丘脑侧束　　D. 脊髓小脑束
E. 脊髓丘脑前束

35. 传导躯干和四肢的温度觉和痛觉神经冲动的纤维束是（　　）
36. 传导躯干和四肢的粗略触觉和压觉神经冲动的纤维束是（　　）
37. 将下肢和躯干下部的本体感觉神经冲动传至小脑的纤维束是（　　）
38. 传导躯干和四肢的本体感觉和精细触觉神经冲动的纤维束是（　　）

（39～42 题共用备选答案）

A. 胸核　　B. 脊髓灰质
C. 后角边缘核　　D. 脊髓灰质后角中间神经元
E. 脊神经节

39. 薄束和楔束来自（　　）
40. 脊髓丘脑束起于（　　）
41. 脊髓小脑后束起自同侧的（　　）
42. 脊髓小脑前束主要起自对侧的（　　）

（43～46 题共用备选答案）

A. 小脑核　　B. 小脑皮质
C. 背侧丘脑腹后外侧核　　D. 薄束核
E. 楔束核

43. 薄束上行止于（　　）
44. 楔束上行止于（　　）
45. 脊髓小脑束上行止于（　　）
46. 脊髓丘脑束上行止于（　　）

（47～51 题共用备选答案）

A. 皮质脊髓束　　B. 红核脊髓束
C. 前庭脊髓束　　D. 顶盖脊髓束
E. 内侧纵束

47. 参与视觉和听觉防御反射的纤维束是(　　)
48. 控制躯干和四肢骨骼肌随意运动的纤维束是（　　）
49. 兴奋屈肌、抑制伸肌，参与调节肌紧张和姿势反射的纤维束是（　　）
50. 兴奋伸肌、抑制屈肌，与维持体位平衡反射有关的纤维束是（　　）
51. 起于前庭神经核等处，与头、颈、眼外肌的

协调运动有关的纤维束是（　　）

（52～56 题共用备选答案）

A. 红核脊髓束　　B. 前庭脊髓束
C. 皮质脊髓束　　D. 顶盖脊髓束
E. 网状脊髓束

52. 人类脊髓中最大的下行纤维束是（　　）
53. 起于脑干网状结构，下行止于脊髓灰质的纤维束是（　　）
54. 起于中脑对侧红核，交叉下行止于脊髓灰质后角的纤维束是（　　）
55. 起自中脑对侧上丘，交叉下行止于脊髓灰质后角的纤维束是（　　）
56. 起于脑干同侧前庭神经核，下行止于脊髓灰质后角的纤维束是（　　）

（57～60 题共用备选答案）

A. 薄束和楔束　　B. 脊髓丘脑束
C. 脊髓小脑束　　D. 皮质脑干束
E. 皮质脊髓束

57. 痉挛性瘫痪（中枢性瘫痪），提示（　　）损伤
58. 闭目难立，同时伴有精细触觉丧失，提示（　　）损伤
59. 肌张力减退、运动失调，意识性本体感觉正常，提示（　　）损伤
60. 脊髓空洞症累及白质前连合，出现感觉分离现象，提示（　　）损伤

（61～64 题共用备选答案）

A. 皮质脊髓束　　B. 脊髓丘脑束
C. 脊髓小脑束　　D. 薄束和楔束
E. 皮质脑桥束

61. 患者出现感觉分离现象，提示损伤了（　　）
62. 脊髓损伤节段以下出现痉挛性瘫痪，提示损伤了（　　）
63. 温痛觉障碍，但精细触觉基本正常，提示损伤了（　　）
64. 闭目难立、本体感觉和精细触觉丧失，提示损伤了（　　）

（65～67 题共用备选答案）

A. 脊髓　　B. 小脑　　C. 端脑
D. 间脑　　E. 嗅脑

65. 脑干上端连接的是（　　）
66. 脑干背侧连接的是（　　）
67. 脑干下端与（　　）相延续

（68～72 题共用备选答案）

A. 大脑脚　　B. 基底沟　　C. 锥体
D. 锥体交叉　　E. 橄榄

68. 基底动脉通过部位是（　　）
69. 内含大量上、下行纤维束的结构是（　　）
70. 延髓前正中裂两侧是纵长隆起的结构是（　　）
71. 延髓前外侧沟后外侧的纵长圆形隆起称为（　　）
72. 延髓与脊髓交界处前正中裂内斜行交叉的纤维束称为（　　）

（73～78 题共用备选答案）

A. 锥体　　B. 上丘臂　　C. 下丘臂
D. 中脑顶盖　　E. 顶盖前区

73. 上丘和下丘合称为（　　）
74. 瞳孔对光反射中枢位于（　　）
75. 晶状体调节反射中枢位于（　　）
76. 内有皮质脊髓束通行的结构是（　　）
77. 连于间脑内侧膝状体的结构是（　　）
78. 连于间脑外侧膝状体的结构是（　　）

（79～83 题共用备选答案）

A. 上髓帆　　B. 小脑上脚　　C. 小脑下脚
D. 髓纹　　E. 菱脑峡

79. 脑桥与中脑的背侧分界是（　　）
80. 延髓与脑桥的背侧分界是（　　）
81. 围成第四脑室底上半周界的是（　　）
82. 左、右小脑上脚间的薄层白质板称为（　　）
83. 楔束结节外侧向外上方缓缓隆起形成的结构是（　　）

（84～86 题共用备选答案）

A. 薄束核　　B. 下橄榄核　　C. 楔束核
D. 前庭神经核　　E. 蜗神经核

84. 橄榄内含有的神经核是（　　）
85. 听结节内含的神经核是（　　）
86. 薄束结节内含的神经核是（　　）

（87～89 题共用备选答案）

A. 面神经核　　B. 展神经核　　C. 蓝斑核
D. 顶盖前核　　E. 上丘核

87. 蓝斑内含的神经核是（　　）
88. 面神经丘内含的神经核是（　　）
89. 顶盖前区内含的神经核是（　　）

（90～92 题共用备选答案）

A. 舌下神经核　　B. 疑核
C. 迷走神经背核　　D. 蜗神经核
E. 前庭神经核

90. 前庭区内含的神经核是（　　）
91. 舌下神经三角内含的神经核是（　　）
92. 迷走神经三角内含的神经核是（　　）

（93～96 题共用备选答案）

A. 延髓前正中裂　　B. 延髓前外侧沟
C. 脚间窝　　D. 延髓脑桥沟

E. 橄榄后沟
93. 动眼神经穿出的部位是（ ）
94. 舌下神经穿出的部位是（ ）
95. 舌咽神经穿经的部位是（ ）
96. 前庭蜗神经穿经的部位是（ ）
（97～100 题共用备选答案）
A. 滑车神经 B. 展神经 C. 嗅神经
D. 舌下神经 E. 舌咽神经
97. 穿经橄榄后沟的神经是（ ）
98. 穿经延髓脑桥沟的神经是（ ）
99. 穿出延髓前外侧沟的神经是（ ）
100. 下丘下交叉穿出上髓帆上部的神经是（ ）
（101～104 题共用备选答案）
A. 视神经 B. 前庭蜗神经
C. 动眼神经 D. 三叉神经
E. 副神经
101. 穿出脚间窝的神经是（ ）
102. 穿经橄榄后沟的神经是（ ）
103. 穿经延髓脑桥沟的神经是（ ）
104. 连于脑桥和小脑中脚移行处的神经是（ ）
（105～108 题共用备选答案）
A. 动眼神经核 B. 滑车神经核
C. 展神经核 D. 动眼神经副核
E. 舌下神经核
105. 发出纤维组成舌下神经支配舌肌的神经核是（ ）
106. 发出纤维组成展神经支配外直肌的神经核是（ ）
107. 发出纤维组成滑车神经支配上斜肌的神经核是（ ）
108. 发出纤维经动眼神经支配上睑提肌，以及上、下、内直肌和下斜肌的神经核是（ ）
（109～112 题共用备选答案）
A. 动眼神经副核 B. 上泌涎核
C. 动眼神经核 D. 下泌涎核
E. 迷走神经背核
109. 发出节前纤维随舌咽神经至耳神经节换神经元的是（ ）
110. 发出节前纤维随动眼神经至睫状神经节换神经元的是（ ）
111. 发出节前纤维随迷走神经至器官旁节或器官内节换神经元的是（ ）
112. 发出节前纤维随面神经至翼腭神经节和下颌下神经节换神经元的是（ ）
（113～116 题共用备选答案）
A. 疑核 B. 面神经核
C. 动眼神经核 D. 动眼神经副核
E. 滑车神经核
113. 支配镫骨肌的神经核是（ ）
114. 支配睫状肌的神经核是（ ）
115. 支配颈阔肌的神经核是（ ）
116. 支配茎突咽肌的神经核是（ ）
（117～120 题共用备选答案）
A. 面神经核 B. 副神经核
C. 动眼神经副核 D. 动眼神经核
E. 疑核
117. 支配咽喉肌和食管肌的神经核是（ ）
118. 支配胸锁乳突肌和斜方肌的神经核是（ ）
119. 支配瞳孔括约肌和睫状肌的神经核是（ ）
120. 支配二腹肌后腹和茎突舌骨肌的神经核是（ ）
（121～125 题共用备选答案）
A. 动眼神经核 B. 动眼神经副核
C. 面神经核 D. 三叉神经运动核
E. 舌下神经核
121. 支配舌肌的神经核是（ ）
122. 支配眼外肌的神经核是（ ）
123. 支配咀嚼肌的神经核是（ ）
124. 支配面肌（表情肌）的神经核是（ ）
125. 支配瞳孔括约肌的神经核是（ ）
（126～129 题共用备选答案）
A. 动眼神经副核 B. 上泌涎核
C. 下泌涎核 D. 动眼神经副核
E. 迷走神经背核
126. 控制腮腺分泌的神经核是（ ）
127. 控制下颌下腺和舌下腺分泌的神经核是（ ）
128. 控制泪腺和鼻腭黏膜腺分泌的神经核是（ ）
129. 控制结肠左曲以上平滑肌和心肌运动及腺体分泌的神经核是（ ）
（130～134 题共用备选答案）
A. 舌前 2/3 的味蕾 B. 舌后 1/3 的味蕾
C. 结肠左曲以上器官 D. 螺旋器
E. 壶腹嵴、椭圆囊斑和球囊斑
130. 蜗神经节周围突分布于（ ）
131. 前庭神经节周围突分布于（ ）
132. 面神经的膝神经节周围突分布于（ ）
133. 舌咽神经的下神经节周围突分布于（ ）
134. 迷走神经的下神经节周围突分布于（ ）

（135～138 题共用备选答案）
A. 三叉神经中脑核　B. 三叉神经脑桥核
C. 孤束核　D. 三叉神经运动核
E. 三叉神经脊束核
135. 一般和特殊内脏感觉核是（　　）
136. 与头面部触压觉有关的神经核是（　　）
137. 主要与头面部温痛觉有关的神经核是（　　）
138. 可能与头面部本体感觉有关的神经核是（　　）
（139～143 题共用备选答案）
A. 孤束核　B. 前庭神经核
C. 蜗神经核　D. 嗅球
E. 外侧膝状体
139. 接受内耳听觉神经冲动的神经核是（　　）
140. 接受内耳位置觉神经冲动的神经核是（　　）
141. 嗅觉（特殊内脏感觉）的传入纤维止于（　　）
142. 视觉（特殊躯体感觉）的传入纤维止于（　　）
143. 内脏感觉神经冲动经面神经、舌咽神经和迷走神经传入（　　）
（144～146 题共用备选答案）
A. 红核　B. 上丘核　C. 下丘核
D. 黑质　E. 顶盖前核
144. 视觉和听觉防御反射中枢是（　　）
145. 瞳孔对光反射和晶状体调节反射中枢是（　　）
146. 发出纤维到上丘核参与完成听觉防御反射的核团是（　　）
（147～150 题共用备选答案）
A. 顶盖前核　B. 上泌涎核　C. 脑桥核
D. 上丘核　E. 下丘核
147. 接受皮质脑桥束纤维的核团是（　　）
148. 发出纤维经下丘臂至内侧膝状体的核团是（　　）
149. 发出纤维交叉下行形成顶盖脊髓束的核团是（　　）
150. 接受视束纤维，转发纤维至双侧动眼神经副核的是（　　）
（151～155 题共用备选答案）
A. 薄束核和楔束核　B. 红核
C. 黑质　D. 脑桥核
E. 下橄榄核
151. 发纤维交叉下行，形成红核脊髓束的是（　　）
152. 能合成多巴胺，与纹状体有往返纤维联系的是（　　）
153. 发出脑桥小脑纤维，横向对侧组成小脑中脚的是（　　）
154. 接受躯干和四肢本体感觉和精细触觉传入纤维的是（　　）
155. 发出橄榄小脑束走向对侧，与脊髓小脑后束等组成小脑下脚的是（　　）
（156～160 题共用备选答案）
A. 内侧丘系　B. 脊髓丘脑束
C. 三叉丘脑束　D. 外侧丘系
E. 脊髓小脑束
156. 传导听觉神经冲动的是（　　）
157. 传导头面部温痛觉和触压觉神经冲动的是（　　）
158. 传导躯干四肢温痛觉和触压觉神经冲动的是（　　）
159. 传导躯干四肢本体感觉和精细触觉神经冲动的是（　　）
160. 将下肢和躯干下部的本体感觉神经冲动传至小脑的是（　　）
（161～164 题共用备选答案）
A. 脊髓丘脑束　B. 内侧丘系
C. 外侧丘系　D. 三叉丘脑束
E. 脊髓小脑束
161. 蜗神经核转发的二级纤维形成的结构是（　　）
162. 三叉神经感觉核转发的二级纤维形成的结构是（　　）
163. 薄束核和楔束核转发的二级纤维形成的结构是（　　）
164. 脊髓灰质后角中间神经元转发的二级纤维形成（　　）
（165～168 题共用备选答案）
A. 腹后内侧核　B. 腹后外侧核
C. 腹中间核　D. 内侧膝状体
E. 外侧膝状体
165. 内侧丘系上行，止于背侧丘脑的（　　）
166. 三叉丘系上行，止于背侧丘脑的（　　）
167. 脊髓丘脑束上行，止于背侧丘脑的（　　）
168. 外侧丘系上行，经下丘臂止于（　　）
（169～172 题共用备选答案）
A. 锥体束　B. 红核脊髓束
C. 下丘脑下行束　D. 前庭脊髓束
E. 顶盖脊髓束
169. 兴奋屈肌，抑制伸肌的纤维束是（　　）
170. 兴奋伸肌，抑制屈肌的纤维束是（　　）

171. 控制随意运动的下行纤维束是（ ）
172. 参与完成视觉和听觉防御反射的纤维束是（ ）
（173～176 题共用备选答案）
A. 顶盖脊髓束 B. 网状脊髓束
C. 内侧纵束 D. 皮质脑桥束
E. 下丘脑下行束
173. 起自大脑皮质，止于脑桥核的纤维束是（ ）
174. 参与调节躯体运动和内脏活动的纤维束是（ ）
175. 与头、颈、眼外肌协调运动有关的纤维束是（ ）
176. 起于下丘脑，联系交感和副交感神经低级中枢的纤维束是（ ）
（177～181 题共用备选答案）
A. 蓝斑核 B. 中缝核
C. 舌下神经核 D. 面神经核下半
E. 舌下神经
177. 破坏猫的（ ），可使其失眠
178. 中枢性面瘫，提示累及了（ ）
179. 中枢性舌瘫，提示累及了（ ）
180. 延髓麻痹（球麻痹），常累及的是（ ）
181. 应激和警戒等行为异常，提示可能损伤了（ ）
（182～184 题共用备选答案）
A. 黑质 B. 上运动神经元
C. 下运动神经元 D. 前庭蜗神经
E. 迷走神经
182. 听神经瘤可能压迫的是（ ）
183. 神经元损伤变性可引起震颤麻痹（帕金森病）的是（ ）
184. 中枢性面瘫和舌瘫，提示损伤了（ ）及其轴突
（185～188 题共用备选答案）
A. 小脑核 B. 小脑体
C. 小脑扁桃体 D. 小脑蚓
E. 小脑半球
185. 小脑中间部缩窄称为（ ）
186. 小脑两侧部膨隆称为（ ）
187. 小脑前叶和小脑后叶合称为（ ）
188. 小脑绝大部分传出纤维起自（ ）
（189～192 题共用备选答案）
A. 原裂 B. 后外侧裂 C. 小脑核
D. 小脑扁桃体 E. 小脑后叶
189. 绒球小结叶借（ ）分界小脑后叶
190. 小脑半球前下面内侧部的膨隆称为（ ）
191. 小脑前叶占据小脑上面前部，借（ ）分界小脑后叶
192. 介于原裂与后外侧裂之间，在人类占据小脑大部分的结构是（ ）
（193～195 题共用备选答案）
A. 小脑皮质 B. 基底核 C. 小脑髓质
D. 大脑皮质 E. 小脑核
193. 小脑表面的薄层灰质称为（ ）
194. 小脑内部由大量纤维组成的白质称为（ ）
195. 在小脑髓质深部藏有的 4 对灰质核团称为（ ）
（196～198 题共用备选答案）
A. 小脑体 B. 前庭小脑 C. 小脑核
D. 脊髓小脑 E. 大脑小脑
196. 古小脑也称为（ ）
197. 旧小脑也称为（ ）
198. 新小脑也称为（ ）
（199～201 题共用备选答案）
A. 古小脑（前庭小脑） B. 小脑体
C. 旧小脑（脊髓小脑） D. 小脑扁桃体
E. 新小脑（大脑小脑）
199. 小脑后叶属于（ ）
200. 绒球小结叶属于（ ）
201. 小脑前叶、蚓垂和蚓锥体属于（ ）
（202～205 题共用备选答案）
A. 古小脑（前庭小脑） B. 延髓
C. 旧小脑（脊髓小脑） D. 脑桥
E. 新小脑（大脑小脑）
202. 肌张力改变，提示（ ）损伤
203. 平衡失调、站立不稳，提示（ ）损伤
204. 小脑扁桃体疝可压迫（ ），危及生命
205. 共济失调，如辨距不良、轮替动作障碍等，提示（ ）损伤
（206～209 题共用备选答案）
A. 端脑 B. 大脑半球 C. 脑桥
D. 中脑 E. 蝶鞍
206. 间脑下接的部位是（ ）
207. 间脑上方伸入的部位是（ ）
208. 间脑的大部分被（ ）掩盖
209. 间脑只有腹侧面的一部分露出脑底，位于（ ）之上
（210～214 题共用备选答案）
A. 背侧丘脑 B. 上丘脑 C. 下丘脑
D. 后丘脑 E. 底丘脑
210. 位于第三脑室顶及其周围的结构是（ ）
211. 由内侧膝状体和外侧膝状体组成的结构是

(   )
212. 位于背侧丘脑前下方、下丘脑沟以下的结构是(   )
213. 两个卵圆形灰质团块，为间脑的最大部分结构是(   )
214. 位于间脑与中脑移行区，位置深在，表面不可见的结构是(   )
(215～219 题共用备选答案)
A. 丘脑前结节 B. 丘脑枕
C. 下丘脑沟 D. 丘脑间黏合(中间块)
E. 尾状核
215. 背侧丘脑后端膨大称为(   )
216. 连接左、右背侧丘脑的结构是(   )
217. 背侧丘脑前端狭窄隆凸称为(   )
218. 分界背侧丘脑与下丘脑的结构是(   )
219. 背侧丘脑外侧面与端脑的(   )和内囊相连(   )
(220～224 题共用备选答案)
A. 终纹 B. 内囊 C. 下丘脑
D. 底丘脑 E. 顶盖前区
220. 与背侧丘脑腹侧面前内侧份连接的是(   )
221. 与背侧丘脑腹侧面前外侧份连接的是(   )
222. 背侧丘脑腹侧面后份移行为(   )
223. 背侧丘脑外侧面与端脑的尾状核和(   )相连
224. 背侧丘脑背侧面外侧缘以(   )为界与端脑尾状核毗邻
(225～229 题共用备选答案)
A. 后连合 B. 内侧膝状体
C. 缰三角 D. 外侧膝状体
E. 松果体
225. 位于缰连合后方的是(   )
226. 丘脑髓纹向后连于(   )
227. 视觉传导中继站的是(   )
228. 听觉传导中继站的是(   )
229. 中脑水管上口与松果体之间的横行纤维束是(   )
(230～231 题共用备选答案)
A. 终纹 B. 前连合 C. 髓纹
D. 后连合 E. 丘脑髓纹
230. 分界延髓和脑桥背侧面的结构是(   )
231. 背侧丘脑背侧面与内侧面移行处的纤维束是(   )
(232～236 题共用备选答案)
A. 灰结节 B. 乳头体 C. 视束
D. 终板 E. 垂体
232. 视交叉向后外延为(   )
233. 视交叉向前上续接于(   )
234. 下丘脑漏斗的下端连接(   )
235. 视交叉后方有一个丘状隆起称为(   )
236. 灰结节后方的一对圆形隆起是(   )
(237～241 题共用备选答案)
A. 背侧丘脑 B. 上丘脑
C. 视交叉和乳头体 D. 终板
E. 脉络丛
237. 参与构成第三脑室顶的结构是(   )
238. 参与构成第三脑室底的结构是(   )
239. 参与构成第三脑室前界的结构是(   )
240. 参与构成第三脑室后界的结构是(   )
241. 参与构成第三脑室外侧壁的结构是(   )
(242～245 题共用备选答案)
A. 前连合 B. 下丘脑
C. 灰结节和漏斗 D. 脉络丛
E. 后连合
242. 参与构成第三脑室底的是(   )
243. 参与构成第三脑室前界的是(   )
244. 参与构成第三脑室后界的是(   )
245. 参与构成第三脑室外侧壁的是(   )
(246～248 题共用备选答案)
A. 腹中间核 B. 中线核 C. 背内侧核
D. 板内核 E. 背外侧核
246. 属于背侧丘脑内侧核群的是(   )
247. 属于背侧丘脑外侧核群腹侧组的是(   )
248. 属于背侧丘脑外侧核群背侧组的是(   )
(249～251 题共用备选答案)
A. 背内侧核 B. 后外侧核 C. 腹后核
D. 内髓板 E. 外髓板
249. 背侧丘脑内部呈“Y”形的白质板称为(   )
250. 属于背侧丘脑外侧核群腹侧组的是(   )
251. 属于背侧丘脑外侧核群背侧组的是(   )
(252～254 题共用备选答案)
A. 中线核 B. 小脑核
C. 腹后内侧核 D. 基底核
E. 背内侧核
252. 属于背侧丘脑联络性核群(新丘脑)的是(   )
253. 属于背侧丘脑特异性中继核群(旧丘脑)的是(   )
254. 属于背侧丘脑非特异性中继核群(古丘脑)的是(   )
(255～257 题共用备选答案)

A. 疑核　B. 孤束核
C. 腹后外侧核　D. 板内核
E. 背外侧核
255. 属于背侧丘脑联络性核群（新丘脑）的是（　）
256. 属于背侧丘脑特异性中继核群（旧丘脑）的是（　）
257. 属于背侧丘脑非特异性中继核群（古丘脑）的是（　）
（258～261 题共用备选答案）
A. 背内侧核　B. 丘脑网状核
C. 豆状核　D. 腹后内侧核
E. 腹后外侧核
258. 发出纤维参与组成非特异性丘脑投射的是（　）
259. 接受对侧内侧丘系和脊髓丘脑束纤维的是（　）
260. 接受对侧三叉丘脑束和孤束核味觉纤维的是（　）
261. 与间脑其他核团和大脑皮质联络区有往返纤维联系的是（　）
（262～264 题共用备选答案）
A. 上丘脑　B. 古丘脑　C. 旧丘脑
D. 新丘脑　E. 下丘脑
262. 丘脑中央辐射的纤维来自（　）
263. 具有情感和意识分析能力的结构是（　）
264. 非特异性丘脑投射的纤维主要来自（　）
（265～268 题共用备选答案）
A. 腹后内侧核　B. 腹后外侧核
C. 膝状神经节　D. 内侧膝状体
E. 外侧膝状体
265. 转发听辐射投射到大脑颞叶听皮质的是（　）
266. 转发视辐射投射到大脑枕叶视皮质的是（　）
267. 接受对侧内侧丘系和脊髓丘脑束纤维的是（　）
268. 接受对侧三叉丘脑束和孤束核味觉纤维的是（　）
（269～272 题共用备选答案）
A. 视前核　B. 视上核　C. 齿状核
D. 漏斗核　E. 乳头体核
269. 属于下丘脑视上区的核团是（　）
270. 属于下丘脑视前区的核团是（　）
271. 属于下丘脑结节区的核团是（　）
272. 属于下丘脑乳头体区的核团是（　）
（273～276 题共用备选答案）
A. 尾状核　B. 室旁核　C. 视前核
D. 腹内侧核　E. 下丘脑后核
273. 属于下丘脑视前区的核团是（　）
274. 属于下丘脑视上区的核团是（　）
275. 属于下丘脑结节区的核团是（　）
276. 属于下丘脑乳头体区的核团是（　）
（277～280 题共用备选答案）
A. 视上核　B. 室旁核　C. 乳头体
D. 漏斗核　E. 松果体
277. 分泌催产素（宫缩素）的核团是（　）
278. 分泌加压素（抗利尿激素）的核团是（　）
279. 分泌褪黑激素、抑制性成熟的核团是（　）
280. 分泌垂体前叶激素释放和抑制因子的核团是（　）
（281～285 题共用备选答案）
A. 视上垂体束　B. 室旁垂体束
C. 垂体门静脉　D. 结节漏斗束
E. 乳头丘脑束
281. 下丘脑与背侧丘脑主要通过（　）相互联系
282. 视上核分泌的抗利尿激素经（　）输送至垂体后叶
283. 室旁核分泌的缩宫素经（　）输送至垂体后叶
284. 漏斗核分泌的垂体前叶素释放和抑制因子经（　）输送至正中隆起
285. 漏斗核分泌的垂体前叶素释放和抑制因子最终经（　）输送至垂体前叶
（286～290 题共用备选答案）
A. 外侧沟　B. 中央沟　C. 顶枕沟
D. 大脑纵裂　E. 大脑横裂
286. 额叶和顶叶的分界是（　）
287. 顶叶和枕叶的分界是（　）
288. 额叶、顶叶和颞叶的分界是（　）
289. 端脑与小脑之间由（　）相分隔
290. 端脑被（　）分隔为左、右大脑半球
（291～294 题共用备选答案）
A. 楔叶　B. 楔前叶
C. 中央旁小叶　D. 岛叶
E. 顶下小叶
291. 外侧沟深部藏有的结构是（　）
292. 顶叶在顶内沟以下的部分称为（　）
293. 中央前回和中央后回延至内侧面的部分称为（　）
294. 顶枕沟之后枕叶内侧面有一个三角形脑区，称为（　）
（295～299 题共用备选答案）

A. 缘上回　B. 中央前回　C. 角回
D. 中央后回　E. 颞横回
295. 位于中央沟与中央前沟之间的是（　）
296. 位于中央沟与中央后沟之间的是（　）
297. 顶下小叶中围绕外侧沟后端的结构是（　）
298. 顶下小叶中围绕颞上沟末端的结构是（　）
299. 位于外侧沟下壁、颞上回上面后部的结构是（　）
（300～303 题共用备选答案）
A. 扣带回　B. 舌回
C. 枕颞内侧回　D. 海马旁回
E. 齿状回
300. 位于侧副沟的内侧的是（　）
301. 位于胼胝体沟与扣带沟之间的是（　）
302. 海马沟内的锯齿状皮质窄条称为（　）
303. 位于距状沟和其下方侧副沟后部之间的是（　）
（304～307 题共用备选答案）
A. 海马　B. 侧脑室　C. 第三脑室
D. 穹窿　E. 终板
304. 位于透明隔的外侧的是（　）
305. 属于海马结构的是（　）
306. 胼胝体的前部向下连接的是（　）
307. 胼胝体下方的束状纤维称为（　）
（308～311 题共用备选答案）
A. 穹窿回　B. 齿状回　C. 楔前叶
D. 钩　E. 舌回
308. 属于海马结构的是（　）
309. 海马旁回前内方的突起称为（　）
310. 与视觉和字母加工有关的结构是（　）
311. 海马旁回、钩和扣带回合称为（　）
（312～316 题共用备选答案）
A. 嗅球　B. 海马　C. 透明隔
D. 前连合　E. 胼胝体
312. 胼胝体与终板相接处可见（　）
313. 长于胼胝体与穹窿之间的薄板是（　）
314. 连接左、右大脑半球的强大纤维是（　）
315. 额叶下面可见纵长的（　），嗅神经终止于此
316. 齿状回外侧的部分皮质卷入侧脑室下角形成的结构是（　）
（317～321 题共用备选答案）
A. 角回　B. 颞上的后部
C. 颞横回　D. 距状沟
E.（海马旁回）钩
317. 听觉中枢是（　）
318. 听话中枢是（　）
319. 视觉中枢是（　）
320. 阅读中枢是（　）
321. 嗅觉中枢是（　）
（322～326 题共用备选答案）
A. 前角　B. 后角　C. 中央部
D. 透明隔　E. 下角
322. 位于顶叶内的是侧脑室的（　）
323. 位于额叶内的是侧脑室的（　）
324. 位于枕叶内的是侧脑室的（　）
325. 位于颞叶内的是侧脑室的（　）
326. 侧脑室（　）底壁上有隆起的海马
（327～329 题共用备选答案）
A. 侧脑室　B. 硬膜外隙　C. 第三脑室
D. 第四脑室　E. 第五脑室
327. 间脑内的腔隙为（　）
328. 大脑半球内的腔隙为（　）
329. 脑桥、延髓和小脑之间的腔隙为（　）
（330～333 题共用备选答案）
A. 椎间孔　B. 正中孔　C. 中脑水管
D. 外侧孔　E. 室间孔
330. 第三脑室前上方经（　）通侧脑室（　）
331. 第三脑室后下方经（　）通第四脑室（　）。
332. 第四脑室向下经（　）通蛛网膜下腔
333. 第四脑室向两侧经（　）通蛛网膜下腔
（334～338 题共用备选答案）
A. 尾状核　B. 豆状核　C. 基底核
D. 屏状核　E. 杏仁体
334. 连接于尾状核尾末端的结构是（　）
335. 呈扁卵圆形，位于背侧丘脑外侧的结构是（　）
336. 位于岛叶皮质深方，外囊和最外囊之间的结构是（　）
337. 呈“C”形弯曲，绕背侧丘脑外侧份周围的结构是（　）
338. 埋藏于大脑半球底部大脑髓质内的灰质核团总称为（　）
（339～343 题共用备选答案）
A. 屏状核　B. 杏仁体　C. 壳
D. 苍白球　E. 纹状体
339. 尾状核尾连接的结构是（　）
340. 豆状核的外侧部称为（　）
341. 豆状核的内侧两部合称为（　）
342. 豆状核和尾状核合称为（　）
343. 在意识产生中可能有作用的结构是（　）

（344～346 题共用备选答案）
A. 纹状体 B. 屏状核 C. 松果体
D. 杏仁体 E. 齿状核
344. 可能在意识产生中具有重要作用的结构是（ ）
345. 可能与抗抑郁、判断惊恐信号有关的结构是（ ）
346. 调节肌张力和协调骨骼肌随意运动的结构是（ ）

（347～349 题共用备选答案）
A. 屏状核 B. 新纹状体 C. 纹状体
D. 旧纹状体 E. 杏仁体
347. 壳和尾状核合称为（ ）
348. 豆状核和尾状核合称为（ ）
349. 内侧苍白球和外侧苍白球合称为（ ）

（350～353 题共用备选答案）
A. 旧纹状体 B. 大脑皮质 C. 基底核
D. 大脑髓质 E. 新纹状体
350. 舞蹈症的主要损伤部位位于（ ）
351. 大脑半球表面被覆的灰质称为（ ）
352. 大脑髓质内包埋的灰质核团总称为（ ）
353. 震颤麻痹（帕金森病）的主要损伤部位位于（ ）

（354～356 题共用备选答案）
A. 联络纤维 B. 交感纤维 C. 连合纤维
D. 副交感纤维 E. 投射纤维
354. 联系两侧大脑半球皮质的神经纤维是（ ）
355. 联系大脑皮质和皮质下中枢的神经纤维是（ ）
356. 联系同侧大脑半球不同部位皮质的神经纤维是（ ）

（357～361 题共用备选答案）
A. 上纵束 B. 弓状纤维 C. 内囊
D. 皮质脊髓束 E. 胼胝体
357. 属于连合纤维的结构是（ ）
358. 属于投射纤维的结构是（ ）
359. 属于短联络纤维的结构是（ ）
360. 属于长联络纤维的结构是（ ）
361. 投射纤维集中通过的特定区域称为（ ）

（362～364 题共用备选答案）
A. 前连合 B. 皮质脑干束
C. 内囊 D. 弓状纤维
E. 下纵束
362. 属于投射纤维的结构是（ ）
363. 属于连合纤维的结构是（ ）
364. 属于长联络纤维的结构是（ ）

（365～367 题共用备选答案）
A. 穹窿连合 B. 弓状纤维
C. 内囊 D. 丘脑中央辐射
E. 扣带
365. 属于投射纤维的结构是（ ）
366. 属于连合纤维的结构是（ ）
367. 属于长联络纤维的结构是（ ）

（368～372 题共用备选答案）
A. 胼胝体 B. 内囊 C. 前连合
D. 穹窿 E. 穹窿连合
368. 由海马发出的纤维形成的结构是（ ）
369. 连合两侧大脑半球新皮质的强大纤维是（ ）
370. 通过穹窿联系两侧海马三角形纤维薄片的是（ ）
371. 连合两侧嗅球和颞叶前部的两个弓形纤维束，形成的结构是（ ）
372. 穹窿自海马发出后，弓形向上向前经行于（ ）的下方

（373～376 题共用备选答案）
A. 前连合 B. 穹窿连合 C. 松果体
D. 胼胝体辐射 E. 乳头体
373. 位于胼胝体嘴、终板和穹窿交会处的结构是（ ）
374. 胼胝体纤维通过半卵圆中心向各个方向放射，形成的结构是（ ）
375. 在胼胝体干下方，穹窿部分纤维越中线交叉至对侧穹窿形成的结构是（ ）
376. 过了穹窿连合，穹窿两束纤维继续并行向前向下降入下丘脑，止于（ ）

（377～381 题共用备选答案）
A. 内囊膝 B. 内囊前肢
C. 丘脑豆状核部 D. 豆状核后部
E. 豆状核下部
377. 位于豆状核和尾状核头之间的结构是（ ）
378. 位于豆状核和背侧丘脑之间的结构是（ ）
379. 内囊后肢向后延续至豆状核后方的结构是（ ）
380. 内囊后肢向下延续至豆状核下方的结构是（ ）
381. 位于豆状核、尾状核和背侧丘脑之间的结构是（ ）

（382～386 题共用备选答案）
A. 皮质脊髓束 B. 皮质脑干束
C. 丘脑前辐射 D. 视辐射

E. 听辐射
382. 经内囊膝通行的结构是（　　）
383. 经内囊前肢通行的结构是（　　）
384. 经内囊后肢豆状核后部通行的结构是（　　）
385. 经内囊后肢豆状核下部通行的结构是（　　）
386. 经内囊后肢丘脑豆状核部通行的结构是（　　）
（387～391 题共用备选答案）
A. 丘脑中央辐射　B. 皮质脊髓束
C. 皮质脑干束　D. 听辐射
E. 视辐射
387. 对侧偏盲，提示损伤了（　　）
388. 对侧舌肌瘫痪，提示损伤了（　　）
389. 对侧肢体偏瘫，提示损伤了（　　）
390. 对侧面肌下部瘫痪，提示损伤了（　　）
391. 对侧偏身感觉障碍，提示损伤了（　　）
（392～394 题共用备选答案）
A. 古皮质　B. 古小脑　C. 旧皮质
D. 旧小脑　E. 新皮质
392. 嗅脑属于（　　）
393. 海马结构属于（　　）
394. 海马结构和嗅脑以外的部分属于（　　）
（395～399 题共用备选答案）
A. 视区　B. 听区　C. 嗅区
D. 躯体感觉区　E. 躯体运动区
395. Brodmann 分区中，34 区属于（　　）
396. Brodmann 分区中，17 区属于（　　）
397. Brodmann 分区中，4、6 区属于（　　）
398. Brodmann 分区中，41、42 区属于（　　）
399. Brodmann 分区中，3、1、2 区属于（　　）
（400～404 题共用备选答案）
A. 第一躯体感觉区　B. 第一躯体运动区
C. 视区即视觉中枢　D. 听区即听觉中枢
E. 嗅区即嗅觉中枢
400. 位于颞横回的结构是（　　）
401. 位于距状沟的结构是（　　）
402. 位于海马旁回钩附近的结构是（　　）
403. 位于中央前回和中央旁小叶前部的结构是（　　）
404. 位于中央后回和中央旁小叶后部的结构是（　　）
（405～409 题共用备选答案）
A. 距状沟
B. 颞横回
C. 海马旁回钩附近
D. 中央前回和中央旁小叶前部
E. 中央后回和中央旁小叶后部
405. 第一躯体运动区位于（　　）
406. 第一躯体感觉区位于（　　）
407. 嗅区即嗅觉中枢位于（　　）
408. 视区即视觉中枢位于（　　）
409. 听区即听觉中枢位于（　　）
（410～412 题共用备选答案）
A. 听话中枢　B. 说话中枢
C. 听觉中枢（听区）　D. 阅读中枢
E. 书写中枢
410. 视觉性语言中枢指的是（　　）
411. 听觉性语言中枢指的是（　　）
412. 运动性语言中枢指的是（　　）
（413～416 题共用备选答案）
A. 听话中枢　B. 说话中枢
C. 听觉中枢（听区）　D. 阅读中枢
E. 书写中枢
413. 位于角回的结构是（　　）
414. 位于额中回后部的结构是（　　）
415. 位于额下回后部的结构是（　　）
416. 位于颞上回后部（缘上回）的结构是（　　）
（417～420 题共用备选答案）
A. 额上回后部　B. 额中回后部
C. 额下回后部　D. 角回
E. 颞上回后部（缘上回）
417. 听话中枢位于（　　）
418. 说话中枢位于（　　）
419. 阅读中枢位于（　　）
420. 书写中枢位于（　　）
（421～424 题共用备选答案）
A. 额上回后部　B. 额中回后部
C. 额下回后部　D. 角回
E. 颞上回后部（缘上回）
421. 患者能发音，但丧失说话的能力，提示（　　）损伤
422. 患者听觉无障碍，但听不懂别人说话，提示（　　）损伤
423. 患者手能运动，但不能写成有意义的文字，提示（　　）损伤
424. 患者视觉无障碍，但不能理解文字符号的含义，提示（　　）损伤
（425～428 题共用备选答案）
A. 听话中枢　B. 说话中枢
C. 听觉中枢（听区）　D. 阅读中枢
E. 书写中枢
425. 患者能发音，但丧失说话的能力，提示

（　　）损伤
426. 患者听觉无障碍，但听不懂别人说话，提示（　　）损伤
427. 患者手能运动，但不能写成有意义的文字，提示（　　）损伤
428. 患者视觉无障碍，但不能理解文字符号的含义，提示（　　）损伤
（429～432 题共用备选答案）
A. 失写症　B. 视觉性失语症
C. 听觉性失语症　D. 运动性失语症
E. 感觉性失语症
429. 患者能发音，但丧失说话的能力，提示患有（　　）
430. 患者听觉无障碍，但听不懂别人说话，提示患有（　　）
431. 患者手能运动，但不能写成有意义的文字，提示患有（　　）
432. 患者视觉无障碍，但不能理解文字符号的含义，提示患有（　　）
（433～436 题共用备选答案）
A. 大脑皮质　B. 嗅球　C. 嗅脑
D. 海马结构　E. 内脏脑
433. 边缘系统也称为（　　）
434. 属于旧皮质的结构是（　　）
435. 接受嗅神经传入的结构是（　　）
436. 生命活动的最高中枢是（　　）
（437～440 题共用备选答案）
A. 嗅脑　B. 海马结构　C. 大脑皮质
D. 边缘系统　E. 小脑皮质
437. 属于古皮质的结构是（　　）
438. 属于旧皮质的结构是（　　）
439. 参与调节内脏活动的结构是（　　）
440. 高级神经活动的物质基础是（　　）

三、X 型题（多项选择题）

1. 脊髓灰质后角细胞形成的主要核团有（　　）
A. 胸核　B. 胶状质
C. 中间外侧核　D. 后角边缘核
E. 后角固有核
2. 脊髓横行的纤维束主要有（　　）
A. 前根　B. 后根　C. 固有束
D. 白质前连合　E. 脊髓丘脑束
3. 脊髓上行纤维束主要有（　　）
A. 皮质脊髓束　B. 薄束和楔束
C. 脊髓丘脑束　D. 脊髓小脑束
E. 红核脊髓束
4. 脊髓下行纤维束主要有（　　）
A. 皮质脊髓束　B. 红核脊髓束
C. 前庭脊髓束　D. 顶盖脊髓束
E. 网状脊髓束
5. 脊髓下行纤维束主要有（　　）
A. 薄束和楔束　B. 皮质脊髓束
C. 红核脊髓束　D. 前庭脊髓束
E. 脊髓丘脑束
6. 脊髓下行纤维束主要有（　　）
A. 内侧纵束　B. 网状脊髓束
C. 顶盖脊髓束　D. 薄束和楔束
E. 脊髓小脑束
7. 皮质脊髓束包括（　　）
A. 红核脊髓束　B. 前庭脊髓束
C. 皮质脑桥束　D. 皮质脊髓前束
E. 皮质脊髓侧束
8. 脊髓半切综合征的典型表现有（　　）
A. 出现感觉分离现象
B. 损伤节段以下同侧出现痉挛性瘫痪
C. 损伤节段以下对侧出现痉挛性瘫痪
D. 闭目难立、本体感觉和精细触觉丧失
E. 损伤对侧 1～2 个节段以下温痛觉障碍，精细触觉基本正常
9. 脊髓反射的固有装置包括（　　）
A. 固有束　B. 脊髓灰质
C. 白质前连合　D. 脊神经后根
E. 脊神经前根
10. 以下属于脊髓躯体反射的是（　　）
A. 排尿反射　B. 牵张反射　C. 屈反射
D. 翻正反射　E. 排便反射
11. 以下属于脊髓内脏反射的是（　　）
A. 性反射　B. 竖毛反射　C. 屈反射
D. 排尿反射　E. 排便反射
12. 反射中枢位于骶髓的是（　　）
A. 屈反射　B. 排尿反射　C. 牵张反射
D. 排便反射　E. 翻正反射
13. 脑干包括（　　）
A. 小脑　B. 中脑　C. 间脑
D. 脑桥　E. 延髓
14. 中脑腹侧面的结构有（　　）
A. 大脑脚　B. 基底沟　C. 脚间窝
D. 后穿质　E. 小脑中脚
15. 脑桥腹侧面的结构有（　　）
A. 锥体　B. 基底沟　C. 大脑脚
D. 小脑中脚　E. 脑桥基底部
16. 延髓腹侧面的结构有（　　）
A. 橄榄　B. 锥体　C. 大脑脚
D. 基底沟　E. 锥体交叉

17. 穿经橄榄后沟的神经有（　　）
A. 副神经　B. 面神经　C. 迷走神经
D. 舌下神经　E. 舌咽神经
18. 穿经延髓脑桥沟的神经有（　　）
A. 嗅神经　B. 展神经　C. 面神经
D. 视神经　E. 前庭蜗神经
19. 穿经脑桥小脑三角的神经有（　　）
A. 展神经　B. 面神经　C. 动眼神经
D. 滑车神经　E. 前庭蜗神经
20. 听神经瘤可能压迫的神经有（　　）
A. 面神经　B. 展神经　C. 动眼神经
D. 滑车神经　E. 前庭蜗神经
21. 延髓麻痹又称球麻痹，常累及的神经有（　　）
A. 展神经　B. 副神经　C. 舌下神经
D. 舌咽神经　E. 迷走神经
22. 中脑背侧面的结构有（　　）
A. 上丘　B. 下丘　C. 中脑顶盖
D. 顶盖前区　E. 小脑上脚
23. 脑桥背侧面的结构有（　　）
A. 上髓帆　B. 小脑上脚　C. 小脑下脚
D. 内侧隆起　E. 面神经丘
24. 延髓背侧面的结构有（　　）
A. 小脑上脚　B. 薄束结节　C. 楔束结节
D. 舌下神经三角　E. 迷走神经三角
25. 大脑脚包括（　　）
A. 大脑脚底　B. 黑质　C. 中脑被盖
D. 中脑顶盖　E. 脑桥被盖部
26. 脑干腹侧区包括（　　）
A. 延髓锥体　B. 第四脑室底
C. 脑桥基底部　D. 中脑大脑脚底
E. 中脑被盖部
27. 脑干背侧区包括（　　）
A. 脑桥基底部　B. 延髓锥体
C. 中脑水管周围　D. 第四脑室底
E. 延髓中央管周围
28. 脑干中间区包括（　　）
A. 延髓大部　B. 脑桥被盖部
C. 中脑被盖部　D. 脑桥基底部
E. 中脑大脑脚底
29. 一般躯体运动核包括（　　）
A. 展神经核　B. 滑车神经核
C. 动眼神经核　D. 舌下神经核
E. 动眼神经副核
30. 一般内脏运动核包括（　　）
A. 上泌涎核　B. 下泌涎核
C. 动眼神经核　D. 动眼神经副核
E. 迷走神经背核
31. 以下属于副交感神经核的是（　　）
A. 上泌涎核　B. 下泌涎核
C. 动眼神经核　D. 动眼神经副核
E. 迷走神经背核
32. 特殊内脏运动核包括（　　）
A. 疑核　B. 面神经核
C. 副神经核　D. 动眼神经副核
E. 三叉神经运动核
33. 控制由腮弓衍化来的骨骼肌运动的核团包括（　　）
A. 疑核　B. 副神经核
C. 面神经核　D. 三叉神经运动核
E. 迷走神经背核
34. 特殊躯体感觉核包括（　　）
A. 蜗神经核　B. 前庭神经核
C. 三叉神经中脑核　D. 三叉神经脑桥核
E. 三叉神经脊束核
35. 一般躯体感觉核包括（　　）
A. 蜗神经核　B. 前庭神经核
C. 三叉神经中脑核　D. 三叉神经脑桥核
E. 三叉神经脊束核
36. 支配眼外肌运动的核团包括（　　）
A. 展神经核　B. 滑车神经核
C. 动眼神经核　D. 舌下神经核
E. 动眼神经副核
37. 内脏感觉神经冲动经（　　）传入孤束核
A. 面神经　B. 副神经　C. 舌咽神经
D. 舌下神经　E. 迷走神经
38. 核团不在脑干的是（　　）
A. 嗅神经　B. 视神经　C. 动眼神经
D. 滑车神经　E. 三叉神经
39. 与动眼神经有关的核团有（　　）
A. 展神经核　B. 滑车神经核
C. 动眼神经核　D. 舌下神经核
E. 动眼神经副核
40. 与三叉神经有关的核团有（　　）
A. 迷走神经背核　B. 三叉神经中脑核
C. 三叉神经脑桥核　D. 三叉神经脊束核
E. 三叉神经运动核
41. 与面神经有关的核团有（　　）
A. 疑核　B. 孤束核　C. 上泌涎核
D. 下泌涎核　E. 面神经核
42. 与前庭蜗神经有关的核团有（　　）
A. 孤束核　B. 蜗神经核
C. 舌下神经核　D. 前庭神经核
E. 迷走神经背核

43. 与舌咽神经有关的核团有（　　）
A. 疑核　B. 孤束核　C. 上泌涎核
D. 下泌涎核　E. 舌下神经核
44. 与迷走神经有关的核团有（　　）
A. 疑核　B. 孤束核　C. 副神经核
D. 迷走神经背核　E. 三叉神经脊束核
45. 与副神经有关的核团有（　　）
A. 疑核　B. 展神经核　C. 副神经核
D. 面神经核　E. 动眼神经核
46. 脑干的非脑神经核包括（　　）
A. 疑核　B. 红核　C. 黑质
D. 脑桥核　E. 下橄榄核
47. 脑干的非脑神经核包括（　　）
A. 薄束核　B. 楔束核　C. 上丘核
D. 下丘核　E. 顶盖前核
48. 脑干内的脊神经核包括（　　）
A. 红核　B. 黑质　C. 楔束核
D. 脑桥核　E. 薄束核
49. 脑干内的锥体外系中继核包括（　　）
A. 疑核　B. 红核　C. 黑质
D. 脑桥核　E. 下橄榄核
50. 脑干内与视觉和听觉反射有关的核团有（　　）
A. 上丘核　B. 下丘核　C. 上泌涎核
D. 下泌涎核　E. 顶盖前核
51. 脑干内上行纤维束包括（　　）
A. 内侧丘系　B. 脊髓丘脑束
C. 三叉丘脑束　D. 外侧丘系
E. 脊髓小脑束
52. 脑干内下行纤维束包括（　　）
A. 锥体束　B. 脊髓小脑束
C. 红核脊髓束　D. 前庭脊髓束
E. 顶盖脊髓束
53. 脑干内下行纤维束包括（　　）
A. 内侧纵束　B. 网状脊髓束
C. 皮质脑桥束　D. 脊髓小脑束
E. 下丘脑下行束
54. 锥体束包括（　　）
A. 红核脊髓束　B. 皮质脊髓束
C. 前庭脊髓束　D. 皮质脑干束
E. 皮质脑桥束
55. 仅接受对侧皮质脑干束支配的神经核是（　　）
A. 动眼神经核　B. 滑车神经核
C. 舌下神经核　D. 面神经核上半
E. 面神经核下半
56. 脑干网状结构的主要功能包括（　　）
A. 上行激动　B. 疼痛传导　C. 免疫防御
D. 躯体运动　E. 生命中枢
57. 脑干反射主要包括（　　）
A. 角膜反射　B. 肺牵张反射
C. 瞳孔对光反射　D. 视觉防御反射
E. 听觉防御反射
58. 脑干-脊髓反射主要包括（　　）
A. 角膜反射　B. 肺牵张反射
C. 瞳孔对光反射　D. 视觉防御反射
E. 听觉防御反射
59. 脑干的主要功能包括（　　）
A. 反射　B. 传导　C. 上行激动
D. 疼痛传导　E. 生命中枢
60. 小脑蚓前下面凹陷于小脑半球之间，其包括（　　）
A. 小结　B. 绒球　C. 蚓垂
D. 蚓锥体　E. 小脑扁桃体
61. 小脑的分部包括（　　）
A. 原裂　B. 小脑蚓　C. 后外侧裂
D. 左小脑半球　E. 右小脑半球
62. 小脑表面可借原裂和后外侧裂分为（　　）
A. 小脑蚓　B. 小脑前叶　C. 小脑后叶
D. 绒球小结叶　E. 小脑扁桃体
63. 绒球小结叶位于小脑前下面上部，包括（　　）
A. 绒球　B. 小结　C. 蚓垂
D. 蚓锥体　E. 绒球脚
64. 小脑的构成包括（　　）
A. 基底核　B. 小脑核　C. 小脑皮质
D. 小脑髓质　E. 海马结构
65. 小脑核包括（　　）
A. 顶核　B. 球状核　C. 栓状核
D. 齿状核　E. 豆状核
66. 从发生和进化角度，小脑可分为（　　）
A. 古小脑　B. 上丘脑　C. 旧小脑
D. 下丘脑　E. 新小脑
67. 古小脑也称前庭小脑，即绒球小结叶，包括（　　）
A. 绒球　B. 小结　C. 蚓垂
D. 蚓锥体　E. 绒球脚
68. 旧小脑也称脊髓小脑，包括（　　）
A. 小结　B. 蚓垂　C. 蚓锥体
D. 小脑前叶　E. 小脑后叶
69. 间脑包括（　　）
A. 上丘脑　B. 下丘脑　C. 后丘脑
D. 底丘脑　E. 背侧丘脑
70. 后丘脑包括（　　）

A. 缰连合　　B. 松果体
C. 内侧膝状体　　D. 膝状神经节
E. 外侧膝状体

71. 上丘脑包括（　　）
A. 后连合　　B. 松果体　　C. 缰连合
D. 缰三角　　E. 丘脑髓纹

72. 下丘脑包括（　　）
A. 视束　　B. 视交叉　　C. 灰结节
D. 正中隆起　　E. 漏斗

73. 下丘脑包括（　　）
A. 视束　　B. 视交叉　　C. 缰连合
D. 松果体　　E. 乳头体

74. 下丘脑包括（　　）
A. 终板　　B. 后连合　　C. 灰结节
D. 正中隆起　　E. 漏斗

75. 参与构成第三脑室外侧壁的有（　　）
A. 上丘脑　　B. 下丘脑　　C. 后丘脑
D. 底丘脑　　E. 背侧丘脑

76. 第三脑室前界为（　　）
A. 终板　　B. 视束　　C. 前连合
D. 视交叉　　E. 后连合

77. 第三脑室后界为（　　）
A. 上丘脑　　B. 下丘脑　　C. 前连合
D. 后连合　　E. 乳头体

78. 参与构成第三脑室底的有（　　）
A. 视交叉　　B. 灰结节　　C. 漏斗
D. 乳头体　　E. 松果体

79. “Y”形的内髓板将背侧丘脑分为（　　）
A. 小脑核　　B. 基底核　　C. 前核群
D. 内侧核群　　E. 外侧核群

80. 背侧丘脑外侧核群背侧组包括（　　）
A. 枕　　B. 腹前核　　C. 后外侧核
D. 背外侧核　　E. 腹中间核

81. 背侧丘脑外侧核群腹侧组包括（　　）
A. 腹前核　　B. 腹后核　　C. 腹中间核
D. 背外侧核　　E. 后外侧核

82. 背侧丘脑的腹后核包括（　　）
A. 腹前核　　B. 腹中间核　　C. 背内侧核
D. 腹后内侧核　　E. 腹后外侧核

83. 背侧丘脑非特异性中继核群（古丘脑）包括（　　）
A. 腹前核　　B. 中线核　　C. 板内核
D. 网状核　　E. 腹后核

84. 背侧丘脑特异性中继核群（旧丘脑）包括（　　）
A. 腹前核　　B. 腹中间核　　C. 腹后核
D. 腹后内侧核　　E. 腹后外侧核

85. 背侧丘脑联络性核群（新丘脑）包括（　　）
A. 枕　　B. 后外侧核　　C. 背外侧核
D. 前核群　　E. 背内侧核

86. 背侧丘脑的功能包括（　　）
A. 参与视觉听觉传导　　B. 参与上行激动系统
C. 参与高级神经活动　　D. 较高感觉整合中枢
E. 特异性感觉中继站

87. 下丘脑内侧区包括（　　）
A. 视前区　　B. 视上区　　C. 结节区
D. 乳头体区　　E. 松果体区

88. 下丘脑视上区主要有（　　）
A. 视上核　　B. 室旁核　　C. 漏斗核
D. 腹内侧核　　E. 背内侧核

89. 下丘脑结节区主要有（　　）
A. 视上核　　B. 室旁核　　C. 漏斗核
D. 腹内侧核　　E. 背内侧核

90. 与下丘脑存在纤维联系的有（　　）
A. 垂体　　B. 脑干　　C. 脊髓
D. 背侧丘脑　　E. 边缘系统

91. 下丘脑的功能包括（　　）
A. 内脏活动的较高级中枢
B. 内分泌活动的较高中枢
C. 神经内分泌的活动中心
D. 边缘系统的重要组成部分
E. 参与饮食、生殖、情绪和生物钟等活动

92. 大脑半球包括（　　）
A. 额叶　　B. 顶叶　　C. 枕叶
D. 颞叶　　E. 岛叶

93. 以下属于额叶的是（　　）
A. 额上回　　B. 额中回　　C. 额下回
D. 中央前回　　E. 中央后回

94. 以下属于顶叶的是（　　）
A. 角回　　B. 缘上回　　C. 颞上回
D. 中央前回　　E. 中央后回

95. 以下属于颞叶的是（　　）
A. 颞上回　　B. 颞中回　　C. 颞下回
D. 额下回　　E. 颞横回

96. 胼胝体包括（　　）
A. 胼胝体头　　B. 胼胝体嘴　　C. 胼胝体膝
D. 胼胝体干　　E. 胼胝体压部

97. 穹窿回包括（　　）
A. 钩　　B. 海马旁回
C. 枕颞内侧回　　D. 扣带回
E. 枕颞外侧回

98. 海马结构包括（　　）
A. 钩　　B. 海马　　C. 穹窿回
D. 齿状回　　E. 海马旁回

99. 端脑的结构包括（　　）
A. 侧脑室　B. 第三脑室　C. 基底核
D. 大脑皮质　E. 大脑髓质
100. 侧脑室包括（　　）
A. 前角　B. 后角　C. 上角
D. 下角　E. 中央部
101. 基底核包括（　　）
A. 齿状核　B. 尾状核　C. 豆状核
D. 屏状核　E. 杏仁体
102. 纹状体包括（　　）
A. 屏状核　B. 豆状核　C. 尾状核
D. 杏仁体　E. 乳头体
103. 新纹状体包括（　　）
A. 壳　B. 尾状核　C. 屏状核
D. 内侧苍白球　E. 外侧苍白球
104. 旧纹状体包括（　　）
A. 壳　B. 尾状核　C. 屏状核
D. 内侧苍白球　E. 外侧苍白球
105. 大脑髓质包括（　　）
A. 交感纤维　B. 联络纤维　C. 连合纤维
D. 投射纤维　E. 副交感纤维
106. 以下属于长联络纤维的是（　　）
A. 钩束　B. 扣带　C. 上纵束
D. 下纵束　E. 弓状纤维
107. 连合纤维包括（　　）
A. 钩束　B. 胼胝体　C. 前连合
D. 上纵束　E. 穹窿连合
108. 内囊包括（　　）
A. 内囊膝　B. 内囊前肢　C. 内囊后肢
D. 新纹状体　E. 旧纹状体
109. 内囊后肢包括（　　）
A. 后连合　B. 穹窿连合
C. 豆状核下部　D. 豆状核后部
E. 丘脑豆状核部
110. 脑血管病导致一侧内囊后肢损伤所引起的典型三偏综合征包括（　　）
A. 对侧偏盲　B. 同侧偏盲
C. 对侧肢体偏瘫　D. 同侧肢体偏瘫
E. 对侧偏身感觉障碍
111. 第一躯体运动区和第一躯体感觉区的共同特点包括（　　）
A. 倒置人形，包括头部
B. 倒置人形，头部除外
C. 交叉管理，左、右交叉
D. 同侧管理，左、右不交叉
E. 大小与功能呈正相关，而与体表面积无关
112. 语言代表区包括（　　）
A. 听话中枢　B. 说话中枢　C. 思考中枢
D. 阅读中枢　E. 书写中枢
113. 嗅脑包括（　　）
A. 嗅球　B. 嗅束　C. 嗅三角
D. 嗅纹　E. 嗅皮质
114. 边缘叶包括（　　）
A. 隔区　B. 穹窿回　C. 海马结构
D. 枕颞内侧回　E. 枕颞外侧回
115. 边缘叶包括（　　）
A. 海马　B. 齿状回　C. 钩
D. 海马旁回　E. 扣带回
116. 边缘系统的主要功能包括（　　）
A. 参与嗅觉形成
B. 参与内脏活动的调节
C. 参与摄食、性和生殖行为
D. 与个体生存和种族延续相关
E. 参与情绪精神和学习记忆等高级神经活动

四、A2 型题（病例摘要型最佳选择题）

1. 患者，女性，37 岁。不慎被重物撞击脊柱，CT 和 MRI 检查显示第 3 胸椎骨折，合并脊髓损伤。可能损伤的脊髓节段是（　　）
A. 第 2 胸髓节段　B. 第 3 胸髓节段
C. 第 4 胸髓节段　D. 第 5 胸髓节段
E. 第 6 胸髓节段
2. 患者，男性，43 岁。工地干活不慎高空坠落，背部着地，CT 和 MRI 检查显示第 5 胸椎骨折，合并脊髓损伤。可能损伤的脊髓节段是（　　）
A. 第 4 胸髓节段　B. 第 5 胸髓节段
C. 第 6 胸髓节段　D. 第 7 胸髓节段
E. 第 8 胸髓节段
3. 患者，女性，55 岁。不慎被轿车撞击腰部，CT 和 MRI 检查显示第 9 胸椎骨折，合并脊髓损伤。可能损伤的脊髓节段是（　　）
A. 第 10 胸髓节段　B. 第 11 胸髓节段
C. 第 12 胸髓节段　D. 第 1 腰髓节段
E. 第 2 胸髓节段
4. 患者，男性，7 岁。因脊髓灰质炎导致左下肢瘫痪，肌张力降低，腱反射减弱或消失，无病理反射，感觉正常。炎症很有可能损伤了（　　）
A. 左侧脊髓灰质前角运动神经元
B. 右侧脊髓灰质前角运动神经元
C. 左侧脊髓灰质后角中间神经元
D. 右侧脊髓灰质后角中间神经元
E. 左侧脊髓灰质侧角交感节前神经元
5. 患者，女性，50 岁。颈部外伤 1 小时急诊住院。体格检查发现左上肢运动正常，但本体感觉

障碍；左下肢感觉、运动正常；右上、下肢感觉和运动正常。上述症状提示可能损伤了（　　）
A. 左侧薄束　B. 左侧楔束　C. 右侧薄束
D. 右侧楔束　E. 左侧皮质脊髓束

6. 患者，男性，39 岁。车祸导致上胸段脊柱损伤，急诊入院。查体发现患者能闭上眼睛，不能确定下肢关节的位置和运动方向，且站立不稳、容易跌倒，同时伴有精细触觉障碍。CT 和 MRI 检查显示胸椎骨折，伴脊髓损伤。患者可能损伤的脊髓位置和纤维束是（　　）
A. 前索，薄束和楔束
B. 外侧索，薄束和楔束
C. 后索，薄束和楔束
D. 前索，脊髓丘脑侧束和前束
E. 后索，脊髓丘脑侧束和前束

7. 患者，女性，35 岁。近期出现双足麻木，进行性加重，对水温失去感知能力。入院查体发现：双下肢温、痛觉丧失，但精细触觉基本正常。CT 和 MRI 检查提示：脊髓空洞症。该病出现上述症状的主要原因是损伤了（　　）
A. 前角　B. 后角　C. 侧角
D. 灰质连合　E. 白质前连合

8. 患者，男性，75 岁。因右上肢渐进性震颤就医，震颤大多在静止时发生，如“搓丸样”，患者表情呆板，行动迟缓。初步诊断：震颤麻痹（帕金森病）。该病最有可能发生病变的结构是（　　）
A. 红核　B. 黑质　C. 脑桥核
D. 下橄榄核　E. 顶盖前核

9. 患者，女性，67 岁。2 个月前出现耳鸣、听力下降和眩晕等症状；近 1 周来有加重趋势，又出现面部麻木、面肌痉挛等症状，遂就医。骨窗 CT 和增强 MRI 检查提示：听神经瘤。该病好发于（　　）
A. 灰结节　B. 乳头体　C. 大脑脚
D. 脑桥小脑三角　E. 脚间窝

10. 研究显示，5-羟色胺能神经元的主要功能是产生 5-羟色胺，5-羟色胺是一种神经递质，该递质与暴力、愤怒、冒险和攻击行为有关。5-羟色胺能神经元的激活具有抑制攻击行为的作用。在大多数脊椎动物的大脑中，5-羟色胺能神经元都位于（　　）
A. 红核　B. 脑桥核　C. 黑质
D. 蓝斑核　E. 中缝核

11. 患者，男性，35 岁。颅脑外伤，头部胀痛、呕吐，急诊入院。查体见意识模糊；眼底镜示视神经盘水肿。CT 和 MRI 检查提示颅内出血。初步诊断：颅内出血、颅内压增高。颅内压增高时可被挤入枕骨大孔，压迫延髓、危及生命的是（　　）
A. 小脑蚓　B. 小脑半球
C. 小脑扁桃体　D. 齿状核
E. 球状核

12. 患者，男性，22 岁。颅脑外伤后出现烦渴、多饮、多尿等症状。尿常规提示尿比重和尿渗透压明显降低；禁水-加压素试验阳性。初步诊断：中枢性尿崩症。与该病关系最为密切的核团是（　　）
A. 视上核　B. 室旁核　C. 漏斗核
D. 豆状核　E. 齿状核

13. 患者，女性，85 岁。半年前出现近期记忆减退，常将日常所做的事和常用的一些物品遗忘，有逐渐加重的趋势；近期出现远期记忆减退，对发生已久的人和事产生遗忘。偶有外出找不到回家的路的情况。初步诊断：阿尔茨海默病。与该病关系最为密切的结构是（　　）
A. 嗅球　B. 扣带回　C. 海马旁回
D. 海马　E. 颞横回

14. 患者，男性，48 岁。近期出现不自主的舞蹈样运动，上肢和头面部呈现无目的的快速动作，这些动作类似随意运动的一个片段，但不由自主，且肌张力低下。初步诊断：舞蹈症（亨廷顿病）。该病的典型特征是选择性神经元死亡，神经元死亡主要发生在大脑的（　　）
A. 黑质　B. 纹状体　C. 松果体
D. 乳头体　E. 海马体

15. 患者，女性，44 岁。脑外伤后，听力正常，听觉无障碍，但听不懂别人说的话，与之交流也答非所问。初步诊断：听觉性失语症。该病损伤的脑区很可能是（　　）
A. 额上回后部　B. 额中回后部
C. 额下回后部　D. 颞上回后部
E. 角回

16. 患者，男性，67 岁。有高血压病史，晨起后突然倒地昏迷，急诊入院。CT 和 MRI 检查显示脑出血。经治疗和康复后，能正常发出声音，但丧失说话的能力。诊断为运动性失语症。该病损伤的脑区很可能是（　　）
A. 额上回后部　B. 额中回后部
C. 额下回后部　D. 颞上回后部
E. 角回

17. 患者，女性，35 岁。脑外伤后，视力正常，视觉无障碍，但看不懂文字符号的含义。初步诊断：视觉性失语症。该病损伤的脑区很可能是

(　　)

A. 额上回后部　B. 额中回后部
C. 额下回后部　D. 颞上回后部
E. 角回

18. 患者，男性，78 岁。有高血压病史 20 余年，晨起跑步时突然倒地昏迷，急诊入院。CT 和 MRI 检查显示脑出血。经治疗和康复后，手能够正常运动，但不能写成有意义的文字；诊断为失写症。该病损伤的脑区很可能是（　　）

A. 额上回后部　B. 额中回后部
C. 额下回后部　D. 颞上回后部
E. 角回

19. 患者，女性，37 岁。近期自我感觉有嗅觉减退、嗅觉过敏、嗅觉倒错和幻嗅及头痛等症状而就诊。医生查体和辅助检查均未见明显其他异常，怀疑嗅觉中枢损伤。嗅觉中枢可能位于（　　）

A. 海马　B. 齿状回　C. 海马旁回
D. 海马旁回钩　E. 嗅球

20. 患者，男性，12 岁。3 天前出现发热、头痛，伴恶心、呕吐。查体：体温 39.5℃，伴有颈项强直。临床考虑为流行性乙型脑炎，需做脑脊液检查以进一步明确诊断。临床腰椎穿刺常选择在（　　）进行

A. 第 1、2 腰椎间　B. 第 2、3 腰椎间
C. 第 3、4 或 4、5 腰椎间　D. 椎间孔
E. 骶管裂孔

五、名词解释

1. 马尾（cauda equina）
2. 下运动神经元（lower motor neuron）
3. 骶副交感核（sacral parasympathetic nucleus）
4. 感觉分离（sensory dissociation）
5. 脊髓反射（spinal reflex）
6. 橄榄后沟（retroolivary sulcus）
7. 延髓脑桥沟（bulbopontine sulcus）
8. 脑桥小脑三角（pontocerebellar trigone）
9. 延髓麻痹（bulbar paralysis）
10. 顶盖前区（pretectal area）
11. 面神经丘（facial colliculus）
12. 一般躯体运动核（general somatic motor nucleus）
13. 一般内脏运动核（general visceral motor nucleus）
14. 特殊内脏运动核（special visceral motor nucleus）
15. 孤束核（nucleus of solitary tract）
16. 特殊躯体感觉核（special somatic sensory nucleus）
17. 一般躯体感觉核（general somatic sensory nucleus）
18. E-W 核（Edinger-Westphal 核）
19. 上泌涎核（superior salivatory nucleus）
20. 下泌涎核（inferior salivatory nucleus）
21. 迷走神经背核（dorsal nucleus of vagus nerve）
22. 内侧丘系（medial lemniscus）
23. 脊髓丘系（spinal lemniscus）
24. 三叉丘系（trigeminal lemniscus）
25. 外侧丘系（lateral lemniscus）
26. 脑干反射（brain stem reflex）
27. 小脑扁桃体（tonsil of cerebellum）
28. 小脑核（cerebellar nuclei）
29. 后丘脑（metathalamus）
30. 上丘脑（epithalamus）
31. 下丘脑（hypothalamus）
32. 颞横回（transverse temporal gyri）
33. 距状沟（calcarine sulcus）
34. 穹隆回（fornicate convolution）
35. 海马结构（hippocampal formation）
36. 基底核（basal nuclei）
37. 连合纤维（commissural fiber）
38. 内囊（internal capsule）
39. 三偏综合征（triple deviation syndrome）
40. 优势半球（dominant hemisphere）
41. 嗅脑（rhinencephalon）
42. 边缘叶（limbic lobe）
43. 边缘系统（limbic system）

六、问答题

1. 描述脊髓内白质纤维束的分类和组成。
2. 描述皮质脊髓束的起始、经行、功能及损伤表现。
3. 描述脑干腹侧面的形态结构。
4. 描述脑干背侧面的形态结构。
5. 描述菱形窝的形态结构。
6. 描述第四脑室的位置、围成和交通。
7. 脑干内分布着Ⅲ～Ⅻ对脑神经核，一般将发出运动纤维经脑神经至效应器的核团称脑神经运动核。写出脑神经运动核的分类和名称。
8. 脑干内分布着Ⅲ～Ⅻ对脑神经核，一般将接受脑神经感觉纤维的核团称脑神经感觉核。写出脑神经感觉核的分类和名称。
9. 写出三叉神经、面神经和迷走神经中任意两个的核团名称和性质。
10. 写出脑干内非脑神经核的组成、名称及功能。
11. 描述脑干主要上行纤维束的名称、起止和功能。
12. 描述锥体束的起始、组成、经行和功能。
13. 描述脑干网状结构的概念、核团、分区和功能。

14. 描述小脑的分部和分叶。
15. 从发生和进化角度描述小脑的分部情况及其纤维联系和功能。
16. 描述间脑的分部及各部的位置和组成。
17. 描述第三脑室的位置、围成和交通。
18. 描述背侧丘脑核群的分类、纤维联系及功能。
19. 描述大脑半球的分叶。
20. 描述大脑半球内侧面的形态结构。
21. 描述大脑髓质的分类和组成。
22. 描述内囊的位置、性质、形态、分部、通行纤维及损伤表现。
23. 描述第一躯体运动区和第一躯体感觉区的定位、功能及其共同特点。
24. 描述语言代表区的位置、组成、定位及损伤表现。
25. 描述边缘系统的组成和功能。

第十六章 神经传导通路

一、A1 型题（单句型最佳选择题）

1. 躯干和四肢的本体感觉和精细触觉传导通路第 1 级神经元位于（　　）
A. 脊髓灰质　B. 脊神经节
C. 三叉神经节　D. 睫状神经节
E. 翼腭神经节

2. 躯干和四肢的本体感觉和精细触觉传导通路第 1 级纤维是（　　）
A. 脊髓丘脑前束　B. 脊髓丘脑侧束
C. 薄束和楔束　D. 脊髓小脑前束
E. 脊髓小脑后束

3. 躯干和四肢的本体感觉和精细触觉传导通路第 2 级神经元位于（　　）
A. 红核和黑质　B. 疑核和孤束核
C. 薄束核和脑桥核　D. 脑桥核和楔束核
E. 薄束核和楔束核

4. 躯干和四肢的本体感觉和精细触觉传导通路第 2 级纤维是（　　）
A. 内侧丘系　B. 外侧丘系
C. 脊髓后脑束　D. 三叉丘脑束
E. 脊髓小脑束

5. 躯干和四肢的本体感觉和精细触觉传导通路第 3 级神经元位于（　　）
A. 三叉神经中脑核　B. 三叉神经脑桥核
C. 三叉神经脊束核　D. 背侧丘脑腹后内侧核
E. 背侧丘脑腹后外侧核

6. 躯干和四肢本体感觉和精细触觉传导通路第 3 级纤维参与组成（　　）
A. 视辐射　B. 听辐射
C. 丘脑前辐射　D. 丘脑中央辐射
E. 胼胝体辐射

7. 躯干和四肢的本体感觉和精细触觉传导通路经（　　）投射到大脑皮质
A. 内囊膝　B. 内囊前肢　C. 内囊后肢
D. 外囊　E. 最外囊

8. 躯干和四肢的本体感觉和精细触觉传导通路最后经内囊后肢投射到大脑皮质的（　　）
A. 中央后回中上部和距状沟
B. 中央后回下部和中央旁小叶前部
C. 中央后回下部和中央旁小叶后部
D. 中央后回中上部和中央旁小叶前部
E. 中央后回中上部和中央旁小叶后部

9. 躯干和四肢的浅感觉传导通路第 1 级神经元位于（　　）
A. 脊神经节　B. 脊髓灰质
C. 翼腭神经节　D. 睫状神经节
E. 下颌下神经节

10. 躯干和四肢的浅感觉传导通路第 1 级纤维经（　　）进入脊髓
A. 白质前连合　B. 脊神经前根内侧部
C. 脊神经前根外侧部　D. 脊神经后根内侧部
E. 脊神经后根外侧部

11. 躯干和四肢的浅感觉传导通路第 2 级神经元位于（　　）
A. 中间外侧核　B. 骶副交感核
C. 脊髓灰质前角　D. 脊髓灰质后角
E. 脊髓灰质侧角

12. 躯干和四肢的浅感觉传导通路第 2 级纤维是（　　）
A. 内侧丘系　B. 外侧丘系
C. 三叉丘脑束　D. 脊髓小脑束
E. 脊髓丘脑束

13. 躯干和四肢的浅感觉传导通路第 3 级神经元位于（　　）
A. 下丘脑视上核　B. 下丘脑室旁核
C. 背侧丘脑背外侧核　D. 背侧丘脑腹后内侧核
E. 背侧丘脑腹后外侧核

14. 躯干和四肢的浅感觉传导通路第 3 级纤维参与组成（　　）
A. 听辐射　B. 视辐射
C. 丘脑前辐射　D. 丘脑中央辐射
E. 胼胝体辐射

15. 躯干和四肢的浅感觉传导通路经（　　）投射到大脑皮质
A. 外囊　B. 最外囊　C. 内囊膝
D. 内囊前肢　E. 内囊后肢

16. 躯干和四肢的浅感觉传导通路最后经内囊后肢投射到大脑皮质的（　　）
A. 中央后回下部和中央旁小叶后部
B. 中央后回下部和中央旁小叶前部
C. 中央后回中上部和颞横回
D. 中央后回中上部和中央旁小叶后部
E. 中央后回中上部和中央旁小叶前部

17. 头面部深感觉和浅感觉传导通路的第 1 级神经元位于（　　）
A. 脊髓灰质　B. 脊神经节

C. 三叉神经节　　D. 耳神经节
E. 翼腭神经节

18. 头面部深感觉和浅感觉传导通路的第 1 级纤维经（　　）进入脑干
A. 面神经　B. 舌咽神经　C. 舌下神经
D. 三叉神经感觉根　E. 三叉神经运动根

19. 头面部深感觉和浅感觉传导通路的第 2 级神经元位于（　　）
A. 疑核　B. 孤束核　C. 面神经核
D. 三叉神经运动核　E. 三叉神经感觉核

20. 头面部深感觉和浅感觉传导通路的第 2 级纤维是（　　）
A. 内侧丘系　B. 三叉丘脑束
C. 脊髓丘脑束　D. 外侧丘系
E. 脊髓小脑束

21. 头面部深感觉和浅感觉传导通路的第 3 级神经元位于（　　）
A. 下丘脑漏斗核　B. 背侧丘脑背内侧核
C. 背侧丘脑背外侧核　D. 背侧丘脑腹后内侧核
E. 背侧丘脑腹后外侧核

22. 头面部深感觉和浅感觉传导通路的第 3 级纤维参与组成（　　）
A. 视辐射　B. 听辐射
C. 胼胝体辐射　D. 丘脑前辐射
E. 丘脑中央辐射

23. 头面部深感觉和浅感觉传导通路经（　　）投射到大脑皮质
A. 外囊　B. 最外囊　C. 内囊后肢
D. 内囊膝　E. 内囊前肢

24. 头面部深感觉和浅感觉传导通路最后投射到大脑皮质的（　　）
A. 距状沟　B. 中央前回
C. 中央旁小叶　D. 中央后回上部
E. 中央后回下部

25. 躯干和四肢的非意识性（反射性）本体感觉传导通路传向（　　）
A. 间脑　B. 小脑　C. 中脑
D. 脑桥　E. 延髓

26. 躯干和四肢非意识性（反射性）本体感觉传导通路的第 2 级纤维是（　　）
A. 脊髓丘系　B. 外侧丘系
C. 脊髓小脑束　D. 内侧丘系
E. 三叉丘系

27. 躯干和四肢非意识性（反射性）本体感觉传导通路的第 2 级纤维是（　　）
A. 脊髓丘脑束　B. 外侧丘系
C. 脊髓小脑束　D. 内侧丘系
E. 三叉丘脑束

28. 视觉传导通路的感受器细胞是（　　）
A. 嗅细胞　B. 味细胞　C. 毛细胞
D. 感光细胞　E. 双极细胞

29. 视觉传导通路的第 1 级神经元是（　　）
A. 感光细胞　B. 双极细胞　C. 节细胞
D. 视锥细胞　E. 视杆细胞

30. 视觉传导通路的第 1 级纤维（中枢突）连接（　　）
A. 双极细胞　B. 感光细胞　C. 节细胞
D. 视杆细胞　E. 视锥细胞

31. 视觉传导通路的第 2 级神经元是（　　）
A. 感光细胞　B. 节细胞　C. 双极细胞
D. 视锥细胞　E. 视杆细胞

32. 视觉传导通路的第 2 级纤维形成的神经是（　　）
A. 嗅神经　B. 展神经　C. 滑车神经
D. 动眼神经　E. 视神经

33. 视觉传导通路的第 3 级神经元位于（　　）
A. 灰结节　B. 乳头体　C. 豆状核
D. 外侧膝状体　E. 内侧膝状体

34. 视觉传导通路的第 3 级纤维形成的结构是（　　）
A. 视辐射　B. 听辐射
C. 胼胝体辐射　D. 丘脑前辐射
E. 丘脑中央辐射

35. 视神经穿（　　）进入颅腔，形成视交叉，分为左、右视束
A. 圆孔　B. 卵圆孔　C. 棘孔
D. 眶上裂　E. 视神经管

36. 视辐射经（　　）投射至大脑皮质
A. 内囊膝　B. 内囊前肢
C. 内囊后肢　D. 内囊豆状核后部
E. 内囊豆状核下部

37. 视辐射经内囊豆状核后部投射至大脑皮质的（　　）
A. 顶枕沟　B. 距状沟　C. 颞横回
D. 中央前回　E. 中央后回

38. 一侧视神经损伤，表现为（　　）
A. 同侧视野全盲　B. 双侧视野颞侧偏盲
C. 同侧视野鼻侧偏盲　D. 同侧偏盲
E. 双侧视野对侧偏盲

39. 视交叉外侧（未交叉纤维）损伤，表现为（　　）
A. 同侧视野全盲　B. 双侧视野颞侧偏盲
C. 同侧视野鼻侧偏盲　D. 同侧偏盲
E. 双侧视野对侧偏盲

40. 视交叉中部(交叉纤维)损伤，表现为(　　)
A. 同侧视野全盲　B. 双侧视野颞侧偏盲
C. 同侧视野鼻侧偏盲　D. 同侧偏盲
E. 双侧视野对侧偏盲
41. 一侧视束及其以后损伤，表现为(　　)
A. 同侧视野全盲　B. 双侧视野颞侧偏盲
C. 同侧视野鼻侧偏盲　D. 双侧视野同侧偏盲
E. 双侧视野对侧偏盲
42. 同侧偏盲指的是(　　)
A. 同侧视野全盲　B. 双侧视野颞侧偏盲
C. 同侧视野鼻侧偏盲　D. 双侧视野对侧偏盲
E. 双侧视野同侧偏盲
43. 同侧视野全盲，提示(　　)损伤
A. 一侧视神经
B. 视交叉中部(交叉纤维)
C. 视交叉外侧(未交叉纤维)
D. 一侧视束及以后通路
E. 一侧听辐射及以后通路
44. 同侧视野鼻侧偏盲，提示(　　)损伤
A. 一侧视神经
B. 视交叉中部(交叉纤维)
C. 视交叉外侧(未交叉纤维)
D. 一侧视束及以后通路
E. 一侧听辐射及以后通路
45. 双侧视野颞侧偏盲，提示(　　)损伤
A. 一侧视神经
B. 视交叉中部(交叉纤维)
C. 视交叉外侧(未交叉纤维)
D. 一侧视束及以后通路
E. 一侧听辐射及以后通路
46. 双侧视野对侧偏盲，提示(　　)损伤
A. 一侧视神经
B. 视交叉中部(交叉纤维)
C. 视交叉外侧(未交叉纤维)
D. 一侧视束及以后通路
E. 一侧听辐射及以后通路
47. 同侧偏盲，提示(　　)损伤
A. 一侧视神经
B. 视交叉中部(交叉纤维)
C. 视交叉外侧(未交叉纤维)
D. 一侧听辐射及以后通路
E. 一侧视束及以后通路
48. 关于同侧偏盲的描述，错误的是(　　)
A. 即双侧视野同侧偏盲
B. 即双侧视野对侧偏盲
C. 提示一侧视束及其以后损伤
D. 损伤侧视野鼻侧偏盲
E. 损伤对侧视野颞侧偏盲
49. 关于同侧偏盲的描述，错误的是(　　)
A. 即双侧视野对侧偏盲
B. 损伤侧视野鼻侧偏盲
C. 损伤对侧视野颞侧偏盲
D. 提示一侧视束及其以后损伤
E. 提示一侧视神经损伤
50. 关于同侧偏盲的描述，错误的是(　　)
A. 即双侧视野对侧偏盲
B. 损伤侧视野鼻侧偏盲
C. 损伤侧视野颞侧偏盲
D. 损伤对侧视野颞侧偏盲
E. 提示一侧视束及其以后损伤
51. 关于同侧偏盲的描述，错误的是(　　)
A. 即双侧视野对侧偏盲
B. 损伤侧视野鼻侧偏盲
C. 提示一侧视束及其以后损伤
D. 损伤对侧视野颞侧偏盲
E. 损伤对侧视野鼻侧偏盲
52. 对瞳孔对光反射和晶状体调节反射传导通路的描述，错误的是(　　)
A. 视束的部分纤维经下丘臂、下丘至顶盖前区
B. 顶盖前区发出纤维至双侧动眼神经副核
C. 动眼神经副核发出副交感节前纤维经动眼神经至睫状神经节换神经元
D. 经睫状神经节换神经元后的节后纤维支配瞳孔括约肌和睫状肌
E. 完成直接和间接瞳孔对光反射和对晶状体调节反射
53. 对瞳孔对光反射和晶状体调节反射传导通路的描述，错误的是(　　)
A. 视束的部分纤维经上丘臂、上丘至顶盖前区
B. 顶盖前区发出纤维至双侧动眼神经副核
C. 动眼神经副核发出副交感节前纤维经动眼神经至翼腭神经节换神经元
D. 经睫状神经节换神经元后的节后纤维支配瞳孔括约肌和睫状肌
E. 完成直接和间接瞳孔对光反射和对晶状体调节反射
54. 对瞳孔对光反射和晶状体调节反射传导通路的描述，错误的是(　　)
A. 视束的部分纤维经上丘臂、上丘至顶盖前区
B. 顶盖前区发出纤维至单侧动眼神经副核
C. 动眼神经副核发出副交感节前纤维经动眼神经至睫状神经节换神经元
D. 经睫状神经节换神经元后的节后纤维支配瞳孔括约肌和睫状肌

E. 完成直接和间接瞳孔对光反射和对晶状体调节反射

55. 对瞳孔对光反射和晶状体调节反射传导通路的描述，错误的是（　　）
A. 视束的部分纤维经上丘臂、上丘至顶盖前区
B. 顶盖前区发出纤维至双侧动眼神经副核
C. 动眼神经副核发出副交感节前纤维经动眼神经至睫状神经节换神经元
D. 经睫状神经节换神经元后的节后纤维支配瞳孔开大肌和睫状肌
E. 完成直接和间接瞳孔对光反射和对晶状体调节反射

56. 关于视觉防御反射传导通路的描述，错误的是（　　）
A. 视束的部分纤维经下丘臂至下丘核
B. 上丘核发出纤维形成顶盖脊髓束
C. 顶盖脊髓束下行至脊髓前角运动神经元
D. 通过脊髓前角运动神经元启动视觉防御反射
E. 视觉防御反射对人体具有保护性

57. 关于视觉防御反射传导通路的描述，错误的是（　　）
A. 视束的部分纤维经上丘臂至上丘核
B. 上丘核发出纤维形成顶盖脊髓束
C. 顶盖脊髓束下行至脊髓后角中间神经元
D. 通过脊髓前角运动神经元启动视觉防御反射
E. 视觉防御反射对人体具有保护性

58. 关于视觉防御反射传导通路的描述，错误的是（　　）
A. 视束的部分纤维经上丘臂至上丘核
B. 下丘核发出纤维形成顶盖脊髓束
C. 顶盖脊髓束下行至脊髓前角运动神经元
D. 通过脊髓前角运动神经元启动视觉防御反射
E. 视觉防御反射对人体具有保护性

59. 关于视觉防御反射传导通路的描述，错误的是（　　）
A. 视束的部分纤维经上丘臂至上丘核
B. 上丘核发出纤维形成顶盖脊髓束
C. 顶盖脊髓束下行至脊髓前角运动神经元
D. 通过脊髓侧角运动神经元启动视觉防御反射
E. 视觉防御反射对人体具有保护性

60. 发动视觉防御反射的纤维束是（　　）
A. 皮质脊髓束　B. 红核脊髓束
C. 前庭脊髓束　D. 网状脊髓束
E. 顶盖脊髓束

61. 内侧膝状体发出纤维形成（　　），经内囊豆状核下部至大脑皮质
A. 视辐射　B. 听辐射
C. 丘脑前辐射　D. 丘脑中央辐射
E. 胼胝体辐射

62. 内侧膝状体发出纤维形成听辐射，经（　　）至听觉中枢颞横回
A. 内囊膝　B. 内囊前肢
C. 内囊后肢　D. 内囊豆状核后部
E. 内囊豆状核下部

63. 内侧膝状体发出纤维形成听辐射，经内囊豆状核下部至听觉中枢（　　）
A. 海马　B. 距状沟　C. 顶枕沟
D. 颞横回　E. 齿状回

64. 听觉传导通路的感受器细胞是（　　）
A. 嗅细胞　B. 味细胞　C. 毛细胞
D. 视锥细胞　E. 视杆细胞

65. 听觉传导通路的第 1 级神经元位于（　　）
A. 蜗神经节　B. 前庭神经节
C. 脊神经节　D. 三叉神经节
E. 耳神经节

66. 听觉传导通路的第 1 级纤维形成的神经是（　　）
A. 面神经　B. 视神经　C. 前庭神经
D. 蜗神经　E. 舌咽神经

67. 听觉传导通路的第 2 级神经元位于（　　）
A. 展神经核　B. 面神经核　C. 蜗神经核
D. 前庭神经核　E. 迷走神经背核

68. 听觉传导通路的第 2 级纤维横越至对侧组成（　　）
A. 斜方体　B. 丘脑髓纹
C. 内侧膝状体　D. 外侧膝状体
E. 内侧丘系交叉

69. 听觉传导通路的第 2 级纤维形成的结构是（　　）
A. 内侧丘系　B. 三叉丘脑束
C. 脊髓丘脑束　D. 外侧丘系
E. 脊髓小脑束

70. 听觉传导通路的第 3 级神经元位于（　　）
A. 疑核　B. 上丘核　C. 下丘核
D. 内侧膝状体　E. 外侧膝状体

71. 听觉传导通路的第 3 级纤维止于（　　）
A. 乳头体　B. 齿状核　C. 顶盖前核
D. 内侧膝状体　E. 外侧膝状体

72. 听觉传导通路的第 4 级神经元位于（　　）
A. 胼胝体　B. 内侧膝状体
C. 外侧膝状体　D. 下丘脑视上核
E. 下丘脑室旁核

73. 听觉传导通路的第 4 级纤维形成的辐射是（　　）

A. 听辐射　B. 视辐射
C. 胼胝体辐射　D. 丘脑前辐射
E. 丘脑中央辐射

74. 内侧膝状体发出纤维形成的辐射是（　）
A. 视辐射　B. 听辐射
C. 胼胝体辐射　D. 丘脑前辐射
E. 丘脑中央辐射

75. 内侧膝状体发出纤维形成听辐射，经内囊至听觉中枢（　）产生听觉
A. 中央沟　B. 外侧沟　C. 距状沟
D. 颞横回　E. 颞上回

76. 平衡觉传导通路的第 1 级神经元位于(　)
A. 蜗神经节　B. 前庭神经节
C. 脊神经节　D. 三叉神经节
E. 耳神经节

77. 前庭神经节的中枢突组成（　）
A. 视神经　B. 展神经　C. 蜗神经
D. 前庭神经　E. 三叉神经

78. 平衡觉传导通路的第 2 级神经元位于(　)
A. 蜗神经核　B. 前庭神经核
C. 孤束核　D. 内侧膝状体
E. 外侧膝状体

79. 嗅觉传导通路的第 1 级神经元是（　）
A. 毛细胞　B. 味细胞　C. 嗅细胞
D. 视杆细胞　E. 视锥细胞

80. 嗅细胞的中枢突组成（　）
A. 嗅神经　B. 视神经　C. 蜗神经
D. 前庭神经　E. 面神经

81. 嗅觉传导通路的第 2 级神经元位于（　）
A. 疑核　B. 孤束核　C. 红核
D. 嗅球　E. 脑桥核

82. 一般内脏感觉传导通路第 1 级神经元位于（　）
A. 脊神经节
B. 三叉神经节
C. T_1～L_3 脊髓节段的脊神经节
D. 翼腭神经节
E. 下颌下神经节

83. 一般内脏感觉传导通路第 1 级神经元位于（　）
A. 蜗神经节
B. 前庭神经节
C. $S_{2\sim4}$ 脊髓节段的脊神经节
D. 三叉神经节
E. 翼腭神经节

84. 一般内脏感觉传导通路第 1 级神经元位于（　）
A. 三叉神经节　B. 翼腭神经节
C. 睫状神经节　D. 下颌下神经节
E. 面神经的膝神经节

85. 一般内脏感觉传导通路第 1 级神经元位于（　）
A. 蜗神经节
B. 前庭神经节
C. 舌咽神经的上神经节
D. 舌咽神经的下神经节
E. 睫状神经节

86. 一般内脏感觉传导通路第 1 级神经元位于（　）
A. 耳神经节
B. 翼腭神经节
C. 三叉神经节
D. 迷走神经的上神经节
E. 迷走神经的下神经节

87. 一般内脏感觉传导通路第 2 级神经元位于（　）
A. 疑核　B. 孤束核
C. 蜗神经核　D. 前庭神经核
E. 豆状核

88. 一般内脏感觉传导通路第 2 级神经元位于（　）
A. 齿状核　B. 豆状核
C. 脊髓灰质　D. 蜗神经核
E. 前庭神经核

89. 以下属于上运动神经元的是（　）
A. 小脑齿状核
B. 大脑皮质锥体细胞
C. 脊髓灰质前角运动神经元
D. 脑干内脑神经运动核
E. 下丘脑视上核

90. 以下属于下运动神经元的是（　）
A. 下丘脑室旁核
B. 大脑皮质锥体细胞
C. 背侧丘脑腹后外侧核
D. 脑干内脑神经运动核
E. 脑干内脑神经感觉核

91. 以下属于下运动神经元的是（　）
A. 小脑齿状核
B. 大脑皮质锥体细胞
C. 脊髓灰质前角运动神经元
D. 脊髓灰质后角中间神经元
E. 背侧丘脑腹后内侧核

92. 以下属于锥体束的是（　）
A. 皮质脊髓束　B. 皮质脑桥束

C. 红核脊髓束　　D. 前庭脊髓束
E. 网状脊髓束

93. 以下属于锥体束的是（　　）
A. 皮质脑桥束　　B. 前庭脊髓束
C. 红核脊髓束　　D. 网状脊髓束
E. 皮质脑干束

94. 以下属于锥体束的是（　　）
A. 皮质脊髓束和前庭脊髓束
B. 皮质脑干束和红核脊髓束
C. 皮质脊髓束和皮质脑干束
D. 皮质脊髓束和皮质脑桥束
E. 皮质脑桥束和皮质脑干束

95.（　　）的大锥体细胞发出的纤维组成皮质脊髓束
A. 中央前回和中央后回
B. 中央前回下部和中央旁小叶后部
C. 中央前回中上部和中央旁小叶前部
D. 中央前回下部和中央旁小叶前部
E. 中央前回中上部和中央旁小叶后部

96. 皮质脊髓束下行，经（　　）、大脑脚底、脑桥基底部至延髓锥体
A. 内囊膝　　B. 内囊前肢　　C. 内囊后肢
D. 豆状核后部　　E. 豆状核下部

97. 皮质脊髓侧束止于（　　）
A. 同侧脊髓灰质前角运动神经元
B. 对侧脊髓灰质前角运动神经元
C. 双侧脊髓灰质前角运动神经元
D. 同侧脊髓灰质后角中间神经元
E. 对侧脊髓灰质后角中间神经元

98. 皮质脊髓侧束支配的肌肉是（　　）
A. 头颈肌　　B. 躯干肌　　C. 四肢肌
D. 咀嚼肌　　E. 面肌（表情肌）

99. 皮质脊髓侧束支配的肌肉是（　　）
A. 同侧躯干肌　　B. 对侧躯干肌
C. 双侧四肢肌　　D. 同侧四肢肌
E. 对侧四肢肌

100. 皮质脊髓前束止于（　　）
A. 同侧脊髓灰质后角中间神经元
B. 对侧脊髓灰质后角中间神经元
C. 同侧脊髓灰质前角运动神经元
D. 对侧脊髓灰质前角运动神经元
E. 双侧脊髓灰质前角运动神经元

101. 皮质脊髓前束支配的肌肉是（　　）
A. 躯干肌和膈肌　　B. 躯干肌和四肢肌
C. 躯干肌和颊肌　　D. 躯干肌和咀嚼肌
E. 躯干肌和头颈肌

102. 以下描述，正确的是（　　）
A. 支配四肢肌的脊髓灰质前角运动神经元受同侧小脑皮质的控制
B. 支配四肢肌的脊髓灰质前角运动神经元受对侧小脑皮质的控制
C. 支配四肢肌的脊髓灰质前角运动神经元受同侧大脑皮质的控制
D. 支配四肢肌的脊髓灰质前角运动神经元受对侧大脑皮质的控制
E. 支配四肢肌的脊髓灰质前角运动神经元受双侧大脑皮质的控制

103. 以下描述，正确的是（　　）
A. 支配躯干肌及膈肌的脊髓灰质前角运动神经元受对侧小脑皮质的控制
B. 支配躯干肌及膈肌的脊髓灰质前角运动神经元受双侧小脑皮质的控制
C. 支配躯干肌及膈肌的脊髓灰质前角运动神经元受同侧大脑皮质的控制
D. 支配躯干肌及膈肌的脊髓灰质前角运动神经元受对侧大脑皮质的控制
E. 支配躯干肌及膈肌的脊髓灰质前角运动神经元受双侧大脑皮质的控制

104. 关于皮质脑干束的描述，错误的是（　　）
A. 由中央前回上部等处大锥体细胞发出的纤维组成
B. 下行经过内囊膝、大脑脚底、脑桥基底部至延髓
C. 在脑干下行中相继分出纤维，大部分止于双侧脑神经运动核
D. 脑神经运动核发出纤维支配相应骨骼肌的随意运动
E. 舌下神经核和面神经核下半只接受对侧皮质脑干束的支配

105. 关于皮质脑干束的描述，错误的是（　　）
A. 由中央前回下部等处大锥体细胞发出的纤维组成
B. 下行经过内囊膝、大脑脚底、脑桥基底部至延髓
C. 在脑干下行中相继分出纤维，小部分止于双侧脑神经运动核
D. 脑神经运动核发出纤维支配相应骨骼肌的随意运动
E. 舌下神经核和面神经核下半只接受对侧皮质脑干束的支配

106. 关于皮质脑干束的描述，错误的是（　　）
A. 由中央前回下部等处大锥体细胞发出的纤维组成
B. 下行经过内囊膝、大脑脚底、脑桥基底部至

延髓
C. 在脑干下行中相继分出纤维，大部分止于同侧脑神经运动核
D. 脑神经运动核发出纤维支配相应骨骼肌的随意运动
E. 舌下神经核和面神经核下半只接受对侧皮质脑干束的支配

107. 关于皮质脑干束的描述，错误的是（　　）
A. 由中央前回下部等处大锥体细胞发出的纤维组成
B. 下行经过内囊膝、大脑脚底、脑桥基底部至延髓
C. 在脑干下行中相继分出纤维，大部分止于对侧脑神经运动核
D. 脑神经运动核发出纤维支配相应骨骼肌的随意运动
E. 舌下神经核和面神经核下半只接受对侧皮质脑干束的支配

108. 关于皮质脑干束的描述，错误的是（　　）
A. 由中央前回下部等处大锥体细胞发出的纤维组成
B. 下行经过内囊后肢、大脑脚底、脑桥基底部至延髓
C. 在脑干下行中相继分出纤维，大部分止于双侧脑神经运动核
D. 脑神经运动核发出纤维支配相应骨骼肌的随意运动
E. 舌下神经核和面神经核下半只接受对侧皮质脑干束的支配

109. 关于皮质脑干束的描述，错误的是（　　）
A. 由中央前回下部等处大锥体细胞发出的纤维组成
B. 下行经过内囊膝、大脑脚底、脑桥基底部至延髓
C. 在脑干下行中相继分出纤维，大部分止于双侧脑神经运动核
D. 脑神经运动核发出纤维支配相应骨骼肌的随意运动
E. 舌下神经核和面神经核上半只接受对侧皮质脑干束的支配

110. 关于皮质脑干束的描述，错误的是（　　）
A. 由中央前回下部等处大锥体细胞发出的纤维组成
B. 下行经过内囊膝、大脑脚底、脑桥基底部至延髓
C. 在脑干下行中相继分出纤维，大部分止于双侧脑神经运动核
D. 脑神经感觉核发出纤维支配相应骨骼肌的随意运动
E. 舌下神经核和面神经核下半只接受对侧皮质脑干束的支配

111.（　　）等处的大锥体细胞发纤维组成皮质脑干束
A. 中央前回上部　B. 中央前回下部
C. 中央前回中上部　D. 中央旁小叶前部
E. 中央旁小叶后部

112. 皮质脑干束下行，经（　　）、大脑脚底和脑桥基底部至延髓
A. 内囊膝　B. 内囊前肢
C. 内囊后肢　D. 豆状核后部
E. 豆状核下部

113. 皮质脑干束在脑干下行中相继分出纤维，大部分止于（　　）
A. 同侧脑神经运动核　B. 对侧脑神经运动核
C. 双侧脑神经运动核　D. 双侧脑神经感觉核
E. 对侧脑神经感觉核

114. 以下属于脑神经运动核的是（　　）
A. 疑核　B. 孤束核　C. 蜗神经核
D. 前庭神经核　E. 尾状核

115. 以下属于脑神经运动核的是（　　）
A. 孤束核　B. 尾状核　C. 蜗神经核
D. 前庭神经核　E. 副神经核

116. 以下属于脑神经运动核的是（　　）
A. 豆状核　B. 动眼神经核
C. 孤束核　D. 蜗神经核
E. 前庭神经核

117. 以下属于脑神经运动核的是（　　）
A. 屏状核　B. 滑车神经核
C. 孤束核　D. 蜗神经核
E. 前庭神经核

118. 以下属于脑神经运动核的是（　　）
A. 齿状核　B. 孤束核
C. 展神经核　D. 蜗神经核
E. 前庭神经核

119. 以下属于脑神经运动核的是（　　）
A. 前庭神经核　B. 三叉神经中脑核
C. 三叉神经脑桥核　D. 三叉神经脊束核
E. 三叉神经运动核

120. 以下属于脑神经运动核的是（　　）
A. 孤束核　B. 蜗神经核
C. 舌下神经核　D. 前庭神经核
E. 下丘脑视上核

121. 以下属于脑神经运动核的是（　　）
A. 齿状核　B. 面神经核　C. 蜗神经核

D. 前庭神经核　E. 下丘脑室旁核

122. 舌下神经核和面神经核下半接受（　　）的支配
A. 同侧皮质脊髓束　B. 对侧皮质脊髓束
C. 同侧皮质脑干束　D. 对侧皮质脑干束
E. 双侧皮质脑干束

123. 仅接受对侧皮质脑干束支配的神经核是（　　）
A. 展神经核　B. 滑车神经核
C. 动眼神经核　D. 副神经核
E. 舌下神经核

124. 仅接受对侧皮质脑干束支配的神经核是（　　）
A. 疑核　B. 副神经核
C. 面神经核上半　D. 面神经核下半
E. 动眼神经核

125. 一侧皮质脊髓束锥体交叉以上损伤，主要引起（　　）
A. 中枢性面瘫　B. 中枢性舌瘫
C. 对侧肢体瘫痪　D. 同侧肢体瘫痪
E. 双侧肢体瘫痪

126. 一侧皮质脊髓束锥体交叉以下损伤，主要引起（　　）
A. 中枢性舌瘫　B. 中枢性面瘫
C. 对侧肢体瘫痪　D. 同侧肢体瘫痪
E. 双侧肢体瘫痪

127. 一侧皮质脑干束损伤，出现的症状是（　　）
A. 同侧睑裂以下面肌（表情肌）和对侧舌肌瘫痪
B. 对侧睑裂以下面肌（表情肌）和对侧舌肌瘫痪
C. 对侧睑裂以下面肌（表情肌）和同侧舌肌瘫痪
D. 双侧睑裂以下面肌（表情肌）和对侧舌肌瘫痪
E. 对侧睑裂以下面肌（表情肌）和双侧舌肌瘫痪

128. 一侧皮质脑干束损伤，出现（　　）
A. 同侧睑裂以下面肌（表情肌）和对侧舌肌瘫痪
B. 对侧睑裂以下面肌（表情肌）和对侧舌肌瘫痪
C. 对侧睑裂以下面肌（表情肌）和同侧舌肌瘫痪
D. 双侧睑裂以下面肌（表情肌）和对侧舌肌瘫痪
E. 对侧睑裂以下面肌（表情肌）和双侧舌肌瘫痪

129. 一侧皮质脑干束损伤，表现为（　　）
A. 双侧鼻唇沟变浅或消失、不能鼓腮露齿、口角歪向患侧
B. 患侧鼻唇沟变浅或消失、不能鼓腮露齿、口角歪向健侧
C. 患侧鼻唇沟变浅或消失、不能鼓腮露齿、口角歪向患侧
D. 健侧鼻唇沟变浅或消失、不能鼓腮露齿、口角歪向患侧
E. 健侧鼻唇沟变浅或消失、不能鼓腮露齿、口角歪向健侧

130. 一侧皮质脑干束损伤，表现为（　　）
A. 口角歪向患侧；伸舌时，舌尖位于中央
B. 口角歪向健侧；伸舌时，舌尖偏向患侧
C. 口角歪向健侧；伸舌时，舌尖偏向健侧
D. 口角歪向患侧；伸舌时，舌尖偏向患侧
E. 口角歪向患侧；伸舌时，舌尖偏向健侧

131. 一侧皮质脑干束损伤，出现的症状是（　　）
A. 面肌痉挛和中枢性舌瘫
B. 周围性面瘫和中枢性舌瘫
C. 中枢性面瘫和周围性舌瘫
D. 中枢性面瘫和中枢性舌瘫
E. 周围性面瘫和周围性舌瘫

132. 关于锥体外系组成的描述，正确的是（　　）
A. 主要由脊髓丘脑束和小脑系组成
B. 主要由纹状体系和小脑系组成
C. 主要由内侧丘系和小脑系组成
D. 主要由纹状体系和边缘叶组成
E. 主要由纹状体系和边缘系统组成

133. 锥体外系的纤维最终主要形成（　　）
A. 皮质脑干束、前庭脊髓束、皮质脊髓束
B. 皮质脑干束、前庭脊髓束、网状脊髓束
C. 红核脊髓束、皮质脊髓束、网状脊髓束
D. 红核脊髓束、前庭脊髓束、网状脊髓束
E. 红核脊髓束、前庭脊髓束、皮质脊髓束

134. 关于纹状体系的描述，错误的是（　　）
A. 起于大脑皮质的纤维，主要止于旧纹状体
B. 新纹状体发出的纤维主要止于旧纹状体，即苍白球
C. 苍白球发出的纤维大部分上行反馈至大脑皮质，一部分纤维至黑质
D. 黑质与纹状体之间有往返纤维联系，黑质合成的多巴胺向纹状体输送
E. 黑质细胞变性可使纹状体多巴胺含量降低，与帕金森（Parkinson）病的发生有关

135. 关于纹状体系的描述，错误的是（　　）

A. 起于大脑皮质的纤维，主要止于新纹状体
B. 新纹状体发出的纤维主要止于旧纹状体，即苍白球
C. 苍白球发出的纤维大部分上行反馈至大脑皮质，一部分纤维至黑质
D. 黑质与纹状体之间无往返纤维联系，黑质合成的多巴胺向纹状体输送
E. 黑质细胞变性可使纹状体多巴胺含量降低，与 Parkinson 病的发生有关

136. 以下与 Parkinson 病的发生密切相关的是（　　）
A. 红核　B. 黑质　C. 疑核
D. 视上核　E. 室旁核

137. 黑质合成的多巴胺经纤维束主要输送至（　　）
A. 灰结节　B. 乳头体　C. 纹状体
D. 齿状核　E. 屏状核

138. 皮质脑桥束止于（　　）
A. 红核　B. 黑质　C. 脑桥核
D. 下橄榄核　E. 上丘核

139. 脑桥小脑纤维来自（　　）
A. 红核　B. 黑质　C. 下橄榄核
D. 脑桥核　E. 下丘核

140. 脑桥小脑纤维横越中线经（　　）进入小脑皮质
A. 对侧小脑上脚　B. 对侧小脑中脚
C. 对侧小脑下脚　D. 同侧小脑中脚
E. 同侧小脑上脚

141. 调控鸟类运动的主要是（　　）
A. 锥体系　B. 内侧丘系
C. 三叉丘脑束　D. 脊髓丘脑束
E. 锥体外系

142. 直接影响下运动神经元的是（　　）
A. 锥体系　B. 锥体外系
C. 脊髓丘脑束　D. 内侧丘系
E. 外侧丘系

143. 支配骨骼肌的随意运动的是（　　）
A. 锥体系　B. 锥体外系
C. 外侧丘系　D. 内侧丘系
E. 脊髓丘脑束

144. 调节肌张力、协调骨骼肌随意运动的主要是（　　）
A. 锥体系　B. 锥体外系
C. 三叉丘脑束　D. 内侧丘系
E. 脊髓丘脑束

145. 维持并调节姿势和体态的主要是（　　）
A. 锥体系　B. 脊髓丘脑束
C. 外侧丘系　D. 锥体外系
E. 三叉丘脑束

146. 支配习惯性、节律性和本能性动作的主要是（　　）
A. 锥体系　B. 脊髓丘脑束
C. 外侧丘系　D. 内侧丘系
E. 锥体外系

147. 内脏活动的最高级中枢位于（　　）
A. 边缘叶和角回　B. 边缘叶和颞横回
C. 边缘叶和额叶眶回　D. 额上回和额叶眶回
E. 颞上回和额叶眶回

148. 以下属于内脏活动较高级中枢的是（　　）
A. 上丘脑　B. 下丘脑　C. 后丘脑
D. 底丘脑　E. 背侧丘脑

149. 交感神经的低级中枢位于（　　）
A. $S_{2\sim4}$ 脊髓灰质后角
B. $S_{2\sim4}$ 脊髓灰质侧角
C. $T_1 \sim L_3$ 脊髓灰质侧角
D. $T_1 \sim L_3$ 脊髓灰质前角
E. $T_1 \sim L_3$ 脊髓灰质后角

150. 以下属于副交感神经低级中枢的是（　　）
A. 腰髓的骶副交感核和脑干的脑神经感觉核
B. 骶髓的骶副交感核和脑干的脑神经感觉核
C. 骶髓的骶副交感核和脑干的脑神经运动核
D. 腰髓的骶副交感核和脑干的副交感神经核
E. 骶髓的骶副交感核和脑干的副交感神经核

二、B1 型题（标准配伍题）

（1～4 题共用备选答案）
A. 内侧丘系　B. 外侧丘系　C. 视辐射
D. 脊髓丘脑束　E. 三叉丘脑束

1. 与听觉传导通路有关的结构是（　　）
2. 与头面部浅感觉传导通路有关的结构是（　　）
3. 与躯干和四肢浅感觉传导通路有关的结构是（　　）
4. 与躯干和四肢本体感觉和精细触觉传导通路有关的结构是（　　）

（5～7 题共用备选答案）
A. 脊神经节　B. 脊髓灰质后角
C. 薄束核和楔束核　D. 背侧丘脑腹后内侧核
E. 背侧丘脑腹后外侧核

5. 躯干和四肢本体感觉和精细触觉传导通路的第 1 级神经元位于（　　）
6. 躯干和四肢本体感觉和精细触觉传导通路的第 2 级神经元位于（　　）
7. 躯干和四肢本体感觉和精细触觉传导通路的

第3级神经元位于（　　）

（8～10题共用备选答案）

A. 脊神经节　　B. 脊髓灰质后角

C. 薄束核和楔束核　　D. 背侧丘脑腹后内侧核

E. 背侧丘脑腹后外侧核

8. 躯干和四肢浅感觉传导通路的第1级神经元位于（　　）

9. 躯干和四肢浅感觉传导通路的第2级神经元位于（　　）

10. 躯干和四肢浅感觉传导通路的第3级神经元位于（　　）

（11～13题共用备选答案）

A. 脊神经节

B. 三叉神经节

C. 三叉神经感觉核

D. 背侧丘脑腹后内侧核

E. 背侧丘脑腹后外侧核

11. 头面部浅感觉传导通路的第1级神经元位于（　　）

12. 头面部浅感觉传导通路的第2级神经元位于（　　）

13. 头面部浅感觉传导通路的第3级神经元位于（　　）

（14～16题共用备选答案）

A. 嗅球　　B. 嗅束　　C. 嗅三角

D. 嗅细胞　　E. 海马旁回钩

14. 嗅觉传导通路的第1级神经元是（　　）

15. 嗅觉传导通路的第2级神经元位于（　　）

16. 嗅觉传导通路最后投射至（　　）附近的皮质，引起嗅觉

（17～19题共用备选答案）

A. 脊神经节　　B. 三叉神经节

C. 前庭神经节　　D. 蜗神经节

E. 嗅细胞

17. 平衡觉传导通路的第1级神经元位于（　　）

18. 躯干和四肢浅感觉传导通路的第1级神经元位于（　　）

19. 躯干和四肢深感觉和精细触觉传导通路的第1级神经元位于（　　）

（20～23题共用备选答案）

A. 嗅球　　B. 前庭神经核

C. 薄束核和楔束核　　D. 三叉神经感觉核

E. 脊髓灰质后角

20. 嗅觉传导通路的第2级神经元位于（　　）

21. 平衡觉传导通路的第2级神经元位于（　　）

22. 躯干和四肢浅感觉传导通路的第2级神经元位于（　　）

23. 躯干和四肢深感觉和精细触觉传导通路的第2级神经元位于（　　）

（24～30题共用备选答案）

A. 腹后内侧核

B. 腹后外侧核

C. 中央后回中上部和中央旁小叶后部

D. 中央后回下部

E. 海马旁回钩附近的皮质

24. 嗅觉传导通路最后投射到（　　）

25. 躯干和四肢浅感觉传导通路最后投射到大脑皮质（　　）

26. 头面部深感觉和浅感觉传导通路最后投射到大脑皮质（　　）

27. 躯干和四肢浅感觉传导通路的第3级神经元位于背侧丘脑（　　）

28. 躯干和四肢深感觉和精细触觉传导通路最后投射到大脑皮质（　　）

29. 头面部深感觉和浅感觉传导通路的第3级神经元位于背侧丘脑（　　）

30. 躯干和四肢深感觉和精细触觉传导通路的第3级神经元位于背侧丘脑（　　）

（31～36题共用备选答案）

A. 同侧半身感觉障碍

B. 对侧半身感觉障碍

C. 对侧损伤平面1～2个脊髓节段以下感觉分离

D. 同侧头面部感觉障碍

E. 对侧头面部感觉障碍

31. 躯干和四肢浅感觉传导通路在脑内损伤，将导致（　　）

32. 躯干和四肢浅感觉传导通路在脊髓内损伤，将导致（　　）

33. 头面部浅感觉传导通路在三叉丘脑束以上损伤，将出现（　　）

34. 头面部浅感觉传导通路在三叉丘脑束以下损伤，将出现（　　）

35. 躯干和四肢本体感觉和精细触觉传导通路在内侧丘系交叉以上损伤，将出现（　　）

36. 躯干和四肢本体感觉和精细触觉传导通路在内侧丘系交叉以下损伤，将出现（　　）

（37～39题共用备选答案）

A. 感光细胞　　B. 双极细胞　　C. 节细胞

D. 内侧膝状体　　E. 外侧膝状体

37. 视觉传导通路的第1级神经元是（　　）

38. 视觉传导通路的第2级神经元是（　　）

39. 视觉传导通路的第3级神经元位于（　　）

（40～43题共用备选答案）

A. 下丘核　　B. 蜗神经核　　C. 蜗神经节

D. 内侧膝状体　E. 外侧膝状体
40. 听觉传导通路的第 1 级神经元位于（　　）
41. 听觉传导通路的第 2 级神经元位于（　　）
42. 听觉传导通路的第 3 级神经元位于（　　）
43. 听觉传导通路的第 4 级神经元位于（　　）
（44～47 题共用备选答案）
A. 视辐射　B. 听辐射　C. 穹窿连合
D. 胼胝体辐射　E. 辐射冠
44. 内侧膝状体发出的纤维形成（　　）
45. 外侧膝状体发出的纤维形成（　　）
46. 内囊的纤维向各个方向放射连接大脑皮质，称为（　　）
47. 胼胝体的纤维在半球内向各个方向放射形成（　　）
（48～52 题共用备选答案）
A. 距状沟　B. 顶盖前区
C. 动眼神经副核　D. 睫状神经节
E. 颞横回
48. 顶盖前核发出的纤维至双侧（　　）
49. 视觉传导通路最后投射至（　　）
50. 听觉传导通路最后投射至（　　）
51. 瞳孔对光反射和晶状体调节反射的中枢位于（　　）
52. 动眼神经副核发出的副交感节前纤维经动眼神经至（　　）
（53～56 题共用备选答案）
A. 同侧视野全盲
B. 双侧视野颞侧偏盲
C. 同侧视野鼻侧偏盲
D. 双侧视野对侧偏盲
E. 对侧视野鼻侧偏盲
53. 一侧视神经损伤，将导致（　　）
54. 一侧视束及其以后损伤，将导致（　　）
55. 视交叉中部（交叉纤维）损伤，将导致（　　）
56. 视交叉外侧（未交叉纤维）损伤，将导致（　　）
（57～59 题共用备选答案）
A. 同侧肢体瘫痪
B. 对侧肢体瘫痪
C. 双侧肢体瘫痪
D. 对侧睑裂以下面肌（表情肌）和对侧舌肌瘫痪
E. 同侧睑裂以下面肌（表情肌）和对侧舌肌瘫痪
57. 一侧皮质脑干束损伤，可引起（　　）
58. 一侧皮质脊髓束在锥体交叉以上损伤，可引起（　　）
59. 一侧皮质脊髓束在锥体交叉以下损伤，可引起（　　）
（60～64 题共用备选答案）
A. 皮质脊髓侧束　B. 皮质脊髓前束
C. 脊髓丘脑侧束　D. 脊髓丘脑前束
E. 顶盖脊髓束
60. 发动视觉和听觉防御反射的纤维束是（　　）
61. 传导躯干和四肢温痛觉神经冲动的纤维束是（　　）
62. 传导躯干和四肢触压觉神经冲动的纤维束是（　　）
63. 通过脊髓灰质前角运动神经元支配四肢肌的纤维束是（　　）
64. 通过脊髓灰质前角运动神经元支配躯干肌及膈肌的纤维束是（　　）

三、X 型题（多项选择题）

1. 与头面部浅感觉传导通路有关的核团包括（　　）
A. 三叉神经中脑核
B. 三叉神经脑桥核
C. 三叉神经脊束核
D. 背侧丘脑腹后内侧核
E. 背侧丘脑腹后外侧核
2. 与躯干和四肢本体感觉和精细触觉传导通路有关的核团包括（　　）
A. 孤束核　B. 薄束核
C. 楔束核　D. 背侧丘脑腹后内侧核
E. 背侧丘脑腹后外侧核
3. 与视觉传导通路有关的细胞包括（　　）
A. 嗅细胞　B. 节细胞　C. 双极细胞
D. 视杆细胞　E. 视锥细胞
4. 与瞳孔对光反射和晶状体调节反射有关的神经包括（　　）
A. 眼神经　B. 视神经　C. 动眼神经
D. 交感神经　E. 副交感神经
5. 与瞳孔对光反射和晶状体调节反射有关的核团包括（　　）
A. 顶盖前核　B. 展神经核
C. 滑车神经核　D. 动眼神经核
E. 动眼神经副核
6. 与角膜反射有关的神经包括（　　）
A. 视神经　B. 眼神经　C. 上颌神经
D. 下颌神经　E. 面神经
7. 与角膜反射有关的核团包括（　　）
A. 面神经核　B. 动眼神经核
C. 滑车神经核　D. 三叉神经感觉核

E. 三叉神经运动核
8. 与视束纤维有关的是（　　）
A. 视觉传导通路　B. 视觉防御反射
C. 听觉防御反射　D. 瞳孔对光反射
E. 晶状体调节反射
9. 与听觉传导通路有关的核团包括（　　）
A. 上丘核　B. 下丘核
C. 前庭神经核　D. 蜗神经核
E. 顶盖前核
10. 与听觉防御反射有关的核团包括（　　）
A. 上丘核　B. 下丘核
C. 蜗神经核　D. 顶盖前核
E. 前庭神经核
11. 控制和调节骨骼肌随意运动的有（　　）
A. 锥体系　B. 内侧丘系
C. 外侧丘系　D. 脊髓丘脑束
E. 锥体外系
12. 锥体束包括（　　）
A. 脊髓丘脑束　B. 脊髓小脑束
C. 皮质脊髓束　D. 皮质脑干束
E. 皮质脑桥束
13. 接受双侧皮质脑干束支配的脑神经运动核包括（　　）
A. 副神经核　B. 展神经核
C. 滑车神经核　D. 动眼神经核
E. 舌下神经核
14. 接受双侧皮质脑干束支配的脑神经运动核包括（　　）
A. 疑核　B. 副神经核
C. 舌下神经核　D. 面神经核上半
E. 面神经核下半
15. 仅接受对侧皮质脑干束支配的脑神经运动核包括（　　）
A. 动眼神经核　B. 滑车神经核
C. 舌下神经核　D. 面神经核上半
E. 面神经核下半
16. 与皮质脑干束有关的核团包括（　　）
A. 展神经核　B. 滑车神经核
C. 动眼神经核　D. 动眼神经副核
E. 迷走神经背核
17. 与皮质脑干束有关的核团包括（　　）
A. 上泌涎核　B. 下泌涎核
C. 面神经核　D. 舌下神经核
E. 三叉神经运动核
18. 上运动神经元损伤的主要表现是（　　）
A. 肌张力增强　B. 肌张力减弱
C. 腱反射亢进　D. 腱反射减弱
E. 出现病理反射
19. 上运动神经元损伤的主要表现是（　　）
A. 肌萎缩明显
B. 肌萎缩不明显
C. 出现病理反射
D. 出现中枢性面瘫和舌瘫
E. 出现周围性面瘫和舌瘫
20. 下运动神经元损伤的主要表现是（　　）
A. 肌张力增强　B. 肌张力减弱
C. 腱反射亢进　D. 腱反射减弱
E. 浅反射消失
21. 下运动神经元损伤的主要表现是（　　）
A. 肌萎缩明显
B. 肌萎缩不明显
C. 不出现病理反射
D. 出现中枢性面瘫和舌瘫
E. 出现周围性面瘫和舌瘫
22. 锥体外系主要包括（　　）
A. 小脑系　B. 脊髓丘脑束
C. 外侧丘系　D. 纹状体系
E. 三叉丘脑束
23. 锥体外系的主要功能包括（　　）
A. 调节肌张力
B. 协调骨骼肌的随意运动
C. 支配骨骼肌的随意运动
D. 维持和调节姿势和体态
E. 支配习惯性和本能性的动作
24. 与内脏活动有关的结构包括（　　）
A. 边缘叶　B. 额叶眶回
C. 下丘脑　D. 中间外侧核
E. 骶副交感核
25. 与内脏活动有关的核团包括（　　）
A. 上泌涎核　B. 下泌涎核
C. 动眼神经核　D. 动眼神经副核
E. 迷走神经背核

四、A2 型题（病例摘要型最佳选择题）

1. 患者，女性，47 岁。颅脑损伤后出现左侧半身本体感觉和精细触觉障碍。CT 和 MRI 检查提示：右侧内囊后肢损伤。该患者若做 MRI-DTI（弥散张量成像）检查，很有可能发现（　　）损伤
A. 内侧丘系　B. 外侧丘系
C. 脊髓丘脑束　D. 三叉丘脑束
E. 脊髓小脑束
2. 患者，男性，65 岁。颅脑损伤后出现右侧半身浅感觉主要是温痛觉障碍。CT 和 MRI 检查提

示：左侧内囊后肢损伤。该患者若做 MRI-DTI（弥散张量成像）检查，很有可能发现（　　）损伤

A. 内侧丘系　　B. 外侧丘系
C. 脊髓丘脑束　　D. 三叉丘脑束
E. 脊髓小脑束

3. 患者，女性，35 岁。颅脑损伤后出现左侧头面部浅感觉主要是温痛觉障碍。CT 和 MRI 检查提示：右侧内囊后肢损伤。该患者若做 MRI-DTI（弥散张量成像）检查，很有可能发现（　　）损伤

A. 内侧丘系　　B. 外侧丘系
C. 脊髓丘脑束　　D. 三叉丘脑束
E. 脊髓小脑束

4. 患者，女性，55 岁。近期出现双足麻木，进行性加重，对水温失去感知能力。入院查体发现：双下肢温、痛觉丧失，但精细触觉基本正常。CT 和 MRI 检查提示：脊髓空洞症。该病出现上述症状的主要原因是损伤了（　　）

A. 脊髓小脑束　　B. 皮质脊髓束
C. 脊髓丘脑束　　D. 红核脊髓束
E. 前庭脊髓束

5. 患者，男性，46 岁。因垂体瘤导致双眼颞侧视野偏盲。眼底镜检查：视神经盘苍白。该患者最可能损伤的是（　　）

A. 视神经　　B. 视交叉　　C. 视束
D. 外侧膝状体　　E. 视辐射

6. 患者，女性，67 岁。车祸导致眼眶和眼球损伤，急诊入院。检查发现右侧视野全盲。该患者最可能损伤的是（　　）

A. 左侧视神经　　B. 右侧视神经
C. 视交叉　　D. 左侧视束
E. 右侧视束

7. 患者，男性，39 岁。因车祸导致颅底外伤，急诊入院。检查发现双眼左侧视野同侧偏盲。该患者最可能损伤的是（　　）

A. 左侧视神经　　B. 右侧视神经
C. 视交叉　　D. 左侧视束
E. 右侧视束

8. 患者，女性，73 岁。晚饭后突然晕倒，意识丧失 2 天。苏醒后发现右侧半身深感觉丧失，瞳孔对光反射正常，但双眼视野右侧半缺损。该患者很可能损伤的部位是（　　）

A. 左侧海马　　B. 右侧海马
C. 胼胝体　　D. 左侧内囊后肢
E. 右侧内囊后肢

9. 患者，男性，77 岁。喝酒后晕倒，意识模糊，急诊入院。查体发现左侧上、下肢不能随意运动，腱反射亢进。CT 检查显示：脑出血。患者症状的出现很可能是因为损伤了（　　）

A. 皮质脊髓束　　B. 皮质脑干束
C. 脊髓丘脑束　　D. 前庭脊髓束
E. 红核脊髓束

10. 患者，男性，48 岁。车祸导致脊柱外伤急诊入院。查体发现左下肢随意运动消失，肌张力升高，腱反射亢进，病理反射阳性。CT 和 MRI 检查提示：脊柱骨折，伴脊髓损伤，以左侧为主。该患者很有可能损伤了（　　）

A. 前庭脊髓束　　B. 红核脊髓束
C. 皮质脊髓束　　D. 顶盖脊髓束
E. 网状脊髓束

11. 患者，女性，52 岁。腰部不适半年，2 天前出现左下肢浅感觉障碍。住院后 CT 检查提示：椎管内肿瘤。该肿瘤很有可能已经累及了（　　）

A. 左侧脊髓丘脑束　　B. 右侧脊髓丘脑束
C. 右侧皮质脊髓束　　D. 左侧脊髓小脑束
E. 右侧脊髓小脑束

12. 患者，男性，66 岁。晨起排便时突然感觉头胀、头晕、头痛。就诊后查体发现伸舌时舌尖偏向右侧，四肢感觉运动基本如常。CT 检查结果提示：脑出血，病灶主要位于左侧内囊膝部。该出血灶很有可能损伤了（　　）

A. 左侧皮质脊髓束　　B. 右侧皮质脊髓束
C. 左侧脊髓丘脑束　　D. 左侧皮质脑干束
E. 右侧皮质脑干束

五、名词解释

1. 视野（visual field）
2. 视交叉（optic chiasma）
3. 瞳孔对光反射（pupillary light reflex）
4. 同侧偏盲（homonymous hemianopsia）
5. 锥体系（pyramidal system）
6. 上运动神经元（upper motor neuron）
7. 下运动神经元（lower motor neuron）
8. 锥体外系（extrapyramidal system）

六、问答题

1. 描述躯干和四肢的本体感觉和精细触觉传导通路。
2. 描述躯干和四肢的浅感觉传导通路。
3. 描述头面部的深感觉和浅感觉传导通路。
4. 描述视觉传导通路。
5. 描述视野的概念及不同视野缺损的表现。
6. 描述瞳孔对光反射和晶状体调节反射传导通路。

7. 描述视束纤维的主要去向及其功能。
8. 描述听觉传导通路。
9. 描述视觉防御反射传导通路。
10. 描述听觉防御反射传导通路。
11. 描述皮质脊髓束起止、经行、组成和功能及损伤表现。
12. 描述皮质脑干束起止、经行、功能及损伤表现。
13. 描述上运动神经元和下运动神经元的概念、损伤比较及原因分析。
14. 描述锥体系和锥体外系的关系。

第十七章　脑和脊髓的被膜、血管及脑脊液

一、A1型题（单句型最佳选择题）

1. 在脑和脊髓的外面都包有3层被膜，由外向内依次为（　　）
A. 硬膜、软膜和蛛网膜
B. 硬膜、蛛网膜和软膜
C. 蛛网膜、硬膜和软膜
D. 蛛网膜、软膜和硬膜
E. 软膜、硬膜和蛛网膜

2. 硬膜和蛛网膜之间极狭窄的间隙称为（　　）
A. 终池　B. 硬膜外隙　C. 硬膜下隙
D. 蛛网膜下腔　E. 小脑延髓池

3. 紧贴脑和脊髓表面并深入沟裂之中，富有血管和神经，对脑和脊髓具有重要营养作用的结构是（　　）
A. 硬膜　B. 软膜　C. 蛛网膜
D. 脉络丛　E. 蛛网膜粒

4. 蛛网膜和软膜之间较宽阔的间隙称为(　　)，充满脑脊液
A. 终池　B. 硬膜外隙　C. 硬膜下隙
D. 蛛网膜下腔　E. 小脑延髓池

5. 脑和脊髓的3层被膜在（　　）处相延续
A. 筛孔　B. 破裂孔　C. 卵圆孔
D. 颈静脉孔　E. 枕骨大孔

6. 脊髓的被膜由外向内依次为（　　）
A. 硬脊膜、软脊膜和脊髓蛛网膜
B. 硬脊膜、脊髓蛛网膜和软脊膜
C. 脊髓蛛网膜、硬脊膜和软脊膜
D. 脊髓蛛网膜、软脊膜和硬脊膜
E. 软脊膜、硬脊膜和脊髓蛛网膜

7. 包绕脊髓形成硬脊膜囊的被膜是（　　）
A. 软脊膜　B. 硬脑膜　C. 硬脊膜
D. 脑蛛网膜　E. 脊髓蛛网膜

8. 硬脊膜与椎管内面骨膜及黄韧带之间有较宽大的（　　）
A. 终池　B. 硬膜外隙　C. 硬膜下隙
D. 蛛网膜下腔　E. 小脑延髓池

9. 在临床上，硬膜外阻滞是将药物注入（　　）
A. 上矢状窦　B. 硬膜下隙　C. 硬膜外隙
D. 蛛网膜下腔　E. 小脑延髓池

10. 脊髓蛛网膜下腔自脊髓下端至第2骶椎水平称为（　　）
A. 终池　B. 硬膜下隙　C. 硬膜外隙
D. 小脑延髓池　E. 蛛网膜下腔

11. 终池内含有的结构是（　　）
A. 脊髓和延髓　B. 终丝和脊髓
C. 马尾和脊髓　D. 终丝和马尾
E. 马尾和延髓

12. 临床上腰椎穿刺常经$L_{3\sim4}$或$L_{4\sim5}$棘突间隙穿入（　　），以避免损伤脊髓
A. 硬膜外隙　B. 硬膜下隙　C. 终池
D. 蛛网膜下腔　E. 小脑延髓池

13. 软脊膜自脊髓下端向下延为（　　）
A. 马尾　B. 终丝　C. 齿状韧带
D. 硬脊膜囊　E. 腰骶膨大

14. 软脊膜在脊髓两侧脊神经根之间形成的结构是（　　）
A. 黄韧带　B. 棘上韧带　C. 棘间韧带
D. 横突间韧带　E. 齿状韧带

15. 脊髓3层被膜在椎间孔处包绕脊神经根并向外移行，形成的结构是（　　）
A. 终丝　B. 马尾　C. 齿状韧带
D. 脊神经根鞘　E. 硬脊膜囊

16. 脑的被膜由外向内依次为（　　）
A. 硬脑膜、软脑膜和脑蛛网膜
B. 硬脑膜、脑蛛网膜和软脑膜
C. 脑蛛网膜、硬脑膜和软脑膜
D. 脑蛛网膜、软脑膜和硬脑膜
E. 软脑膜、硬脑膜和脑蛛网膜

17. 硬脑膜与颅盖结合疏松，易于剥离，颅盖骨折时易出现的症状是（　　）
A. 脑出血　B. 脑梗死
C. 蛛网膜下腔出血　D. 硬脑膜下血肿
E. 硬膜脑外血肿

18. 硬脑膜与颅底结合紧密，颅底骨折时易同时撕裂硬脑膜和脑蛛网膜，出现的症状是（　　）
A. 脑梗死　B. 脑出血
C. 脑脊液外漏　D. 硬脑膜外血肿
E. 硬脑膜下血肿

19. 位于硬脑膜两层之间的动脉是（　　）
A. 颈外动脉　B. 上颌动脉　C. 颞浅动脉
D. 下牙槽动脉　E. 脑膜中动脉

20. 颅骨翼点处骨折容易损伤硬脑膜两层之间的动脉是（　　）
A. 颞浅动脉　B. 上颌动脉　C. 颈外动脉
D. 脑膜中动脉　E. 下牙槽动脉

21. 硬脑膜内层折叠，突起呈板状伸入大脑纵裂

形成的结构是（　　）
A. 鞍膈　B. 小脑幕　C. 大脑镰
D. 小脑镰　E. 硬脑膜窦
22. 硬脑膜内层折叠，突起呈板状伸入大脑和小脑之间形成的结构是（　　）
A. 海绵窦　B. 小脑幕　C. 大脑镰
D. 小脑镰　E. 上矢状窦
23. 由硬脑膜两层分开形成的结构是（　　）
A. 大脑镰　B. 小脑幕　C. 小脑镰
D. 幕切迹　E. 硬脑膜窦
24. 自颅顶内面中线矢状向下，伸入大脑纵裂的结构是（　　）
A. 大脑镰　B. 小脑幕　C. 幕切迹
D. 小脑镰　E. 下矢状窦
25. 下缘游离骑跨于胼胝体上方的结构是(　　)
A. 小脑幕　B. 大脑镰　C. 幕切迹
D. 小脑镰　E. 海绵窦
26. 小脑幕前缘游离，呈凹形弧线围绕中脑后外侧形成的结构是（　　）
A. 大脑镰　B. 小脑镰　C. 硬脑膜窦
D. 幕切迹　E. 海绵窦
27. 位于左、右小脑半球之间的结构是（　　）
A. 大脑镰　B. 小脑镰　C. 海绵窦
D. 幕切迹　E. 硬脑膜窦
28. 覆于垂体窝上面，其中央有一小孔供漏斗通过的结构是（　　）
A. 鞍膈　B. 小脑镰　C. 大脑镰
D. 幕切迹　E. 海绵窦
29. 在某些部位，硬脑膜两层分开形成管道，内面衬以内皮细胞构成的结构是（　　）
A. 小脑镰　B. 小脑幕　C. 大脑镰
D. 幕切迹　E. 硬脑膜窦
30. 下述静脉中为一种特殊静脉的是（　　）
A. 颈内静脉　B. 颈外静脉　C. 硬脑膜窦
D. 上颌静脉　E. 颞浅静脉
31. 脑和眼的静脉均注入的部位是（　　）
A. 颞浅静脉　B. 颈外静脉　C. 颈内静脉
D. 硬脑膜窦　E. 上颌静脉
32. 硬脑膜窦损伤时出血较多，易形成颅内血肿的主要原因是（　　）
A. 窦壁含平滑肌，有收缩性
B. 窦壁含平滑肌，无收缩性
C. 窦壁不含平滑肌，无收缩性
D. 窦壁不含平滑肌，有收缩性
E. 窦壁不含骨骼肌，有收缩性
33. 以下不属于硬脑膜窦的结构是（　　）
A. 直窦　B. 窦汇　C. 横窦
D. 冠状窦　E. 乙状窦
34. 以下不属于硬脑膜窦的结构是（　　）
A. 乙状窦　B. 海绵窦　C. 颈动脉窦
D. 上矢状窦　E. 下矢状窦
35. 以下不属于硬脑膜窦的结构是（　　）
A. 海绵窦　B. 上矢状窦　C. 乙状窦
D. 下矢状窦　E. 心包横窦
36. 小脑幕以上颅内压增高时，海马旁回和钩可被挤入幕切迹下方，出现的症状是（　　）
A. 股疝　B. 腹股沟斜疝
C. 枕骨大孔疝　D. 小脑幕切迹疝
E. 腹股沟直疝
37. 小脑幕以上颅内压增高时,（　　）可被挤入幕切迹下方，形成小脑幕切迹疝而压迫脑干
A. 海马旁回和钩　B. 颞上回和颞中回
C. 颞中回和颞下回　D. 海马旁回和海马
E. 海马旁回和齿状回
38. 小脑幕以上颅内压增高时，海马旁回和钩可被挤入幕切迹下方，形成小脑幕切迹疝，该疝最容易压迫的神经是（　　）
A. 嗅神经　B. 视神经　C. 动眼神经
D. 滑车神经　E. 展神经
39. 位于大脑镰上缘内的结构是（　　）
A. 直窦　B. 窦汇　C. 横窦
D. 乙状窦　E. 上矢状窦
40. 正对颅盖内面上矢状窦沟的结构是（　　）
A. 窦汇　B. 横窦　C. 乙状窦
D. 上矢状窦　E. 下矢状窦
41. 向后注入窦汇的结构是（　　）
A. 岩上窦　B. 岩下窦　C. 上矢状窦
D. 海绵窦　E. 下矢状窦
42. 在大脑镰下缘内的结构是（　　）
A. 岩下窦　B. 海绵窦　C. 上矢状窦
D. 乙状窦　E. 下矢状窦
43. 向后注入直窦的结构是（　　）
A. 乙状窦　B. 海绵窦　C. 上矢状窦
D. 下矢状窦　E. 岩下窦
44. 位于大脑镰与小脑幕结合处的结构是(　　)
A. 直窦　B. 横窦　C. 乙状窦
D. 上矢状窦　E. 下矢状窦
45. 接受下矢状窦和大脑大静脉回流的结构是（　　）
A. 横窦　B. 直窦　C. 海绵窦
D. 上矢状窦　E. 下矢状窦
46. 向后注入窦汇的结构是（　　）
A. 直窦　B. 岩上窦　C. 岩下窦
D. 海绵窦　E. 下矢状窦

47. 上矢状窦和直窦等在枕内隆凸处汇合形成(　　)，向两侧延为横窦
A. 岩上窦　B. 岩下窦　C. 窦汇
D. 海绵窦　E. 下矢状窦
48. 窦汇向两侧延续为(　　)
A. 横窦　B. 乙状窦　C. 海绵窦
D. 上矢状窦　E. 下矢状窦
49. 在小脑幕后缘内沿横窦沟向外行走的结构是(　　)
A. 海绵窦　B. 乙状窦　C. 上矢状窦
D. 横窦　E. 下矢状窦
50. 横窦向外下方延续为(　　)
A. 岩上窦　B. 乙状窦　C. 岩下窦
D. 上矢状窦　E. 下矢状窦
51. 行于乙状窦沟内的结构是(　　)
A. 横窦　B. 岩上窦　C. 乙状窦
D. 上矢状窦　E. 下矢状窦
52. 乙状窦至颈静脉孔处延续为(　　)
A. 颞浅静脉　B. 上颌静脉
C. 下颌后静脉　D. 颈外静脉
E. 颈内静脉
53. 位于颅中窝蝶鞍两侧的结构是(　　)
A. 窦汇　B. 横窦　C. 乙状窦
D. 海绵窦　E. 直窦
54. 位于海绵窦窦腔外侧壁的神经是(　　)
A. 嗅神经　B. 视神经　C. 动眼神经
D. 展神经　E. 面神经
55. 位于海绵窦窦腔外侧壁的神经是(　　)
A. 嗅神经　B. 视神经　C. 展神经
D. 滑车神经　E. 面神经
56. 位于海绵窦窦腔外侧壁的神经是(　　)
A. 眼神经　B. 展神经　C. 面神经
D. 前庭蜗神经　E. 舌咽神经
57. 位于海绵窦窦腔外侧壁的神经是(　　)
A. 展神经　B. 面神经　C. 上颌神经
D. 下颌神经　E. 舌下神经
58. 海绵窦窦腔外侧壁自上向下走行的神经是(　　)
A. 滑车神经、动眼神经、眼神经和上颌神经
B. 动眼神经、滑车神经、眼神经和上颌神经
C. 动眼神经、滑车神经、上颌神经和眼神经
D. 动眼神经、滑车神经、展神经和上颌神经
E. 滑车神经、动眼神经、眼神经和下颌神经
59. 位于海绵窦窦腔内的神经是(　　)
A. 动眼神经　B. 滑车神经　C. 展神经
D. 上颌神经　E. 下颌神经
60. 位于海绵窦窦腔内的动脉是(　　)
A. 颈内动脉　B. 颈内静脉　C. 颈外动脉
D. 颈外静脉　E. 颈总动脉
61. 位于海绵窦窦腔内的结构是(　　)
A. 面神经和颈内动脉　B. 展神经和颈内动脉
C. 展神经和颈内静脉　D. 展神经和颈外动脉
E. 动眼神经和视神经
62. 面部尤其是危险三角感染，如处理不当有可能导致(　　)炎症，形成血栓或损伤窦内血管、神经，出现相应的临床表现
A. 横窦　B. 乙状窦　C. 海绵窦
D. 上矢状窦　E. 下矢状窦
63. 中耳炎或乳突炎时，可能波及(　　)而导致血栓形成
A. 横窦　B. 乙状窦　C. 海绵窦
D. 上矢状窦　E. 下矢状窦
64. 位于小脑与延髓之间的结构是(　　)
A. 桥池　B. 脚间池　C. 交叉处
D. 环池　E. 小脑延髓池
65. 最大的蛛网膜下池是(　　)
A. 环池　B. 桥池
C. 小脑延髓池　D. 交叉处
E. 脚间池
66. 第四脑室的脑脊液经正中孔和两个外侧孔先流入的部位是(　　)
A. 桥池　B. 环池　C. 交叉处
D. 小脑延髓池　E. 脚间池
67. 临床上可经枕骨大孔做(　　)穿刺，抽取脑脊液或注入药物
A. 终池　B. 桥池　C. 小脑延髓池
D. 脚间池　E. 交叉处
68. 脑蛛网膜在上矢状窦两侧形成一些绒毛状突起，突入窦腔内或窦外侧的隐窝，即颗粒小凹内，称为(　　)
A. 脉络丛　B. 大脑镰　C. 脉络组织
D. 小脑幕　E. 蛛网膜粒
69. 脑脊液最后渗入硬脑膜窦的结构是(　　)
A. 小脑幕　B. 大脑镰　C. 蛛网膜粒
D. 脉络丛　E. 脉络组织
70. 表面富有血管，并随血管分支延入脑内形成鞘状的结构是(　　)
A. 脉络丛　B. 脉络组织　C. 硬脑膜
D. 脑蛛网膜　E. 软脑膜
71. 在侧脑室中央部及下角内侧壁、第三和第四脑室的顶壁，富含血管的软脑膜和室管膜直接贴合，共同构成的结构是(　　)
A. 脉络丛　B. 脉络组织　C. 大脑镰
D. 小脑幕　E. 蛛网膜粒

72. 在脉络组织的某些部位，血管反复分支，连同其表面的着软脑膜和室管膜上皮突入脑室腔内，形成的结构是（　　）
A. 小脑幕　B. 小脑镰　C. 大脑镰
D. 脉络丛　E. 蛛网膜粒
73. 产生脑脊液的结构是（　　）
A. 脉络丛　B. 脉络组织　C. 大脑镰
D. 小脑幕　E. 蛛网膜粒
74. 侧脑室脉络丛产生的脑脊液经（　　）流入第三脑室
A. 正中孔　B. 外侧孔　C. 室间孔
D. 颈静脉孔　E. 中脑水管
75. 第三脑室的脑脊液经（　　）流入第四脑室
A. 室间孔　B. 外侧孔　C. 正中孔
D. 颈静脉孔　E. 中脑水管
76. 第四脑室的脑脊液经（　　）流入蛛网膜下腔
A. 外侧孔和室间孔　B. 正中孔和室间孔
C. 正中孔和外侧孔　D. 正中孔和中脑水管
E. 室间孔和中脑水管
77. 脑脊液最后经（　　）渗入硬脑膜窦
A. 大脑镰　B. 小脑镰　C. 脉络丛
D. 脉络组织　E. 蛛网膜粒
78. 关于脑脊液循环方向的描述，正确的是（　　）
A. 侧脑室→室间孔→第三脑室→中脑水管→第四脑室→正中孔和外侧孔→蛛网膜下腔→硬脑膜窦→蛛网膜粒
B. 侧脑室→室间孔→第三脑室→中脑水管→第四脑室→正中孔和外侧孔→蛛网膜下腔→蛛网膜粒→硬脑膜窦
C. 侧脑室→室间孔→第三脑室→中脑水管→第四脑室→正中孔和外侧孔→蛛网膜粒→硬脑膜窦→蛛网膜下腔
D. 侧脑室→室间孔→第三脑室→中脑水管→第四脑室→正中孔和外侧孔→蛛网膜粒→蛛网膜下腔→硬脑膜窦
E. 侧脑室→中脑水管→第三脑室→室间孔→第四脑室→正中孔和外侧孔→蛛网膜粒→硬脑膜窦→蛛网膜下腔
79. 人体代谢最旺盛的器官是（　　）
A. 肝　B. 胃　C. 胰
D. 脑　E. 脾
80. 颈内动脉在甲状软骨上缘高度起自（　　）
A. 头臂干　B. 颈外动脉　C. 颈总动脉
D. 主动脉弓　E. 锁骨下动脉
81. 颈内动脉上行经（　　）入颅
A. 破裂孔　B. 视神经管　C. 颈静脉孔
D. 颈动脉管　E. 舌下神经管
82. 颈内动脉在蝶鞍两侧颈动脉沟内向前穿过的结构是（　　）
A. 横窦　B. 海绵窦　C. 乙状窦
D. 上矢状窦　E. 下矢状窦
83. 在视交叉外侧颈内动脉分为（　　）
A. 小脑上动脉和大脑中动脉
B. 大脑前动脉和小脑上动脉
C. 大脑前动脉和大脑后动脉
D. 大脑后动脉和大脑中动脉
E. 大脑前动脉和大脑中动脉
84. 颈内动脉根据其行程可依次分为（　　）
A. 颈部、岩部、海绵窦部和大脑部
B. 颈部、岩部、大脑部和海绵窦部
C. 岩部、颈部、海绵窦部和大脑部
D. 岩部、颈部、大脑部和海绵窦部
E. 岩部、海绵窦部、颈部和大脑部
85. 颈内动脉的虹吸部指的是（　　）
A. 颈部和大脑部　B. 岩部和大脑部
C. 海绵窦部和大脑部　D. 岩部和海绵窦部
E. 颈部和海绵窦部
86. 颈内动脉动脉硬化的好发部位是（　　）
A. 颈部　B. 岩部　C. 海绵窦部
D. 大脑部　E. 虹吸部
87. 以下属于颈内动脉分支的是（　　）
A. 眼动脉　B. 迷路动脉　C. 脑桥动脉
D. 脊髓前动脉　E. 脊髓后动脉
88. 以下属于颈内动脉分支的是（　　）
A. 大脑后动脉　B. 脊髓前动脉
C. 脊髓后动脉　D. 小脑下前动脉
E. 大脑前动脉
89. 以下属于颈内动脉分支的是（　　）
A. 脊髓前动脉　B. 大脑中动脉
C. 脊髓后动脉　D. 小脑上动脉
E. 大脑后动脉
90. 以下属于颈内动脉分支的是（　　）
A. 脊髓前动脉　B. 脊髓后动脉
C. 后交通动脉　D. 小脑下后动脉
E. 大脑后动脉
91. 以下属于颈内动脉分支的是（　　）
A. 脊髓前动脉　B. 脊髓后动脉
C. 小脑下后动脉　D. 脉络丛前动脉
E. 大脑后动脉
92. 以下属于椎动脉分支的是（　　）
A. 眼动脉　B. 脊髓前动脉
C. 大脑前动脉　D. 大脑中动脉

E. 大脑后动脉
93. 以下属于椎动脉分支的是（　　）
A. 眼动脉　B. 大脑前动脉
C. 脊髓后动脉　D. 大脑中动脉
E. 大脑后动脉
94. 以下属于椎动脉分支的是（　　）
A. 大脑前动脉　B. 大脑中动脉
C. 大脑后动脉　D. 小脑下前动脉
E. 小脑下后动脉
95. 以下属于基底动脉分支的是（　　）
A. 大脑前动脉　B. 大脑中动脉
C. 后交通动脉　D. 小脑下前动脉
E. 小脑下后动脉
96. 以下属于基底动脉分支的是（　　）
A. 眼动脉　B. 大脑前动脉
C. 大脑中动脉　D. 小脑下后动脉
E. 小脑上动脉
97. 以下属于基底动脉分支的是（　　）
A. 大脑前动脉　B. 大脑中动脉
C. 大脑后动脉　D. 脊髓前动脉
E. 脊髓后动脉
98. 以下属于基底动脉分支的是（　　）
A. 眼动脉　B. 迷路动脉
C. 大脑前动脉　D. 大脑中动脉
E. 脊髓后动脉
99. 以下属于基底动脉分支的是（　　）
A. 大脑前动脉　B. 大脑中动脉
C. 脑桥动脉　D. 后交通动脉
E. 脉络丛前动脉
100. 向前经视神经管入眶，分布于眼（视器）的动脉是（　　）
A. 眼动脉　B. 大脑前动脉
C. 大脑中动脉　D. 后交通动脉
E. 脉络丛前动脉
101. 来自颈内动脉，入大脑纵裂，绕胼胝体背侧后行的动脉是（　　）
A. 眼动脉　B. 大脑前动脉
C. 大脑中动脉　D. 后交通动脉
E. 脉络丛前动脉
102. 大脑前动脉的皮质支主要分布于（　　）
A. 大脑半球外侧面中央沟以前的部分和枕叶下面的一部分
B. 大脑半球内侧面顶枕沟以后的部分和额叶下面的一部分
C. 大脑半球内侧面顶枕沟以前的部分和额叶下面的一部分
D. 大脑半球外侧面中央沟以后的部分和额叶下面的一部分
E. 大脑半球内侧面顶枕沟以前的部分和枕叶下面的一部分
103. 大脑前动脉的中央支主要分布于（　　）
A. 尾状核头、豆状核前部和内囊膝
B. 尾状核尾、豆状核前部和内囊前肢
C. 尾状核体、豆状核前部和内囊前肢
D. 尾状核头、豆状核前部和内囊前肢
E. 尾状核头、豆状核后部和内囊后肢
104. 在视交叉前上方连接两侧大脑前动脉的是（　　）
A. 前交通动脉　B. 后交通动脉
C. 大脑中动脉　D. 小脑下前动脉
E. 小脑下后动脉
105. 颈内动脉的最大分支是（　　）
A. 眼动脉　B. 大脑前动脉
C. 大脑中动脉　D. 后交通动脉
E. 脉络丛前动脉
106. 沿大脑外侧沟行走的动脉是（　　）
A. 眼动脉　B. 大脑前动脉
C. 后交通动脉　D. 大脑中动脉
E. 脉络丛前动脉
107. 大脑中动脉的皮质支主要分布于（　　）
A. 大脑半球上外侧面小部分、岛叶和额叶下面一部分
B. 大脑半球上外侧面绝大部分、颞叶和额叶下面一部分
C. 大脑半球上外侧面绝大部分、岛叶和枕叶下面一部分
D. 大脑半球内侧面绝大部分、岛叶和额叶下面一部分
E. 大脑半球上外侧面绝大部分、岛叶和额叶下面一部分
108. 大脑中动脉的中央支主要分布于（　　）
A. 豆状核和尾状核的大部、内囊膝和前肢
B. 豆状核和尾状核的小部、内囊膝和后肢
C. 豆状核和尾状核的大部、内囊膝和后肢
D. 豆状核和尾状核的小部、内囊膝和前肢
E. 豆状核和尾状核的大部、内囊前肢和后肢
109. 大脑中动脉的中央支，又称为（　　）
A. 脑桥动脉　B. 豆纹动脉
C. 迷路动脉　D. 后交通动脉
E. 脉络丛前动脉
110. 豆纹动脉主要分布于（　　）
A. 豆状核和尾状核的小部、内囊膝和前肢
B. 豆状核和尾状核的小部、内囊膝和后肢
C. 豆状核和尾状核的大部、内囊膝和后肢

D. 豆状核和尾状核的大部、内囊膝和前肢
E. 豆状核和尾状核的大部、内囊前肢和后肢

111. 与脑血管病关系最密切的动脉是（ ）
A. 迷路动脉 B. 后交通动脉
C. 脑桥动脉 D. 豆纹动脉
E. 脉络丛前动脉

112. 在视束下面后行，与大脑后动脉吻合的动脉是（ ）
A. 大脑前动脉 B. 后交通动脉
C. 大脑中动脉 D. 小脑上动脉
E. 脉络丛前动脉

113. 沟通颈内动脉系与椎-基底动脉系的动脉是（ ）
A. 大脑前动脉 B. 大脑中动脉
C. 后交通动脉 D. 小脑上动脉
E. 小脑下后动脉

114. 进入侧脑室下角，终止于侧脑室脉络丛的动脉是（ ）
A. 眼动脉 B. 大脑中动脉
C. 大脑前动脉 D. 小脑下前动脉
E. 脉络丛前动脉

115. 分布于外侧膝状体、内囊后肢、苍白球和大脑脚中部 3/5 的动脉是（ ）
A. 大脑前动脉 B. 大脑中动脉
C. 脉络丛前动脉 D. 小脑上动脉
E. 小脑下后动脉

116. 椎动脉发自（ ）
A. 头臂干 B. 主动脉弓 C. 颈内动脉
D. 颈外动脉 E. 锁骨下动脉

117. 椎动脉向上穿过（ ）颈椎横突孔
A. 3 B. 4 C. 5 D. 6 E. 7

118. 向上穿过 6 颈椎横突孔，经枕骨大孔入颅的动脉是（ ）
A. 头臂干 B. 椎动脉 C. 基底动脉
D. 颈内动脉 E. 脑膜中动脉

119. 椎动脉向上穿过 6 颈椎横突孔，经（ ）入颅
A. 圆孔 B. 卵圆孔 C. 棘孔
D. 颈动脉管 E. 枕骨大孔

120. 在脑桥腹侧下缘，左、右椎动脉会合形成的动脉是（ ）
A. 迷路动脉 B. 脑桥动脉 C. 基底动脉
D. 小脑上动脉 E. 大脑后动脉

121. 参与构成椎-基底动脉系的是（ ）
A. 椎动脉和脑桥动脉及其分支
B. 椎动脉和基底动脉及其分支
C. 椎动脉和颈内动脉及其分支
D. 椎动脉和颈外动脉及其分支
E. 椎动脉和颈总动脉及其分支

122. 主要分布于小脑下面后部和延髓后外侧部的是（ ）
A. 小脑上动脉 B. 大脑后动脉
C. 小脑下后动脉 D. 小脑下前动脉
E. 脉络丛前动脉

123. 主要分布于小脑下面前部的动脉是（ ）
A. 大脑后动脉 B. 小脑上动脉
C. 小脑下后动脉 D. 小脑下前动脉
E. 后交通动脉

124. 主要分布于小脑上面的动脉是（ ）
A. 小脑上动脉 B. 大脑后动脉
C. 小脑下后动脉 D. 小脑下前动脉
E. 脉络丛前动脉

125. 伴前庭蜗神经入内耳道，供应内耳迷路的是（ ）
A. 脑桥动脉 B. 迷路动脉
C. 大脑前动脉 D. 大脑中动脉
E. 小脑上动脉

126. 基底动脉的终支是（ ）
A. 大脑前动脉 B. 大脑中动脉
C. 大脑后动脉 D. 小脑下前动脉
E. 小脑下后动脉

127. 大脑后动脉的皮质支主要分布于（ ）
A. 额叶和枕叶的下面及内侧面
B. 颞叶和枕叶的下面及内侧面
C. 颞叶和额叶的下面及内侧面
D. 颞叶和岛叶的下面及内侧面
E. 岛叶和枕叶的下面及内侧面

128. 大脑后动脉的中央支主要分布于（ ）
A. 背侧丘脑、下丘脑、上丘脑和内侧膝状体
B. 背侧丘脑、下丘脑、底丘脑和外侧膝状体
C. 背侧丘脑、下丘脑、底丘脑和内侧膝状体
D. 背侧丘脑、上丘脑、底丘脑和内侧膝状体
E. 背侧丘脑、上丘脑、下丘脑和外侧膝状体

129. 脉络丛后动脉来自（ ）
A. 小脑上动脉 B. 后交通动脉
C. 大脑前动脉 D. 大脑中动脉
E. 大脑后动脉

130. 参与形成大脑动脉环的动脉是（ ）
A. 颈内动脉 B. 颈外动脉
C. 颈总动脉 D. 脑膜中动脉
E. 大脑中动脉

131. 参与形成大脑动脉环的动脉是（ ）
A. 脑膜中动脉 B. 大脑中动脉
C. 大脑前动脉 D. 小脑上动脉

E. 小脑下前动脉

132. 参与形成大脑动脉环的动脉是（　　）

A. 小脑上动脉　B. 大脑中动脉
C. 脑膜中动脉　D. 大脑后动脉
E. 小脑下后动脉

133. 参与形成大脑动脉环的动脉是（　　）

A. 前交通动脉　B. 大脑中动脉
C. 脑膜中动脉　D. 小脑上动脉
E. 小脑下前动脉

134. 参与形成大脑动脉环的动脉是（　　）

A. 小脑上动脉　B. 大脑中动脉
C. 脑膜中动脉　D. 后交通动脉
E. 小脑下后动脉

135. 参与形成大脑动脉环的动脉是（　　）

A. 颈总动脉、大脑前动脉、大脑后动脉、前交通动脉和后交通动脉
B. 颈外动脉、大脑前动脉、大脑后动脉、前交通动脉和后交通动脉
C. 颈内动脉、大脑前动脉、大脑后动脉、前交通动脉和后交通动脉
D. 颈内动脉、大脑中动脉、大脑后动脉、前交通动脉和后交通动脉
E. 颈内动脉、大脑前动脉、大脑后动脉、脑膜中动脉和后交通动脉

136. 豆纹动脉指的是（　　）

A. 大脑前动脉的中央支
B. 大脑中动脉的中央支
C. 大脑后动脉的中央支
D. 大脑中动脉的皮质支
E. 大脑后动脉的皮质支

137. 猝死动脉一般指的是（　　）

A. 大脑前动脉的皮质支
B. 大脑中动脉的皮质支
C. 大脑前动脉的中央支
D. 大脑中动脉的中央支
E. 大脑后动脉的中央支

138. 病变或出血可引起严重症状，甚至猝死的结构是（　　）

A. 大脑前动脉的皮质支
B. 大脑中动脉的皮质支
C. 大脑中动脉的中央支
D. 大脑前动脉的中央支
E. 大脑后动脉的中央支

139. 与脑血管病关系最为密切的动脉是（　　）

A. 大脑前动脉　B. 大脑中动脉
C. 大脑后动脉　D. 前交通动脉
E. 后交通动脉

140. 以下属于大脑深静脉的是（　　）

A. 大脑上静脉　B. 大脑下静脉
C. 大脑中浅静脉　D. 大脑中深静脉
E. 大脑内静脉

141. 以下属于大脑深静脉的是（　　）

A. 基底静脉　B. 大脑下静脉
C. 大脑上静脉　D. 大脑中深静脉
E. 大脑中浅静脉

142. 以下属于大脑深静脉的是（　　）

A. 大脑上静脉　B. 大脑大静脉
C. 大脑下静脉　D. 大脑中浅静脉
E. 大脑中深静脉

143. 最后汇入直窦的静脉是（　　）

A. 基底静脉　B. 大脑内静脉
C. 大脑大静脉　D. 大脑上静脉
E. 大脑下静脉

144. 盖伦（Galen）静脉指的是（　　）

A. 基底静脉　B. 大脑上静脉
C. 大脑下静脉　D. 大脑大静脉
E. 大脑内静脉

145. 大脑大静脉由两侧的（　　）汇合形成

A. 基底静脉和大脑上静脉
B. 基底静脉和大脑下静脉
C. 基底静脉和大脑内静脉
D. 大脑上静脉和大脑内静脉
E. 大脑下静脉和大脑内静脉

146. Galen 静脉由两侧的（　　）汇合形成

A. 大脑内静脉和基底静脉
B. 基底静脉和大脑下静脉
C. 基底静脉和大脑上静脉
D. 大脑内静脉和大脑上静脉
E. 大脑内静脉和大脑下静脉

147. 最大的脑静脉是（　　）

A. 基底静脉　B. 大脑内静脉
C. 大脑上静脉　D. 大脑下静脉
E. 大脑大静脉

148. 脊髓前动脉发自（　　）

A. 椎动脉　B. 基底动脉　C. 颈内动脉
D. 颈外动脉　E. 颈总动脉

149. 脊髓后动脉发自（　　）

A. 颈总动脉　B. 基底动脉　C. 椎动脉
D. 颈外动脉　E. 颈内动脉

150. 在脊髓前正中裂下行的动脉是（　　）

A. 腰动脉　B. 肋下动脉
C. 肋间后动脉　D. 脊髓前动脉
E. 脊髓后动脉

151. 沿脊髓后外侧沟下行的动脉是（　　）

A. 前根动脉　　B. 后根动脉
C. 肋间后动脉　　D. 脊髓前动脉
E. 脊髓后动脉
152. 分布至脊髓的节段性动脉主要有（　　）
A. 肋间后动脉、肋下动脉和脾动脉
B. 肋间后动脉、肋下动脉和肾动脉
C. 肋间后动脉、肋下动脉和腰动脉
D. 胸廓内动脉、肋下动脉和腰动脉
E. 肋间后动脉、睾丸动脉和腰动脉
153. 根动脉主要来自（　　）
A. 肋间后动脉、睾丸动脉和腰动脉
B. 肋间后动脉、肋下动脉和肾动脉
C. 肋间后动脉、肋下动脉和脾动脉
D. 胸廓内动脉、肋下动脉和腰动脉
E. 肋间后动脉、肋下动脉和腰动脉
154. 根动脉经（　　）进入椎管，分为前根动脉和后根动脉
A. 横突孔　　B. 椎间孔　　C. 卵圆孔
D. 破裂孔　　E. 骶管裂孔
155. 伴随脊神经前根进入脊髓的动脉是（　　）
A. 前根动脉　　B. 后根动脉
C. 肋间后动脉　　D. 脊髓前动脉
E. 脊髓后动脉
156. 伴随脊神经后根进入脊髓的动脉是（　　）
A. 腰动脉　　B. 肋下动脉　　C. 前根动脉
D. 后根动脉　　E. 肋间后动脉
157. 伴随脊神经后根进入脊髓的静脉是（　　）
A. 椎体静脉　　B. 椎间静脉
C. 椎内静脉丛　　D. 椎外静脉丛
E. 基底静脉
158. 同时沟通椎管内、外及颅腔内、外和上、下腔静脉的主要通道是（　　）
A. 奇静脉系　　B. 椎静脉系　　C. 心静脉系
D. 肝静脉系　　E. 肝门静脉系

二、B1 型题（标准配伍题）

（1～4 题共用备选答案）
A. 硬脑膜　　B. 硬脊膜
C. 脊髓蛛网膜　　D. 软脑膜
E. 软脊膜
1. 参与形成脉络组织的结构是（　　）
2. 包绕脊髓形成硬脊膜囊的结构是（　　）
3. 兼具脑膜和颅骨骨内膜作用的结构是（　　）
4. 紧贴脊髓表面并陷入脊髓表面沟裂内的结构是（　　）
（5～9 题共用备选答案）
A. 硬膜外隙　　B. 硬膜下隙
C. 蛛网膜下腔　　D. 终池
E. 小脑延髓池
5. 脑蛛网膜与硬脑膜之间狭窄的腔隙称为（　　）
6. 脊髓蛛网膜下腔自脊髓下端至第 2 骶椎水平称为（　　）
7. 最大且较重要的蛛网膜下池是小脑与延髓之间的（　　）
8. 脑（脊髓）蛛网膜与软脑（脊）膜之间的腔隙为（　　），内含脑脊液
9. 硬脊膜与椎管内面的骨膜及黄韧带之间有较宽大的腔隙，称为（　　）
（10～13 题共用备选答案）
A. 蛛网膜粒　　B. 脉络丛　　C. 脉络组织
D. 齿状韧带　　E. 脊神经根鞘
10. 产生脑脊液的结构是（　　）
11. 脑脊液渗入硬脑膜窦的结构是（　　）
12. 脊髓的被膜在椎间孔处包绕脊神经根向外移行，形成的结构是（　　）
13. 在脊髓两侧脊神经根之间，软脊膜形成两列三角形锯齿状的结构是（　　）
（14～17 题共用备选答案）
A. 鞍膈　　B. 大脑镰　　C. 小脑幕
D. 小脑扁桃体　　E. 小脑镰
14. 位于大脑和小脑之间的结构是（　　）
15. 位于左、右小脑半球之间的结构是（　　）
16. 覆于垂体窝上面，中央有一小孔供漏斗通过的结构是（　　）
17. 自颅顶内面中线矢状向下伸入大脑纵裂，骑跨于胼胝体上方的结构是（　　）
（18～22 题共用备选答案）
A. 上矢状窦　　B. 下矢状窦　　C. 直窦
D. 窦汇　　E. 海绵窦
18. 位于大脑镰与小脑幕结合处的结构是（　　）
19. 在大脑镰下缘内，向后注入直窦的结构是（　　）
20. 位于枕内隆凸处，向两侧延为横窦的结构是（　　）
21. 位于颅中窝蝶鞍两侧的硬脑膜静脉窦是（　　）
22. 在大脑镰上缘内，正对颅盖内面上矢状窦沟处的结构是（　　）
（23～26 题共用备选答案）
A. 横窦　　B. 乙状窦　　C. 冠状窦
D. 岩上窦　　E. 岩下窦
23. 位于颞骨岩部上缘的结构是（　　）
24. 位于颞骨岩部后缘的结构是（　　）

25. 左右成对，在小脑幕后缘内沿横窦沟向外行走的结构是（　　）
26. 行于乙状窦沟内，至颈静脉孔处续于颈内静脉的结构是（　　）
（27～31 题共用备选答案）
A. 海绵窦　B. 横窦　C. 颈内静脉
D. 眼静脉　E. 导静脉
27. 岩上窦向后连于（　　）
28. 岩下窦向后连于（　　）
29. 岩上窦和岩下窦的前方连接（　　）
30. 海绵窦向前借（　　）和面部浅静脉相交通
31. 海绵窦向下通过颅底（　　）与翼静脉丛相交通
（32～35 题共用备选答案）
A. 脉络丛　B. 蛛网膜粒
C. 蛛网膜下腔　D. 小脑延髓池
E. 硬膜外隙
32. 临床上可经枕骨大孔做（　　）穿刺，抽取脑脊液或注入药物
33. 硬膜外阻滞就是将药物注入（　　），以阻滞脊神经根的传导
34. 脑蛛网膜在上矢状窦两侧形成一些绒毛状突起，突入窦腔内或窦外侧的颗粒小凹内称为（　　）
35. 在脉络组织的某些部位，血管反复分支，连同其表面的软脑膜和室管膜上皮突入脑室的室腔内，形成的结构是（　　）
（36～39 题共用备选答案）
A. 小脑幕切迹疝　B. 海绵窦炎症
C. 中耳炎或（和）乳突炎　D. 脑脊液外漏
E. 硬膜外血肿
36. 颅盖骨折易形成（　　）
37. 颅底骨折易导致（　　）
38. 面部危险三角感染，处理不当可能导致（　　）
39. 乙状窦与乳突小房仅隔一薄层骨板，当（　　）时有可能波及乙状窦而导致血栓形成
（40～43 题共用备选答案）
A. 第三脑室　B. 蛛网膜下腔
C. 腹主动脉丛　D. 脉络丛
E. 蛛网膜粒
40. 脑脊液主要由各脑室的（　　）产生
41. 侧脑室脉络丛产生的脑脊液经室间孔流入（　　）
42. 第四脑室的脑脊液绝大部分经正中孔和外侧孔流入（　　）
43. 蛛网膜下腔的脑脊液最后主要经（　　）渗入到硬脑膜窦
（44～47 题共用备选答案）
A. 室间孔　B. 正中孔和外侧孔
C. 中脑水管　D. 中央管
E. 动脉导管
44. 第三脑室的脑脊液经（　　）流入第四脑室
45. 第四脑室的少量脑脊液向下流入脊髓的（　　）
46. 侧脑室脉络丛产生的脑脊液经（　　）流入第三脑室
47. 第四脑室的脑脊液绝大部分经（　　）流入蛛网膜下腔
（48～50 题共用备选答案）
A. 海绵窦炎症　B. 小脑幕切迹疝
C. 小脑扁桃体疝　D. 脑积水或颅内压增高
E. 硬膜外血肿
48. 颅盖损伤易形成（　　）
49. 脑脊液循环障碍可引起（　　）
50. 幕上颅内压增高时，海马旁回钩可被挤入幕切迹下方，形成（　　）
（51～53 题共用备选答案）
A. 颈内动脉　B. 颈外动脉
C. 椎动脉和基底动脉　D. 脊髓的动脉冠
E. 大脑动脉环
51. 供应大脑半球前 2/3（后至顶枕沟）和部分间脑的动脉是（　　）
52. 供应大脑半球后 1/3（顶枕沟之后）、部分间脑、脑干和小脑的动脉是（　　）
53. 颈内动脉和椎-基底动脉两个系统的分支，在脑底部吻合形成的动脉是（　　）
（54～58 题共用备选答案）
A. 眼动脉　B. 大脑前动脉
C. 大脑中动脉　D. 脉络丛前动脉
E. 后交通动脉
54. 发自颈内动脉，沿大脑外侧沟行走的动脉是（　　）
55. 发自颈内动脉，向前内进入大脑纵裂的动脉是（　　）
56. 发自颈内动脉，向前经视神经管入眶的动脉是（　　）
57. 发自颈内动脉，向后与大脑后动脉吻合的动脉是（　　）
58. 发自颈内动脉，进入侧脑室下角，止于侧脑室脉络丛的动脉是（　　）
（59～63 题共用备选答案）
A. 后交通动脉　B. 脉络丛前动脉
C. 颈总动脉　D. 大脑中动脉

E. 豆纹动脉
59. 颈内动脉的最大分支是（　　）
60. 外侧膝状体的动脉血供来自（　　）
61. 颈内动脉在甲状软骨上缘高度起自（　　）
62. 沟通颈内动脉系与椎-基底动脉系的动脉是（　　）
63. 豆状核、尾状核大部、内囊膝和后肢的动脉合称为（　　）
（64～67 题共用备选答案）
A. 椎动脉　B. 基底动脉
C. 大脑中动脉　D. 大脑后动脉
E. 脉络丛前动脉
64. 沿基底沟上行的动脉是（　　）
65. 基底动脉的终支是（　　）
66. 向上穿经上 6 颈椎横突孔的动脉是（　　）
67. 内侧膝状体的动脉血供来自（　　）
（68～72 题共用备选答案）
A. 迷路动脉　B. 脑桥动脉
C. 小脑上动脉　D. 小脑下前动脉
E. 小脑下后动脉
68. 分布于小脑下面前部的动脉是（　　）
69. 发自基底动脉，分布于脑桥的动脉是（　　）
70. 发自基底动脉，分布于小脑上面的动脉是（　　）
71. 分布于小脑下面后部和延髓后外侧部的动脉是（　　）
72. 伴前庭蜗神经进入内耳道，供应内耳迷路的动脉是（　　）
（73～75 题共用备选答案）
A. 皮质支（脑）　B. 前室间支（心）
C. 中央支（脑）　D. 后室间支（心）
E. 脉络丛支
73. 参与形成脑室脉络丛的结构是（　　）
74. 营养皮质及皮质下髓质的结构是（　　）
75. 几乎垂直穿入基底核、内囊和深部髓质等重要结构的结构是（　　）
（76～78 题共用备选答案）
A. 大脑前动脉皮质支　B. 大脑前动脉中央支
C. 大脑后动脉皮质支　D. 大脑中动脉皮质支
E. 大脑中动脉中央支
76. 分布于大脑半球内侧面顶枕沟以前部分的结构是（　　）
77. 分布于尾状核头、豆状核前部和内囊前肢的结构是（　　）
78. 分布于豆状核、尾状核大部、内囊膝和后肢的结构是（　　）
（79～81 题共用备选答案）
A. 大脑中动脉皮质支　B. 大脑中动脉中央支
C. 大脑前动脉皮质支　D. 大脑后动脉皮质支
E. 大脑后动脉中央支
79. 分布于颞叶和枕叶的下面及内侧面的结构是（　　）
80. 分布于大脑半球上外侧面绝大部分和岛叶的结构是（　　）
81. 分布于背侧丘脑、下丘脑、底丘脑和内侧膝状体的是（　　）
（82～83 题共用备选答案）
A. 大脑上静脉　B. 颈内静脉
C. 大脑内静脉　D. 颈外静脉
E. 面静脉
82. 属于大脑浅静脉的静脉是（　　）
83. 属于大脑深静脉的静脉是（　　）
（84～85 题共用备选答案）
A. 颈内静脉　B. 颈前静脉
C. 大脑大静脉　D. 颈外静脉
E. 大脑中静脉
84. 属于大脑浅静脉的静脉是（　　）
85. 属于大脑深静脉的静脉是（　　）
（86～87 题共用备选答案）
A. 颈外静脉　B. 基底静脉
C. 锁骨下静脉　D. 大脑下静脉
E. 颈内静脉
86. 属于大脑浅静脉的静脉是（　　）
87. 属于大脑深静脉的静脉是（　　）
（88～91 题共用备选答案）
A. 基底静脉　B. 大脑内静脉
C. 大脑大静脉　D. 大脑上静脉
E. 大脑下静脉
88. Galen 静脉指的是（　　）
89. 连接和汇入直窦的最大的脑静脉是（　　）
90. 大脑前静脉和大脑中深静脉等汇合形成的静脉是（　　）
91. 透明隔静脉、丘纹静脉和脉络丛静脉等汇合形成的静脉是（　　）
（92～94 题共用备选答案）
A. 血胎屏障　B. 免疫屏障
C. 血-脑屏障　D. 血-脑脊液屏障
E. 脑脊液-脑屏障
92. 位于血液和脑脊液之间的结构是（　　）
93. 位于脑脊液和脑组织之间的结构是（　　）
94. 位于血液和中枢神经组织之间的结构是（　　）
（95～99 题共用备选答案）
A. 根动脉　B. 腰动脉

C. 肋间后动脉和肋下动脉　D. 脊髓前动脉
E. 脊髓后动脉
95. 发出分支至脊髓的、来自胸主动脉的节段性动脉是（　　）
96. 发出分支至脊髓的、来自腹主动脉的节段性动脉是（　　）
97. 发自椎动脉，绕延髓走向后下，沿脊髓后外侧沟下行的动脉是（　　）
98. 发自椎动脉，随即合成一条动脉干，沿脊髓前正中裂下行的动脉是（　　）
99. 经椎间孔进入椎管分为前、后根动脉，随脊神经前、后根至脊髓的动脉是（　　）

三、X 型题（多项选择题）

1. 脑和脊髓的被膜包括（　　）
A. 鼓膜　B. 硬膜　C. 蛛网膜
D. 软膜　E. 视网膜
2. 脊髓的被膜包括（　　）
A. 脉络膜　B. 视网膜　C. 硬脊膜
D. 脊髓蛛网膜　E. 软脊膜
3. 脑的被膜包括（　　）
A. 鼓膜　B. 硬脑膜　C. 脑蛛网膜
D. 软脑膜　E. 第二鼓膜
4. 硬脑膜参与形成的特殊结构包括（　　）
A. 鞍膈　B. 大脑镰　C. 小脑幕
D. 小脑镰　E. 硬脑膜窦
5. 属于硬脑膜窦的是（　　）
A. 直窦　B. 窦汇　C. 冠状窦
D. 上矢状窦　E. 下矢状窦
6. 属于硬脑膜窦的是（　　）
A. 窦汇　B. 横窦　C. 乙状窦
D. 上颌窦　E. 海绵窦
7. 回流至直窦的有（　　）
A. 海绵窦　B. 上矢状窦　C. 下矢状窦
D. 大脑内静脉　E. 大脑大静脉
8. 与窦汇直接交通的结构有（　　）
A. 直窦　B. 上矢状窦　C. 横窦
D. 乙状窦　E. 下矢状窦
9. 沿海绵窦窦腔外侧壁走行的结构是（　　）
A. 展神经　B. 眼神经　C. 上颌神经
D. 动眼神经　E. 滑车神经
10. 走行于海绵窦窦腔内的结构是（　　）
A. 展神经　B. 滑车神经　C. 动眼神经
D. 颈内动脉　E. 颈外动脉
11. 脑动脉来源于（　　）
A. 腋动脉　B. 椎动脉　C. 胸主动脉
D. 颈内动脉　E. 颈外动脉
12. 与颈内动脉经行有关的结构包括（　　）
A. 海绵窦　B. 颈动脉沟　C. 颈动脉管
D. 颈动脉鞘　E. 颈静脉孔
13. 颈内动脉的分部包括（　　）
A. 颈部　B. 胸部　C. 岩部
D. 海绵窦部　E. 大脑部
14. 颈内动脉的虹吸部包括（　　）
A. 颈部　B. 胸部　C. 岩部
D. 海绵窦部　E. 大脑部
15. 颈内动脉的分支包括（　　）
A. 眼动脉　B. 大脑前动脉
C. 大脑中动脉　D. 后交通动脉
E. 脉络丛前动脉
16. 属于颈内动脉分支的是（　　）
A. 眼动脉　B. 大脑前动脉
C. 大脑中动脉　D. 大脑后动脉
E. 小脑下后动脉
17. 属于颈内动脉分支的是（　　）
A. 大脑中动脉　B. 大脑后动脉
C. 前交通动脉　D. 后交通动脉
E. 脉络丛前动脉
18. 椎动脉的分支包括（　　）
A. 脊髓前动脉　B. 小脑上动脉
C. 脊髓后动脉　D. 小脑下前动脉
E. 小脑下后动脉
19. 基底动脉的分支包括（　　）
A. 迷路动脉　B. 脑桥动脉
C. 小脑上动脉　D. 大脑后动脉
E. 小脑下前动脉
20. 属于基底动脉分支的是（　　）
A. 眼动脉　B. 迷路动脉　C. 脑桥动脉
D. 脊髓前动脉　E. 脊髓后动脉
21. 属于基底动脉分支的是（　　）
A. 大脑前动脉　B. 大脑后动脉
C. 小脑上动脉　D. 小脑下前动脉
E. 小脑下后动脉
22. 与椎-基底动脉经行相关的结构有（　　）
A. 椎间孔　B. 横突孔　C. 枕骨大孔
D. 基底沟　E. 颈动脉管
23. 被大脑动脉环围绕的结构有（　　）
A. 视交叉　B. 视束（部分）
C. 灰结节　D. 乳头体
E. 松果体
24. 参与形成大脑动脉环的动脉有（　　）
A. 颈内动脉　B. 大脑前动脉
C. 大脑后动脉　D. 前交通动脉
E. 后交通动脉

25. 参与形成大脑动脉环的动脉有（　　）
A. 颈内动脉　B. 颈外动脉
C. 大脑前动脉　D. 大脑中动脉
E. 大脑后动脉
26. 参与形成大脑动脉环的动脉有（　　）
A. 颈内动脉　B. 大脑中动脉
C. 前交通动脉　D. 后交通动脉
E. 脉络丛前动脉
27. 大脑浅静脉包括（　　）
A. 大脑上静脉　B. 大脑下静脉
C. 大脑中静脉　D. 大脑中浅静脉
E. 大脑中深静脉
28. 大脑深静脉包括（　　）
A. 基底静脉　B. 大脑内静脉
C. 大脑上静脉　D. 大脑下静脉
E. 大脑大静脉
29. 参与形成大脑大静脉（Galen 静脉）的是（　　）
A. 大脑上静脉　B. 大脑下静脉
C. 基底静脉　D. 大脑中静脉
E. 大脑内静脉
30. 脑屏障包括（　　）
A. 血胎屏障　B. 免疫屏障
C. 血-脑屏障　D. 血-脑脊液屏障
E. 脑脊液-脑屏障
31. 脊髓的动脉来源有（　　）
A. 椎动脉　B. 基底动脉
C. 颈内动脉　D. 锁骨下动脉
E. 节段性动脉
32. 发自椎动脉，分布至脊髓的动脉有（　　）
A. 腰动脉　B. 肋下动脉
C. 肋间后动脉　D. 脊髓前动脉
E. 脊髓后动脉
33. 发出分支至脊髓的主要节段性动脉有（　　）
A. 腰动脉　B. 肋下动脉
C. 肋间后动脉　D. 脊髓前动脉
E. 脊髓后动脉
34. 椎静脉系包括（　　）
A. 椎间静脉　B. 椎体静脉
C. 肋间后静脉　D. 椎内静脉丛
E. 椎外静脉丛

四、A2 型题（病例摘要型最佳选择题）

1. 患者，女性，35 岁。高龄临产孕妇，由于骨盆狭小、胎儿宫内窘迫等原因需要行剖宫产手术，考虑选择硬膜外阻滞。该操作是将麻醉药注入（　　）
A. 直窦　B. 硬膜外隙　C. 硬膜下隙
D. 蛛网膜下腔　E. 冠状窦
2. 患者，男性，52 岁。不慎高空坠落，头侧部着地，出现难以忍受的头痛，同时伴有恶心、呕吐、脖子僵硬症状，急诊入院。查体：昏迷不醒，伤侧瞳孔散大。该患者很有可能损伤了硬脑膜两层之间的动脉是（　　）
A. 大脑前动脉　B. 大脑中动脉
C. 大脑后动脉　D. 脑膜中动脉
E. 小脑上动脉
3. 患者，女性，45 岁。3 个月前感觉右前额和眼眶疼痛，有进行性加重趋势；近 1 周来感觉整个头疼痛，并逐渐出现海绵窦综合征的表现。CT 和 MRI 检查怀疑为海绵窦脑膜瘤。位于海绵窦外侧壁的神经是（　　）
A. 嗅神经　B. 视神经　C. 动眼神经
D. 展神经　E. 面神经
4. 患者，男性，58 岁。半年前感觉左前额和眼眶疼痛，有进行性加重趋势；近 2 周来感觉整个头疼痛，并逐渐出现海绵窦综合征的表现。CT 和 MRI 检查怀疑为海绵窦脑膜瘤。位于海绵窦窦腔内的结构是（　　）
A. 颈内动脉和动眼神经
B. 颈内动脉和展神经
C. 颈内动脉和眼神经
D. 颈外动脉和动眼神经
E. 颈外动脉和展神经
5. 患儿，女性，3 岁。反复头痛、呕吐 1 周。CT 和 MRI 检查结果提示：左侧侧脑室扩大，其他脑室未见明显异常。可能发生病变的部位是（　　）
A. 室间孔　B. 中脑水管　C. 正中孔
D. 外侧孔　E. 延髓中央管
6. 患儿，男性，4 岁。反复头痛、呕吐 2 周。CT 和 MRI 检查显示：双侧侧脑室和第三脑室扩大，第四脑室未见明显异常。可能发生病变的部位是（　　）
A. 室间孔　B. 中脑水管　C. 正中孔
D. 外侧孔　E. 延髓中央管
7. 患者，女性，57 岁。因剧烈头痛和喷射性呕吐就诊。眼底镜检查显示视神经盘水肿，CT 和 MRI 检查提示颅内占位。初步诊断：颅内占位、颅内压增高。若该患者准备抽取脑脊液进行减压，考虑穿刺的部位是（　　）
A. 窦汇　B. 横窦　C. 脚间池
D. 终池　E. 乙状窦
8. 患者，男性，75 岁。有高血压和动脉硬化病史 20 余年，晨起锻炼时突然感觉右侧半身不听使唤，右下肢麻木、不能站立，急诊入院。查体：右侧偏瘫，偏身感觉障碍。CT 检查提示：左侧脑出血。脑出血的常见血管是豆纹动脉，也称为“猝死动脉”，它们是（　　）的分支

A. 大脑前动脉　　B. 大脑中动脉
C. 大脑后动脉　　D. 前交通动脉
E. 后交通动脉

9. 患者，女性，68 岁。晨起排便时，突然感觉左侧半身不听使唤，左下肢麻木、不能站立，急诊入院。查体发现有典型的“三偏综合征”，即偏瘫、偏盲和偏身感觉障碍症状。CT 检查结果显示：右侧内囊后肢大范围出血。该患者出现偏瘫、偏盲和偏身感觉障碍，是因为分别损伤了（　　）

A. 皮质脑干束、视辐射和丘脑中央辐射
B. 皮质脊髓束、听辐射和丘脑中央辐射
C. 丘脑中央辐射、皮质脊髓束和视辐射
D. 视辐射、皮质脊髓束和丘脑中央辐射
E. 皮质脊髓束、视辐射和丘脑中央辐射

10. 患者，男性，75 岁。有高血压和动脉硬化病史 20 余年，晚上洗澡时突然感觉右足麻木，右下肢有点站立不稳，急诊入院。查体：右侧半身随意运动尚可，感觉障碍不是很明显；但右侧面部下半出现明显的中枢性面瘫表现，即鼻唇沟变浅、口角歪斜，伸舌时舌尖明显偏向右侧。CT 检查结果提示：左侧脑梗死，以内囊膝部为主。该患者主要损伤的结构是（　　）

A. 丘脑前辐射　　B. 丘脑中央辐射
C. 皮质脑干束　　D. 皮质脊髓束
E. 视辐射和听辐射

五、名词解释

1. 硬膜外隙（epidural space）
2. 终池（terminal cistern）
3. 齿状韧带（denticulate ligament）
4. 脊神经根鞘（spinal nerve root sheath）
5. 海绵窦（cavernous sinus）
6. 小脑延髓池（cerebellomedullary cistern）
7. 蛛网膜粒（arachnoid granulations）
8. 脉络丛（choroid plexus）
9. 小脑幕切迹疝（transtentorial herniation）
10. 豆纹动脉（lenticulostriate artery）
11. 椎动脉（vertebral artery）
12. 大脑动脉环（cerebral arterial circle）
13. 大脑大静脉（great cerebral vein）
14. 根动脉（radicular artery）

六、问答题

1. 描述硬脑膜窦的概念、性质、特点、组成及其血流方向。
2. 描述海绵窦的概念、内容、交通和临床意义。
3. 描述脑脊液的产生、循环途径及其生理功能和病理意义。
4. 描述颈内动脉的起始、经行、分支分布。
5. 描述椎-基底动脉系的起始、经行和分支分布。

附录 参考答案

第一章 绪 论

一、A1型题（单句型最佳选择题）

1. C 2. B 3. D 4. E 5. E
6. D 7. C 8. D 9. D 10. A
11. C 12. E 13. C 14. E

二、B1型题（标准配伍题）

1. A 2. C 3. D 4. E 5. A
6. B 7. B 8. E 9. D 10. B
11. D 12. B 13. E 14. D

三、X型题（多项选择题）

1. ABDE 2. CE 3. ABD

四、A2型题（病例摘要型最佳选择题）

1. D 2. C

五、名词解释

1. 变异（variation） 是指出现率较低，对形态或功能影响不大的个体差异，如多乳房、多体毛和出现额外肌等。
2. 畸形（malformation） 是指出现率极低，对形态或功能影响很大的病理变化，如兔唇、腭裂和先天性心脏病等。

六、问答题

简述人体解剖学的定义及其标准姿势。
答：人体解剖学是研究正常人体形态结构及位置功能的一门科学，属于生物学中形态学的范畴，是医学科学中一门非常重要的基础课程。为避免在描述器官形态结构位置时造成混乱，规定人体解剖学标准姿势，即直立，两眼向前平视；垂臂，手掌向前；并足，足趾在前。

第二章 骨骼系统

一、A1型题（单句型最佳选择题）

1. C 2. B 3. A 4. D 5. E
6. A 7. B 8. C 9. A 10. B
11. C 12. D 13. E 14. A 15. B
16. C 17. D 18. E 19. E 20. C
21. B 22. E 23. D 24. E 25. D
26. D 27. B 28. E 29. B 30. B
31. E 32. E 33. C 34. D 35. C
36. C 37. D 38. D 39. D 40. C
41. C 42. D 43. D 44. A 45. E
46. B 47. B 48. B 49. C 50. B
51. C 52. C 53. D 54. E 55. A
56. B 57. C 58. C 59. C 60. E
61. A 62. D 63. C 64. E 65. D
66. B 67. D 68. D 69. D 70. E
71. C 72. C 73. D 74. E 75. C
76. E 77. E 78. E 79. E 80. C
81. D 82. D 83. D 84. C 85. E
86. E 87. E 88. E 89. E 90. E
91. C 92. C 93. B 94. B 95. B
96. B 97. C 98. C 99. C 100. C
101. A 102. E 103. D 104. D 105. C
106. A 107. B 108. E 109. D 110. B
111. C 112. E 113. B 114. B 115. A
116. B 117. B 118. C 119. C 120. C
121. C 122. E 123. E 124. E 125. E
126. C 127. D 128. E 129. B 130. E
131. B 132. E 133. A 134. E 135. C
136. E 137. A 138. E 139. C 140. D
141. E 142. D 143. E 144. A 145. C
146. D 147. A 148. A 149. A 150. D
151. D 152. B 153. B 154. D 155. E
156. C 157. B 158. C 159. E 160. B
161. E 162. C 163. C 164. E 165. D
166. D 167. E 168. D 169. B 170. D
171. B 172. B 173. C 174. E 175. D
176. A 177. B 178. C 179. D 180. D
181. D 182. D 183. E 184. E 185. D
186. A 187. B 188. B 189. B 190. A
191. B 192. C 193. C 194. C 195. C
196. C 197. C 198. B 199. A 200. B
201. C 202. E 203. B 204. D 205. D
206. D 207. D 208. E 209. A 210. A
211. A 212. A 213. A 214. D 215. D
216. B 217. B 218. C 219. A 220. C
221. A 222. B 223. C 224. D 225. D
226. C

二、B1型题（标准配伍题）

1. B 2. A 3. C 4. D 5. B

6. A　7. E　8. C　9. D　10. A
11. C　12. B　13. D　14. C　15. B
16. D　17. C　18. A　19. D　20. D
21. C　22. C　23. C　24. A　25. D
26. E　27. C　28. A　29. D　30. C
31. E　32. B　33. E　34. C　35. A
36. B　37. A　38. C　39. E　40. D
41. A　42. D　43. C　44. B　45. A
46. D　47. E　48. D　49. A　50. E
51. C　52. B　53. C　54. A　55. D
56. B　57. E　58. A　59. C　60. B
61. E　62. D　63. C　64. A　65. D
66. B　67. A　68. D　69. A　70. C
71. A　72. B　73. E　74. E　75. D
76. C　77. B　78. A　79. E　80. A
81. B　82. C　83. D　84. A　85. C
86. E　87. B　88. D　89. B　90. E
91. C　92. B　93. B　94. B　95. A
96. B　97. E　98. D　99. A　100. A
101. A

三、X 型题（多项选择题）

1. ACE　2. BCD　3. ABCDE
4. AC　5. BDE　6. ABD
7. ABCE　8. BCE　9. ABCDE
10. ABC　11. CDE　12. ACE
13. BDE　14. BCDE　15. ABCD
16. BDE　17. ACE　18. BDE
19. ACE　20. CDE　21. AD
22. BCDE　23. ACDE　24. BCDE
25. AC　26. BDE　27. ACD
28. BE　29. ACDE　30. ABCE
31. ADE　32. BD　33. CE
34. ABCD　35. ABCDE　36. ACE
37. ACD　38. AE　39. BCD
40. AC　41. BD　42. BCDE
43. ABCDE　44. ACE　45. ABCE
46. BD　47. ACE　48. CE
49. AB　50. AD　51. AE
52. ABCE　53. ACD　54. ABDE
55. ABCE

四、A2 型题（病例摘要型最佳选择题）

1. B　2. D　3. E　4. B　5. D
6. B　7. C　8. E　9. D　10. A
11. C　12. B　13. C　14. E　15. C
16. D

五、名词解释

1. 板障（diploe）　在颅盖（典型扁骨），骨密质形成内板和外板，其间的骨松质称为板障。

2. 椎间孔（intervertebral foramen）　上下两个相邻椎弓根的椎下切迹和椎上切迹围成椎间孔，也称椎间管，内有脊神经和血管等通行。椎间孔的病变可能压迫其内的脊神经根，引起颈肩痛或腰腿痛等临床表现。

3. 椎管（vertebral canal）　所有椎骨的椎孔叠合在一起形成椎管，其容纳并保护脊髓。椎管的病变，如椎管狭窄可能压迫脊髓，引起相应的临床表现。

4. 横突孔（transverse foramen）　位于颈椎横突根部，内有椎动脉通行。横突孔的病变可能会压迫其内的椎动脉而导致椎动脉供血不足，出现相应的临床表现。

5. 骶管（sacral canal）　位于骶骨内，纵贯其全长，是椎管的最下段，横断面呈三角形，与骶前孔和骶后孔相交通。其下端后面的开口称骶管裂孔，该孔恰位于骶正中嵴下方；其两侧向下较为明显的突起称为骶角，为临床骶管麻醉的常用骨性标志。

6. 肋沟（costal groove）　肋体扁长，有内外两面和上下两缘，内面近下缘处的横行浅沟称为肋沟，内有肋间后血管和肋间神经通行。肋骨骨折时容易损伤沟内的血管和神经。

7. 胸骨角（sternal angle）　胸骨柄和胸骨体相接处的横行向前微隆，称为胸骨角，其两侧连接第 2 肋软骨，是临床计数肋骨的重要骨性标志。

8. 桡神经沟（sulcus for radial nerve）　在肱骨体中上部的后面有一自内上斜向外下的螺旋状浅沟，称为桡神经沟，内有桡神经和肱深血管通行。肱骨中段骨折时，容易损伤沟内的血管和神经。

9. 尺神经沟（sulcus for ulnar nerve）　肱骨内上髁后下方、肱骨滑车内侧的纵行浅沟，称为尺神经沟，内有尺神经和尺侧上副血管通行。肱骨内上髁骨折时，容易损伤沟内的血管和神经。

10. 腕骨沟（carpal groove）　全部腕骨的排列不在一个冠状平面上，而是构成一个掌面凹陷的纵形浅沟，称为腕骨沟。参与构成腕管，内有肌腱和神经通过。

11. 髋臼（acetabulum）　由髂骨、坐骨和耻骨的体融合而成，与股骨头相关节。髋臼中央凹陷的窝称为髋臼窝。其周围半环形的关节面称为月状面，髋臼下部边缘的缺口称为髋臼切迹。

12. 闭孔（obturator foramen）　坐骨与耻骨围成

的孔称为闭孔。其前上缘有闭孔沟，参与围成闭膜管，有闭孔血管和神经通行。

13. 眶上裂（superior orbital fissure）　位于颅中窝，是指蝶骨大翼和蝶骨小翼之间的裂隙，沟通颅中窝和眶，有动眼神经、滑车神经、展神经、V1 和眼上静脉通行。

14. 颈静脉孔（jugular foramen）　位于颅后窝，由枕骨和颞骨对应的颈静脉切迹围成。颈静脉孔内除通行颈内静脉外，还通行舌咽神经、迷走神经、副神经 3 条脑神经，临床颈静脉孔综合征多与其通行结构损伤有关。

15. 骨腭（palatum osseum）　由两侧上颌骨腭突和腭骨水平板构成，分隔骨性鼻腔和口腔。骨腭前部正中有切牙孔，后外侧有腭大孔，后缘上方有鼻后孔。

16. 蝶筛隐窝（sphenoethmoidal recess）　上鼻甲后上方与蝶骨体之间的凹窝，称为蝶筛隐窝，为蝶窦的开口。当蝶窦或垂体病变时，可在此进行手术操作。

17. 鼻旁窦（paranasal sinus）　鼻腔周围颅骨内，与鼻腔相通的含气腔隙称为鼻旁窦，包括额窦、筛窦、蝶窦和上颌窦，分别位于同名骨内。

18. 翼点（pterion）　在颅的侧面，颞窝内侧壁前下部，额、顶、颞、蝶 4 骨连结处形成的“H”形骨缝，称为翼点，内有脑膜中动脉前支通过。翼点为颅的薄弱区，容易损伤，往往导致脑膜中动脉前支破裂出血，后果严重，故在临床上较为重要。在中医学中，翼点即太阳穴所在位置。

六、问答题

1. 描述椎骨的基本形态。

答：椎骨由前方的椎体、后方的椎弓和由椎弓伸出的突起3部分组成；如将突起作为椎弓的部分，也可认为，椎骨由前方的椎体和后方的椎弓两部分组成。椎体在前，呈短圆柱形。椎弓分为椎弓根和椎弓板两个部分，椎体和椎弓围成椎孔，所有椎骨的椎孔叠合在一起形成椎管（vertebral canal），容纳并保护脊髓。上下两个相邻椎弓根的椎下切迹和椎上切迹围成椎间孔（intervertebral foramen），内有脊神经通行。突起包括由椎弓向后伸出的 1 个棘突、向两侧伸出的 1 对横突、向上和向下伸出的 1 对上关节突和 1 对下关节突，共 7 个。

2. 描述颈椎的主要特点。

答：椎体小、椭圆形；椎孔大、三角形；横突根部有横突孔，内有椎动脉通行；第 6 颈椎横突末端前面的结节称为颈动脉结节，颈总动脉经其前方上行，当头部损伤出血时，可在此压迫止血；第 2～6 颈椎棘突末端分叉。

3. 描述肱骨上端的形态结构。

答：肱骨上端有朝向内后上方的半球形的肱骨头，与肩胛骨的关节盂相关节。肱骨头周缘的浅沟称解剖颈。其前下和前外各有一隆起分别称为小结节和大结节；大、小结节向下分别延伸为纵行的骨性隆起称为大结节嵴和小结节嵴；大、小结节及嵴之间为结节间沟，有肱二头肌长头腱通过。肱骨上端与体交界处稍细的部分称为外科颈，为骨折好发部位。

4. 描述肱骨下端的形态结构。

答：肱骨下端宽扁，略向前卷曲，有两个关节面，内侧是肱骨滑车，与尺骨的滑车切迹相关节；外侧是肱骨小头，与桡骨头上的关节凹相关节。下端前面，肱骨滑车上方有冠突窝，肱骨小头上方有桡窝，屈肘时，分别容纳尺骨的冠突和桡骨头；下端后面，肱骨滑车上方为鹰嘴窝，伸肘时，容纳尺骨的鹰嘴。下端两侧分别突出为内上髁和外上髁；在内上髁后下方、肱骨滑车内侧有纵行的尺神经沟，内有尺神经和尺侧上副血管通行。

5. 描述桡骨上端和尺骨上端的形态结构。

答：桡骨上端较细小，称为桡骨头；上面有微凹的关节面称为关节凹，与肱骨小头相关节；周缘有环状关节面与尺骨上端的桡切迹相关节；桡骨头下方稍细部位称为桡骨颈；其下方前内侧有粗糙的桡骨粗隆。

尺骨上端膨大，前部凹陷的半月形关节面是滑车切迹，与肱骨滑车相关节；其前下方的突起为冠突，后上方的突起称为鹰嘴；冠突外侧矢状位的关节面称为桡切迹，与桡骨头环状关节面相关节；冠突下方粗糙的隆起称为尺骨粗隆。

6. 写出腕骨的名称和排列。

答：腕骨是位于手腕内部的短骨，共 8 块，分两列排列，每列 4 块。近侧列由桡侧向尺侧依次为手舟骨、月骨、三角骨和豌豆骨，前 3 块骨的近侧面共同组成一个椭圆形的关节面，与桡骨下端的腕关节面相关节；远侧列由桡侧向尺侧依次为大多角骨、小多角骨、头状骨和钩骨，它们分别与掌骨相关节。其中，大多角骨下面是鞍状关节面，与第 1 掌骨底构成拇指腕掌关节。各腕骨之间以关节面相邻，构成腕骨间关节。全部腕骨排列不在一个冠状平面上，而是构成一个掌面凹陷的纵形浅沟，称为腕骨沟，内有肌腱和神经通过。

7. 描述股骨上端的形态结构。

答：股骨上端的球形膨大为股骨头，朝向前内上，与髋臼相关节；近关节面中央有一小凹称为股骨头凹。股骨头向外下续于较细的股骨颈，其与股骨体的交角为颈干角，约 130°。在股骨颈与股骨体的交界处有两个隆起，上外侧者为大转子，下内侧者为小转子；大转子内侧有深陷的转子窝；大小转子之间，前面连有转子间线，后面连有转子间嵴。

8. 写出跗骨的名称和排列。

答：股骨共有 7 块，均属短骨，排列成前中后 3 列。后列 2 块，上为距骨，下为跟骨。中列 1 块，在距骨前方，为足舟骨。前列内侧 3 块，在足舟骨前方，分别是内侧楔骨、中间楔骨和外侧楔骨；前列外侧 1 块，在跟骨前方，为骰骨。距骨分头、颈、体 3 部，头前方的关节面接足舟骨；体上面和两侧的关节面形如滑车称为距骨滑车，接胫、腓骨下端，其下关节面接跟骨。跟骨位于距骨下后方，前接骰骨，上接距骨，后端膨大为跟骨结节。足舟骨位于距骨和 3 块楔骨之间，其内下方的隆起为舟骨粗隆。

9. 描述颅中窝的作用、构成和形态结构。

答：颅中窝承托大脑颞叶、间脑和垂体，由蝶骨体和大翼、颞骨岩部前面和鳞部构成。中央为蝶骨体的上面称为蝶鞍，其中部凹陷为垂体窝，容纳垂体；垂体窝前方横行的骨性微隆称为鞍结节，其前方有交叉前沟，沟的两端有视神经管通眶，管内有视神经和眼动脉通行，管口外侧有突向后方的前床突；垂体窝后方横行的骨性高隆称为鞍背，其两侧突向上方称为后床突；蝶鞍两侧有前后走行的颈动脉沟，内有颈内动脉通行；沟的后端有破裂孔，其后外侧壁有颈动脉管内口。颅中窝两侧部的前缘、蝶骨大小翼之间有眶上裂通眶，有动眼神经、滑车神经、展神经、V1 和眼上静脉通行；在蝶骨大翼根部，从前向后依次可见圆孔、卵圆孔和棘孔，分别通行 V2、V3 和脑膜中动脉。颞骨岩部前面近尖端处有稍凹的三叉神经压迹，容纳三叉神经节；压迹后外侧为弓状隆起，隆起前外侧为鼓室盖，其下为中耳鼓室。颅中窝骨折好发于鼓室盖，可导致脑脊液耳漏；垂体是一个重要的内分泌腺，垂体瘤时不但可发生分泌异常，还会出现相应的压迫症状。

10. 描述眶的位置、形态、围成和内容。

答：眶位于面颅上份，额骨、上颌骨和颧骨之间。是四棱锥体形骨腔，容纳眼及其附属结构，有 1 尖 1 底 4 壁。尖朝向后内，经视神经管通颅中窝；底（眶口）朝向前外，眶上缘内侧份有眶上切迹或眶上孔，眶下缘下方有眶下孔。上壁由额骨眶部和蝶骨小翼构成，前外侧有泪腺窝，容纳泪腺；下壁由上颌骨和颧骨构成，可见眶下沟，向前经眶下管出眶下孔；内侧壁由筛骨迷路和泪骨构成，前部有泪囊窝，向下移行为鼻泪管，开口于下鼻道；外侧壁由颧骨和蝶骨大翼构成。外侧壁与上壁之间有眶上裂，向后通颅中窝，通行动眼神经、滑车神经、展神经、V1 和眼上静脉；外侧壁与下壁之间有眶下裂，向后通颞下窝和翼腭窝。

11. 描述鼻旁窦的概念、组成、开口和意义。

答：鼻腔周围颅骨内，与鼻腔相通的含气腔隙，称为鼻旁窦（paranasal sinus），包括额窦、筛窦、蝶窦和上颌窦，分别位于同名骨内。

①额窦（frontal sinus）：位于额骨眉弓深部，左右各一，开口于中鼻道。②筛窦（ethmoidal sinus）：位于筛骨迷路内，为许多薄壁小房，分为前、中、后 3 群。前、中两群开口于中鼻道，后群开口于上鼻道。③蝶窦（sphenoidal sinus）：位于蝶骨体内，被中隔分成左、右两腔，分别向前开口于蝶筛隐窝。④上颌窦（maxillary sinus）：位于上颌体内，经上颌窦裂孔开口于中鼻道。窦口较高，不易引流。

鼻旁窦内的黏膜与鼻腔和口咽部的黏膜相互移行，易发生炎症即鼻窦炎，往往与鼻炎同时发生，慢性炎症还可诱发产生息肉。其中，最大的鼻旁窦即上颌窦还可发生肿瘤。

第三章 骨连结系统

一、A1 型题（单句型最佳选择题）

1. D	2. D	3. D	4. B	5. B
6. B	7. E	8. E	9. C	10. C
11. C	12. D	13. D	14. D	15. D
16. C	17. C	18. A	19. C	20. D
21. A	22. C	23. C	24. C	25. E
26. C	27. D	28. A	29. B	30. D
31. E	32. D	33. B	34. A	35. C
36. C	37. E	38. E	39. C	40. C
41. B	42. D	43. D	44. E	45. E
46. A	47. B	48. C	49. B	50. B
51. B	52. A	53. B	54. B	55. B
56. B	57. D	58. D	59. E	60. E
61. A	62. B	63. D	64. A	65. D
66. A	67. B	68. B	69. C	70. D
71. E	72. E	73. E	74. C	75. C
76. B	77. C	78. C	79. E	80. E
81. E	82. A	83. C	84. C	85. D
86. C	87. A	88. A	89. A	90. B

91. C 92. D 93. C 94. B 95. C
96. D 97. E 98. C 99. A 100. D
101. D 102. B 103. C 104. C 105. C
106. D 107. C 108. B 109. C 110. C
111. D 112. A 113. A 114. B 115. D
116. B 117. E 118. D 119. E 120. C
121. B 122. A 123. B 124. C 125. D
126. E 127. D 128. A 129. B 130. C
131. D 132. E 133. E 134. A 135. C
136. D 137. C 138. B 139. A 140. A
141. C 142. D 143. E 144. E 145. A
146. B 147. D 148. A 149. B 150. C
151. D 152. E 153. B 154. D 155. A
156. B 157. B 158. B 159. A 160. B
161. E 162. D 163. E 164. D 165. E
166. B 167. C 168. A 169. B 170. C
171. B 172. C 173. D 174. B

二、B1 型题（标准配伍题）

1. A 2. E 3. B 4. D 5. C
6. E 7. B 8. A 9. D 10. C
11. A 12. A 13. C 14. B 15. A
16. D 17. E 18. A 19. C 20. B
21. D 22. C 23. A 24. B 25. D
26. B 27. B 28. D 29. E 30. A
31. B 32. C 33. C 34. B 35. A
36. E 37. E 38. C 39. A 40. E
41. B 42. C 43. D 44. A 45. A
46. D 47. E 48. B 49. C 50. C
51. E 52. D 53. D 54. B 55. D
56. A 57. A 58. E 59. C 60. C
61. B 62. D 63. E 64. B 65. C
66. A 67. B 68. E

三、X 型题（多项选择题）

1. ACE 2. ABDE 3. ABCDE
4. BCDE 5. BC 6. ACDE
7. BD 8. AC 9. DE
10. AC 11. BDE 12. AC
13. BCD 14. BCDE 15. AC
16. ADE 17. ABCDE 18. ADE
19. ACD 20. BDE 21. ABCD
22. BCD 23. CDE 24. ABD
25. ABCDE 26. BCDE 27. ABCE
28. ABCD 29. ABDE 30. ABCE
31. ABCD 32. ABCE 33. AC
34. ABCE 35. ABDE 36. BCD
37. BD

四、A2 型题（病例摘要型最佳选择题）

1. C 2. A 3. B 4. A 5. C
6. E 7. C 8. D 9. A 10. D
11. C 12. A

五、名词解释

1. 关节唇（articular labrum） 关节唇是附着在关节窝周缘的纤维软骨环，有加深关节窝、增加关节稳定性的作用，如肩关节的盂唇和髋关节的髋臼唇。
2. 关节盘（articular disc） 关节盘是位于关节面之间的纤维软骨板，其周缘附于关节囊，把关节腔分为两半，使关节头和关节窝更加适应，如腕关节、颞下颌关节、胸锁关节和肩锁关节等。
3. 椎间盘（intervertebral disc） 位于相邻椎体之间的纤维软骨盘，扁圆柱体形。由中央呈胶冻状且富有弹性的髓核、周围多层按同心圆排列的纤维环，以及上下的软骨终板和周围的 Sharpey 纤维构成。椎间盘在承受压力时被压缩，除去压力后复原，因而具有“弹簧垫”的作用，故可承受压力、缓冲震荡、保护内脏和中枢神经，并允许脊柱做适度运动。
4. 黄韧带（ligamenta flava） 位于相邻椎弓板之间，由弹性纤维构成，厚韧而有弹性，因活体时略呈黄色故而得名；参与围成椎管后壁，并限制脊柱过度前屈。
5. 喙肩弓（coracoacromial arch） 喙肩韧带连于喙突与肩峰之间。其与喙突、肩峰共同构成喙肩弓，架于肩关节上方，防止肱骨头向上脱位。
6. 桡骨环状韧带（annular ligament of radius） 位于桡骨头环状关节面和桡骨颈的周围，呈带状，附着于桡切迹的前后缘，与桡切迹共同构成上口大下口小的骨纤维环，容纳桡骨头，使其在环内旋转而不致脱位。桡骨头半脱位时很难手法复位，往往需要手术复位。
7. 膝交叉韧带（cruciate ligament of knee） 包括前交叉韧带和后交叉韧带，均有滑膜包被，牢固连接股骨和胫骨。前交叉韧带下端附于髁间隆起前方，斜向后外上，附于股骨外侧髁内侧面，伸膝时紧张，防止胫骨过度前移；后交叉韧带下端附于髁间隆起后方，斜向前内上，附于股骨内侧髁外侧面，屈膝时紧张，防止胫骨过度后移。
8. 半月板（meniscus） 为膝关节特有结构，是位于股骨和胫骨之间成对的纤维软骨板，前后端借韧带附于髁间隆起，两侧半月板前端借膝横韧带相连。内侧半月板（medial meniscus）较大，呈“C”形，内侧缘中份与关节囊及胫侧副韧带紧密相连，因而内侧半月板损伤机会较多；外侧半月板（lateral meniscus）较小，近似“O”形。半月板使股骨和胫骨不很适应的关节面相互适应，加强关节的稳定性；此外，半月板可同股骨髁一起对胫骨髁做旋转运动；同时，半月板还有缓冲运动震荡的作用。

9. 跗横关节（transverse tarsal joint）或 Chopart 关节　跟骰关节和距跟舟关节一起合称跗横关节或 Chopart 关节，呈横位“～”形。当足部远端坏死时，可沿此关节行足离断术。

10. 足弓（arch of foot）　是指由跗骨和跖骨借韧带牢固连结而成的凸向上方的弓形结构。可分为前后方向的纵弓和内外方向的横弓，纵弓又分为内侧纵弓和外侧纵弓。站立时，足以跟骨结节、第 1 跖骨头和第 5 跖骨头三点着地，形成“三足架”，稳定而有弹性，有利于立、行、跑、跳，并可缓冲震荡，保护内脏和中枢神经等器官，同时还可使足底血管神经免受压迫。

六、问答题

1. 描述关节的结构。

答：关节的结构包括基本结构和辅助结构。

（1）关节的基本结构包括关节面、关节囊和关节腔。关节面包括关节头和关节窝，其表面覆有关节软骨；关节软骨一般为透明软骨，仅少数为纤维软骨。关节囊为结缔组织构成的膜性囊，附着于骨关节面周缘及附近的骨面上，与骨膜相延续，分为纤维层和滑膜层。关节腔是由关节囊和关节软骨围成的密闭腔隙，内含少量滑液，呈负压使关节面密切接触，有助于关节的稳定。

（2）关节的辅助结构包括韧带、关节唇、关节内纤维软骨、滑膜襞和滑膜囊。韧带是致密纤维结缔组织束，可加强关节的稳定性，根据其与关节囊的关系分为囊韧带、囊内韧带和囊外韧带 3 种。关节唇是附着于关节窝周缘的纤维软骨环，有加深关节窝、增加关节稳定性的作用，如肩关节的盂唇和髋关节的髋臼唇。关节内纤维软骨包括关节盘和半月板，它们可以使关节面更加适应，加强关节的稳定性，减少冲击和震荡，增加运动的形式和范围。有些关节囊的滑膜层表面积大于纤维层，以致滑膜层重叠卷摺，突向关节腔而形成滑膜襞，在关节运动中起填充和调节作用；在某些部位滑膜层从纤维层缺如处或薄弱处呈囊状膨出，充填于肌腱与骨面之间形成滑膜囊，可减少肌腱与骨的磨擦。

2. 描述脊柱的连结。

答：脊柱的连结包括椎体、椎弓和突起间的连结，以及寰枕和寰枢关节等。椎体间的连结包括前纵韧带、后纵韧带和椎间盘；椎弓间的连结为黄韧带；突起间的连结包括棘上韧带、棘间韧带、横突间韧带和关节突关节；寰枕关节由寰椎上关节面与枕骨的枕髁构成；寰枢关节包括由寰椎前弓齿突凹与枢椎齿突及寰椎横韧带构成的寰枢正中关节，以及与两骨相邻上下关节突关节面构成的左右寰枢外侧关节。

3. 描述胸廓上口和胸廓下口的围成。

答：胸廓有上、下两口。胸廓上口较小，向前下方倾斜，由第 1 胸椎体、第 1 肋和胸骨柄上缘围成；胸廓下口宽阔且不在一个平面上，由第 12 胸椎体、第 12 肋、第 11 肋、肋弓和剑突围成。

4. 描述颞下颌关节的构成、特点、类型和运动。

答：颞下颌关节由下颌头、下颌窝和关节结节构成。该关节的特点有：①有关节盘；②关节软骨为纤维软骨；③关节囊前壁薄弱，容易发生前脱位。颞下颌关节属于联合球窝关节，下颌骨可作上提、下降、前进、后退和侧方运动。

由于关节囊前壁相对薄弱，当打哈欠或大笑时，由于张口过大，下颌头可能滑至关节结节前方，不能退回关节窝，造成颞下颌关节前脱位

5. 描述肩关节的构成、特点、类型和运动。

答：肩关节由肱骨头与关节盂构成，属球窝关节。其特点有：①头大、盂浅；②关节盂周缘有盂唇（关节唇）加深关节窝；③关节腔内有肱二头肌长头腱通过；④关节囊下壁薄弱，缺少韧带和肌肉保护，肩关节脱位时常见肱骨头向前下脱出。作为人体活动最为灵活的关节，可做 3 轴 4 组运动。由于肩关节活动最为灵活，故其容易发生损伤，这符合中医“动伤静养”的基本观点。

6. 描述肘关节的组成，以及各自的构成、类型和运动。

答：肘关节由肱尺关节、肱桡关节和桡尺近侧关节组成。上述 3 个关节包裹在一个关节囊内。

肱尺关节由肱骨滑车和滑车切迹构成，属于滑车关节；肱桡关节由肱骨小头和桡骨头关节凹构成，属于球窝关节；桡尺近侧关节由桡骨头环状关节面和桡切迹构成，属于车轴关节。

肘关节以肱尺关节为主体，与肱桡关节一起能做屈伸运动；桡尺近侧关节同肱桡关节一起参与前臂的旋前和旋后。肱桡关节虽属于球窝关节，但受肱尺关节和侧副韧带的限制，不能做收展运动。

7. 描述骨盆上口和骨盆下口的围成。
答：骨盆借界线分为上方的大骨盆和下方的小骨盆。小骨盆，简称骨盆，有上、下两口。骨盆上口由骶岬、弓状线、耻骨梳、耻骨结节、耻骨嵴和耻骨联合上缘围成，在一个平面上，向前下方倾斜。骨盆下口由尾骨尖、骶结节韧带、坐骨结节、坐骨支、耻骨下支和耻骨联合下缘围成，在两个平面上，以两侧坐骨结节连线为界。
8. 描述髋关节的构成、特点、类型和运动。
答：髋关节由股骨头和髋臼构成，属于杵臼关节。其特点：①有髋臼唇（关节唇）附于髋臼周缘，加深关节窝，增加稳定性。②有 3 种韧带加强关节稳定性，囊外韧带有髂骨韧带（人字形最强大）、耻骨韧带和坐股韧带；囊韧带轮匝带；囊内韧带有股骨头韧带和髋臼横韧带。③股骨颈除后外 1/3，大部分被包在关节囊内，故股骨颈骨折有囊内骨折和囊外骨折之分，其临床治疗策略不同。④关节囊后下壁较薄弱，故髋关节容易发生下脱位。⑤髋关节除了运动外，还要承受人体的重量，故其损伤如股骨头坏死、股骨颈骨折等亦较为常见。
髋关节可做 3 轴 4 组运动。由于构造的特点，其运动幅度不及肩关节，但它具有较大的稳定性，与其支撑体重和行走功能相适应。
9. 写出与髋关节有关的韧带的名称和种类。
答：髋关节有 3 种韧带加强关节稳定性。囊外韧带有髂骨韧带（人字形最强大）、耻骨韧带和坐股韧带；囊韧带为轮匝带；囊内韧带有股骨头韧带和髋臼横韧带。
10. 写出与膝关节有关的韧带的名称和种类。
答：膝关节有 3 种韧带加强其稳定性。囊外韧带有髌韧带（来自股四头肌腱）、髌内侧支持带、髌外侧支持带、腓侧副韧带；囊韧带有胫侧副韧带和腘斜韧带（部位为囊外韧带）；囊内韧带有膝横韧带和膝交叉韧带（前膝交叉韧带和后膝交叉韧带）。

第四章 肌 肉 系 统

一、A1 型题（单句型最佳选择题）

1. B	2. C	3. A	4. B	5. C
6. E	7. A	8. B	9. C	10. D
11. C	12. D	13. A	14. B	15. D
16. E	17. C	18. A	19. B	20. C
21. D	22. A	23. B	24. C	25. D
26. C	27. B	28. E	29. C	30. C
31. A	32. B	33. C	34. D	35. A
36. D	37. E	38. A	39. B	40. C
41. D	42. C	43. C	44. D	45. D
46. D	47. D	48. E	49. A	50. B
51. C	52. D	53. E	54. A	55. B
56. C	57. D	58. D	59. C	60. D
61. A	62. E	63. C	64. A	65. A
66. E	67. E	68. C	69. C	70. E
71. E	72. B	73. A	74. D	75. D
76. E	77. E	78. D	79. A	80. B
81. C	82. C	83. C	84. E	85. C
86. B	87. D	88. E	89. E	90. B
91. B	92. B	93. C	94. E	95. E
96. C	97. C	98. B	99. E	100. D
101. E	102. D	103. A	104. E	105. D
106. D	107. E	108. D	109. E	110. C
111. B	112. A	113. B	114. B	115. D
116. E				

二、B1 型题（标准配伍题）

1. D	2. B	3. C	4. E	5. A
6. C	7. D	8. B	9. C	10. B
11. C	12. B	13. A	14. D	15. E
16. D	17. A	18. C	19. C	20. B
21. A	22. D	23. E	24. A	25. D
26. C	27. E	28. A	29. B	30. C
31. D	32. E	33. D	34. A	35. E
36. C	37. B	38. A	39. D	40. C
41. E	42. B			

三、X 型题（多项选择题）

1. ABCE	2. BCDE	3. ABDE
4. ABCD	5. BD	6. ACDE
7. ABDE	8. BCDE	9. ABDE
10. BC	11. ACE	12. ABC
13. ACE	14. ABCDE	15. CE
16. ABCDE	17. AD	18. BCE
19. ABCDE	20. ACE	21. BD
22. ABCDE	23. ABDE	24. CDE

四、A2 型题（病例摘要型最佳选择题）

1. B	2. E	3. C	4. B	5. E
6. A	7. C	8. B	9. A	10. E
11. B				

五、名词解释

1. 骨筋膜鞘（osseofascial sheath） 在四肢，深筋膜伸入肌群间并附于骨面形成肌间隔，分隔肌群。包绕肌群的深筋膜和肌间隔及骨共同围成骨筋膜鞘，对肌或肌群及深部血管神经束等结构有保护、支持和约束作用，并利于各肌或肌群单独活动。鞘内的肌肉和血管、神经严重损伤时，往往需要切开减压。

2. 胸腰筋膜（thoracolumbar fascia） 背部深筋膜，在腰部特别发达，分为浅中深 3 层。浅层在竖脊肌表面，作为背阔肌的起始腱膜；中层在竖脊肌与腰方肌之间；深层在腰方肌前面。它们向内分别附着于腰椎棘突和横突，向外在竖脊肌和腰方肌外侧缘 3 层相互融合，形成竖脊肌鞘和腰方肌鞘，并作为腹内斜肌、腹横肌的起始腱膜。

3. 腹股沟韧带（inguinal ligament） 腹外斜肌腱膜的下缘卷曲增厚，连于髂前上棘与耻骨结节之间，称为腹股沟韧带，参与腹股沟管的围成。腹股沟韧带内侧端一束纤维向下后方止于耻骨梳内侧端形成腔隙（陷窝）韧带，继而向外侧延为耻骨梳韧带；另一束纤维向内上翻转，附着于白线，称反转韧带。这些韧带在腹股沟疝手术修补时都很重要。

4. 腹股沟镰（联合腱）［inguinal falx（conjoint tendon）］ 在内下方，腹内斜肌和腹横肌的腱膜下缘结合，形成腹股沟镰（联合腱），经精索或子宫圆韧带后方止于耻骨梳内侧端。腹股沟镰（联合腱）能加强腹股沟管的后壁，是腹股沟疝手术修补时的重要结构。

5. 斜角肌间隙（scalenus interspace） 前斜角肌、中斜角肌和第1肋之间围成的三角形裂隙为斜角肌间隙，有锁骨下动脉和臂丛通过。

6. 肩袖（rotator cuff） 冈上肌、冈下肌、小圆肌和肩胛下肌的肌腱，从上、后、前 3 面围绕肩关节彼此相连组成腱板；与其与肩关节关节囊愈着，对肩关节起重要保护和稳定作用。临床上，称为肩袖或肌腱袖，肩关节损伤大多与该结构有关。

7. 肱骨肌管（humeromuscular tunnel） 肱三头肌内侧头、肱三头肌外侧头和桡神经沟一起围成肱骨肌管，内有桡神经和肱深血管通行。肱骨中段骨折时，容易损伤沟内的血管和神经，出现相应的临床表现。

8. 髂胫束（iliotibial tract） 阔筋膜张肌位于大腿上部前外侧，起自髂前上棘，肌腹夹在大腿深筋膜（阔筋膜）两层之间，在大腿上中 1/3 交界处肌纤维消失，两层深筋膜向下移行为髂胫束，止于胫骨外侧髁。髂胫束在临床上可作为重要的修补材料。

六、问答题

1. 描述膈的位置、分部、孔裂及其内容、作用。

答：膈位于胸腔和腹腔之间，扁阔而向上膨隆。分为胸骨部、肋部和腰部，3 部肌束向中央会聚，止于腱膜即中心腱。3 部起点肌束之间往往留有三角形的薄弱区，如腰肋三角等；腹压增大时，腹腔内容物可由此突入胸腔形成膈疝。膈有 3 个孔裂，第 12 胸椎前、左右膈脚之间有主动脉裂孔，通行主动脉和胸导管；约平第 10 胸椎水平，在主动脉裂孔左前方有食管裂孔，通行食管和迷走神经；约平第 8 胸椎水平，在食管裂孔右前方中心腱内有腔静脉孔，通行下腔静脉。膈为呼吸肌，收缩时，膈穹下降，胸腔容积扩大，助吸气；舒张时相反。膈与腹肌同时收缩，可使腹压增高，有助于排便、呕吐和分娩等活动。

2. 写出前臂前群肌的名称及其分层情况。

答：前臂前群肌共有 9 块，分为 4 层。第 1 层：自桡侧向尺侧依次为肱桡肌、旋前圆肌、桡侧腕屈肌、掌长肌和尺侧腕屈肌；第 2 层：即指浅屈肌；第 3 层：桡侧是拇长屈肌和尺侧为指深屈肌；第 4 层：即旋前方肌。

3. 写出竖脊肌、股四头肌和小腿三头肌的分布情况。

答：竖脊肌的肌纤维由外向内分为髂肋肌、最长肌和棘肌 3 个部分。股四头肌的 4 个头为股直肌、股中间肌（位于股直肌深面）、股内侧肌和股外侧肌；4 个头向下汇合形成股四头肌腱，越过髌骨移行为髌韧带，止于胫骨粗隆。小腿三头肌的 3 个头为浅层的腓肠肌内侧头、腓肠肌外侧头（浅头）和深层的比目鱼肌（深头）；3 个头汇合形成小腿后方的膨隆，向下移行为粗大的跟腱，止于跟骨结节。

以上 3 块肌肉对于人体的直立、行走和运动至关重要。

第五章 消化系统

一、A1 型题（单句型最佳选择题）

1. A	2. B	3. C	4. C	5. A
6. C	7. D	8. C	9. D	10. E
11. C	12. A	13. C	14. D	15. E
16. C	17. C	18. C	19. D	20. E
21. C	22. B	23. D	24. A	25. B
26. A	27. B	28. C	29. A	30. A
31. B	32. C	33. E	34. D	35. D
36. E	37. A	38. A	39. E	40. D

41. E	42. B	43. A	44. A	45. C
46. B	47. A	48. B	49. C	50. E
51. D	52. B	53. D	54. C	55. C
56. D	57. C	58. C	59. D	60. D
61. B	62. A	63. A	64. B	65. B
66. A	67. A	68. B	69. B	70. C
71. E	72. A	73. D	74. A	75. B
76. A	77. C	78. B	79. A	80. A
81. A	82. E	83. D	84. B	85. C
86. C	87. D	88. D	89. A	90. B
91. C	92. B	93. C	94. D	95. C
96. B	97. C	98. D	99. E	100. B
101. C	102. A	103. B	104. D	105. D
106. E	107. E	108. D	109. B	110. A
111. D	112. E	113. A	114. B	115. C
116. D	117. B	118. C	119. B	120. C
121. E	122. D	123. B	124. C	125. C
126. D	127. C	128. E	129. C	130. E
131. C	132. E	133. C	134. B	135. C
136. B	137. C	138. E	139. B	140. B
141. D	142. D	143. E	144. E	145. E
146. A	147. B	148. C	149. E	150. D
151. A	152. B	153. B	154. B	155. A
156. C	157. D	158. B	159. C	160. D
161. E	162. B	163. D	164. C	165. C
166. A	167. C	168. C	169. D	170. D
171. C	172. E	173. E	174. A	175. B
176. C	177. C	178. D	179. D	180. D
181. D	182. D	183. E	184. D	185. E
186. E	187. E	188. B	189. B	190. A
191. C	192. C	193. C	194. A	195. B
196. C	197. D	198. A	199. B	200. B
201. A	202. C	203. D	204. E	205. C
206. C	207. A	208. C	209. A	210. D
211. C	212. E	213. D	214. D	215. E
216. D	217. B	218. E	219. D	220. E
221. E	222. E	223. B	224. D	225. B
226. D	227. C	228. C	229. B	230. D
231. E	232. D	233. C	234. D	235. B
236. C	237. A	238. A	239. B	240. C
241. D	242. E	243. D	244. B	245. D

二、B1 型题（标准配伍题）

1. B	2. C	3. A	4. D	5. E
6. B	7. C	8. A	9. D	10. E
11. E	12. D	13. A	14. B	15. C
16. C	17. A	18. B	19. E	20. D
21. D	22. B	23. C	24. B	25. A
26. A	27. C	28. E	29. D	30. C
31. B	32. A	33. E	34. C	35. D
36. A	37. A	38. B	39. C	40. D
41. B	42. E	43. A	44. B	45. C
46. E	47. D	48. A	49. C	50. D
51. A	52. C	53. D	54. B	55. E
56. D	57. E	58. C	59. B	60. B
61. E	62. A	63. D	64. D	65. E
66. C	67. E	68. A	69. B	70. A
71. C	72. B	73. C	74. B	75. A
76. D	77. C	78. E	79. B	80. D
81. B	82. E	83. D	84. E	85. E
86. D	87. A	88. D	89. A	90. D
91. C	92. B			

三、X 型题（多项选择题）

1. ACDE	2. ACE	3. BD
4. BD	5. ACE	6. ABCDE
7. ACDE	8. BCD	9. ACE
10. ABD	11. ACE	12. ABCE
13. ABD	14. BCDE	15. ACE
16. ABDE	17. BD	18. CDE
19. AC	20. ACE	21. ABCDE
22. ABCDE	23. ACDE	24. BD
25. ABCDE	26. BCD	27. CE
28. ABC	29. BD	30. ABCE
31. ABE	32. BCD	

四、A2 型题（病例摘要型最佳选择题）

1. B	2. D	3. C	4. D	5. C
6. D	7. B	8. C	9. D	10. E
11. C	12. E	13. D	14. C	

五、名词解释

1. 上消化道（superior digestive tract） 通常把口至十二指肠的一段消化管称为上消化道，包括口、咽、食管、胃和十二指肠，临床容易发生出血或大出血。

2. 咽峡（isthmus of fauces） 腭帆后缘（含腭垂）、两侧腭舌弓和舌根共同围成咽峡，是口腔和咽的分界。

3. 舌乳头（papillae of tongue） 舌上面及侧缘有许多小的黏膜突起，称为舌乳头。有 4 种，即丝状乳头、菌状乳头、轮廓乳头和叶状乳头。除丝状乳头外，其余 3 种舌乳头内及软腭、会厌等处黏膜中含有味觉感受器即味蕾。

4. 牙周组织（periodontal tissue） 是牙周围组

织的统称，包括牙周膜、牙槽骨和牙龈。牙周膜是介于牙根与牙槽骨之间的致密结缔组织；牙槽骨是上、下颌骨的一个部分；牙龈是指口腔黏膜覆盖牙颈及牙槽骨的部分。牙周组织对牙起重要的支持和保护作用，其病变如发炎等，可导致牙松动或脱落。牙周组织是否健康是世界卫生组织衡量口腔卫生的一个重要指标。

5. 咽隐窝（pharyngeal recess） 咽鼓管圆枕后方咽壁上的纵形深窝称为咽隐窝，为鼻咽癌的好发部位。

6. 咽淋巴环（lymphatic ring of pharynx） 咽扁桃体、咽鼓管扁桃体、腭扁桃体和舌扁桃体环绕在鼻腔、口腔和咽腔相通处，共同构成咽淋巴环，具有重要的免疫防御功能。

7. 梨状隐窝（piriform recess） 在喉口两侧下方，各有一个纵行的深窝称为梨状隐窝，为异物容易滞留处。

8. 幽门瓣（pyloric valve） 胃的中层环形肌在幽门处明显增厚，形成幽门括约肌。其内面的黏膜呈环状隆起，形成幽门瓣。幽门瓣可控制胃的排空，并防止反流。

9. 十二指肠球（duodenal bulb） 十二指肠上部起始处与幽门连接的一段，管壁较薄、缺乏黏膜下层，黏膜与肌层紧密结合、黏膜光滑无皱襞，称为十二指肠球或十二指肠球部，为十二指肠溃疡的好发部位。

10. 十二指肠大乳头（major duodenal papilla） 十二指肠降部的黏膜除有环状皱襞外，其后内侧壁上还有一纵形黏膜皱襞，称为十二指肠纵襞；其下端乳头样的隆起称为十二指肠大乳头，为胆总管和胰管的共同开口。

11. 十二指肠悬韧带（suspensory ligament of duodenum） 十二指肠空肠曲借助十二指肠悬肌固定于膈肌的腰部，十二指肠悬肌表面覆以腹膜皱襞，形成十二指肠悬韧带，临床也称为 Treitz（屈氏）韧带，是手术确认空肠起始的重要标志。

12. 回盲瓣（ileocecal valve） 盲肠腔内可见回肠末端突入盲肠的开口，开口的上、下缘各有一唇样的黏膜皱襞，称为回盲瓣。回盲瓣可控制回肠内容物进入盲肠的速度，并防止反流。

13. 麦氏点（McBurney 点） 阑尾根部的体表投影，投影在右髂前上棘与脐连线中外 1/3 交界处，此点即为麦氏点（McBurney 点）。急性阑尾炎时，此处常有明显的压痛和反跳痛；反之，如果此点有压痛和反跳痛，则提示很可能有急性阑尾炎。

14. 齿状线（dentate line） 所有肛柱下端和肛瓣连成锯齿状的线称为齿状线，又称肛皮线，为皮肤和黏膜分界线。齿状线以上为黏膜，以下为皮肤；齿状线上下的动脉血供、静脉回流、淋巴引流和神经支配均不相同，具有重要临床意义。

15. 肝门（porta hepatis） 肝脏面（下面）可见一近似"H"形的沟，包括 1 条横沟和 2 条纵沟。横沟称为肝门，有肝左右管、肝固有动脉左右支、肝门静脉左右支、淋巴管和神经等进出。

16. 肝蒂（hepatic pedicle） 进出肝门的结构，即肝左右管、肝固有动脉左右支、肝门静脉左右支、淋巴管和神经等由结缔组织包绕，共同构成肝蒂。

17. 第二肝门（second hepatic portal） 在肝的腔静脉沟上端，有肝左、中、右静脉穿出肝注入下腔静脉。临床常将肝左、中、右静脉出肝的部位称为第二肝门。

18. Glisson 系统 肝纤维囊在肝门处包绕肝固有动脉、肝门静脉和肝内胆道（肝管），形成血管周围纤维囊，即 Glisson 囊；该囊随上述三者在肝内的各级分支而分布，它们共同构成 Glisson 系统，该系统是肝内部分叶和分段的基础。

19. 肝裂（hepatic fissure） 肝裂是指肝内存在的一些缺少 Glisson 系统分布的自然裂隙，与肝静脉系较大属支的走形基本一致，是肝内部分叶和分段的依据和天然界限，也是肝手术的适宜部位。

20. 胆囊点（gallbladder point） 是指胆囊底的体表投影。胆汁充满时可露出肝前缘，贴于腹前壁，其投影位于右锁骨中线或右腹直肌外侧缘与肋弓的交点，称为胆囊点。胆囊病变如胆囊炎时，此处可有压痛和反跳痛；反之，如果此处有压痛和反跳痛，则提示胆囊炎。

21. 肝胰壶腹（hepatopancreatic ampulla）或 Vater 壶腹（Vater ampulla） 胆总管向下与胰管汇合，形成略膨大的肝胰壶腹，又称为 Vater 壶腹，开口于十二指肠大乳头。

22. 胆囊三角（cystic triangle）或 Calot 三角（Calot triangle） 肝总管、胆囊管与肝围成三角形的胆囊三角，又称 Calot 三角，胆囊动脉多经此三角至胆囊。胆囊切除时，可在此三角内寻找胆囊血管。

六、问答题

1. 描述牙的分类、分部和构造。

答：（1）牙的分类：恒牙分为切牙、尖牙、前磨牙和磨牙 4 种；乳牙分为乳切牙、乳尖牙和乳磨牙 3 种。

（2）牙的分部：每个牙可分为牙冠、牙颈和牙根

3 个部分。裸露于口腔的部分是牙冠，嵌入牙槽内的部分是牙根，两者交界处变细的部分为牙颈。切牙、尖牙和前磨牙只有 1 个牙根，下颌磨牙有 2 个牙根，上颌磨牙有 3 个牙根。

（3）牙的构造：牙由牙本质、牙釉质、牙骨质和牙髓构成。牙本质是构成牙的主体，淡黄色，含有神经末梢，受到刺激时有酸痛感。牙釉质覆于牙冠表面，乳白色、有光泽，是人体中最硬的组织。牙骨质覆于牙颈和牙根表面，借助牙周膜与牙槽牢固连接。牙内有牙腔，充满牙髓。牙髓由结缔组织、血管和神经组成。牙的血管神经由狭小的牙根尖孔进出牙腔，牙髓发炎时，牙腔内压力增高，常可引起剧烈疼痛。

2. 描述 3 对大唾液腺的名称、位置和开口。

答：大唾液腺有 3 对，即腮腺、下颌下腺和舌下腺。

腮腺是最大的一对唾液腺，位于外耳道前下、咬肌后份表面和下颌后窝，后者为其深部。腮腺管从腮腺前缘上份发出后，在颧弓下方约一横指处紧贴咬肌表面前行，至咬肌前缘直角转向内侧穿颊肌，开口于平对上颌第2磨牙牙冠的颊黏膜处。

下颌下腺近似卵圆形，位于口腔底下面、下颌体内面凹陷处。下颌下腺管自腺内侧发出，沿口腔底黏膜深面前行，开口于舌下阜。舌下腺较小，位于舌下襞深面。舌下腺大管 1 条，与下颌下腺管汇合或单独开口于舌下阜；小管数条，直接开口于舌下襞。

3. 描述咽的分部和各部的主要形态结构。

答：咽是消化和呼吸的共同通道，所谓的咽喉要道主要指的是咽。以腭帆游离缘和会厌上缘平面为界，将咽分为鼻咽、口咽和喉咽，分别与鼻腔、口腔和喉腔相交通。鼻咽又称为咽腔鼻部，向前经鼻后孔通鼻腔。其上壁后部黏膜内有丰富的淋巴组织，称为咽扁桃体。在下鼻甲后面约 1 cm 处的鼻咽侧壁上有咽鼓管咽口；其前上后围以半环形的黏膜隆起，称为咽鼓管圆枕；咽鼓管圆枕后方咽壁上的纵形深窝，称为咽隐窝，为鼻咽癌的好发部位。咽鼓管咽口附近黏膜内的淋巴组织称为咽鼓管扁桃体。口咽又称咽腔口部，向前经咽峡通口腔。其侧壁的腭舌弓与腭咽弓围成扁桃体窝，容纳腭扁桃体，是一个重要的淋巴器官，具有重要的免疫防御等作用。咽扁桃体、咽鼓管扁桃体、腭扁桃体和舌扁桃体环绕在鼻腔、口腔和咽腔相通处，共同构成咽淋巴环，具有重要防御功能。喉咽又称咽腔喉部，向下移行为食管，向前下经喉口通喉腔。在喉口两侧下方各有一个纵行的深窝称为梨状隐窝，为异物容易滞留处。

4. 描述胃的形态和分部。

答：胃呈袋状，有两壁、两缘和两口。两壁即胃前壁和胃后壁。两缘称胃大弯和胃小弯；后者最低处的转角，称角切迹。两口即上口（入口）和下口（出口），上口称贲门，连接食管；下口称幽门，连接十二指肠。幽门表面有一环形沟，其深面为幽门括约肌。在角切迹和环形沟之间，有一大致与环形沟平行的中间沟。

胃分为 4 部，靠近贲门的部分为贲门部；贲门平面以上的部分称为胃底，临床也称胃穹；中部称胃体；角切迹至幽门的部分称幽门部，临床称胃窦，它又可借大弯侧的中间沟分为左侧的幽门窦和右侧的幽门管。胃小弯、幽门部和贲门部是胃炎、胃溃疡和胃癌的好发部位。

5. 描述十二指肠的形态、分部和各部的主要结构。

答：十二指肠长约 25 cm，呈“C”形，环抱胰头。分为上部、降部、水平部和升部 4 个部分，并有十二指肠上曲、十二指肠下曲和十二指肠空肠曲 3 个弯曲。

十二指肠上部的主要结构有十二指肠球或十二指肠球部，为十二指肠溃疡好发部位。十二指肠降部的主要结构有十二指肠纵襞和十二指肠大乳头。十二指肠水平部起自十二指肠下曲，跨第 3 腰椎前向左横行，至腹主动脉前和第 3 腰椎左前方移行为升部。十二指肠升部的主要结构有十二指肠悬肌和十二指肠悬韧带，是手术确认空肠起始的重要标志。

6. 描述肛管的形态结构。

答：肛管长约 4 cm，上段黏膜形成 6～8 条纵形黏膜皱襞称肛柱；各肛柱下端之间以半月形的黏膜皱襞即肛瓣相连；肛瓣与相邻的两个肛柱之间形成小袋状陷窝，称为肛窦。窦口向上，窦底有肛腺开口，窦内容易积存粪屑而发生感染，甚至发展成直肠肛管周围脓肿或肛瘘。

各肛柱下端和肛瓣连成锯齿状的线称齿状线，又称肛皮线，为皮肤和黏膜的分界线。齿状线以上为黏膜，以下为皮肤；齿状线上下的动脉血供、静脉回流、淋巴引流和神经支配均不相同，具有重要临床意义。齿状线下方有一表面光滑、微蓝色、宽约 1 cm 的环状区域，称为肛梳或称痔环，是外痔好发部分。肛梳下缘有一条环状的白线，活体触及为一浅沟；该线恰为肛门内、外括约肌的分界。白线下方不远处即为肛门，通外界。

7. 描述肝脏面的形态结构。

答：肝脏面可见一近似“H”形的沟，包括 1 条横沟和 2 条纵沟。横沟称为肝门，有肝左右管、肝固有动脉左右支、肝门静脉左右支及淋巴管和神经等进出。进出肝门的这些结构，由结缔组织包绕，共同构成肝蒂。左纵沟前份是肝圆韧带裂，内有肝圆韧带，系胎儿时脐静脉遗迹；后份称为静脉韧带裂，内有静脉韧带，为胎儿时静脉导管遗迹。右纵沟前份为胆囊窝，容纳胆囊；后份为腔静脉沟，有下腔静脉通过。腔静脉沟上端，有肝左、中、右静脉出肝注入下腔静脉，临床常称此处为第二肝门。肝脏面借助“H”形的沟分为4个叶，即肝左叶、肝右叶、方叶和尾状叶。

8. 描述肝表面的分叶情况。

答：肝的上面（膈面）借助镰状韧带分为肝左叶和肝右叶。

下面（脏面）借助“H”形的沟分成4个叶，即肝左叶、肝右叶、方叶和尾状叶，肝左叶与膈面的肝左叶相一致，其余3个叶相当于膈面的肝右叶。

9. 描述肝内部的分叶、分段情况。

答：以Glisson系统为基础，以肝裂为依据，将肝分为左右2半、5个叶和6个段。肝正中裂将肝分为左半肝和右半肝，并将尾状叶分为尾状叶左段和右段。左半肝被左叶间裂分为左内叶和左外叶；左外叶又被左段间裂分为左外叶上段和下段。右半肝被右叶间裂分为右前叶和右后叶；右后叶又被右段间裂分为右后叶上段和下段。综上，肝可分为左半肝和右半肝；左内叶、左外叶，右前叶、右后叶和尾状叶；左外叶上段、下段，右后叶上段、下段，尾状叶左段、右段。

上述肝内部的分叶和分段，在国内较为常用。目前，肝的Couinaud分段法在国际上更为常用，其分段结果与前者基本保持一致。肝的Couinaud分段是根据肝内管道的分布特点，按顺时针方向将肝分为8个段，分别用罗马数字Ⅰ～Ⅷ来表示。Ⅰ段——尾状叶，Ⅱ段——左外叶上段，Ⅲ段——左外叶下段，Ⅳ段——左内叶；Ⅴ段——右前叶下段；Ⅵ段——右后叶下段；Ⅶ段——右后叶上段；Ⅷ段——右前叶上段。这种分段法对于CT或MRI影像诊断和外科手术有着比较实用的意义。

肝内部分叶和分段的重要意义在于，对肝的疾病，尤其是肝癌可以进行更为精确的定位诊断和治疗。

10. 描述输胆管道的概念、途径和意义。

答：输胆管道是指将肝细胞分泌的胆汁输送至十二指肠的通道。

肝细胞分泌的胆汁，首先进入胆小管，然后流入小叶间胆管；逐步汇合，最后形成肝左管和肝右管经肝门出肝；出肝后，肝左管和肝右管汇合形成肝总管；肝总管与胆囊管汇合形成胆总管；胆总管向下与胰管汇合形成略膨大的肝胰壶腹（Vater壶腹），开口于十二指肠大乳头。其中的胆总管根据行程可分为十二指肠上段、十二指肠后段、胰腺段和十二指肠壁段4段。输胆管道可因结石、肿瘤或蛔虫等原因发生阻塞，导致梗阻性黄疸。

第六章 呼吸系统

一、A1型题（单句型最佳选择题）

1. B	2. B	3. B	4. B	5. D
6. C	7. B	8. E	9. D	10. A
11. B	12. A	13. A	14. A	15. B
16. A	17. B	18. C	19. A	20. D
21. C	22. E	23. C	24. D	25. B
26. D	27. C	28. E	29. D	30. D
31. C	32. D	33. D	34. B	35. B
36. B	37. A	38. E	39. C	40. E
41. E	42. A	43. A	44. B	45. B
46. B	47. C	48. C	49. D	50. D
51. C	52. D	53. A	54. B	55. A
56. B	57. B	58. C	59. C	60. C
61. C	62. E	63. B	64. D	65. B
66. C	67. D	68. A	69. C	70. A
71. A	72. E	73. C	74. B	75. B
76. D	77. E	78. B	79. A	80. B
81. D	82. D	83. C	84. C	85. C
86. A	87. C	88. B	89. D	90. E
91. E	92. A	93. C	94. A	95. D
96. C	97. A	98. B	99. C	100. D
101. A	102. B	103. C	104. D	105. D
106. E	107. D	108. C	109. A	110. B
111. B	112. D	113. C	114. A	115. C
116. C	117. D	118. D	119. B	120. A
121. D	122. C	123. A	124. B	125. C
126. D	127. D	128. E	129. E	130. B
131. B	132. B	133. B	134. D	135. A
136. B	137. C	138. D	139. E	140. C
141. C	142. C	143. A	144. B	145. B
146. B				

二、B1型题（标准配伍题）

1. E	2. B	3. A	4. B	5. C
6. D	7. E	8. B	9. A	10. B
11. B	12. D	13. E	14. D	15. C

16. C 17. E 18. B 19. A 20. E
21. B 22. E 23. C 24. D 25. C
26. B 27. A 28. E 29. E 30. C
31. A 32. D 33. A 34. C 35. D
36. B 37. C 38. A 39. A 40. D
41. B 42. E 43. D 44. B 45. E
46. A

三、X 型题（多项选择题）

1. BCD 2. ABC 3. ABCD
4. ABCE 5. BCD 6. ABDE
7. BCD 8. ABCD 9. ABDE
10. CDE 11. BCD 12. CDE
13. ABCD 14. CDE 15. ABCD
16. CDE 17. ABC 18. BDE

四、A2 型题（病例摘要型最佳选择题）

1. E 2. C 3. B 4. D 5. C
6. C 7. E 8. B 9. E

五、名词解释

1. 上呼吸道（upper respiratory tract） 临床常把鼻、咽、喉称为上呼吸道，易发感染，即上呼吸道感染。

2. 蝶筛隐窝（sphenoethmoidal recess） 位于上鼻甲后上方与蝶骨体之间的凹陷称为蝶筛隐窝，为蝶窦的开口。

3. 鼻中隔（nasal septum） 分隔左、右鼻腔，为两侧鼻腔共用的内侧壁，由骨性鼻中隔和鼻中隔软骨覆以黏膜构成，通常偏向左侧。

4. 弹性圆锥（conus elasticus） 由弹性纤维构成的膜状结构，自甲状软骨前角后面，向下、向后附着于环状软骨上缘和杓状软骨声带突，形成上口小、下口大的圆锥状的结构。

5. 声韧带（vocal ligament） 弹性圆锥的上缘游离增厚，紧张于甲状软骨前角与杓状软骨声带突之间，称声韧带，是声带的基础。

6. 环甲正中韧带（median cricothyroid ligament）或环甲膜（cricothyroid membrane） 弹性圆锥前份较厚，张于甲状软骨与环状软骨弓之间，称为环甲正中韧带，也称环甲膜。当急性喉梗阻而又来不及作气管切开时，可在此进行穿刺或切开以解除窒息，即环甲膜穿刺。

7. 声带（vocal cords） 声襞及其深方的声韧带和声带肌合称为声带，是发音的主要结构，为声带小结或喉癌的好发部位。

8. 声门裂（fissure of glottis） 两侧声襞及杓状软骨声带突之间的裂隙，称为声门裂，是喉腔最狭窄的部位。声门裂前 2/3 位于两侧声襞之间，称为膜间部，与发音有关；后 1/3 位于杓状软骨声带突之间，称为软骨间部，是喉结核的好发部位。声门裂与声带合称声门。

9. 喉口（aperture of larynx） 喉的入口称为喉口，朝向后上，由会厌上缘、杓状会厌襞和杓间切迹围成，是喉与咽的唯一通道。

10. 气管隆嵴（carina of trachea） 气管分叉处称气管杈，其内面形成矢状位上凸的半月形纵嵴称为气管隆嵴，是气管镜检查的重要标志。

11. 肺门（hilum of lung） 肺的内侧面也称纵隔面，其中央凹陷处称为肺门，出入肺门的结构主要有主支气管、肺动脉、肺静脉、血管和神经等。

12. 肺根（root of lung） 出入肺门的结构，即主支气管、肺动脉、肺静脉、血管和神经等被结缔组织包绕，统称为肺根。肺根的主要结构即主支气管、肺动脉和肺静脉的排列较为复杂，临床并无太大意义。在临床手术时，可根据主支气管、肺动脉和肺静脉的各自特点而鉴别之。

13. 肺叶（pulmonary lobe） 肺叶支气管及其所属的肺组织构成肺叶。其中，左肺被斜裂分为上叶和下叶 2 个肺叶；右肺除斜裂外，还有水平裂，斜裂和水平裂将右肺分为上叶、中叶和下叶 3 个肺叶。

14. 肺段（pulmonary segment）或支气管肺段（bronchopulmonary segment）肺段支气管为气管的第 3 级分支，每一个肺段支气管及其所属的肺组织构成一个支气管肺段，简称肺段。肺段呈尖向肺门的圆锥体，底在肺的表面。各肺段均有一定的部位，段间有少量结缔组织分隔，相对独立，易于剥离。肺段的临床意义在于对肺部疾病尤其是肺癌可以进行更为精确的定位诊断和治疗，如肺癌的肺段切除术。

15. 肺韧带（pulmonary ligament） 纵隔胸膜包绕肺根并与肺表面的脏胸膜相移行，移行部的胸膜在肺根下方重叠形成的皱襞称为肺韧带，是肺手术时的标志性结构。

16. 肋膈隐窝（costodiaphragmatic recess） 是胸膜隐窝的一个重要组成部分，由肋胸膜和膈胸膜转折而成，整体呈半环形，冠状面呈三角形，是直立位或半卧位时胸膜腔的最低点。当胸膜腔有积液、积血或积脓时，常先聚集于此，具有重要临床意义。

17. 纵隔（mediastinum） 是两侧纵隔胸膜之间所有器官、结构和结缔组织的总称。其前为胸骨，后为脊柱胸段，两侧为纵隔胸膜，上达胸廓上口，下至膈。以胸骨角和第 4 胸椎体下缘平面为界，将纵隔分为上纵隔和下纵隔；下纵隔又以心包为界分为前纵隔、中纵隔和后纵隔。

六、问答题

1. 描述鼻旁窦的概念、组成、开口和意义。
答：鼻旁窦是指位于鼻腔周围的颅骨内、与鼻腔相通的含气腔隙，包括上颌窦、额窦、蝶窦和筛窦，筛窦又分为前、中、后 3 组。分别位于同名骨内，开口于鼻腔。其中，上颌窦、额窦和筛窦前中组开口于中鼻道；筛窦后组开口于上鼻道；蝶窦开口于蝶筛隐窝。生理情况下，鼻旁窦具有调节空气温湿度、对发音起共鸣等作用；由于鼻旁窦黏膜与鼻腔黏膜相延续，故病理情况下鼻腔炎症容易引起鼻旁窦炎。慢性鼻炎、鼻窦炎、鼻息肉等在临床上较为常见。其中上颌窦为最大的鼻旁窦，其病变更为常见且复杂。
2. 描述喉腔的形态结构和分部情况。
答：喉的入口称喉口，朝向后上，由会厌上缘、杓状会厌襞和杓间切迹围成，是喉与咽的唯一通道。喉腔中部侧壁上有上下两对呈矢状位突向腔内的黏膜皱襞，上方的一对称前庭襞，两侧前庭襞之间的裂隙称前庭裂；下方的一对称声襞，较前庭襞更为突向喉腔。声襞及其深方的声韧带和声带肌合称为声带，是发音的主要结构，为声带小结或喉癌好发部位。两侧声襞及杓状软骨声带突之间的裂隙称为声门裂，是喉腔最狭窄的部位。声门裂前 2/3 位于两侧声襞之间称为膜间部，与发音有关；后 1/3 位于杓状软骨声带突之间称为软骨间部，是喉结核的好发部位。声门裂与声带合称声门。
喉腔借前庭裂和声门裂分为喉前庭、喉中间腔和声门下腔。喉前庭位于喉口和前庭裂之间。喉中间腔位于前庭裂与声门裂之间，是最短的部分；喉中间腔向两侧延伸至前庭襞与声襞之间的梭形隐窝称为喉室，为异物易滞留处。声门下腔是声门裂以下，至环状软骨弓（第 6 颈椎体）下缘之间的部分；声门下腔的黏膜下组织较疏松，炎症时易水肿；小儿喉腔狭小，急性喉炎声门下腔水肿时，更易引起阻塞造成呼吸困难。
3. 气管异物向下大多进入左主支气管，还是右主支气管？为什么？
答：气管异物向下大多进入右主支气管。因为与左主支气管相比，右主支气管有粗、短、直 3 个特点。右主支气管可视为气管的直接延续，短粗而走向陡直；加之气管隆嵴左偏和右肺通气量较大等特点，决定气管异物向下大多进入右主支气管。
4. 描述纵隔的概念和分部，以及上纵隔的内容及其分层排列情况。
答：纵隔是两侧纵隔胸膜之间所有器官、结构和结缔组织的总称。
以胸骨角和第 4 胸椎体下缘平面为界，将纵隔分为上纵隔和下纵隔；下纵隔又以心包为界分为前纵隔、中纵隔和后纵隔。
上纵隔结构分层排列，由前向后可分为 3 层，前层有胸腺、左右头臂静脉和上腔静脉；中层有主动脉弓及其三大分支、膈神经和迷走神经；后层有气管、食管、胸导管、左喉返神经和淋巴结。

第七章　泌 尿 系 统

一、A1 型题（单句型最佳选择题）

1. A	2. B	3. C	4. D	5. A
6. E	7. C	8. A	9. B	10. C
11. B	12. C	13. A	14. B	15. A
16. B	17. B	18. D	19. C	20. E
21. D	22. B	23. C	24. A	25. C
26. B	27. E	28. D	29. E	30. C
31. E	32. D	33. D	34. B	35. A
36. B	37. C	38. D	39. B	40. C
41. D	42. A	43. E	44. E	45. A
46. B	47. C	48. C	49. E	50. B
51. D	52. C	53. A	54. B	55. E
56. A	57. C	58. B	59. D	60. C
61. E	62. E	63. D	64. A	65. B
66. B	67. D	68. E	69. D	70. C
71. D	72. C	73. B	74. C	75. D
76. E	77. B	78. C	79. D	80. E
81. E				

二、B1 型题（标准配伍题）

1. A	2. C	3. B	4. E	5. D
6. E	7. B	8. D	9. A	10. C
11. E	12. A	13. B	14. D	15. E

三、X 型题（多项选择题）

1. ACDE	2. ACD	3. ABC
4. ABD	5. ACDE	6. ABCE
7. DE	8. BCDE	9. CDE
10. ABCD	11. BCD	12. CDE
13. ACD	14. CDE	15. AB
16. ABCE		

四、A2 型题（病例摘要型最佳选择题）

1. A	2. C	3. B	4. C	5. E
6. D				

五、名词解释

1. 肾门（renal hilum） 肾内侧缘中部的凹陷称为肾门，进出肾门的结构主要有肾动脉、肾静脉、肾盂，以及淋巴管和神经等。

2. 肾蒂（renal pedicle） 进出肾门的结构，即肾动脉、肾静脉、肾盂等，被结缔组织包绕后合称为肾蒂。肾蒂主要结构的排列，由前向后依次为肾静脉、肾动脉和肾盂；由上向下依次为肾动脉、肾静脉和肾盂。

3. 肾窦（renal sinus） 肾门向肾内凹陷形成的较大腔隙，称为肾窦。其内有肾血管及其分支或属支、肾小盏、肾大盏、肾盂和脂肪组织等。

4. 肋脊角（costovertebra angle） 是指竖脊肌外侧缘与第 12 肋所形成的夹角，也称脊肋角、肾区（renal region）和腰上三角等，临床常在此进行肾的体检（叩诊）、穿刺或手术。

5. 肾段（renal segment） 肾动脉进入肾之前，一般分为前后 2 支，前支入肾后分为上段动脉、上前段动脉、下前段动脉和下段动脉；前支入肾后延续为后段动脉，这样肾动脉在肾内就有 5 条段动脉。每一条肾段动脉及其所属的肾组织就称为一个肾段，每个肾分为 5 段，与各肾段动脉名称一致，即上段、上前段、下前段、下段和后段。肾段的意义在于对肾的病变尤其是肾癌，可以进行更为精确的定位诊断和治疗。

6. 膀胱三角（trigone of bladder） 膀胱内面的黏膜形成网状皱襞，皱襞在膀胱充盈时消失。但在膀胱底内面，由尿道内口和左、右输尿管口围成的三角形区域内，黏膜与肌层紧密连接，始终光滑无皱襞，此区称膀胱三角，是炎症、肿瘤和结核的好发部位。

六、问答题

1. 描述肾的构造。

答：肾实质分为皮质和髓质两部分。肾皮质约占肾实质的外 1/3，富含血管，新鲜时呈红褐色；部分肾皮质呈柱状深入到髓质内称肾柱。肾髓质位于皮质深部，约占肾实质的内 2/3，由 15～20 个圆锥形的肾锥体构成，肾锥体血管较少，新鲜时颜色较淡。肾锥体的底朝向皮质，尖端朝向肾窦，状如乳头，称为肾乳头。有时 2～3 个肾锥体尖端合成 1 个肾乳头，故肾乳头总数少于肾锥体。每个肾有 7～12 个肾乳头；肾乳头尖端有许多乳头孔，肾形成的尿液即经乳头孔流入包绕肾乳头的肾小盏。一个肾小盏可包绕 1 个或 2～3 个肾乳头，故肾小盏数量少于肾乳头。每个肾有 7～8 个肾小盏，每 2～3 个肾小盏合成 1 个肾大盏，每个肾有 2～3 个肾大盏。肾大盏汇合形成肾盂，出肾门后弯向下方，逐渐变细移行为输尿管。肾盏、肾盂是输尿管道的肾内部分，是肾结石的好发部位。

2. 描述膀胱的形态结构。

答：膀胱是囊状肌性储尿的中空性器官，其形态随充盈程度不同而异。膀胱充盈时，呈卵圆形；空虚时，近似三棱锥体形。分为膀胱尖、膀胱体、膀胱底和膀胱颈 4 部。膀胱尖朝向前上；膀胱底朝向后下，呈三角形；膀胱体位于尖与底之间；膀胱颈是膀胱最下部靠近尿道内口变细的部分，男性邻接前列腺底，女性邻接尿生殖膈，向下延续为尿道。

膀胱内面的黏膜形成网状皱襞，皱襞在膀胱充盈时消失。但在膀胱底内面，由尿道内口和左、右输尿管口围成的三角形区域内，黏膜与肌层紧密连接，始终光滑无皱襞，此区称膀胱三角，是炎症、肿瘤和结核的好发部位。左、右输尿管口之间的黏膜，形成弧形的苍白带称输尿管间襞，是膀胱镜检查时寻找输尿管口的标志。

第八章 生殖系统

一、A1 型题（单句型最佳选择题）

1. A	2. C	3. B	4. E	5. A
6. B	7. C	8. D	9. A	10. B
11. C	12. D	13. A	14. C	15. A
16. A	17. B	18. B	19. C	20. D
21. A	22. B	23. B	24. C	25. E
26. C	27. B	28. D	29. E	30. C
31. D	32. C	33. C	34. C	35. A
36. A	37. D	38. B	39. A	40. D
41. D	42. E	43. E	44. C	45. C
46. A	47. B	48. B	49. A	50. C
51. A	52. B	53. C	54. B	55. E
56. D	57. C	58. A	59. B	60. E
61. A	62. B	63. B	64. C	65. D
66. C	67. D	68. C	69. D	70. D
71. E	72. B	73. A	74. D	75. E
76. D	77. B	78. C	79. E	80. C
81. A	82. B	83. A	84. C	85. B
86. C	87. D	88. C	89. D	90. E
91. C	92. C	93. A	94. C	95. D
96. E	97. C	98. A	99. D	100. D
101. B	102. B	103. B	104. B	105. C
106. C	107. D	108. D	109. C	110. A

111. A	112. B	113. D	114. E	115. B
116. C	117. A	118. A	119. B	120. B
121. D	122. A	123. A	124. A	125. A
126. B	127. B	128. C	129. C	130. D
131. D	132. D	133. C	134. A	135. D
136. A	137. C	138. C	139. D	140. A
141. B	142. D	143. C	144. C	145. E
146. C	147. C	148. D	149. D	150. E
151. A	152. B	153. C	154. D	155. B
156. E	157. A	158. C	159. A	160. B
161. E	162. A	163. B	164. E	165. B
166. D	167. B	168. C	169. D	170. D
171. B	172. C	173. D	174. D	175. D
176. B	177. B	178. C	179. C	180. B
181. C	182. E	183. B	184. C	185. D
186. C	187. C	188. D		

二、B1 型题（标准配伍题）

1. E	2. C	3. A	4. A	5. D
6. B	7. E	8. D	9. B	10. E
11. A	12. D	13. A	14. B	15. A
16. E	17. C	18. D	19. B	20. C
21. A	22. C	23. E	24. B	25. D
26. E	27. D	28. B	29. A	30. A
31. C	32. B	33. D	34. E	35. B
36. D	37. C	38. B	39. D	40. A
41. E	42. A	43. E	44. C	45. D
46. D	47. B	48. A	49. C	50. B
51. C	52. A	53. E	54. D	55. B
56. E	57. C	58. A	59. D	60. A
61. C	62. B	63. E	64. D	

三、X 型题（多项选择题）

1. CDE	2. AB	3. ABCD
4. ABCE	5. BDE	6. BCD
7. ABCE	8. ACE	9. AC
10. ACE	11. BCD	12. ACE
13. BD	14. ACE	15. CDE
16. CD	17. ABCE	18. BE
19. BCDE	20. ACE	21. BD
22. ACDE	23. BCD	24. AD
25. ACDE	26. AC	27. ACE
28. CDE		

四、A2 型题（病例摘要型最佳选择题）

1. B	2. B	3. D	4. C	5. A
6. D	7. C	8. D	9. C	10. E

五、名词解释

1. 精索（spermatic cord） 为一对柔软的圆索状结构，从腹股沟管腹环延至睾丸上端。它在皮下环以下包裹 3 层被膜。精索内的主要结构有输精管、睾丸动脉及蔓状静脉丛，此外还有输精管动、静脉及淋巴管、神经丛和鞘韧带等。

2. 前列腺沟（prostate groove） 前列腺体的后面平坦，正中有一纵形的浅沟称为前列腺沟。前列腺后面贴近直肠壶腹，直肠指检可触及前列腺沟，前列腺增生或前列腺癌时，此沟变浅或消失。

3. 包皮系带（frenulum of prepuce） 在阴茎头腹侧中线上，阴茎包皮与尿道外口之间相连的、呈矢状位的皮肤皱襞称为包皮系带，对阴茎的勃起功能具有重要影响，手术时不能损伤。

4. 阴道穹（fornix of vaginal） 阴道上端宽阔，包绕子宫颈阴道部形成的环状间隙称为阴道穹。分为前部、后部和左；右侧部，后部最深，又称阴道后穹隆，与直肠子宫陷凹紧密相邻，仅隔以阴道后壁和腹膜。而直肠子宫陷凹是腹膜腔的最低点，当该陷凹内有积液、积血或积脓时，可经阴道后穹隆穿刺或引流，帮助诊断和治疗。尤其在异位妊娠破裂出血时，阴道后穹隆穿刺更具临床意义。

5. 阴道前庭（vaginal vestibule） 是指位于两侧小阴唇之间的裂隙，其前部有较小的尿道外口，后部有较大的阴道口。处女阴道口周围有环状或半月状的黏膜皱襞，称为处女膜；破裂后成为处女膜痕。

6. 乳房悬韧带（suspensory ligament of breast）或 Cooper 韧带 乳腺叶之间的结缔组织中，有一些小的纤维束向深层连于胸肌筋膜，向浅层连于皮肤和乳头，这些纤维束称为乳房悬韧带或 Cooper 韧带，对乳房具有重要的支持作用。乳腺癌时，乳房悬韧带可受癌细胞侵犯而缩短，牵拉皮肤出现许多小凹陷，临床称为“橘皮征”，为乳腺癌早期的典型体征。也有观点认为，“橘皮征”的出现可能是因为癌细胞堵塞了淋巴管，乳房轻度水肿，乳房悬韧带相对缩短，牵拉皮肤出现许多小凹陷。

7. 盆膈（pelvic diaphragm） 由盆膈肌和盆膈筋膜构成，盆膈肌也称盆底肌，包括肛提肌和尾骨肌；盆膈筋膜包括盆膈上筋膜和盆膈下筋膜，贴覆于肛提肌和尾骨肌的上面和下面。盆膈肌和盆膈上、下筋膜一起构成盆膈。盆膈封闭骨盆下口的绝大部分，前份中线上留有盆膈裂孔，男性有尿道通过，女性有尿道和阴道通过。盆膈裂孔下方有尿生殖膈封闭。

8. 会阴（perineum） 广义的会阴是指盆膈以下封闭骨盆下口的所有软组织，呈菱形，境界与骨盆下口一致。通过两侧坐骨结节做一横线，将会阴分为前后两个三角，前为尿生殖区（尿生殖三角），男性有尿道通过，女性有尿道和阴道通过；后为肛区（肛门三角），有肛管穿过。狭义的会阴是指外生殖器与肛门之间的软组织，产妇分娩时要保护此区，避免软组织撕裂。

9. 尿生殖膈（urogenital diaphragm） 尿生殖膈上筋膜、尿生殖膈下筋膜和其间的会阴深横肌及尿道或尿道阴道括约肌共同构成尿生殖膈，男性有尿道通过，女性有尿道和阴道通过；位于盆膈裂孔下方，和盆膈一起，完整封闭骨盆下口。

10. 坐骨直肠窝（ischiorectal fossa） 也称坐骨肛门窝，是位于直肠和肛管两侧的楔形间隙，尖向上、底在下，窝内充满脂肪，并有阴部内血管和阴部神经走行于窝的外侧壁；在此深筋膜包绕阴部内血管和阴部神经形成阴部管（pudendal canal/Alcock canal）。坐骨肛门窝为肛周脓肿的好发部位。

六、问答题

1. 描述男性生殖系统的组成和功能。

答：男性生殖系统由内生殖器和外生殖器组成。内生殖器包括生殖腺、输精管道和附属腺体；外生殖器包括阴囊和阴茎。男性生殖腺是睾丸；输精管道包括附睾、输精管、射精管和尿道；男性附属腺体包括前列腺、精囊和尿道球腺。男性生殖系统的功能是产生生殖细胞（精子），繁衍后代，维持种族延续；分泌性激素（雄激素等），促进性发育，维持第二性征。

2. 描述女性生殖系统的组成和功能。

答：女性生殖系统和男性类似，由内生殖器和外生殖器组成。女性内生殖器包括生殖腺、输卵管道和附属腺体；女性外生殖器包括女阴和乳房。女性生殖腺是卵巢；输卵管道包括输卵管、子宫和阴道；女性附属腺体一般指前庭大腺。女性生殖系统的功能是产生生殖细胞（卵子），繁衍后代，维持种族延续；分泌性激素（雌激素等），促进性发育，维持第二性征。

3. 描述睾丸鞘膜积液穿刺的层次及其与腹前外侧壁的关系。

答：由外向内依次为：皮肤、肉膜，精索外筋膜、提睾肌、精索内筋膜，睾丸鞘膜壁层、睾丸鞘膜腔。其中精索外筋膜是腹外斜肌腱膜的延续；提睾肌来自腹内斜肌和腹横肌，肌束稀疏，网状包绕睾丸，收缩可上提睾丸；精索内筋膜是腹横筋膜的延续。睾丸下降时将腹膜带入阴囊，形成睾丸鞘膜，故本质上睾丸鞘膜是腹膜的一个部分。睾丸鞘膜分为脏、壁两层，壁层贴于精索内筋膜内面，在睾丸后缘处移行为脏层；脏层贴于睾丸和附睾的表面。脏、壁两层之间为睾丸鞘膜腔，内有少量浆液，能减少摩擦，有利于睾丸运动。在病理情况下，睾丸鞘膜腔内液体增多，形成睾丸鞘膜积液，是一种临床常见疾病。

4. 描述男性尿道的分部、狭窄、扩大和弯曲。

答：男性尿道兼有排尿和排精功能。起自尿道内口，止于尿道外口。整个尿道分为前列腺部、膜部和海绵体部。临床将前列腺部和膜部称为后尿道，海绵体部称为前尿道。海绵体部为尿道穿过尿道海绵体的部分，长约 15 cm。在尿道球内扩大为尿道球部，尿道球腺的排泄管开口于此；在阴茎头内扩大为尿道舟状窝。

男性尿道全长粗细不等，有 3 个狭窄、3 个扩大和 2 个弯曲。3 个狭窄分别位于尿道内口、尿道膜部和尿道外口。3 个扩大位于尿道前列腺部、尿道球部和尿道舟状窝。2 个弯曲为耻骨下弯和耻骨前弯，耻骨下弯包括前列腺部、膜部和海绵体部起始段，此弯曲恒定；耻骨前弯，凹向后下，若将阴茎提起，此弯曲可变直，临床尿道内插入器械如导尿时，即采取此位。

5. 描述精子的产生及其排出体外的途径。

答：精子有生精小管的上皮细胞产生。

生精小管上皮细胞产生精子后，依次经生精小管→精直小管→睾丸网→睾丸输出小管→附睾头→附睾体和附睾尾→输精管（睾丸部、皮下精索部、腹股沟管部和盆部）→输精管壶腹+精囊排泄管→射精管→尿道前列腺部→尿道膜部→尿道海绵体部→尿道外口→排出体外。

6. 描述肾结石由肾排出，在哪些部位容易发生嵌顿。

答：男性容易在肾盂与输尿管移行处、跨越髂血管处、斜穿膀胱壁处、尿道内口、尿道膜部、尿道外口发生嵌顿。

女性容易在肾盂与输尿管移行处、跨越髂血管处、斜穿膀胱壁处发生嵌顿。

7. 描述尿液从肾乳头孔流出后依次经哪些结构排出体外。

答：经肾锥体→肾乳头→乳头孔→肾小盏→肾大盏→肾盂→输尿管（腹部、盆部、壁内部）→输尿管口→膀胱→尿道内口→尿道前列腺部→尿道膜部→尿道海绵体部→尿道外口→排出体外。

（女性）……→膀胱→尿道内口→尿道→尿道外口→排出体外。

8. 描述输卵管的形态、分部和开口。
答：输卵管为输送卵子的弯曲管道，位于子宫阔韧带上缘内，连于子宫底两侧。从外向内输卵管可分为输卵管漏斗、输卵管壶腹、输卵管峡和输卵管子宫部4个部分，并有输卵管腹腔口和输卵管子宫口2个开口。
输卵管漏斗：为输卵管外侧端扩大的部分，覆于卵巢上端、后缘和内侧面。漏斗口称输卵管腹腔口，开口于腹膜腔。口周缘有许多指状突起，称为输卵管伞，有摄取卵子的作用。输卵管壶腹：粗、长、弯曲，占输卵管全长2/3以上，为受精部位，卵子通常在此受精。正常情况下，受精卵将会移入子宫发育；若受精卵未能移入子宫而在输卵管或腹膜腔内发育称为异位妊娠，容易破裂出血。输卵管峡：为输卵管内侧接近子宫的一段，细而直，是输卵管结扎的常用部位。输卵管子宫部：为贯穿子宫壁的一段，以输卵管子宫口开口于子宫腔。
9. 描述子宫的形态结构。
答：子宫为壁厚腔狭、孕育胎儿的器官，并参与月经形成。成年女性子宫，大致呈倒置梨形，前后稍扁。子宫外形分为子宫底、子宫体、子宫颈及子宫峡4部。子宫底是两侧输卵管子宫口连线以上的圆凸部分，子宫底向下移行为子宫体。子宫体向下移行为子宫颈，呈圆柱状，下1/3伸入阴道，称为子宫颈阴道部；上2/3在阴道以上，称为子宫颈阴道上部。子宫峡是指子宫体和子宫颈的移行处，稍细，平常长度仅约1 cm；但在妊娠期间，分娩前可长达 7～10 cm；为临床剖宫（腹）产常用切开子宫的部位。
子宫内腔较狭窄，分为上部的子宫腔和下部的子宫颈管。子宫腔由子宫底和子宫体围成，呈倒三角形，底的两个侧角接输卵管子宫口。子宫颈管位于子宫颈内，呈梭形，上口通子宫腔；下口称子宫口，通阴道。未产妇的子宫口呈圆形，自然分娩后呈横裂形。子宫口处，覆于子宫颈管的单层柱状上皮与子宫颈阴道部的复层扁平上皮互相移行，此处是子宫颈癌的好发部位。
10. 描述子宫的固定装置。
答：子宫阔韧带、子宫圆韧带、子宫主韧带和子宫骶韧带是维持子宫正常位置和体位的4条主要韧带。子宫阔韧带：限制子宫向两侧移动，为双层腹膜皱襞，由子宫前后面的腹膜向盆侧壁延伸而成。上缘游离，内含输卵管；下缘和外侧缘连至盆壁移行于盆壁腹膜。子宫圆韧带：维持子宫前倾，由平滑肌纤维和结缔组织构成；起于子宫底，在子宫阔韧带覆盖下向前外侧走形，经腹股沟管止于大阴唇皮下。子宫主韧带：是防止子宫脱垂的主要韧带，是从子宫颈延至盆腔侧壁的平滑肌纤维和结缔组织的总称；位于子宫阔韧带下部两层腹膜之间。子宫骶韧带：维持子宫前屈，由平滑肌纤维和结缔组织构成；由子宫颈向后绕过直肠两侧，连于骶骨前面。表面覆有腹膜，形成弧形的直肠子宫襞。此韧带牵引子宫颈向后上，与子宫圆韧带协同，维持子宫的前倾前屈。除上述韧带外，盆底肌和阴道的承托以及周围的结缔组织对子宫正常位置和体位的维持也具有很大作用。这些固定装置损伤或发育不良时，可引起子宫位置异常（后位子宫）或子宫脱垂。

第九章　腹　　膜

一、A1型题（单句型最佳选择题）

1. C	2. E	3. B	4. C	5. A
6. B	7. C	8. D	9. E	10. C
11. C	12. D	13. E	14. C	15. A
16. B	17. C	18. D	19. C	20. C
21. B	22. D	23. E	24. E	25. A
26. B	27. B	28. D	29. A	30. C
31. E	32. A	33. C	34. E	35. B
36. D	37. A	38. B	39. E	40. A
41. E	42. B	43. C	44. D	45. D
46. C	47. D	48. E	49. B	50. C
51. E	52. E			

二、B1型题（标准配伍题）

1. E	2. B	3. A	4. C	5. D
6. E	7. C	8. B	9. D	10. A
11. C	12. B	13. A	14. D	15. E

三、X型题（多项选择题）

1. BDE	2. ABCD	3. BCDE
4. ACD	5. ACD	6. CE
7. ABC	8. ACE	9. BD
10. ACE	11. ACDE	12. BCDE
13. ABCD	14. ACE	15. ACDE
16. BD	17. ACE	

四、A2型题（病例摘要型最佳选择题）

1. C	2. B	3. A	4. C	5. D
6. E				

五、名词解释

1. 肝十二指肠韧带（hepatoduodenal ligament）为小网膜的一部分，是从肝门至十二指肠上部的双层腹膜结构，右缘游离；其内有胆总管、肝固有动脉和肝门静脉等，其中胆总管位于右前方、肝固有动脉位于左前方、肝门静脉在后方。

2. 网膜孔（omental foramen）或 Winslow 孔　是网膜囊和大腹膜腔之间的唯一通道。位置较高，成人可容 1～2 指通过。其前界为肝十二指肠韧带，后界为被覆下腔静脉前方的腹膜，上界为肝尾状叶，下界为十二指肠上部。

3. 肝肾隐窝（hepatorenal recess）　在腹后壁，位于肝右叶与右肾之间，是仰卧位时腹膜腔的最低点。

4. 直肠子宫陷凹（rectouterine pouch，Douglas 腔）　立位、坐位或半卧位时，直肠子宫陷凹（Douglas 腔）是女性腹膜腔的最低部位，腹盆腔有积液、积血或脓液时，多在此集聚。如异位妊娠破裂出血时，血液多集聚在直肠子宫陷凹，可经阴道后穹隆穿刺，协助诊断或治疗。

5. 腹膜后间隙（retroperitoneal space）　腹膜后间隙是指腹后壁腹膜与腹内筋膜之间的间隙，该间隙内含有器官、血管和神经等内容。

六、问答题

1. 何谓腹膜内位器官？哪些器官属于腹膜内位器官（列举不少于 5 个）？

答：器官表面（几乎）完全被腹膜包被的，称为腹膜内位器官。主要有胃、十二指肠上部、空肠和回肠、盲肠和阑尾、横结肠和乙状结肠、脾、卵巢和输卵管等。

2. 何谓腹膜间位器官？哪些器官属于腹膜间位器官（列举不少于 5 个）？

答：器官表面大部分被腹膜包被的，称为腹膜间位器官。主要有肝、胆囊、升结肠和降结肠、直肠上部、子宫和膀胱等。

3. 何谓腹膜外位器官？哪些器官属于腹膜外位器官（列举不少于 5 个）？

答：器官仅一面覆盖腹膜的，称为腹膜外位器官，大多位于腹膜后隙。主要有胰、十二指肠降部和水平部及升部、肾、肾上腺、输尿管和直肠中下部等。

4. 描述网膜囊的位置、性质、围成、分部、开口和意义。

答：网膜囊是位于小网膜和胃后方的扁窄腔隙，又称小腹膜腔，而腹膜腔其余的大部分称为大腹膜腔。网膜囊实则是腹膜腔内的一个套间（盲囊），是腹膜腔的一个特殊部分。网膜囊前壁由上而下为小网膜、胃后壁的腹膜和大网膜前两层；后壁由下而上为大网膜的后两层、横结肠系膜和覆盖于胰、左肾和左肾上腺前面的腹膜；上壁为肝尾状叶和膈下面的腹膜；下壁为大网膜第 2 和第 3 两层返折处；左壁为胃脾韧带、脾和脾肾韧带；向右经网膜孔通大腹膜腔。

网膜囊可分为主部、前庭、上隐窝、下隐窝和脾隐窝 5 个部分。主部位于胃的后方；前庭位于小网膜的后方，右侧靠近网膜孔；上隐窝、下隐窝，以及脾隐窝分别位于壁间的转折处。网膜孔（omental foramen），也称 Winslow 孔，是网膜囊和大腹膜腔之间的唯一通道。位置很高，成人可容 1～2 指通过。其前界为肝十二指肠韧带，后界为被覆下腔静脉前方的腹膜，上界为肝尾状叶，下界为十二指肠上部。由于网膜囊位置深在，网膜孔又是网膜囊通向大腹膜腔的唯一通道，且位置很高等原因，在胃后壁穿孔、急性坏死性胰腺炎和胰头癌出血等情况下，可导致网膜囊积液、积血或积脓，不易引流，难以早期发现，容易误诊或漏诊。

5. 与肝有关的韧带有哪些？

答：主要有镰状韧带、冠状韧带、左三角韧带、右三角韧带、肝圆韧带、静脉韧带、肝胃韧带和肝十二指肠韧带等。镰状韧带是自腹前壁和膈的下面移行至肝上面的双层腹膜结构，呈矢状位，其游离缘内有肝圆韧带；镰状韧带分肝上面为肝左叶和肝右叶。冠状韧带是自膈下面移行至肝上面的双层腹膜结构，呈冠状位。左、右三角韧带为冠状韧带的前、后两层在左、右两端叠合所形成。肝圆韧带和静脉韧带分别位于肝下面的肝圆韧带裂和静脉韧带裂内。肝胃韧带和肝十二指肠韧带合称小网膜。

6. 与脾和胃有关的韧带有哪些？

答：与脾有关的韧带主要有胃脾韧带、脾肾韧带、膈脾韧带和脾结肠韧带等。胃脾韧带为连于脾门至胃底的双层腹膜结构，两层之间含有胃短血管和胃网膜左血管始段。脾肾韧带为连于脾门至左肾前面的双层腹膜结构，内有脾血管和胰尾等。与胃有关的韧带主要有肝胃韧带、胃脾韧带、胃膈韧带、胃结肠韧带和胃胰韧带等。

7. 描述腹膜后隙的概念，其内有哪些器官？

答：腹膜后隙是指腹后壁腹膜与腹内筋膜之间的间隙。该间隙内的器官主要有胰、十二指肠、肾、肾上腺和输尿管。

第十章　心血管系统

一、A1 型题（单句型最佳选择题）

1. C　2. E　3. A　4. B　5. D

6. C 7. B 8. C 9. D 10. A
11. A 12. A 13. A 14. B 15. E
16. A 17. C 18. B 19. A 20. A
21. B 22. C 23. B 24. C 25. E
26. C 27. C 28. B 29. A 30. A
31. A 32. B 33. C 34. E 35. C
36. D 37. E 38. B 39. E 40. D
41. E 42. C 43. C 44. B 45. B
46. E 47. B 48. B 49. E 50. B
51. E 52. B 53. B 54. C 55. C
56. E 57. E 58. B 59. A 60. B
61. B 62. A 63. C 64. D 65. D
66. A 67. A 68. C 69. D 70. D
71. A 72. A 73. A 74. C 75. C
76. C 77. B 78. A 79. A 80. B
81. A 82. C 83. C 84. A 85. A
86. D 87. E 88. B 89. B 90. A
91. E 92. C 93. C 94. A 95. B
96. B 97. B 98. B 99. D 100. D
101. D 102. C 103. A 104. D 105. E
106. A 107. B 108. C 109. D 110. E
111. C 112. D 113. B 114. A 115. B
116. C 117. C 118. E 119. C 120. C
121. C 122. B 123. C 124. B 125. A
126. B 127. B 128. C 129. C 130. C
131. C 132. D 133. A 134. D 135. A
136. C 137. C 138. B 139. C 140. E
141. C 142. D 143. B 144. C 145. B
146. E 147. E 148. C 149. B 150. A
151. D 152. C 153. C 154. A 155. D
156. E 157. D 158. C 159. C 160. C
161. E 162. C 163. E 164. A 165. B
166. B 167. E 168. E 169. A 170. B
171. B 172. A 173. C 174. D 175. D
176. E 177. E 178. D 179. D 180. E
181. C 182. C 183. D 184. B 185. C
186. C 187. D 188. D 189. E 190. C
191. C 192. D 193. B 194. A 195. D
196. D 197. C 198. C 199. D 200. D
201. E 202. E 203. B 204. E 205. D
206. C 207. C 208. C 209. E 210. E
211. A 212. B 213. C 214. C 215. C
216. E 217. A 218. B 219. D 220. E
221. B 222. A 223. B 224. B 225. C
226. C 227. B 228. C 229. C 230. C
231. D 232. C 233. C 234. D 235. E
236. E 237. D 238. D 239. B 240. B
241. C 242. B 243. B 244. E 245. E
246. C 247. C 248. D 249. D 250. D
251. A 252. B 253. C 254. D 255. D
256. E 257. E 258. A 259. D 260. E
261. D 262. A 263. C 264. D 265. E
266. B 267. D 268. D 269. C 270. C
271. C 272. A 273. C 274. C 275. D
276. D 277. E 278. E 279. D 280. D
281. C 282. E 283. D 284. C 285. C
286. E 287. E 288. E 289. A 290. A
291. A 292. D 293. A 294. B 295. C
296. E 297. E 298. C 299. C 300. D
301. E 302. C 303. A 304. B 305. C
306. D 307. B 308. D 309. D 310. E
311. E 312. D 313. E 314. C 315. D
316. E 317. E 318. C 319. D 320. D
321. D 322. E 323. E 324. E 325. D
326. C 327. B 328. A 329. E 330. A
331. A 332. A 333. E 334. B 335. E
336. E 337. E 338. A 339. D 340. D
341. A 342. A 343. E 344. E 345. C
346. C 347. E 348. E 349. D 350. A
351. C 352. C 353. A 354. A 355. B
356. B 357. A 358. C 359. D 360. B
361. A 362. D 363. B 364. E 365. C
366. D 367. D 368. B 369. B 370. D
371. A 372. B 373. A 374. B 375. C
376. A 377. B 378. C 379. D 380. E
381. C 382. C 383. A 384. B 385. A
386. A 387. B 388. C 389. D 390. D
391. E 392. E 393. B 394. E 395. E
396. B 397. D 398. D 399. E 400. C
401. C 402. C 403. E 404. E 405. B
406. A 407. D 408. C 409. C 410. A
411. C 412. A 413. C 414. C 415. D
416. E 417. C 418. C 419. B 420. D
421. D 422. D 423. E 424. E 425. A
426. D 427. C 428. D 429. D 430. E
431. E 432. D 433. B 434. A 435. B
436. C 437. B 438. C 439. D 440. E
441. A 442. B 443. C

二、B1 型题（标准配伍题）

1. B 2. E 3. A 4. C 5. B
6. C 7. E 8. A 9. B 10. E
11. D 12. C 13. A 14. A 15. E
16. D 17. C 18. D 19. A 20. E

21. C	22. B	23. B	24. A	25. D
26. E	27. A	28. C	29. B	30. C
31. A	32. D	33. E	34. B	35. E
36. C	37. D	38. A	39. A	40. C
41. B	42. D	43. E	44. D	45. B
46. D	47. B	48. E	49. B	50. A
51. C	52. E	53. A	54. A	55. D
56. E	57. D	58. E	59. D	60. C
61. E	62. A	63. C	64. D	65. B
66. C	67. B	68. A	69. E	70. D
71. D	72. B	73. E	74. D	75. E
76. A	77. B	78. C	79. C	80. E
81. B	82. D	83. C	84. E	85. B
86. D	87. A	88. E	89. D	90. C
91. A	92. B	93. C	94. D	95. B
96. A	97. C	98. D	99. E	100. B
101. C	102. E	103. A	104. D	105. B
106. D	107. B	108. C	109. A	110. A
111. D	112. E	113. D	114. C	115. B
116. C	117. C	118. B	119. D	120. E
121. E	122. C	123. A	124. B	125. D
126. E	127. B	128. C	129. D	130. E
131. D	132. A	133. E	134. B	135. A
136. D	137. E	138. C	139. C	140. A
141. B	142. E	143. E	144. B	145. E
146. A	147. D	148. C	149. B	150. C
151. D	152. E	153. A	154. C	155. D
156. E	157. A	158. D	159. B	160. C
161. E	162. A	163. B	164. D	165. E
166. A	167. D	168. E	169. D	170. B
171. A	172. A	173. C	174. B	175. E
176. C	177. B	178. C	179. E	180. B
181. A	182. D	183. E	184. A	185. C
186. A	187. D	188. E	189. C	190. A
191. A	192. E	193. A	194. E	195. C
196. D	197. A	198. C	199. E	

三、X 型题（多项选择题）

1. BE	2. ABCE	3. BD
4. ACE	5. CDE	6. ABCE
7. BCDE	8. ABCD	9. ACDE
10. ACE	11. BD	12. BCDE
13. ABCDE	14. ACE	15. ABC
16. CDE	17. ACE	18. DE
19. ABD	20. ABCDE	21. BCDE
22. ABCE	23. ABDE	24. ABCDE
25. BD	26. DE	27. ABC
28. ACE	29. BCDE	30. BCD
31. ABC	32. CD	33. BCD
34. ABCE	35. ACE	36. BD
37. ABCDE	38. ABCDE	39. ABDE
40. AC	41. BDE	42. ABCD
43. ABCDE	44. ACE	45. BCDE
46. ADE	47. ACDE	48. BD
49. ABCDE	50. BCDE	51. ABDE
52. BCD	53. ABCD	54. BCD
55. ABCD	56. BCDE	

四、A2 型题（病例摘要型最佳选择题）

1. C	2. D	3. E	4. D	5. B
6. A	7. C	8. C	9. E	10. D
11. B	12. C	13. C	14. B	15. C
16. D	17. D	18. C	19. E	20. A

五、名词解释

1. 血液循环（blood circulation） 血液由心搏出，经动脉、毛细血管、静脉，流返回心，如此周而复始、循环不息，称血液循环。血液循环一旦停止，生命随之结束。血液循环的途径可分为相互衔接的体循环和肺循环。

2. 心包裸区（naked area of pericardium） 胸骨左侧第 4～6 肋软骨后面、心包前面无胸膜覆盖，称为心包裸区。故临床进行心内注射时，多在胸骨左缘第 4 肋间隙进针，可避免损伤肺和胸膜。

3. 房室交点（atrioventricular crux） 冠状沟、后室间沟和房间沟的交界区称为房室交点，为临床常用标志。

4. 卵圆窝（fossa ovalis） 右心房后内侧壁是房间隔，其下部有一浅凹称为卵圆窝，是胚胎时期卵圆孔闭合后的遗迹。卵圆窝是房间隔缺损的好发部位。

5. 室上嵴（supraventricular crest） 室上嵴是指右房室口和肺动脉口之间的弓形肌性隆起。以室上嵴为界，右心室分为流入道和流出道两个部分。

6. 三尖瓣复合体（tricuspid complex） 右房室口纤维环、三尖瓣、腱索和乳头肌在功能上是一个整体，称为三尖瓣复合体。心室收缩时，血液推动瓣膜关闭房室口；同时由于乳头肌的收缩和腱索的牵拉，使得瓣膜不致翻向心房，从而防止血液逆流至右心房。

7. 隔缘肉柱（septomarginal trabecula）或节制索 由室间隔连至前乳头肌根部的一条较大的肉柱，称为隔缘肉柱或节制索，内含心传导系的右束支纤维。隔缘肉柱发生病变时，可导致右束支传导阻滞。

8. 动脉圆锥（conus arteriosus） 即右心室流出道，呈倒漏斗形，内面光滑，向上经肺动脉口通肺动脉干。肺动脉高压时，动脉圆锥扩张，提示肺有病变，如纤维化等；如果肺的病变比较严重，可导致肺心病。

9. 二尖瓣复合体（mitral complex） 左房室口纤维环、二尖瓣、腱索和乳头肌在功能上是一个整体，称为二尖瓣复合体。心室收缩时，血液推动瓣膜关闭房室口；同时，由于乳头肌的收缩和腱索的牵拉，使得瓣膜不致翻向心房，从而防止血液逆流至左心房。

10. 主动脉窦（aortic sinus） 与主动脉瓣 3 个瓣膜相对应处的主动脉壁略向外膨出，与瓣膜共同围成主动脉窦，包括左窦、右窦和后窦。在左窦和右窦的主动脉壁上，分别有左、右冠状动脉的开口。

11. 窦房结（sinuatrial node） 是心正常的起搏点。位于上腔静脉与右心房交界处心外膜深面，长椭圆形，其内有窦房结动脉和交感及副交感神经分布。窦房结产生兴奋后，冲动首先传至心房肌，使心房收缩；同时，经结间束传至房室结。窦房结产生兴奋的正常频率是 60～100 次/分，此即为正常心率和脉搏。

12. 冠状窦（coronary sinus） 是心的静脉形成的一个特殊结构，位于冠状沟后部，呈梭形，借冠状窦口向右向前开口于右心房。其主要属支有心大静脉、心中静脉和心小静脉。

13. 心包横窦（transverse sinus of pericardium）为心包腔的扩大部分，位于升主动脉、肺动脉干后壁与上腔静脉、左心房前壁之间，为临床心外科手术常用标志。

14. 动脉韧带（arterial ligament） 在肺动脉杈与主动脉弓之间，有一纤维结缔组织索，称为动脉韧带，是胚胎时期动脉导管闭合后的遗迹。动脉导管一般在出生后 3 个月内闭合，如 1 岁后仍未闭合即为动脉导管未闭，是先天性心脏病的一种。

15. 颈动脉窦（carotid sinus） 颈总动脉末端和颈内动脉起始处的管腔稍膨大，称为颈动脉窦，其壁内有压力感受器。可感受动脉血压升高的刺激，反射性地引起心率减慢，末梢血管扩张，血压降低。

16. 颈动脉小球（carotid glomus） 在颈总动脉分杈处后方有一扁椭圆形小体，称为颈动脉小球。是化学感受器，能感受血液中 CO_2浓度升高的变化，反射性地引起呼吸加深、加快。

17. 脑膜中动脉（middle meningeal artery） 发自上颌动脉的第一段，上行穿棘孔入颅中窝，分前、后两支分布于硬脑膜和颅骨。其中，前支较粗大，通过翼点内面上行，翼点或颞区骨折时容易伤及脑膜中动脉前支，导致其破裂出血而形成硬膜外血肿。

18. 椎动脉（vertebral artery） 为锁骨下动脉的最大分支，向上穿过上 6 个颈椎横突孔，经枕骨大孔进入颅腔，分支营养脑和脊髓。与临床椎动脉型颈椎病密切相关。

19. 掌浅弓（superficial palmar arch） 位于掌腱膜深面，由尺动脉终支和桡动脉掌浅支吻合形成。其向下发出 3 条指掌侧总动脉和 1 条小指尺掌侧固有动脉。指掌侧总动脉下行至掌指关节处各分为 2 条指掌侧固有动脉，分别分布到第 2～5 指的相对缘；小指尺掌侧固有动脉分布于小指掌面尺侧缘。拇指两侧和示指桡侧则由拇主要动脉分支分布。

20. 掌深弓（deep palmar arch） 位于屈肌总腱鞘深面，由桡动脉终支和尺动 脉掌深支吻合形成。其向下发出 3 条掌心动脉，下行至掌指关节附近分别与相应的指掌侧总动脉相吻合，随之分布。

21. 肾段（renal segment） 肾动脉一般在肾门处分为前、后两支。前支较粗，通常发出上段、上前段、下前段和下段动脉；后支较细，一般直接延续为后段动脉。每一条肾段动脉及其所属的肾组织称为一个肾段。每个肾可分为 5 段，与各肾段动脉名称一致，即上段、上前段、下前段、下段和后段。肾段的意义在于，对肾的病变尤其是肾癌，可以进行更为精确的定位诊断和治疗。

22. 腹腔干（celiac trunk） 在膈肌主动脉裂孔稍下方起自腹主动脉，为一粗短的动脉干，随即分为胃左动脉、肝总动脉和脾动脉。

23. 阑尾动脉（appendicular artery） 是回结肠动脉的重要分支，经回肠末段后方入阑尾系膜的游离缘，分支分布于阑尾。阑尾手术切除时，应首先在阑尾系膜内找到阑尾动脉将其结扎。

24. 静脉角（venous angle） 头臂静脉由颈内静脉和锁骨下静脉在胸锁关节后方汇合而成，汇合处形成的向外开放的夹角称为静脉角，是淋巴导管注入静脉的部位。

25. 下颌后静脉（retromandibular vein） 由颞浅静脉和上颌静脉汇合而成，为一静脉短干，随即分为前后 2 支。前支汇入面静脉；后支与枕静脉、耳后静脉等汇合形成颈外静脉。

26. 小隐静脉（small saphenous vein） 起自足背静脉弓外侧，经外踝后方沿小腿后面上行，至腘窝下方穿深筋膜经腓肠肌内外侧头之间注入腘静脉。临床可用来进行静脉穿刺，也是下肢静脉曲张的好发血管。

27. 大隐静脉（great saphenous vein）　起自足背静脉弓内侧，经内踝前方、小腿内侧、股骨内侧髁后方，沿大腿内侧上行，渐转至前上在耻骨结节外下方穿深筋膜注入股静脉。大隐静脉上端收集股内侧浅静脉、股外侧浅静脉、阴部外静脉、腹壁浅静脉和旋髂浅静脉的回流。大隐静脉在内踝前方位置表浅，且较恒定，是静脉穿刺或切开的常用部位。也是下肢静脉曲张的好发血管。

28. 肝门静脉（hepatic portal vein）　为肝门静脉系的主干，多由肠系膜上静脉和脾静脉在胰头和胰体交界处后方汇合而成，经胰头后方，斜向右上，入肝十二指肠韧带，在肝固有动脉和胆总管后方上行至肝门，分左支和右支分别进入左半肝和右半肝。

六、问答题

1. 描述右心室的形态结构。

答：以室上嵴为界，右心室分为流入道和流出道两部分。

右心室流入道：始于右房室口，右房室口周缘的纤维环上附有三尖瓣（右房室瓣）；瓣尖的游离缘借数条细丝状的腱索与乳头肌相连，乳头肌是从室壁突向室腔的锥状肌束，每个乳头肌尖端的腱索分别连于相邻的两个瓣尖上。右房室口纤维环、三尖瓣、腱索和乳头肌在功能上是一个整体，称为三尖瓣复合体。心室收缩时，血液推动瓣膜关闭房室口；同时，由于乳头肌的收缩和腱索的牵拉，使得瓣膜不致翻向心房，从而防止血液逆流至右心房。流入道的室壁上，除了乳头肌外，还有一些交错排列的肌性隆起称为肉柱；其中，由室间隔连至前乳头肌根部的一条较大的肉柱，称为隔缘肉柱或节制索，内含心传导系的右束支纤维；隔缘肉柱发生病变时，可导致右束支传导阻滞。

右心室流出道：也称为动脉圆锥，倒漏斗形，内面光滑，向上经肺动脉口通肺动脉干。肺动脉高压时，动脉圆锥扩张，提示肺有病变，如纤维化等；如果肺的病变比较严重，可导致肺心病。在肺动脉口周缘附有3个半月形的瓣膜称为肺动脉瓣。右心室收缩时，肺动脉瓣开放，血液射入肺动脉干；右心室舒张时，肺动脉瓣关闭，防止血液逆流。

2. 描述左心室的形态结构。

答：以二尖瓣前瓣为界，左心室分为流入道和流出道。

左心室流入道：始于左房室口，止于二尖瓣前瓣。左房室口周缘的纤维环上附有二尖瓣（左房室瓣），由较大的前瓣和稍小的后瓣组成。瓣尖游离缘也借腱索连于乳头肌。左心室的乳头肌分为前、后 2 个或 2 组，其功能与右心室的乳头肌相似。流入道的壁上也有肉柱。左房室口纤维环、二尖瓣、腱索和乳头肌在功能上是一个整体，称为二尖瓣复合体。心室收缩时，血液推动瓣膜关闭房室口；同时，由于乳头肌的收缩和腱索的牵拉，使得瓣膜不致翻向心房，从而防止血液逆流至左心房。

左心室流出道：也称为主动脉前庭，内面光滑，向上经主动脉口通升主动脉。主动脉口周缘附有 3 个半月形的瓣膜称为主动脉瓣，其形态和功能与肺动脉瓣相似。左心室收缩时，主动脉瓣开放，血液射入升主动脉；左心室舒张时，主动脉瓣关闭，防止血液逆流。瓣膜相对应处的主动脉壁略向外膨出，与瓣膜共同围成主动脉窦，包括左窦、右窦和后窦。在左窦和右窦的主动脉壁上，分别有左、右冠状动脉的开口。

3. 描述心传导系的位置、性质、功能和组成。

答：心传导系位于心壁内，由特殊分化的心肌细胞构成，这些细胞已经初步具有神经细胞的特点。其功能是产生兴奋、传导冲动、维持心跳的正常节律。心传导系包括窦房结、结间束、房室结、房室束、左束支、右束支和 Purkinje 纤维网等。

窦房结是心正常的起搏点，位于上腔静脉与右心房交界处心外膜深面，长椭圆形。窦房结产生兴奋的正常频率是 60～100 次/分，此即为正常心率和脉搏。窦房结产生兴奋后，冲动首先传至心房肌，使心房收缩；同时，经结间束传至房室结。房室结位于房间隔下部右侧、冠状窦口与右房室口之间的心内膜深面，扁椭圆形；向下延续为房室束。房室结正常情况下不产生兴奋，而是对窦房结传来的冲动进行加工、整合后传向心室。但当窦房结的兴奋或冲动产生或传导障碍时，房室结也可代偿性地产生兴奋，但其频率较低，一般为 40～60 次/分。

房室束又称 His 束，起自房室结，穿过右纤维三角，沿室间隔膜部下行，至室间隔肌部顶端分为左束支和右束支。右纤维三角病变或室间隔膜部损伤时，都有可能导致房室传导阻滞。左束支沿室间隔左侧的心内膜深面下行，分前后两支分别至左心室的前、后壁，再分支到达乳头肌根部分散成 Purkinje 纤维网，分布于乳头肌和左心室肌；右束支沿室间隔右侧的心内膜深面下行，经隔缘肉柱达前乳头肌根部，再分散成 Purkinje 纤维网，分布于乳头肌和右心室肌。隔缘肉柱损伤容易诱发右束支传导阻滞。

4. 描述左冠状动脉的起始、经行和分支分布。

答：左冠状动脉起自主动脉左窦，经左心耳与肺动脉干之间沿冠状沟左行，随即分为前室间支和旋支。

前室间支：与心大静脉伴行，沿前室间沟下行，绕过心尖切迹至后室间沟上行 1～3 cm；分支主要分布于左、右心室的前壁和室间隔的前 2/3。

旋支：沿冠状沟左行，绕过心左缘至膈面，分支分布于左心室侧壁、后壁和左心房。

左缘支：发自旋支，较为恒定，沿心左缘走行，分布于左心室侧壁。

5. 描述右冠状动脉的起始、经行和分支分布。

答：右冠状动脉起于主动脉右窦，经右心耳与肺动脉干之间入冠状沟，行向右下绕过心右缘至膈面，到达房室交点处分为后室间支和左室后支。

后室间支：与心中静脉伴行，沿后室间沟下行，末端与前室间支吻合，分支主要分布于左、右心室的后壁和室间隔的后 1/3。

左室后支：较细小，分布于左心室后壁。

右缘支：沿心右缘和下缘行走，分布于右心室的侧壁和下壁。

6. 描述体循环动脉主干的名称、起始、经行和分段情况。

答：体循环动脉主干是主动脉，起自左心室。在肺动脉干和上腔静脉之间上行，弓形弯向左后，沿脊柱左前下行，穿膈肌主动脉裂孔入腹腔，至第 4 腰椎下缘分为左、右髂总动脉。据其行程，将主动脉分为升主动脉、主动脉弓和降主动脉；降主动脉又以膈肌主动脉裂孔为界，分为胸主动脉和腹主动脉。

7. 描述颈外动脉的起始、经行和分支分布情况。

答：颈外动脉在甲状软骨上缘高度起自颈总动脉，上行穿腮腺，平下颌颈高度分为颞浅动脉和上颌动脉两个终支。颈外动脉的主要分支有向前的甲状腺上动脉、舌动脉和面动脉；向后的枕动脉和耳后动脉；向上的颞浅动脉和上颌动脉。

甲状腺上动脉：分布于甲状腺上部和喉等器官，近端发出喉上动脉，伴喉上神经内支穿甲状舌骨膜入喉。舌动脉：分布于舌、口腔底和腭扁桃体等。面动脉：平下颌角高度发出，向前经下颌下腺深面上行，至咬肌前缘，绕下颌骨下缘到面部，经口角和鼻侧至内眦改称为内眦动脉。面动脉沿途分支分布于腭扁桃体、下颌下腺和面部软组织等。面动脉在咬肌前缘和下颌骨下缘交界处位置表浅，可触及其搏动，为常用压迫止血部位。枕动脉：向后至枕部，与枕大神经伴行。耳后动脉：比较细小，经耳垂内侧至耳后。颞浅动脉：终支之一，穿腮腺上行，在外耳门前越过颧弓至颞部皮下，在耳前可触及其搏动，为常用压迫止血部位。分支分布于腮腺，颞部、顶部和额部的软组织及眼轮匝肌等。由于此动脉位置表浅，可由其插管入颈外动脉，常用于头颈部肿瘤局部灌注药物化学治疗。上颌动脉：为另一终支，从下颌颈深部入颞下窝，经翼外肌浅面或深面入翼腭窝，达眶下裂入眶改名眶下动脉，为其终支。上颌动脉以翼外肌为界分为 3 段，每段有 2 个（种）分支，即“3 段 6 支”。

8. 描述上肢动脉的来源和上肢动脉干的组成。

答：上肢动脉来自锁骨下动脉。上肢动脉干主要有腋动脉、肱动脉、桡动脉、尺动脉、掌浅弓和掌深弓。

9. 描述腹主动脉的起始、经行和分支情况。

答：腹主动脉在膈的主动脉裂孔处续自胸主动脉，沿脊柱前方稍偏左侧下行，至第 4 腰椎下缘分为左、右髂总动脉。腹主动脉的分支分为壁支和脏支；脏支分为成对的和不成对的。

壁支：包括膈下动脉，1 对；腰动脉，4 对；骶正中动脉，1 条。

成对的脏支：有 3 对，包括肾上腺中动脉、肾动脉、睾丸或卵巢动脉。

不成对的脏支：有 3 条，包括腹腔干、肠系膜上动脉和肠系膜下动脉。

10. 描述腹腔干的起始和分支分布。

答：腹腔干在膈肌主动脉裂孔稍下方起自腹主动脉，为粗短的动脉干，随即分为胃左动脉、肝总动脉和脾动脉。

胃左动脉：较细分支，沿胃小弯走行于小网膜两层之间，沿途分支分布于食管腹部、贲门和胃小弯（左侧份）附近的胃壁。

肝总动脉：行向右前方，至十二指肠上部上方分为胃十二指肠动脉和肝固有动脉。胃十二指肠动脉分为胃网膜右动脉和胰十二指肠上动脉。胃网膜右动脉沿胃大弯左行分支分布至胃大弯附近的胃壁和大网膜（右侧份），终支与胃网膜左动脉吻合；胰十二指肠上动脉较细小，分为前后 2 支，分别在十二指肠降部与胰头之间的前后下行，分支分布于胰头与十二指肠（上部）。肝固有动脉在肝十二指肠韧带内上行，分为左、右两支，经肝门进入肝的左叶和右叶；右支在进入肝门前发出胆囊动脉，经胆囊三角分布于胆囊。肝固有动脉起始部尚发出胃右动脉，沿胃小弯左行，与胃左动脉吻合，沿途分支分布于十二指肠上部和胃小弯（右侧份）附近的胃壁。
脾动脉：沿胰上缘左行至脾门，分为数条脾支经脾门入脾。脾动脉在走行中，发出多条细小的胰支至胰体和胰尾；发出 1～2 支胃后动脉至胃体后壁上部；发出 3～5 支胃短动脉经胃脾韧带至胃底；在远端还发出相对较粗的胃网膜左动脉，沿胃大弯右行，分支分布至胃大弯附近的胃壁和大网膜（左侧份），终支与胃网膜右动脉吻合。

11. 描述肠系膜上动脉的起始、经行和分支分布。
答：肠系膜上动脉约在第 1 腰椎高度起自腹主动脉，在胰头与胰体交界处的后方下行，经十二指肠水平部前面进入小肠系膜根，行向右髂窝。其主要分支如下。
胰十二指肠下动脉：分布于胰头与十二指肠下部。中结肠动脉：在横结肠系膜内走形，分支分布于横结肠；右结肠动脉：在腹膜后向右行，分布于升结肠；回结肠动脉：为肠系膜上动脉的终支，分布于回肠末段、盲肠、阑尾和升结肠起始部。阑尾动脉为其重要分支，经回肠末段后方进入阑尾系膜的游离缘，分支分布于阑尾。
空肠动脉和回肠动脉：为肠系膜上动脉向左的分支，一般有 13～18 支，行于小肠系膜内，到肠壁前反复分支并吻合形成动脉弓。一般空肠有 1～2 级（列）动脉弓，回肠的动脉弓可多至 3～5 级（列），由末级动脉弓发出直动脉进入肠壁。与回肠相比，空肠动脉弓的特点可概括为弓大、列少、直动脉长。

12. 描述下肢动脉的来源和下肢动脉干的组成。
答：下肢动脉来自髂外动脉。下肢动脉干主要有：股动脉、腘动脉、胫前动脉、胫后动脉、足背动脉、足底内侧动脉和足底外侧动脉。

13. 描述上肢浅静脉的起始、组成和意义。
答：上肢浅静脉起自手背静脉网，主要有以下几条。头静脉：起自手背静脉网桡侧，在肘前借肘正中静脉连接贵要静脉，至臂部行于肱二头肌外侧沟皮下，向上进入三角肌胸大肌间沟，最后穿深筋膜注入腋静脉或锁骨下静脉。贵要静脉：起自手背静脉网尺侧，在肘部接受肘正中静脉，沿肱二头肌内侧沟皮下上行，至臂中部穿深筋膜注入肱静脉。肘正中静脉：短粗的静脉干，位于肘前，连接头静脉和贵要静脉，有时接受前臂正中静脉的汇入。肘正中静脉是临床采血、输液的常用静脉。前臂正中静脉：较为细小，位于前臂正中，向上一般汇入肘正中静脉。
上肢浅静脉由于其位置浅表，且相对固定，是临床静脉穿刺、采血和输液等操作的常用血管，具有重要的临床意义。

14. 描述下肢浅静脉的起始和组成及大隐静脉的起始、经行、回流、属支，以及下肢浅静脉的临床意义。
答：下肢浅静脉起自足背静脉弓，主要有大隐静脉和小隐静脉。
大隐静脉起自足背静脉弓内侧。经内踝前方、小腿内侧、股骨内侧髁后方，沿大腿内侧上行，渐转至前上，在耻骨结节外下方穿深筋膜注入股静脉。大隐静脉上端收集 5 条属支，它们是股内侧浅静脉、股外侧浅静脉、阴部外静脉、腹壁浅静脉和旋髂浅静脉。大隐静脉在内踝前方位置表浅，且较恒定，是静脉穿刺或切开的常用部位。在临床上，下肢浅静脉除了进行穿刺或切开外，还是下肢静脉曲张的好发血管。

15. 描述肝门静脉的形成、主要属支和门腔静脉的吻合途径。
答：肝门静脉为肝门静脉系的主干，由肠系膜上静脉和脾静脉在胰头和胰体交界处后方汇合而成。其主要属支有肠系膜上静脉、脾静脉、肠系膜下静脉、胃左静脉、胃右静脉、胆囊静脉和附脐静脉等。
肝门静脉系与上、下腔静脉系之间的吻合途径主要有食管静脉丛、直肠静脉丛、脐周静脉网和腹后壁小静脉（Retzius 静脉）。

16. 描述化脓性阑尾炎或胆囊炎导致肝脓肿的原因。直肠癌为何容易引起肝转移，从而导致转移性肝癌的发生？
答：化脓性阑尾炎时如果处理不当，脓液有可能通过阑尾静脉、回结肠静脉、肠系膜上静脉、肝门静脉入肝，从而引起肝脓肿。化脓性胆囊炎时如果处理不当，脓液有可能通过胆囊静脉、肝门静脉入肝，从而引起肝脓肿。
直肠癌引起肝转移一般是通过静脉转移发生的。直肠癌时，癌细胞可能通过直肠上静脉、肠系膜下静脉、脾静脉、肝门静脉入肝。当直肠癌患者身体免疫力下降的时候，就有可能导致转移性肝癌的发生。

第十一章 淋巴系统

一、A1 型题（单句型最佳选择题）

1. A	2. C	3. D	4. D	5. E
6. E	7. D	8. D	9. A	10. A
11. A	12. C	13. B	14. B	15. B
16. E	17. A	18. D	19. A	20. B
21. B	22. E	23. A	24. B	25. C
26. D	27. E	28. C	29. D	30. E

31. E　32. E　33. D　34. D　35. D
36. E　37. E　38. E　39. B　40. B
41. D　42. E　43. B　44. B　45. D
46. B　47. B　48. D　49. A　50. B
51. C　52. D　53. B　54. C　55. C
56. E　57. B　58. C　59. D

二、B1 型题（标准配伍题）

1. B　2. A　3. D　4. E　5. D
6. A　7. B　8. D　9. E　10. A
11. E　12. B　13. C　14. D　15. B
16. B　17. E　18. A　19. C　20. C
21. B　22. A　23. E　24. D　25. C
26. D　27. B　28. E　29. B　30. D
31. E　32. C

三、X 型题（多项选择题）

1. ACE　2. CE　3. ACDE
4. ABCE　5. ABCDE　6. BCDE
7. BDE　8. ABC

四、A2 型题（病例摘要型最佳选择题）

1. D　2. B　3. E　4. C　5. E
6. D　7. E　8. B

五、名词解释

1. 胸导管（thoracic duct）　为全身最大的淋巴导管，起自第 1 腰椎前方的乳糜池。胸导管向上穿过膈肌主动脉裂孔入后纵隔，出胸廓上口达颈根部，向前呈弓状注入左静脉角。胸导管通过始末端的 6 条淋巴干收集人体 3/4 的淋巴回流。

2. 乳糜池（cisterna chyli）　位于第 1 腰椎前方，为胸导管起始处的膨大部，由左腰干、右腰干和肠干汇合而成，向上移行为胸导管。

3. 右淋巴导管（right lymphatic duct）　为一短干，由右颈干、右支气管纵隔干和右锁骨下干汇合而成，注入右静脉角。收集人体（1/4）右上半身即右上肢、右半头颈、右半胸及肝右叶上面及部分膈的淋巴回流。

4. Virchow 淋巴结　即菲尔绍淋巴结，位于左锁骨上窝并靠近左静脉角，其无痛性肿大往往提示恶性肿瘤转移。当患者胸腹肿瘤尤其是胃癌和食管癌时，癌细胞栓子可经胸导管逆流至该淋巴结，为晚期症状，常可在左锁骨上窝触摸到肿大质硬的淋巴结。

六、问答题

1. 描述胸导管的起始、经行、收集范围。

答：为全身最大的淋巴导管，起自第 1 腰椎前方的乳糜池。乳糜池为胸导管起始处的膨大部，由左、右腰干和肠干汇合而成。胸导管向上穿过膈肌主动脉裂孔入后纵隔，上行于食管后方、胸主动脉和奇静脉之间，至第 5 胸椎高度偏左侧上行，出胸廓上口达颈根部，向前呈弓状弯曲形成胸导管弓，注入左静脉角。在注入左静脉角之前接纳左颈干、左锁骨下干和左支气管纵隔干的淋巴回流。胸导管通过始末端的 6 条淋巴干收集人体 3/4 即下肢、腹盆部，左半胸、左半头颈和左上肢的淋巴回流。

2. 描述女性乳房的淋巴回流。

答：女性乳房中央部和外侧部的淋巴管，回流至胸肌淋巴结；上部的淋巴管，回流至腋窝尖淋巴结、锁骨上淋巴结；内侧部的淋巴管，回流至胸骨旁淋巴结、对侧乳房；内下部的淋巴管，回流至膈上下、肝的淋巴结；深部的淋巴管，回流至肋间淋巴结。女性乳房淋巴回流在甲乳外科（甲状腺、乳腺外科）乳腺癌的淋巴转移中具有重要临床意义。

第十二章　内分泌系统

一、A1 型题（单句型最佳选择题）

1. E　2. E　3. A　4. B　5. E
6. B　7. B　8. B　9. D　10. D
11. D　12. A　13. D　14. C　15. D
16. E　17. A　18. B　19. D　20. E
21. C　22. B　23. C　24. D　25. E
26. A　27. B　28. C　29. C　30. E
31. E　32. D　33. D　34. D　35. C
36. C　37. B　38. B　39. A　40. A
41. B　42. C　43. C　44. C　45. B
46. B　47. C　48. D　49. D　50. E
51. D　52. E　53. C　54. A　55. B
56. E　57. A　58. A　59. A　60. B
61. C　62. D　63. E　64. A　65. B

二、B1 型题（标准配伍题）

1. E　2. A　3. C　4. D　5. E
6. A　7. B　8. C　9. A　10. D
11. B　12. B　13. E　14. E　15. D
16. E　17. C　18. B　19. B　20. D
21. A　22. C　23. E　24. E　25. B
26. C　27. A　28. D　29. B　30. B
31. D　32. A　33. C　34. E　35. C
36. A　37. B　38. E　39. D　40. E

41. B 42. C 43. A 44. A 45. B
46. C 47. D 48. E

三、X型题（多项选择题）

1. ACE 2. BDE 3. ACDE
4. CDE 5. AB 6. CDE
7. ABCDE

四、A2型题（病例摘要型最佳选择题）

1. C 2. A 3. D 4. E

五、名词解释

甲状腺悬韧带（suspensory ligament of thyroid gland） 甲状腺表面有二层被膜，其表面覆有纤维囊，称为真被膜；囊外还有颈深筋膜包被形成甲状腺鞘，称为假被膜。假被膜在侧叶内侧和峡部后面增厚，连于甲状软骨、环状软骨和气管软骨形成甲状腺悬韧带，将甲状腺固定在喉和气管的表面，故吞咽时甲状腺可随喉上下移动。

六、问答题

描述垂体的位置、形态和分部。
答：垂体是人体最复杂、最重要的内分泌腺，位于颅中窝的垂体窝内，借漏斗与下丘脑相连；为一椭圆形小体，大小约 1.2 cm×0.8 cm×0.6 cm。根据发生和结构特点，将其分为腺垂体和神经垂体两部分。腺垂体包括远侧部、结节部和中间部；神经垂体包括神经部和漏斗，后者可分为漏斗柄和正中隆起。通常又将腺垂体的远侧部和结节部，称为垂体前叶；将腺垂体的中间部和神经垂体的神经部，称为垂体后叶。

第十三章 感受器系统（感觉器）

一、A1型题（单句型最佳选择题）

1. C 2. A 3. A 4. B 5. B
6. D 7. D 8. E 9. E 10. C
11. C 12. E 13. E 14. C 15. C
16. B 17. A 18. D 19. C 20. E
21. D 22. A 23. B 24. C 25. C
26. A 27. A 28. B 29. A 30. A
31. B 32. C 33. C 34. C 35. D
36. D 37. E 38. E 39. E 40. A
41. C 42. C 43. B 44. C 45. D
46. E 47. D 48. E 49. C 50. C
51. E 52. A 53. C 54. C 55. D
56. B 57. B 58. D 59. C 60. C
61. A 62. B 63. C 64. A 65. B
66. A 67. A 68. B 69. B 70. D
71. E 72. C 73. E 74. E 75. A
76. A 77. B 78. C 79. C 80. A
81. D 82. D 83. D 84. E 85. E
86. D 87. D 88. B 89. D 90. B
91. C 92. D 93. B 94. B 95. B
96. A 97. C 98. B 99. C 100. A
101. B 102. C 103. D 104. C 105. D
106. E 107. E 108. C 109. D 110. E
111. A 112. B 113. C 114. B 115. E
116. A 117. B 118. B 119. A 120. B
121. C 122. D 123. E 124. E 125. E
126. B 127. E 128. B 129. B 130. C
131. A 132. A 133. B 134. E 135. D
136. C 137. D 138. B 139. D 140. A
141. B 142. A 143. A 144. B 145. C
146. D 147. E 148. D 149. E 150. A
151. C 152. B 153. C 154. B 155. D
156. C 157. E 158. E 159. A 160. C
161. C 162. A 163. C 164. B 165. E
166. A 167. A 168. C 169. B 170. D
171. D 172. E 173. D 174. D 175. A
176. E 177. C

二、B1型题（标准配伍题）

1. D 2. E 3. A 4. B 5. D
6. E 7. A 8. B 9. A 10. B
11. C 12. E 13. D 14. D 15. C
16. E 17. A 18. B 19. B 20. A
21. D 22. C 23. E 24. D 25. E
26. C 27. A 28. B 29. E 30. B
31. B 32. A 33. A 34. C 35. D
36. D 37. A 38. C 39. E 40. B
41. D 42. B 43. E 44. C 45. A
46. D 47. E 48. B 49. A 50. C
51. E 52. B 53. C 54. A 55. C
56. E 57. A 58. B 59. D 60. C
61. B 62. E 63. D 64. A 65. D
66. E 67. B 68. A 69. C 70. D
71. A 72. B 73. E

三、X型题（多项选择题）

1. ABCD 2. AC 3. BDE
4. ACE 5. ABCDE 6. CD
7. BCD 8. ABCD 9. ABCE
10. ABCDE 11. AC 12. ABCDE
13. ABCD 14. ACE 15. ACDE
16. BD 17. ACE 18. BCDE

19. ACE　20. ACE　21. ACDE

四、A2 型题（病例摘要型最佳选择题）

1. D　2. C　3. E　4. B　5. C
6. B　7. D　8. E

五、名词解释

1. 巩膜静脉窦（sinus venosus sclerae）　在近角膜缘即角膜与巩膜移行处的巩膜内，有一环形小管，称为巩膜静脉窦，也称 Schlemm 管，是房水流出的通道。

2. 视神经盘（视神经乳头/生理盲点）　视网膜后部内面视神经起始处的圆盘形隆起称为视神经盘（optic disc），又称视神经乳头（papilla of optic nerve）或生理盲点（physiological blind spot），此处无感光细胞，不能感光。视网膜中央血管由此穿过，分支分布于视网膜。

3. 黄斑/中央凹　在视神经盘颞侧约 3. 5 mm 处稍下方，有一黄色小区称为黄斑（macula lutea）；黄斑中央的凹陷，称为中央凹（fovea centralis），富有密集的视锥细胞，无血管，是视力最敏锐的地方。

4. 反射光锥（reflected light cone）　在鼓膜中心前下方，活体可见到一个三角形的反光区，称为光锥或反射光锥。鼓膜或中耳的某些病变，如鼓膜内陷或穿孔时，可导致光锥变形或消失。

5. 面神经管凸（prominence of facial canal）　鼓室内侧壁前庭窗后上方的弓形骨性隆起称为面神经管凸。由很薄的一层骨板构成，内有面神经通过，骨板损伤时很容易累及面神经，故为重要结构。

6. 螺旋器（spiral organ）/Corti 器　位于蜗管基底膜（螺旋膜）上的螺旋形结构称为螺旋器，也称 Corti 器，为听觉感受器。其毛细胞能接受声波的刺激，并将刺激的能量转化为听觉神经冲动，经蜗神经传至脑的听觉中枢，产生听觉。

六、问答题

1. 描述眼球壁的分层和分部。
答：眼球壁有 3 层，由外向内依次为纤维膜、血管膜和视网膜。
纤维膜：又称外膜，由强韧的纤维结缔组织构成，具有维持眼球形态和保护眼球内容物的作用。可分为角膜和巩膜两个部分。
血管膜：又称中膜、葡萄膜或色素膜。由前向后分为虹膜、睫状体和脉络膜 3 个部分。
视网膜：又称内膜，由前向后分为虹膜部、睫状体部和脉络膜部 3 个部分。虹膜部和睫状体部无感光作用，称为视网膜盲部；脉络膜部贴在脉络膜内面，有感光作用，称为视网膜视部。一般所说的视网膜即指其视部。

2. 描述房水的产生、循环途径及其意义。
答：房水是充满在眼房内的无色透明的液体，由睫状体产生，然后经眼后房→瞳孔→眼前房→虹膜角膜角→虹膜角膜角隙→巩膜静脉窦→睫前静脉→流入到眼静脉。房水正常循环有维持眼内压、为角膜和晶状体输送氧和营养物质、带走代谢产物（物质运输）、屈光等作用。若房水循环障碍，大多为回流受阻如前房角狭窄或虹膜与晶状体粘连，可引起眼内压增高、视神经盘损伤、视力减退，甚至失明，临床称为青光眼，为眼科常见疾病。

3. 描述外界光线抵达感光细胞的路径、感光细胞的作用及神经冲动的传导。
答：外界光线经角膜、前房房水、瞳孔、后房房水、晶状体和玻璃体到达视网膜视部；穿过节细胞、双极细胞至感光细胞。感光细胞接受光波的刺激，并将光波的能量转化为视觉神经冲动，然后依次经双极细胞、节细胞和视神经等传至大脑的视觉中枢产生视觉。屈光系统或视网膜的任何病变，均可能影响视力或视觉。

4. 描述眼副器的组成和功能。
答：眼副器包括眼睑、结膜、泪器、眼（球）外肌和眶内结缔组织性结构等。眼睑包括上睑和下睑。结膜分为睑结膜和球结膜。泪器包括泪腺和泪道，泪道又包括泪点、泪小管、泪囊和鼻泪管。眼（球）外肌有 7 块，运动眼球的 6 块是上直肌、下直肌、内直肌、外直肌、上斜肌和下斜肌；上提眼睑的 1 块是上睑提肌。眶内结缔组织性结构包括眶脂体和眼球鞘。
眼副器对眼球起重要的支持、保护和运动等作用。

5. 描述泪器的组成和功能。
答：泪器包括泪腺和泪道。
泪腺：位于眶上壁前外侧份泪腺窝内，泪腺不断地分泌泪液，借助眨眼涂布于眼球表面，湿润和清洁角膜，并冲洗结膜囊内异物，对眼球起保护作用。同时，经泪道不断地被吸收，分泌和吸收处于动态平衡。
泪道：包括泪点、泪小管、泪囊和鼻泪管。泪小管包括上泪小管和下泪小管，起自上、下睑缘的泪点，先分别升降后转向内侧，二者汇合后开口于泪囊；泪囊位于泪囊窝内，上部为盲端，下端移行于鼻泪管；鼻泪管包埋在骨性鼻泪管中，其下端开口于下鼻道。

泪液由泪腺不断产生，通过泪道在下鼻道黏膜不断吸收，处于动态平衡之中，对眼球具有重要的营养和保护等作用。临床上与泪腺和泪道相关的常见疾病有角膜干燥和泪道梗阻。

6. 描述鼓室的围成、交通和内容。

答：鼓室有上、下、前、后、内、外 6 个壁围成。上壁：鼓室盖，又称盖壁，为分隔鼓室与颅中窝的薄骨板；下壁：又称颈静脉壁，也为薄骨板，将鼓室与颈内静脉起始部分隔；前壁：又称颈动脉壁，即颈动脉管后壁；后壁：又称乳突壁，上部有乳突窦开口；外侧壁：又称鼓膜壁，由鼓膜构成；内侧壁：又称迷路壁，即内耳迷路的外侧壁。

鼓室向前经咽鼓管通咽，向后借助乳突窦通乳突小房。鼓室的内容：主要包括听小骨、听小骨肌和面神经的鼓索。听小骨由外向内依次为锤骨、砧骨和镫骨。听小骨肌包括鼓膜张肌和镫骨肌。

7. 描述外界声音抵达螺旋器毛细胞的路径、毛细胞的作用及神经冲动的传导。

答：耳郭收集声波（声音），经外耳道引起鼓膜振动，经听小骨链传至镫骨底，在前庭窗处激起内耳外淋巴的波动；蜗窗上的第二鼓膜则向相反方向振动。外淋巴波动时即可引起膜迷路中内淋巴的波动，从而刺激基底膜上螺旋器的毛细胞。毛细胞接受声波刺激，并将刺激的能量转化为听觉神经冲动，经蜗神经和传导通路传至脑的听觉中枢，产生听觉。

第十四章 周围神经系统

一、A1 型题（单句型最佳选择题）

1. A	2. A	3. A	4. B	5. E
6. B	7. A	8. A	9. A	10. B
11. C	12. A	13. C	14. A	15. B
16. B	17. A	18. A	19. E	20. E
21. D	22. D	23. C	24. C	25. B
26. A	27. A	28. B	29. A	30. B
31. C	32. D	33. E	34. D	35. A
36. C	37. B	38. C	39. A	40. E
41. B	42. D	43. D	44. C	45. D
46. C	47. B	48. B	49. A	50. E
51. E	52. B	53. A	54. B	55. E
56. C	57. D	58. A	59. B	60. C
61. D	62. B	63. D	64. C	65. E
66. C	67. D	68. E	69. B	70. C
71. D	72. E	73. A	74. A	75. B
76. C	77. D	78. B	79. A	80. E
81. A	82. A	83. E	84. B	85. C
86. D	87. E	88. A	89. C	90. A
91. C	92. C	93. B	94. C	95. C
96. D	97. D	98. C	99. B	100. C
101. A	102. A	103. C	104. D	105. E
106. B	107. C	108. A	109. A	110. B
111. C	112. D	113. D	114. E	115. E
116. E	117. B	118. B	119. D	120. D
121. C	122. B	123. B	124. A	125. A
126. B	127. B	128. E	129. A	130. A
131. B	132. B	133. C	134. B	135. B
136. C	137. B	138. A	139. B	140. C
141. E	142. C	143. E	144. E	145. C
146. E	147. E	148. D	149. A	150. A
151. E	152. B	153. C	154. E	155. C
156. A	157. A	158. E	159. A	160. A
161. B	162. B	163. C	164. B	165. B
166. E	167. C	168. C	169. D	170. C
171. C	172. A	173. A	174. B	175. B
176. E	177. D	178. D	179. C	180. C
181. A	182. A	183. E	184. E	185. A
186. B	187. C	188. D	189. E	190. B
191. C	192. C	193. E	194. A	195. A
196. A	197. B	198. B	199. A	200. A
201. E	202. B	203. B	204. D	205. D
206. D	207. E	208. E	209. E	210. A
211. D	212. D	213. C	214. A	215. C
216. C	217. E	218. B	219. E	220. B
221. E	222. A	223. A	224. C	225. C
226. C	227. C	228. D	229. D	230. B
231. D	232. E	233. B	234. B	235. D
236. D	237. D	238. D	239. E	240. E
241. E	242. E	243. A	244. A	245. E
246. D	247. D	248. D	249. E	250. E
251. B	252. B	253. A	254. A	255. D
256. D	257. E	258. E	259. A	260. B
261. A	262. D	263. C	264. A	265. B
266. C	267. B	268. D	269. E	270. E
271. E	272. D	273. E	274. C	275. D
276. C	277. D	278. C	279. D	280. C
281. D	282. A	283. B	284. C	285. D
286. A	287. B	288. C	289. D	290. A
291. C	292. B	293. C	294. C	295. C
296. A	297. C	298. C	299. D	300. E
301. A	302. A	303. E	304. E	305. B
306. C	307. A	308. A	309. B	310. A

311. E	312. C	313. C	314. D	315. D
316. D	317. E	318. E	319. D	320. B
321. C	322. C	323. C	324. E	325. D
326. D	327. D	328. B	329. B	330. B
331. C	332. B	333. B	334. B	335. D
336. A	337. B	338. C	339. E	340. E
341. A	342. D	343. D	344. E	345. E
346. A	347. A	348. C	349. E	350. E
351. A	352. B	353. B	354. C	355. D
356. E	357. A	358. A	359. A	360. C
361. C	362. B	363. E	364. D	365. D
366. D	367. C	368. D	369. D	370. E
371. E	372. B	373. C	374. C	375. D
376. E	377. A	378. B	379. C	380. B
381. A	382. C	383. E	384. E	385. D
386. E	387. C	388. A	389. A	390. A
391. B	392. B	393. C	394. A	395. B
396. A	397. E	398. B	399. E	400. A
401. A	402. C	403. A	404. C	405. D
406. B	407. C	408. D	409. B	410. A
411. A	412. B	413. B	414. A	415. B
416. E	417. D	418. C	419. B	420. B
421. A	422. B	423. C	424. B	425. D
426. D	427. D	428. A	429. D	430. D
431. E	432. E	433. A	434. A	435. A
436. B	437. B	438. D	439. E	440. D
441. D	442. E	443. E	444. A	445. C
446. B	447. E	448. E	449. B	450. C
451. A	452. C	453. C	454. B	455. A
456. C	457. D	458. B	459. B	460. C
461. E	462. A	463. B	464. B	465. C
466. B	467. A	468. B	469. C	470. C
471. C	472. A	473. D	474. D	475. C
476. E	477. A	478. E	479. E	480. E
481. A	482. B	483. C	484. C	485. E
486. E	487. A	488. A	489. D	490. C
491. D	492. B	493. D	494. E	495. C
496. E	497. B	498. C	499. D	500. E
501. C	502. B	503. D	504. E	505. C
506. B	507. D	508. E	509. A	510. E
511. C	512. C	513. A	514. B	515. C
516. A	517. B	518. D	519. B	520. A
521. E	522. C	523. D	524. C	525. A
526. A	527. B	528. D	529. C	530. C
531. B	532. A	533. C	534. A	535. D
536. E	537. E	538. A	539. B	540. A
541. C	542. D			

二、B1 型题（标准配伍题）

1. B	2. C	3. D	4. E	5. A
6. B	7. B	8. D	9. A	10. C
11. B	12. C	13. E	14. D	15. A
16. C	17. A	18. E	19. B	20. A
21. C	22. D	23. E	24. B	25. A
26. D	27. E	28. E	29. D	30. A
31. B	32. B	33. C	34. E	35. A
36. A	37. B	38. D	39. A	40. E
41. A	42. B	43. E	44. D	45. A
46. E	47. B	48. C	49. D	50. E
51. A	52. B	53. C	54. B	55. D
56. E	57. E	58. C	59. B	60. A
61. D	62. A	63. C	64. D	65. E
66. B	67. D	68. B	69. A	70. E
71. D	72. E	73. B	74. A	75. C
76. C	77. A	78. C	79. C	80. B
81. E	82. B	83. C	84. A	85. E
86. D	87. B	88. A	89. C	90. E
91. D	92. A	93. E	94. C	95. E
96. A	97. C	98. D	99. B	100. C
101. A	102. E	103. B	104. A	105. E
106. C	107. D	108. B	109. C	110. E
111. D	112. C	113. E	114. B	115. A
116. E	117. A	118. D	119. C	120. B
121. E	122. C	123. D	124. A	125. B
126. E	127. D	128. C	129. A	130. B
131. E	132. B	133. C	134. A	135. E
136. D	137. D	138. E	139. C	140. A
141. B	142. A	143. B	144. D	145. E
146. C	147. B	148. E	149. C	150. D
151. B	152. A	153. E	154. C	155. A
156. E	157. B	158. D	159. C	160. A
161. E	162. E	163. C	164. B	165. A
166. E	167. D	168. B	169. C	170. B
171. A	172. C	173. D	174. E	175. B
176. A	177. C	178. C	179. D	180. E
181. D	182. A	183. E	184. B	185. C
186. D	187. A	188. E	189. D	190. E
191. B	192. C	193. A	194. A	195. D
196. C	197. A	198. E	199. B	200. D
201. C	202. A	203. D	204. B	205. E
206. C	207. B	208. E	209. D	210. E
211. B	212. C	213. A	214. A	215. E
216. C	217. D	218. A	219. C	220. A
221. E	222. D	223. A	224. B	225. C

226. C 227. C 228. A 229. D 230. B
231. E 232. D 233. A 234. E 235. E
236. D 237. A 238. B 239. C 240. A
241. C 242. B 243. C 244. A 245. C
246. A 247. D 248. C 249. B 250. E
251. E 252. A 253. D 254. B 255. C
256. E 257. C 258. B 259. D 260. D
261. D 262. E 263. A 264. C 265. C
266. D 267. B 268. E 269. D 270. C
271. B 272. A 273. C 274. E 275. B
276. D 277. A 278. D 279. E 280. A
281. B 282. B 283. B 284. D 285. C
286. A 287. C 288. B 289. A 290. E
291. D 292. D 293. B 294. D 295. A
296. B 297. D 298. A 299. E 300. A
301. E 302. B 303. C 304. D 305. E
306. B 307. A 308. D 309. C 310. E
311. A 312. E 313. C 314. D 315. B
316. A

三、X 型题（多项选择题）

1. AB 2. CDE 3. ACE
4. BCE 5. BCE 6. AD
7. ADE 8. ABC 9. DE
10. AE 11. BCDE 12. AB
13. ABCDE 14. ABDE 15. ABCD
16. ACDE 17. BCD 18. ABCDE
19. ABCD 20. ABCDE 21. BCDE
22. ABCDE 23. ABCD 24. ABCDE
25. ABDE 26. BCDE 27. BCDE
28. ACDE 29. BD 30. CE
31. ACE 32. ABCDE 33. ABDE
34. BCD 35. ABCDE 36. ABCD
37. ABCE 38. ACE 39. ABC
40. AC 41. BDE 42. BCDE
43. BC 44. BDE 45. ACE
46. ABCE 47. ABCDE 48. ACE
49. BDE 50. ABCDE 51. ACE
52. ABCDE 53. ABCDE 54. ABCE
55. BD 56. CE 57. BCDE
58. BD 59. ACE 60. ACE
61. BCD 62. ADE 63. BCD
64. ABCDE 65. AB 66. DE
67. BC 68. DE 69. ABDE
70. ACDE 71. ABCDE 72. ABCE
73. ABDE 74. ACE 75. ABDE
76. ABDE 77. ACE

四、A2 型题（病例摘要型最佳选择题）

1. C 2. B 3. C 4. A 5. C
6. C 7. D 8. D 9. E 10. C
11. E 12. A 13. D 14. E 15. A
16. B 17. D 18. A 19. B 20. C
21. E 22. C 23. B 24. A 25. C
26. D 27. B 28. C 29. E 30. D
31. E 32. D 33. A 34. C 35. D

五、名词解释

1. 反射（reflex） 反射是机体对内、外环境变化的刺激做出的反应，是神经系统调节机体活动的基本方式；反射的物质基础是反射弧。反射弧是指参与一个反射活动的全部解剖结构，一般包括 5 个基本环节，即感受器→感觉神经元（感觉神经）→联络神经元（神经中枢）→运动神经元（运动神经）→效应器。

2. 脊神经节（spinal ganglion） 在靠近椎间孔的后根上有一膨大的结节称为脊神经节，内含假单极感觉神经元胞体，其中枢突组成后根进入脊髓；周围突加入脊神经，分布于皮肤、肌肉、关节和内脏等处的感受器，将躯体和内脏的感觉神经冲动传向中枢。

3. 睫状神经节（ciliary ganglion） 为副交感神经节，位于视神经后外侧与外直肌之间。来自动眼神经副核的节前纤维，经动眼神经的下斜肌支，入该神经节换神经元，节后纤维分布至瞳孔括约肌和睫状肌，参与完成瞳孔对光反射和晶状体调节反射。

4. 三叉神经节（trigeminal ganglion） 三叉神经为混合性脑神经，含一般躯体感觉和特殊内脏运动两种纤维，分别形成粗大的感觉根和较小的运动根。感觉根在颞骨岩部三叉神经压迹处膨大形成的结节称为三叉神经节，由感觉神经元胞体集聚形成。从该神经节向前发出三叉神经的三大分支，即眼神经、上颌神经和下颌神经。

5. 翼腭神经节（pterygopalatine ganglion） 为副交感神经节，位于翼腭窝内、上颌神经下方，接受面神经的分支岩大神经中一般内脏运动（副交感）纤维（节前纤维），换神经元后，节后纤维参与控制泪腺（经泪腺神经）和鼻、腭黏膜腺的分泌。

6. 下颌下神经节（submandibular ganglion） 为副交感神经节，位于舌神经下方、下颌下腺上方，接受面神经的分支鼓索中一般内脏运动（副交感）纤维（节前纤维），换神经元后节后，纤维分布于下颌下腺和舌下腺，控制它们的分泌。

7. 耳神经节（otic ganglion） 为副交感神经节，位于卵圆孔下方、下颌神经内侧，接受岩小神经中一般内脏运动（副交感）纤维（节前纤维），交换神经元后，节后纤维随耳颞神经至腮腺，控制其分泌。

8. 岩小神经（lesser petrosal nerve） 鼓室神经为舌咽神经分支，含一般内脏感觉和一般内脏运动两种纤维。进入鼓室参与形成鼓室丛，分布于鼓室、乳突小房和咽鼓管的黏膜，传导一般内脏感觉神经冲动。鼓室丛中的一般内脏运动（副交感）纤维穿出鼓室形成岩小神经，沿颞骨岩部前面前行，出卵圆孔入耳神经节换神经元，节后纤维随耳颞神经至腮腺，控制其分泌。

9. 岩大神经（greater petrosal nerve） 为面神经在面神经管内的分支，含一般内脏运动（副交感）纤维，自膝神经节处分出，沿颞骨岩部前面前行，穿至翼腭窝内的翼腭神经节换神经元，节后纤维参与控制泪腺（经泪腺神经）和鼻、腭黏膜腺的分泌。

10. 喉上神经（superior laryngeal nerve） 为迷走神经的颈部分支，在颈内动脉与咽侧壁之间下行，至舌骨大角水平分为内、外两支。内支为感觉支，穿甲状舌骨膜入喉，分布于声门裂以上的喉黏膜；外支为运动支，支配环甲肌。喉上神经损伤时可出现声音嘶哑。

11. 喉返神经（recurrent laryngeal nerve） 也称喉下神经，为迷走神经的胸部分支，左迷走神经在主动脉弓前方下行时发出左喉返神经；右迷走神经在右锁骨下动脉前方下行时发出右喉返神经。左、右喉返神经分别勾绕相应动脉，向后上返入颈部，沿两侧气管食管间沟上行，经环甲关节后方入喉。感觉支分布于声门裂以下的喉黏膜；运动支支配除环甲肌外的所有喉肌。喉返神经损伤时，出现喉肌瘫痪、声音嘶哑，甚至呼吸困难。

12. 内脏大神经（greater splanchnic nerve） 起自第 5～9 胸神经节，由穿过这些神经节的节前纤维组成，在向前下走行中合成一干，穿过膈脚，终于腹腔神经节和肠系膜上神经节，在节内换神经元。节后纤维与来自迷走神经腹腔支的副交感节前纤维共同参与形成腹腔丛，分支分布于肝、胆、胰、脾、肾等实质性器官和结肠左曲以上的消化管道。

13. 内脏小神经（lesser splanchnic nerve） 起自第 10～12 胸神经节，由穿经这些神经节的节前纤维组成，在向前下走行中合成一干，穿过膈脚，主要终于主动脉肾神经节，并在节内换神经元。节后纤维与来自迷走神经腹腔支的副交感节前纤维共同参与形成腹腔丛，分支分布于肝、胆、胰、脾、肾等实质性器官和结肠左曲以上的消化管道。

14. 腰内脏神经（lumbar splanchnic nerve） 由穿出腰神经节的节前纤维组成。一般有 4 对，上两对进入腹主动脉丛和肠系膜下丛；下两对进入腹下丛。然后在这些神经丛的神经节内换神经元，节后纤维分布于结肠左曲以下的消化管、盆腔器官和下肢。

15. 盆内脏神经（pelvic splanchnic nerve） 随第 2～4 骶神经行走的副交感节前纤维出骶前孔后离开骶神经形成盆内脏神经，加入下腹下丛，即盆丛，随之分支分布至相应的器官旁节或器官内节换元，节后纤维分布于结肠左曲以下的消化管、盆腔器官和会阴。

16. 下腹下丛（inferior hypogastric plexus） 又称盆丛，位于直肠两侧，由上腹下丛下延形成，并接受骶交感干神经节发出的节后纤维和盆内脏神经的副交感节前纤维。下腹下丛的分支伴髂内动脉的分支形成直肠丛、膀胱丛、子宫阴道丛、前列腺丛等，分布于盆腔各器官。

17. 牵涉痛（referred pain） 当某些深部器官发生病变时，常在体表一定区域产生感觉过敏或疼痛，这种现象称为牵涉痛。感觉过敏或疼痛可以发生在病变器官邻近皮肤，也可以发生在距离病变器官较远的皮肤。例如，心绞痛时，常在左胸前区及左上臂内侧皮肤感到疼痛；肝胆疾患时，常在右肩部感到疼痛等。牵涉痛的发生机制尚不明确，但了解各器官病变时牵涉痛发生的部位，有一定的临床诊断意义。

六、问答题

1. 描述脊神经的形成、性质和分支分布。

脊神经由其前根和后根在椎间孔处会合形成。由于前根是运动性的，后根是感觉性的，故脊神经是混合性的，其内部既含有运动（传出）纤维，也含有感觉（传入）纤维。

脊神经穿出椎间孔后，随即分为前支、后支、交通支和脊膜支。脊神经前支，为脊神经最大的分支，分布于躯干前外侧壁和四肢的肌肉和皮肤。除胸神经前支的分布仍保留明显的节段性外，其余脊神经前支先分别交织成丛，有颈丛、臂丛、腰丛和骶丛，然后再由这些神经丛发出分支分布于相应的区域。脊神经后支，较细，经椎骨横突间（或骶后孔）后行，分布于背部深层肌肉和皮肤，具有明显的节段性分布特点。交通支，细小，连于脊神经与交感干神经节之间，每一交感干神经节与相应脊神经之间均有交通支相连；交通支包括灰交通支和白交通支。脊膜支，最小，经椎间孔返回椎管，主要分布于脊髓的被膜。

2. 描述颈丛的组成、位置和分支。

答：颈丛由第 1～4 颈神经前支（$C_{1\sim4}$）组成，位于胸锁乳突肌上部的深面。分支有皮支和肌支。

颈丛4大皮支从胸锁乳突肌后缘中点附近穿出深筋膜，在浅筋膜内呈放射状分布。颈部手术时，可在胸锁乳突肌后缘中点即神经点处注射麻醉药物进行阻滞麻醉。颈丛 4 大皮支是枕小神经、耳大神经、颈横神经和锁骨上神经。颈丛肌支支配颈肌、肩胛提肌和膈肌等，其中最重要的是膈神经。

3. 描述膈神经的起始、经行、分支、分布及临床意义。

答：膈神经起自颈丛，是其重要的分支。沿前斜角肌表面下行，穿锁骨下动脉和静脉之间，经胸廓上口入胸腔，经肺根前方沿心包外侧面下行至膈肌。其运动纤维支配膈肌，控制膈肌的运动。感觉纤维分布于心包、纵隔胸膜、膈胸膜和膈下面的腹膜；右膈神经的感觉纤维还分布于肝和胆囊表面的腹膜。膈神经受刺激时，可发生呃逆；如损伤则可致同侧半膈肌瘫痪，导致腹式呼吸减弱或消失。肝胆疾病时可出现右侧肩部的放射痛，即牵涉痛。

4. 描述正中神经的起始、经行、分支、分布及损伤表现。

答：正中神经以内外侧头起自臂丛的内外侧束，两头会合形成正中神经。在臂部伴肱动脉沿肱二头肌内侧沟下行至肘窝，然后穿旋前圆肌行于前臂指浅、深屈肌之间；至腕部时位于桡侧腕屈肌腱与掌长肌腱之间，向下经腕管至手掌掌腱膜深面。正中神经在臂部无分支。在前臂发出肌支支配除肱桡肌、尺侧腕屈肌和指深屈肌尺侧半以外的所有前臂前群肌。在手掌先发分支支配除拇收肌以外的鱼际肌及手掌桡侧 2/3 的皮肤；再分成 3 条指掌侧总神经，向下又分为指掌侧固有神经循指侧缘至指尖，分布于桡侧 3 个半手指掌面及其中节和远节背面的皮肤；并支配第 1. 2 蚓状肌。正中神经损伤（好发于腕管）后，除其皮肤分布区出现感觉障碍（以拇指、示指和中指的远节最明显）以外，主要表现为鱼际肌萎缩而手掌变得平坦，临床称为“猿手”，拇指不能对掌（对掌不能）。

5. 描述尺神经的起始、经行、分支、分布及损伤表现。

答：尺神经发自臂丛内侧束，伴肱动脉在肱二头肌内侧沟下行，于臂中份穿至内侧肌间隔后面下行，然后伴尺侧上副动脉经尺神经沟向下穿尺侧腕屈肌起始端至前臂前面，在尺侧腕屈肌深面伴尺动脉下行，至桡腕关节上方发出手背支，尺神经本干继续下行，经屈肌支持带浅面在豌豆骨桡侧分为浅、深两支进入手掌。尺神经在臂部无分支。在前臂发出肌支支配尺侧腕屈肌和指深屈肌尺侧半。 其手背支转至背侧，分布于手背尺侧半和尺侧两个半手指背面的皮肤。浅支为皮支，分布于小鱼际（手掌尺侧 1/3）和尺侧一个半手指掌面的皮肤；深支为肌支，支配小鱼际肌、拇收肌，以及第 3、4 蚓状肌和骨间肌。

尺神经损伤（好发于尺神经沟）后，除其皮肤分布区感觉障碍（以尺侧一个半手指的内侧缘为主）以外，主要表现为第 4、第 5 指的掌指关节过伸及指骨间关节屈曲、小鱼际肌和骨间肌萎缩、各掌骨间凹陷，而呈现特有的“爪形手”等。

6. 描述桡神经的起始、经行、分支、分布及损伤表现。

答：桡神经发自臂丛后束，先在肱动脉后方下行，然后伴肱深动脉向后，经桡神经沟行向外下，穿外侧肌间隔至肱骨外上髁前方，在肱桡肌与肱肌间分为浅、深两支。桡神经在臂部发出肌支支配肱三头肌（臂后群肌）和肱桡肌；皮支分布于臂后面和前臂后面的皮肤。桡神经浅支在肱桡肌深面伴桡动脉下行，至前臂中下 1/3 交界处附近转向背侧，分布于手背桡侧半和桡侧 2 个半手指近节背面的皮肤；深支经桡骨颈外侧穿旋后肌至前臂后骨筋膜鞘改称为骨间后神经，在浅、深两层肌间下行，沿途发肌支支配前臂后群肌。

肱骨中段骨折很容易损伤桡神经沟内的桡神经，引起相应分布区的皮肤感觉障碍（以第 1、2 掌骨间隙背面为主）。前臂后群肌瘫痪时，不能伸腕、伸指，前臂不能旋后，抬前臂时出现“垂腕征”。

7. 描述腰丛的组成、位置和分支。

答：腰丛由第 12 胸神经前支小部分、第 1～3 腰神经前支和第 4 腰神经前支大部分组成，位于腰大肌与腰方肌之间。腰丛除发出短小肌支支配髂腰肌和腰方肌外，还发出数条长支，即 6 大分支。它们是髂腹下神经、髂腹股沟神经、股外侧皮神经、股神经、闭孔神经和生殖股神经。

8. 描述骶丛的组成、位置和分支。

答：骶丛由第 4 腰神经前支小部分和第 5 腰神经前支合成的腰骶干，以及全部骶神经和尾神经的前支组成，位于骨盆后壁梨状肌的前表面。骶丛除发出短小肌支支配梨状肌、闭孔内肌和肛提肌等外，还发出下列较长的分支，即 5 大分支。它们是臀上神经、臀下神经、坐骨神经、股后皮神经和阴部神经。

9. 描述坐骨神经的起始、经行、分支、分布及损伤表现。

答：坐骨神经起自骶丛，是人体最粗的周围神经，穿梨状肌下孔出盆腔，在臀大肌深面向下经股骨大转子与坐骨结节连线中点下行至股后区，通常在腘窝上角分为胫神经和腓总神经。坐骨神经在股后区发肌支支配股后群肌，即半腱肌、半膜肌和股二头肌；发细小关节支至髋关节和膝关节；向下延续的胫神经和腓总神经为其两个终支。

胫神经：在腘窝上角自坐骨神经分出后，向下与腘血管伴行，经小腿肌后群肌浅、深两层之间，伴胫后血管下行，经内踝后方，在踝管内分为足底内、外侧神经入足底，分布于足底肌和足底的皮肤。胫神经在腘窝和小腿后区发出肌支支配小腿后群肌；关节支至膝关节。在腘窝还发出腓肠内侧皮神经，伴小隐静脉下行，至小腿中下部与腓总神经发出的腓神经交通支或腓肠外侧皮神经吻合形成腓肠神经，继续伴小隐静脉下行，经外踝后方至足背外侧缘，沿途分布于小腿后外侧和足外侧缘的皮肤。胫神经损伤（好发于腘窝）后，出现小腿后面和足底皮肤感觉障碍、足不能跖屈、内翻力减弱，呈背屈和外翻位，称“钩状足”。

腓总神经：在腘窝上角自坐骨神经分出后，沿股二头肌内侧缘走向外下，绕腓骨颈外侧向前，穿腓骨长肌分为腓浅神经和腓深神经。腓浅神经：在腓骨长、短肌与趾长伸肌之间下行，分支支配腓骨长、短肌，即小腿外侧群肌，至小腿中下 1/3 交界处浅出，分布于小腿外侧、足背和趾背的皮肤；腓深神经：在小腿前群肌之间伴胫前血管下行，经踝前至足背，沿途发肌支支配小腿前群肌和足背肌，终支分布于第 1 趾骨间隙两侧的趾背皮肤。腓总神经在腘窝还发出腓肠外侧皮神经及腓神经交通支，前者至小腿外侧的皮肤，后者与腓肠内侧皮神经吻合形成腓肠神经。腓总神经损伤（好发于腓骨颈处）后，出现小腿外侧与足背皮肤感觉障碍、足不能背屈和外翻，呈下垂内翻位，称“马蹄内翻足”。

10. 描述脑神经的分类及含副交感纤维的脑神经。

答：脑神经有 12 对，可分为感觉性、运动性和混合性 3 种。感觉性脑神经包括嗅神经、视神经和前庭蜗神经；运动性脑神经包括动眼神经、滑车神经、展神经，副神经和舌下神经；混合性脑神经包括三叉神经、面神经、舌咽神经和迷走神经。含副交感纤维的脑神经包括动眼神经、面神经、舌咽神经和迷走神经。

11. 描述眼（球）外肌的神经支配及主要损伤表现。

答：眼（球）外肌共有 7 块。其中，运动眼球的有 6 块，它们是上直肌、下直肌、内直肌、外直肌、上斜肌和下斜肌；上提眼睑的有 1 块，即上睑提肌。其神经支配如下，动眼神经上支支配上睑提肌和上直肌，下支支配下直肌、内直肌和下斜肌；滑车神经支配上斜肌；展神经支配外直肌。一侧动眼神经损伤，可导致患侧除上斜肌和外直肌以外的全部眼外肌瘫痪，出现上睑下垂、外斜视及眼球不能向上、下、内转动，以及瞳孔散大和患侧对光反射消失等表现，称为动眼神经麻痹。一侧展神经损伤，可导致外直肌瘫痪，出现内斜视表现。

12. 描述三叉神经的性质、连接脑的部位、穿颅的部位和主要分支。

答：三叉神经为混合性脑神经，含一般躯体感觉和特殊内脏运动两种纤维，分别形成粗大的感觉根和较小的运动根，在脑桥与小脑中脚移行处连于脑。感觉根在颞骨岩部三叉神经压迹处膨大成三叉神经节，由感觉神经元胞体集聚形成。从该神经节向前发出三叉神经的三大分支，即眼神经、上颌神经和下颌神经。运动根，即特殊内脏运动纤维，出脑后贴于感觉根内侧，然后加入下颌神经，支配咀嚼肌和口底肌等。

眼神经：感觉性，含一般躯体感觉纤维，自三叉神经节发出，向前穿海绵窦外侧壁，经眶上裂入眶，分为 3 支：①额神经，又分为眶上神经和滑车上神经，分布于上睑和额顶部的皮肤及上睑结膜等处；②泪腺神经，分布于泪腺及上睑的结膜和皮肤，此支含来自面神经（翼腭神经节）的副交感纤维，参与控制泪腺分泌；③鼻睫神经，分布于眼球、泪囊、鼻黏膜和鼻背皮肤等处。

上颌神经：感觉性，含一般躯体感觉纤维，自三叉神经节发出，向前穿海绵窦外侧壁，经圆孔出颅入翼腭窝，向前经眶下裂入眶改称眶下神经。主要分支有：①颧神经，分布至颧、颞部皮肤；②神经节支，为两小支，向下连翼腭神经节，纤维随翼腭神经节的分支分布于鼻、腭和咽顶部的黏膜；③上牙槽神经后支，分布于上颌牙、牙龈和上颌窦后部等处；④眶下神经，为上颌神经本干的延续，经眶下裂、眶下沟、眶下管前行，终支出眶下孔，分支分布于下睑、眶下、鼻翼、上唇的皮肤和黏膜。沿途还发出上牙槽神经前支、中支，与上牙槽神经后支一起形成上牙丛，分支分布于上颌牙、牙龈和上颌窦等处。

下颌神经：混合性，含一般躯体感觉和特殊内脏运动两种纤维，粗大的感觉纤维自三叉神经节发出，细小的感觉根位于其内侧。二者一起经卵圆孔出颅至颞下窝，主要分支如下：①咀嚼肌神经，含特殊内脏运动纤维，支配咀嚼肌。②耳颞神经，以两根包绕脑膜中动脉，向后合成一支，经颞下颌关节后方穿过腮腺上行，伴颞浅血管分布于耳郭前部和颞区的皮肤，并分支至腮腺。此支含来自舌咽神经（耳神经节）的副交感纤维，参与控制腮腺分泌。③颊神经，分布于颊部的皮肤和黏膜。④下牙槽神经，经下颌孔入下颌管，分布于下颌牙和牙龈；其终支出颏孔称颏神经，分布于颏部和下唇的皮肤和黏膜；下牙槽神经入下颌孔前还发出下颌舌骨肌神经，支配下颌舌骨肌和二腹肌前腹。⑤舌神经，分布于口腔底和舌前 2/3 的黏膜，传导一般躯体感觉神经冲动。

13. 描述面神经的分支、分布。

答：面神经分为面神经管内的分支和面神经管外（出茎乳孔后）的分支两大类。

面神经在面神经管内的分支：有岩大神经、鼓索和镫骨肌神经。岩大神经含一般内脏运动（副交感）纤维，至翼腭神经节换神经元，节后纤维参与控制泪腺（经泪腺神经）和鼻、腭黏膜腺的分泌。鼓索由面神经出茎乳孔前发出，向前上入鼓室，穿出鼓室至颞下窝，从后方加入舌神经。鼓索内含有特殊内脏感觉和一般内脏运动两种纤维。特殊内脏感觉（味觉）纤维，随舌神经分布于舌前 2/3 的味蕾，传导味觉神经冲动；一般内脏运动（副交感）纤维，随舌神经行走，分出至下颌下神经节换神经元，节后纤维分布于下颌下腺和舌下腺，控制它们的分泌。镫骨肌神经含特殊内脏运动纤维，较细小，支配锥隆起深面的镫骨肌。

面神经在面神经管外（出茎乳孔后）的分支：面神经出茎乳孔后，发出小支支配枕额肌枕腹、耳周围肌、二腹肌后腹和茎突舌骨肌。主干向前穿入腮腺，在腮腺内分支形成腮腺内丛，由腮腺内丛发出 5 个分支，即表情肌支，穿出腮腺前缘，呈辐射状分布，支配表情肌（面肌）和颈阔肌。5 个表情肌支：①颞支，支配枕额肌额腹和眼轮匝肌等；②颧支，支配眼轮匝肌及颧肌等；③颊支，支配颊肌、口轮匝肌及其他口周围肌；④下颌缘支，沿下颌骨下缘向前，支配下唇诸肌；⑤颈支：在颈阔肌深面走向前下，支配颈阔肌。

14. 描述与面神经有关的神经节的名称、性质及纤维联系。

答：与面神经有关的神经节是膝神经节、翼腭神经节和下颌下神经节。膝神经节在面神经管内，由特殊内脏感觉神经元胞体聚集而成，其神经元的周围突分布于舌前 2/3 的味蕾，传导味觉神经冲动。翼腭神经节和下颌下神经节皆为副交感神经节，即节后神经元。翼腭神经节在翼腭窝内、上颌神经下方，接受面神经的分支岩大神经中一般内脏运动（副交感）纤维（节前纤维），换神经元后，节后纤维参与控制泪腺（经泪腺神经）和鼻、腭黏膜腺的分泌。下颌下神经节在舌神经下方、下颌下腺上方，接受面神经的分支鼓索中一般内脏运动（副交感）纤维（节前纤维），换神经元后，节后纤维分布于下颌下腺和舌下腺，控制它们的分泌。

15. 描述舌的神经分布。

答：分布至舌的神经包括两大类，即感觉神经和运动神经。感觉神经分为舌前 2/3 和舌后 1/3 两个部分。舌前 2/3 黏膜的感觉属于一般躯体感觉，其神经冲动由舌神经传导；舌前 2/3 味蕾的感觉，即味觉，属于特殊内脏感觉，其神经冲动由面神经分支鼓索（加入舌神经行走）传导。舌后 1/3 的黏膜和味蕾的一般内脏感觉和特殊内脏感觉神经冲动皆由舌咽神经的分支，即舌支传导。分布至舌的运动神经是舌下神经，控制所有舌内肌和舌外肌的运动。

16. 描述眶上裂和视神经管的形态和内容。

答：眶上裂为蝶骨大翼和蝶骨小翼之间的裂隙，其连通眼眶与颅中窝。眶上裂的主要内容有动眼神经、滑车神经、展神经、眼神经和眼静脉。视神经管是一个骨性管道，位于蝶骨小翼根部，由其两根相连而成，其连通眼眶与颅中窝。视神经管的主要内容有视神经和眼动脉。

17. 描述含有副交感纤维的脑神经及其相关神经节和效应器。

答：含有副交感纤维的脑神经包括动眼神经、面神经、舌咽神经和迷走神经。

随动眼神经行走的副交感节前纤维至睫状神经节换神经元，换神经元后发节后纤维至瞳孔括约肌和睫状肌，参与完成瞳孔对光反射和晶状体调节反射。随面神经行走的副交感节前纤维一部分至翼腭神经节换神经元，换神经元后发节后纤维至泪腺和鼻腭黏膜腺，控制它们的分泌；另一部分至下颌下神经节换神经元，换神经元后发节后纤维至下颌下腺和舌下腺，控制它们的分泌。随舌咽神经行走的副交感节前纤维，至耳神经节换神经元，换神经元后发节后纤维至腮腺，控制其分泌。随迷走神经行走的副交感节前纤维，至器官旁节或器官内节换神经元，换神经元后发节后纤维分布至结肠左曲以上的器官和腺体，控制平滑肌、心肌的运动和腺体的分泌。

18. 描述十二对脑神经连接脑的部位和穿颅部位。

答：连接脑的部位：嗅神经——嗅球；视神经——外侧膝状体；动眼神经——脚间窝；滑车神经——下丘下方；三叉神经——脑桥和小脑中脚移行处；展神经、面神经和前庭蜗神经——延髓脑桥沟（由内向外依次排列）；舌咽神经、迷走神经和副神经——橄榄后沟（由上向下依次排列）；舌下神经——延髓前外侧沟。

穿颅部位：嗅神经——筛孔；视神经——视神经管；动眼神经、滑车神经、展神经——眶上裂；三叉神经的眼神经——眶上裂，上颌神经——圆孔，下颌神经——卵圆孔；面神经和前庭蜗神经——内耳门、内耳道；舌咽神经、迷走神经和副神经——颈静脉孔；舌下神经——舌下神经管。

19. 从支配对象、功能特点、周围经过神经元、形态特点、组织结构和纤维成分等方面对躯体运动神经与内脏运动神经进行比较。

答：①支配对象：躯体运动神经支配骨骼肌；内脏运动神经支配平滑肌、心肌和腺体。②功能特点：躯体运动神经受意志支配；内脏运动神经不受意志支配。③周围经过神经元：躯体运动神经自初级中枢至骨骼肌只有 1 个神经元。内脏运动神经自初级中枢发出后，需要在周围的内脏神经节内换神经元，然后发纤维到达效应器，故内脏运动神经有 2 个神经元。第 1 个神经元称为节前神经元，胞体位于脑干和脊髓内，其轴突称为节前纤维；第 2 个神经元称为节后神经元，胞体位于内脏神经节内，其轴突称为节后纤维。④形态特点：躯体运动神经以条索状神经（神经干）形式分布；内脏运动神经的节后纤维，常攀附于器官或血管而形成神经丛，然后由神经丛再分支分布至效应器。⑤组织结构：躯体运动神经为较粗的有髓纤维；内脏运动神经为较细的薄髓纤维（节前纤维）或无髓纤维（节后纤维）。⑥纤维成分：躯体运动神经只有 1 种纤维成分；内脏运动神经则有交感和副交感两种纤维成分，且多数内脏器官又同时接受交感和副交感纤维的双重支配。注：以上比较可以用表格形式呈现。

20. 描述颅部副交感神经的起始、经行、相关神经节和效应器。

答：颅部副交感神经随动眼神经、面神经、舌咽神经和迷走神经行走和分布。

随动眼神经行走的副交感节前纤维：来自动眼神经副核。入眶后，至睫状神经节换神经元，节后纤维进入眼球，支配瞳孔括约肌和睫状肌，参与完成瞳孔对光反射和晶状体调节反射。

随面神经行走的副交感节前纤维：来自上泌涎核。一部分经岩大神经至翼腭神经节换神经元，节后纤维分布于泪腺和鼻、腭黏膜腺；另一部分经鼓索、舌神经至下颌下神经节换神经元，节后纤维分布于下颌下腺和舌下腺。控制这些腺体的分泌。

随舌咽神经行走的副交感节前纤维：来自下泌涎核。经鼓室神经、岩小神经至耳神经节换神经元，节后纤维随耳颞神经分布于腮腺，控制其分泌。

随迷走神经行走的副交感节前纤维：来自迷走神经背核；随迷走神经分支至颈部、胸部和腹部的器官旁节或器官内节换神经元，节后纤维分布于结肠左曲以上的消化管和器官，控制肌肉（平滑肌和心肌）的运动和腺体的分泌。

21. 交感神经和副交感神经的比较。

答：交感神经和副交感神经同属于内脏运动神经，且常对器官进行双重支配，但是两者在来源、形态结构、分布范围、功能特点等方面又各有其特点。下面是二者的主要区别。

低级中枢的部位不同：交感神经的低级中枢位于 $T_1 \sim L_3$ 脊髓灰质侧角细胞即中间外侧核；副交感神经的低级中枢位于脑干的副交感神经核（4 对）和 $S_{2\sim4}$ 脊髓灰质侧角细胞，即骶副交感核。

神经节的位置不同：交感神经节位于脊柱两旁（椎旁神经节）和脊柱前方（椎前神经节），它们距离脊髓较近、距离所支配器官较远，所以节前纤维短、节后纤维长；副交感神经节位于所支配器官的附近（器官旁节）或壁内（器官内节），所以节前纤维长、节后纤维短。

节前神经元和节后神经元的比例不同：一个交感节前神经元的轴突可以与较多的节后神经元建立突触联系；而一个副交感节前神经元的轴突则与较少的节后神经元建立突触联系。

分布的范围不同：节前神经元和节后神经元比例的不同，决定了交感神经的作用范围较广泛，而副交感神经的作用范围则较局限。

对同一器官所起的作用不同：二者对同一器官的作用，既互相拮抗，又相互统一。当机体处于剧烈运动或应付紧急事件时（消耗能量），交感神经活动加强，副交感神经活动减弱，出现瞳孔开大、心肌收缩力增强、心率加快、血压升高、支气管扩张、立毛肌收缩（竖毛）、汗腺分泌（流汗）、消化活动抑制等现象；相反，当机体处于安静或睡眠等放松状态时（恢复或储存能量），则副交感神经活动加强，交感神经活动减弱，从而出现瞳孔缩小、心肌收缩力减弱、心率减慢、血压下降、支气管收缩、消化活动增强等现象。机体通过交感神经和副交感神经作用的对立统一，保持了各器官活动的动态平衡，从而使机体能够更好地适应内、外环境的变化。

第十五章　中枢神经系统

一、A1 型题（单句型最佳选择题）

1. D	2. E	3. A	4. C	5. D
6. B	7. C	8. D	9. E	10. C
11. D	12. C	13. D	14. B	15. C
16. B	17. B	18. D	19. C	20. B
21. C	22. C	23. E	24. B	25. C
26. D	27. E	28. A	29. B	30. D
31. A	32. A	33. B	34. C	35. D
36. E	37. D	38. A	39. C	40. A
41. E	42. B	43. C	44. C	45. B
46. B	47. A	48. A	49. A	50. D
51. B	52. C	53. C	54. D	55. E
56. B	57. E	58. A	59. C	60. D
61. C	62. E	63. D	64. E	65. B
66. C	67. D	68. E	69. B	70. B
71. D	72. D	73. C	74. C	75. E
76. A	77. B	78. C	79. A	80. B
81. C	82. E	83. B	84. D	85. C
86. B	87. D	88. C	89. C	90. D
91. E	92. C	93. C	94. E	95. A
96. B	97. C	98. A	99. A	100. D
101. E	102. B	103. B	104. A	105. C
106. E	107. D	108. C	109. B	110. E
111. A	112. B	113. C	114. C	115. D
116. C	117. E	118. D	119. D	120. C
121. E	122. C	123. E	124. D	125. E
126. A	127. B	128. C	129. C	130. A
131. B	132. E	133. E	134. D	135. E
136. D	137. A	138. B	139. A	140. B
141. D	142. E	143. D	144. B	145. B
146. C	147. A	148. A	149. B	150. C
151. D	152. A	153. C	154. D	155. E
156. E	157. C	158. B	159. C	160. D
161. E	162. C	163. B	164. C	165. D
166. E	167. D	168. E	169. B	170. C
171. A	172. B	173. B	174. C	175. D
176. C	177. C	178. D	179. D	180. A
181. A	182. C	183. C	184. A	185. A
186. B	187. C	188. D	189. A	190. D
191. E	192. A	193. B	194. E	195. D
196. D	197. C	198. C	199. B	200. A
201. A	202. A	203. C	204. B	205. B
206. E	207. C	208. D	209. B	210. C
211. A	212. D	213. D	214. E	215. E
216. A	217. A	218. B	219. B	220. E
221. E	222. B	223. B	224. A	225. B
226. C	227. D	228. A	229. B	230. C
231. A	232. B	233. D	234. C	235. E
236. C	237. D	238. E	239. A	240. C
241. D	242. B	243. A	244. D	245. E
246. A	247. A	248. C	249. D	250. C
251. A	252. B	253. C	254. A	255. B
256. C	257. C	258. D	259. E	260. C
261. C	262. D	263. D	264. E	265. E
266. C	267. B	268. B	269. D	270. D
271. A	272. E	273. C	274. A	275. B
276. C	277. D	278. E	279. A	280. C
281. B	282. D	283. E	284. B	285. A
286. C	287. D	288. D	289. E	290. D
291. E	292. B	293. C	294. A	295. C
296. B	297. D	298. E	299. A	300. E
301. E	302. C	303. B	304. A	305. E
306. D	307. E	308. C	309. C	310. B
311. B	312. C	313. C	314. E	315. B
316. A	317. B	318. E	319. C	320. D
321. B	322. D	323. D	324. E	325. E
326. D	327. C	328. A	329. D	330. E
331. C	332. D	333. C	334. B	335. C
336. D	337. E	338. C	339. E	340. C
341. D	342. E	343. C	344. D	345. E
346. A	347. B	348. C	349. C	350. D
351. E	352. A	353. B	354. C	355. C
356. E	357. C	358. E	359. E	360. C
361. A	362. B	363. B	364. D	365. D
366. E	367. A	368. E	369. D	370. B
371. C	372. D	373. E	374. A	375. A
376. B	377. B	378. A	379. A	380. E
381. D	382. E	383. D	384. E	385. C
386. E	387. D	388. E	389. B	390. A
391. A	392. B	393. C	394. E	395. A
396. D	397. E	398. C	399. A	400. B
401. D	402. E	403. D	404. C	405. C
406. B	407. B	408. C	409. A	410. A
411. C	412. C	413. E	414. C	415. D

416. E 417. D 418. B 419. A 420. D
421. C 422. D 423. C 424. B 425. C
426. D 427. D 428. E 429. B 430. E
431. A 432. C 433. B 434. D 435. C
436. B 437. E 438. B 439. D 440. C
441. E 442. C 443. B 444. D 445. B
446. A 447. E 448. A 449. D 450. B
451. A 452. A 453. B 454. A 455. B
456. B 457. B 458. D 459. A 460. C
461. A 462. E 463. E 464. D 465. C
466. A 467. C 468. E 469. B 470. D
471. A 472. B 473. A 474. B 475. C
476. B 477. C 478. B 479. D 480. B
481. A 482. B 483. C 484. D 485. E
486. B 487. E 488. A 489. C 490. D
491. B 492. C 493. E 494. D 495. B
496. C 497. D 498. E 499. B 500. D
501. C 502. D 503. E 504. D 505. A
506. C 507. A 508. A 509. C 510. A
511. D 512. E 513. C 514. B 515. E
516. D 517. E 518. B 519. A 520. B
521. C 522. E 523. B 524. C 525. C
526. A 527. A 528. C 529. D 530. E
531. B 532. E 533. B 534. B 535. D
536. D 537. B 538. E 539. B 540. D
541. A 542. B 543. A 544. C 545. D
546. E 547. C 548. D 549. E 550. C
551. A 552. B 553. C 554. A 555. E
556. C 557. A 558. D 559. E 560. C
561. D 562. A 563. C 564. D 565. C
566. B 567. A 568. C 569. D 570. D
571. E 572. B 573. B 574. B 575. A
576. A 577. E 578. E 579. A 580. D
581. E 582. C 583. D 584. C 585. A
586. B 587. D 588. E 589. D 590. E
591. B 592. A 593. C 594. B 595. A
596. D 597. C 598. E 599. C 600. D
601. A 602. C 603. E 604. C 605. B
606. D 607. C 608. A 609. B 610. C
611. B 612. D 613. E 614. D 615. B
616. A 617. C 618. D 619. D 620. A
621. B 622. C 623. A 624. E 625. A
626. C 627. A 628. B 629. C 630. D
631. B 632. D 633. B 634. E

二、B1 型题（标准配伍题）

1. C 2. A 3. B 4. D 5. D
6. E 7. A 8. B 9. A 10. B
11. C 12. E 13. D 14. B 15. E
16. A 17. D 18. C 19. A 20. D
21. C 22. B 23. E 24. B 25. C
26. E 27. D 28. D 29. E 30. B
31. D 32. A 33. B 34. E 35. C
36. E 37. D 38. B 39. E 40. D
41. A 42. B 43. D 44. E 45. B
46. C 47. D 48. A 49. B 50. C
51. E 52. C 53. E 54. A 55. D
56. B 57. E 58. A 59. C 60. B
61. B 62. A 63. B 64. D 65. D
66. B 67. A 68. B 69. A 70. C
71. E 72. D 73. D 74. E 75. E
76. A 77. C 78. B 79. E 80. D
81. B 82. A 83. C 84. B 85. E
86. A 87. C 88. B 89. D 90. E
91. A 92. C 93. C 94. B 95. E
96. D 97. E 98. B 99. D 100. A
101. C 102. E 103. B 104. D 105. E
106. C 107. B 108. A 109. D 110. A
111. E 112. B 113. B 114. D 115. B
116. A 117. E 118. B 119. C 120. A
121. E 122. A 123. D 124. C 125. B
126. C 127. B 128. B 129. E 130. D
131. E 132. A 133. B 134. C 135. C
136. B 137. E 138. A 139. C 140. B
141. D 142. E 143. A 144. B 145. E
146. C 147. C 148. E 149. D 150. A
151. B 152. C 153. D 154. A 155. E
156. D 157. C 158. B 159. A 160. E
161. C 162. D 163. B 164. A 165. B
166. A 167. B 168. D 169. B 170. D
171. A 172. E 173. D 174. B 175. C
176. E 177. B 178. D 179. C 180. E
181. A 182. D 183. A 184. B 185. D
186. E 187. B 188. A 189. B 190. D
191. A 192. E 193. A 194. C 195. E
196. B 197. D 198. E 199. E 200. A
201. C 202. C 203. A 204. B 205. E
206. D 207. A 208. B 209. E 210. B
211. D 212. C 213. A 214. E 215. B
216. D 217. A 218. C 219. E 220. C
221. D 222. E 223. B 224. A 225. E
226. C 227. D 228. B 229. A 230. C
231. E 232. C 233. D 234. E 235. A
236. B 237. E 238. C 239. D 240. B

241. A 242. C 243. A 244. E 245. B
246. C 247. A 248. E 249. D 250. C
251. B 252. E 253. C 254. A 255. E
256. C 257. D 258. B 259. E 260. D
261. A 262. C 263. D 264. B 265. D
266. E 267. B 268. A 269. B 270. A
271. D 272. E 273. C 274. B 275. D
276. E 277. B 278. A 279. E 280. D
281. E 282. A 283. B 284. D 285. C
286. B 287. C 288. A 289. E 290. D
291. D 292. E 293. C 294. A 295. B
296. D 297. A 298. C 299. E 300. D
301. A 302. E 303. B 304. B 305. A
306. E 307. D 308. B 309. D 310. E
311. A 312. D 313. C 314. E 315. A
316. B 317. C 318. B 319. D 320. A
321. E 322. C 323. A 324. B 325. E
326. E 327. C 328. A 329. D 330. E
331. C 332. B 333. D 334. E 335. B
336. D 337. A 338. C 339. B 340. C
341. D 342. E 343. A 344. B 345. D
346. A 347. B 348. C 349. D 350. E
351. B 352. C 353. A 354. C 355. E
356. A 357. E 358. D 359. B 360. A
361. C 362. B 363. A 364. E 365. D
366. A 367. E 368. D 369. A 370. E
371. C 372. A 373. A 374. D 375. B
376. E 377. B 378. C 379. D 380. E
381. A 382. B 383. C 384. D 385. E
386. A 387. E 388. C 389. B 390. C
391. A 392. C 393. A 394. E 395. C
396. A 397. E 398. B 399. D 400. D
401. C 402. E 403. B 404. A 405. D
406. E 407. C 408. A 409. B 410. D
411. A 412. B 413. D 414. E 415. B
416. A 417. E 418. C 419. D 420. B
421. C 422. E 423. B 424. D 425. B
426. A 427. E 428. D 429. D 430. C
431. A 432. B 433. E 434. C 435. B
436. A 437. B 438. A 439. D 440. C

三、X 型题（多项选择题）

1. ABDE 2. ABD 3. BCD
4. ABCDE 5. BCD 6. ABC
7. DE 8. ABDE 9. ABDE
10. BCD 11. ABDE 12. BD
13. BDE 14. ACD 15. BDE
16. ABE 17. ACE 18. BCE
19. BE 20. AE 21. BCDE
22. ABCD 23. ABDE 24. BCDE
25. ABC 26. ACD 27. CDE
28. ABC 29. ABCD 30. ABDE
31. ABDE 32. ABCE 33. ABCD
34. AB 35. CDE 36. ABC
37. ACE 38. AB 39. CE
40. BCDE 41. BCE 42. BD
43. ABD 44. ABDE 45. AC
46. BCDE 47. ABCDE 48. CE
49. BCDE 50. ABE 51. ABCDE
52. ACDE 53. ABCE 54. BD
55. CE 56. ABDE 57. AC
58. BDE 59. ABCDE 60. ACD
61. BDE 62. BCD 63. ABE
64. BCD 65. ABCD 66. ACE
67. ABE 68. BCD 69. ABCDE
70. CE 71. ABCDE 72. ABCDE
73. ABE 74. ACDE 75. BE
76. AC 77. AD 78. ABCD
79. CDE 80. ACD 81. ABC
82. DE 83. BCD 84. ABCDE
85. ABCDE 86. BCDE 87. ABCD
88. AB 89. CDE 90. ABCDE
91. ABCDE 92. ABCDE 93. ABCD
94. ABE 95. ABCE 96. BCDE
97. ABD 98. BD 99. ACDE
100. ABDE 101. BCDE 102. BC
103. AB 104. DE 105. BCD
106. ABCD 107. BCE 108. ABC
109. CDE 110. ACE 111. BCE
112. ABDE 113. ABCDE 114. ABC
115. ABCDE 116. ABCDE

四、A2 型题（病例摘要型最佳选择题）

1. C 2. D 3. C 4. A 5. B
6. C 7. E 8. B 9. D 10. E
11. C 12. A 13. D 14. B 15. D
16. C 17. E 18. B 19. D 20. C

五、名词解释

1. 马尾（cauda equina） 腰、骶、尾部的脊神经根丝在穿出相应的椎间孔之前，先在椎管内向下延伸一段较长的距离，这些神经根丝围绕终丝形成马尾。成人一般在第 1 腰椎以下已无脊髓，故为安全起见，临床常选择 $L_{3\sim4}$ 或 $L_{4\sim5}$ 的棘突间隙进行腰椎穿刺。

2. 下运动神经元（lower motor neuron） 包括脑神经运动核、脊髓前角细胞和它们所发出的神经纤维。下运动神经元是接受锥体系、锥体外系和小脑系等神经冲动的最后神经元，是神经冲动到达骨骼肌的唯一通路。其功能是将这些神经冲动组合起来，通过周围神经传递到运动终板，引起肌肉收缩。由脑神经运动核发出的轴突组成的脑神经直接达到他们所支配的肌肉。由脊髓前角运动细胞发出的轴突经过前根、神经丛、周围神经达到所支配的肌肉。下运动神经元损伤将出现周围性瘫痪（弛缓性瘫痪）的表现。

3. 骶副交感核（sacral parasympathetic nucleus） 在骶髓 2～4 节段（$S_{2\sim4}$）相当于灰质侧角的位置，形态和功能相似的细胞聚集形成骶副交感核，为骶部副交感神经的低级中枢，即节前神经元，其轴突随骶神经前根出骶前孔后，离开骶神经形成盆内脏神经。

4. 感觉分离（sensory dissociation） 是指脊髓中央管附近的病变，如脊髓空洞症或脊髓肿瘤等累及白质前连合中斜越交叉的脊髓丘脑束纤维时，表现为损伤平面 1～2 个节段以下，躯体双侧温度觉和痛觉丧失；由于精细触觉在后索上行，故对其影响不大。这种温度觉和痛觉减弱或丧失，精细触觉基本正常的现象称为感觉分离。在脊髓半切综合征时，损伤对侧 1～2 个节段以下亦也可出现感觉分离现象。

5. 脊髓反射（spinal reflex） 是脊髓本身所固有的反射，其反射弧并不经过大脑。脊髓反射的固有装置包括脊神经后根、脊髓灰质、固有束和脊神经前根等。来自感受器的感觉神经冲动经脊神经后根传入脊髓，经脊髓灰质和固有束的联系，由脊神经前根将运动神经冲动传至效应器引起效应。由于没有大脑的下行抑制，脊髓反射大多具有原始、本能和低级等特点。脊髓反射又可分为躯体反射和内脏反射，躯体反射包括牵张反射、屈反射和翻正反射等；内脏反射包括排尿反射、排便反射、竖毛反射和性反射等，排尿和排便反射的中枢位于骶髓。

6. 橄榄后沟（retroolivary sulcus） 延髓橄榄后方纵形的浅沟称为橄榄后沟。沟中自上而下依次有舌咽神经、迷走神经和副神经相连。

7. 延髓脑桥沟（bulbopontine sulcus） 延髓与脑桥的腹侧面借横行的延髓脑桥沟分界，沟中由内向外依次有展神经、面神经和前庭蜗神经相连。

8. 脑桥小脑三角（pontocerebellar trigone） 在延髓脑桥沟外侧端，延髓、脑桥和小脑的交角处称为脑桥小脑三角，面神经和前庭蜗神经恰好位于该三角内。此处的肿瘤如听神经瘤等，可侵及这两条脑神经而引起相应的临床表现。

9. 延髓麻痹（bulbar paralysis） 延髓麻痹，又称球麻痹，是指由延髓或其以上部位的病变导致的麻痹，主要表现为饮水、进食呛咳，以及吞咽困难、声音嘶哑或失声等。通常把延髓内的运动神经核或来自延髓的舌咽神经、迷走神经、副神经和舌下神经损伤所导致的麻痹，称为真性延髓（球）麻痹；而把脑桥或脑桥以上部位损伤，造成延髓内运动神经核失去上位神经支配，而出现的延髓麻痹，称为假性延髓（球）麻痹。

10. 顶盖前区（pretectal area） 位于中脑和间脑移行处、上丘嘴侧，含顶盖前核，由若干神经元构成。经视束、上丘臂，该区直接接受来自视网膜的视觉纤维，并接受视皮质和上丘的投射纤维。其传出纤维部分经中脑水管腹侧交叉或经后联合交叉，止于对侧动眼神经副核；部分纤维不交叉直接止于同侧动眼神经副核。参与完成直接和间接瞳孔对光反射和晶状体调节反射。

11. 面神经丘（facial colliculus） 菱形窝即第四脑室底的内侧隆起，在髓纹稍上方形成的圆形隆起为面神经丘，内含展神经核和围绕该核的面神经膝。

12. 一般躯体运动核（general somatic motor nucleus） 位于第四脑室底的最内侧，邻近正中线，包括支配眼外肌的动眼神经核、滑车神经核和展神经核；支配舌肌的舌下神经核。这些肌肉皆为肌节衍化的骨骼肌，因此，这些核团相当于脊髓前角运动细胞向脑干的延续。

13. 一般内脏运动核（general visceral motor nucleus） 位于一般躯体运动核的外侧，靠近界沟。由上而下由动眼神经副核、上泌涎核、下泌涎核和迷走神经背核组成，支配头、颈、胸腔和腹腔器官的平滑肌、心肌和腺体，可以看作是脊髓骶副交感核和中间外侧核在脑干内的延伸。

14. 特殊内脏运动核（special visceral motor nucleus） 位于一般内脏运动核腹外侧，包括三叉神经运动核、面神经核、疑核和副神经核。它们支配咀嚼肌、面肌（表情肌），以及腭、咽、喉和食管上部的骨骼肌等。由于这些肌肉是鳃弓衍化而来，与内脏功能密切相关，所以这些核团命名为特殊内脏运动性核。

15. 孤束核（nucleus of solitary tract） 一般和特殊内脏感觉核位于界沟外侧，内侧毗邻一般内脏运动核。此核由单一的孤束核组成。孤束核上段接受属于特殊内脏感觉的味觉神经冲动；中下段则接受头、颈、胸、腹器官的一般内脏感觉神经冲动。

16. 特殊躯体感觉核（special somatic sensory nucleus） 位于一般和特殊内脏感觉核外侧、菱形窝的外侧份，包括前庭神经核和蜗神经核。它们接受来自内耳平衡觉和听觉神经冲动，由于膜迷路为起源于外胚层的特殊感受器，所以为特殊躯体感觉。

17. 一般躯体感觉核（general somatic sensory nucleus） 位于特殊躯体感觉核的腹外侧，由三叉神经的 3 对感觉核，即三叉神经中脑核、三叉神经脑桥核和三叉神经脊束核组成。它们接受头面部一般的浅、深感觉神经冲动。

18. E-W 核（Edinger-Westphal 核） 即动眼神经副核（accessory nucleus of oculomotor nerve），为副交感性质（低级中枢）、节前神经元，位于动眼神经核背内侧，发出纤维随动眼神经行走，至睫状神经节换神经元，节后纤维支配瞳孔括约肌和睫状肌，参与完成瞳孔对光反射和晶状体调节反射。

19. 上泌涎核（superior salivatory nucleus） 为副交感性质（低级中枢）、节前神经元，散在于脑桥下部面神经核下端附近的网状结构中，发出纤维随面神经行走至翼腭神经节和下颌下神经节换神经元，节后纤维控制泪腺、鼻腭黏膜腺和下颌下腺、舌下腺的分泌。

20. 下泌涎核（inferior salivatory nucleus） 副交感性质（低级中枢），节前神经元，散在于延髓上部网状结构内，发纤维随舌咽神经行走，至耳神经节换元，节后纤维控制腮腺的分泌。

21. 迷走神经背核（dorsal nucleus of vagus nerve）为副交感性质（低级中枢）、节前神经元，位于第四脑室底的迷走神经三角内，向下延至延髓关闭部中央管两侧，发出纤维随迷走神经行走，至器官旁节或器官内节换神经元，节后纤维分布于颈部、胸腔，以及大部分腹腔器官（降结肠、乙状结肠与盆腔器官除外）即结肠左曲以上的平滑肌、心肌和腺体。

22. 内侧丘系（medial lemniscus） 传导躯干和四肢本体感觉和精细触觉神经冲动。薄束和楔束上传至薄束核和楔束核；两束核转发二级纤维弓状走向中央管腹侧，在锥体交叉上方交叉称为内侧丘系交叉，交叉后折转上行称为内侧丘系；止于背侧丘脑腹后外侧核。

23. 脊髓丘系（spinal lemniscus） 即脊髓丘脑束。传导躯干和四肢温痛觉和触压觉神经冲动。脊神经节细胞的中枢突上传至脊髓灰质后角中间神经元；然后转发二级纤维经白质前连合交叉至对侧上行形成脊髓丘系，即脊髓丘脑束，包括脊髓丘脑侧束（温痛）和脊髓丘脑前束（触压）；止于背侧丘脑腹后外侧核。

24. 三叉丘系（trigeminal lemniscus） 即三叉丘脑束，传导头面部温痛觉和触压觉神经冲动。三叉神经节细胞的中枢突上传至三叉神经感觉核；转发二级纤维交叉到对侧上行形成三叉丘系，即三叉丘脑束；经脑桥和中脑上行至背侧丘脑腹后内侧核。

25. 外侧丘系（lateral lemniscus） 传导听觉神经冲动。听觉神经冲动由蜗神经传至蜗神经核，转发二级纤维在脑桥被盖前缘横越交叉至对侧形成斜方体，斜方体纤维上行形成外侧丘系；小部分不交叉的纤维进入同侧外侧丘系。外侧丘系的大部分纤维至下丘（核）换神经元；小部分不换神经元，共同形成下丘臂，止于内侧膝状体。

26. 脑干反射（brain stem reflex） 主要包括角膜反射和瞳孔对光反射。脑神经感觉核接受传入冲动，由脑神经运动核发动效应。如角膜反射，轻触角膜引起眨眼，其反射弧包括角膜感受器、三叉神经（感觉神经元胞体在三叉神经节）、三叉神经脑桥核（中间神经元胞体）、面神经核与面神经（运动神经元）、眼轮匝肌（效应器）等环节。

27. 小脑扁桃体（tonsil of cerebellum） 小脑半球前下面内侧部的膨隆称为小脑扁桃体，其前方毗邻延髓，下方靠近枕骨大孔。当颅内压增高时，可被挤压嵌入枕骨大孔形成小脑扁桃体疝，又称枕骨大孔疝，压迫延髓，危及生命。

28. 小脑核（cerebellar nuclei） 在小脑髓质的深部藏有的4对灰质核团称为小脑核。从内向外，依次为顶核、球状核、栓状核和齿状核。其中，顶核位于第四脑室顶上方；球状核和栓状核合称间位核；齿状核最大，呈皱缩囊袋状。小脑绝大部分传出纤维起自小脑核。

29. 后丘脑（metathalamus） 位于背侧丘脑的后外下方，包括内侧膝状体和外侧膝状体，分别以下丘臂和上丘臂连接下丘和上丘，分别为听觉和视觉传导中继站。

30. 上丘脑（epithalamus） 位于第三脑室顶部及其周围，主要包括丘脑髓纹、缰三角、缰连合、松果体及后连合等。丘脑髓纹为背侧丘脑背侧面和内侧面移行处的细纤维束；向后连于缰三角；左、右缰三角之间为缰连合；缰连合后方有松果体。后连合一般认为属于上丘脑，与顶盖前区毗邻，具体功能不详，可能与瞳孔对光反射有关。

31. 下丘脑（hypothalamus） 位于背侧丘脑前

下方、下丘脑沟以下，形成第三脑室前下部的侧壁和室底。主要包括终板、视交叉、视束、灰结节、正中隆起、漏斗和乳头体。在脑底面可见左、右视神经汇合形成的视交叉，视交叉向后外延为视束，向前上续于端脑的终板；视交叉后方为灰结节，其中部为正中隆起，向下移行漏斗，漏斗的下端连接垂体；灰结节后方是一对圆形的隆起称为乳头体。

32. 颞横回（transverse temporal gyri） 在端脑外侧沟下壁、颞上回上面后部，有 2～3 个短而横形的脑回称为颞横回，为听觉中枢。

33. 距状沟（calcarine sulcus） 位于大脑半球内侧面后下份，楔叶下界，即楔叶和舌回、枕颞内侧回、枕颞外侧回之间的深沟为距状沟，为视觉中枢。

34. 穹窿回（fornicate convolution） 海马旁回、钩和扣带回合称为穹窿回。穹窿回不仅是大脑边缘系统的重要组成部分，还与学习记忆等认知功能紧密相关，其结构和功能的完整性对于正常认知行为至关重要。

35. 海马结构（hippocampal formation） 海马旁回上缘的沟称为海马沟，沟内有一锯齿状的皮质窄条称为齿状回；齿状回外侧的部分皮质卷入侧脑室下角形成海马。海马和齿状回合称为海马结构，属于古皮质。海马结构是大脑中一个非常重要的结构，在学习和记忆过程中发挥关键作用。此外，海马结构还与情绪调节和情感记忆有关。对海马结构的深入研究将有助于准确理解学习、记忆和认知功能的基础机制。

36. 基底核（basal nuclei） 为靠近间脑周围，埋藏于大脑半球底部大脑髓质内的灰质核团的总称，包括尾状核、豆状核、屏状核和杏仁体。主要功能是控制自主运动，同时参与记忆、情感和奖励学习等高级认知活动。基底核病变可导致多种运动和认知障碍，包括帕金森病和亨廷顿病等。

37. 连合纤维（commissural fiber） 是联系两侧大脑半球皮质的纤维，包括胼胝体、前连合和穹窿连合。胼胝体由前向后分为嘴、膝、干和压部 4 个部分。前连合由连合两侧嗅球和颞叶前部的前后两个弓形纤维束构成。穹窿连合是联系两侧海马的三角形纤维薄片。

38. 内囊（internal capsule） 内囊是指大多数投射纤维集中通过一个特定区域，是宽厚的白质纤维板。位于背侧丘脑、尾状核和豆状核之间。在脑水平切面上，呈向外开口的“V”字形，分为内囊膝、内囊前肢和内囊后肢 3 个部分。内囊后肢又分为丘脑豆状核部、豆状核后部和豆状核下部。

39. 三偏综合征（triple deviation syndrome） 脑血管病（脑出血或脑梗死）等导致一侧内囊后肢损伤后，可引起典型的三偏综合征，即对侧偏身感觉障碍（丘脑中央辐射纤维受损）；对侧肢体偏瘫（皮质脊髓束损伤）；伤及视辐射，可引起对侧偏盲。若伤及内囊膝（皮质脑干束损伤），还可引起对侧舌肌和面下部肌肉瘫痪，即中枢性面瘫和舌瘫。

40. 优势半球（dominant hemisphere） 一般认为，语言代表区所在的半球为优势半球。优势半球是在人类社会历史发展过程中形成的，多数人为左侧大脑半球，包括右利者和一部分左利者；另有一部分左利者的语言功能集中在右侧大脑半球，此时右侧大脑半球为优势半球；极少数人的语言功能可能位于两侧大脑半球，此时两侧皆为优势半球。

41. 嗅脑（rhinencephalon） 是指与嗅觉直接相关的脑区，位于前脑底部，由嗅球、嗅束、嗅三角、嗅纹和嗅皮质［（海马旁回）钩］等组成。嗅脑在种系发生上较古老，属旧皮质。人类嗅脑不发达，已退化；低等动物如犬的嗅觉却很敏锐。

42. 边缘叶（limbic lobe） 海马旁回、钩、齿状回、海马、隔区（隔核）和扣带回等在间脑周围形成一个弯曲环形结构，称为边缘叶。脑岛前部、颞叶前端和眶回后部也包括在内。

43. 边缘系统（limbic system） 边缘叶加上与之联系密切的皮质下结构，如杏仁体、下丘脑、上丘脑、背侧丘脑前核群和中脑被盖内侧部等共同组成边缘系统，也称为内脏脑。在进化上较古老，参与嗅觉形成，为内脏活动的高级中枢；与个体生存和种族延续相关，参与摄食、性和生殖行为；参与情绪反应、精神、学习和记忆等高级神经活动。有文献报道，隔核参与情绪调节；如受损毁，可出现狂怒症状。

六、问答题

1. 描述脊髓内白质纤维束的分类和组成。

答：脊髓的纤维束大致可分为横行和纵行两类。横行的纤维束主要有白质前连合、后根和前根。在灰质连合前方横越中线的纤维称为白质前连合。后根进入脊髓分为内、外两部，内侧部主要为粗的有髓纤维，传导本体感觉和精细触觉的神经冲动；外侧部为细的薄髓或无髓纤维，传导温度觉、痛觉和内脏感觉的神经冲动。前根是前角运动神经元和侧角交感节前神经元或骶副交感核节前神经元的轴突。

纵行的纤维束又可分为短距离和长距离两种。短距离的纤维束，是一层紧贴灰质周缘的纤维，起止均在脊髓内部，称为固有束。长距离的纤维束，包括上行（感觉）纤维束和下行（运动）纤维束。上行纤维束起自脊神经节或脊髓灰质，将感觉神经冲动上传至脑；下行纤维束起自不同脑区，将运动神经冲动下传至脊髓灰质。上行纤维束主要有薄束和楔束、脊髓丘脑束和脊髓小脑束。下行纤维束主要包括皮质脊髓束、红核脊髓束、前庭脊髓束、顶盖脊髓束、网状脊髓束和内侧纵束等。

2. 描述皮质脊髓束的起始、经行、功能及损伤表现。

答：是人类脊髓中最大的下行纤维束，包括皮质脊髓侧束和皮质脊髓前束，分别位于外侧索中脊髓小脑后束内侧和前索前正中裂两侧。

皮质脊髓束起自大脑皮质中央前回和中央旁小叶前部，下行至延髓，大部分纤维经锥体交叉至对侧，进入外侧索下行直至骶髓，为皮质脊髓侧束，该束在下行中直接或间接终于灰质前角。皮质脊髓束中的小部分纤维，并不经过锥体交叉而直接降入同侧前索下行，一般不超过中胸髓，为皮质脊髓前束。该束在下行中大部分纤维经白质前连合交叉后终于对侧前角，小部分纤维始终不交叉终于同侧前角。皮质脊髓束的功能是控制躯干和四肢骨骼肌的随意运动，直接终于前角运动神经元的纤维主要支配肢体远端肌肉的精巧运动。

锥体交叉平面以下一侧皮质脊髓束损伤，表现为同侧损伤平面以下随意运动消失、肌张力升高、腱反射亢进，出现病理反射，肌肉萎缩不明显，称为痉挛性瘫痪，也称中枢性瘫痪或硬瘫。

3. 描述脑干腹侧面的形态结构。

答：中脑腹侧面：有 1 对强大的柱状膨隆，呈“V”形，称为大脑脚，内含大量上、下行纤维束。其间的凹陷为脚间窝，靠近其外侧有动眼神经穿出；窝底有许多小血管穿通，称为后穿质。

脑桥腹侧面：宽阔膨隆，称为脑桥基底部。正中有纵行微凹的基底沟，有基底动脉通过。脑桥基底部向两侧变窄，移行为小脑中脚；约在两者移行处有粗大的三叉神经相连。

延髓腹侧面：呈倒置锥体形，中线上有自脊髓上延的前正中裂，与脊髓交界处裂内有斜行交叉的纤维束，称为锥体交叉。前正中裂两侧是纵长隆起的锥体，由大脑皮质下行的皮质脊髓束（锥体束）构成。锥体外侧为前外侧沟，有舌下神经穿出。前外侧沟后外侧的纵长圆形隆起称为橄榄，内含下橄榄核。橄榄后方纵形的沟称为橄榄后沟，沟中自上而下依次有舌咽神经、迷走神经和副神经相连。

延髓与脑桥的腹侧面借延髓脑桥沟分界，沟中由内侧向外侧依次有展神经、面神经和前庭蜗神经相连。脑桥、延髓和小脑的交角处，称为脑桥小脑三角，面神经和前庭蜗神经恰好位于该角内，此处的肿瘤如听神经瘤等，可侵及这两条脑神经引起相应症状。

4. 描述脑干背侧面的形态结构。

答：中脑背侧面：可见上、下两对圆形隆起，分别称为上丘和下丘，合称为四叠体或中脑顶盖。上、下丘分别向外上方移行为上丘臂和下丘臂，二者分别连于间脑的外侧膝状体和内侧膝状体。

脑桥背侧面：中部是尖向上的三角形凹陷区，构成第四脑室底的上半。三角两侧是进出小脑的纤维束，形成小脑上脚、小脑中脚和小脑下脚，其中小脑上脚围成第四脑室底上半的周界。位于左、右小脑上脚间的薄层白质板称为上髓帆，也叫前髓帆，构成第四脑室顶的上半。滑车神经在下丘下，交叉穿出上髓帆上部，从脑干背面绕向前方。脑桥上端与中脑移行处较狭窄，称为菱脑峡，可作为脑桥与中脑的背侧分界。

延髓背侧面：分为上、下两段。上段即开放部，是一个尖向下的三角形凹陷区，构成第四脑室底的下半。薄束结节、楔束结节和小脑下脚围成第四脑室底下半的周界。三角底处横行的纤维束称为髓纹，可作为延髓与脑桥的背侧分界。下段即关闭部，中线可见脊髓上延的后正中沟，沟两侧的薄束和楔束上端膨大，分别形成薄束结节和楔束结节，内有相应的薄束核和楔束核。楔束结节的外侧向外上方缓缓隆起，形成小脑下脚。

5. 描述菱形窝的形态结构。

答：菱形窝即第四脑室底，由脑桥和延髓上段的背面构成。在窝的最宽处可见数条横形的纤维束即髓纹，相当于脑桥和延髓背面的分界线。窝的正中有纵行的正中沟，沟两侧的纵形隆起称为内侧隆起。内侧隆起在髓纹稍上方形成的圆丘为面神经丘，内含展神经核和围绕该核的面神经膝；内侧隆起在髓纹以下形成两个小三角区，内上方为舌下神经三角，外下方为迷走神经三角，分别含有舌下神经核和迷走神经背核。内侧隆起外侧的纵沟为界沟，其上端偏外为蓝斑，含蓝斑核，其细胞含色素。菱形窝在界沟外侧的部分为前庭区，内含前庭神经核；前庭区外侧有小的听结节，内有蜗神经核。

6. 描述第四脑室的位置、围成和交通。

答：第四脑室位于脑桥、延髓与小脑之间，室腔呈锥体形，由室底、室顶和左、右侧界围成，并有1对伸向外侧的隐窝和3个连通蛛网膜下腔的小孔。第四脑室底即菱形窝，由脑桥和延髓上段的背面构成。第四脑室顶分为上、下两部，上部是上髓帆，下部是下髓帆和第四脑室脉络组织。上、下髓帆都是小脑延出的白质薄片。第四脑室侧界也可分为上、下两部，上部为小脑上脚，下部为薄束结节、楔束结节和小脑下脚。第四脑室外侧隐窝，是第四脑室室腔外侧角的延伸，绕小脑下脚转向腹侧。

第四脑室的交通：左、右外侧隐窝末端各有一小孔，称为外侧孔；第四脑室顶下部的脉络组织上有一小孔，称为正中孔。第四脑室经此3个孔通蛛网膜下腔。此外，第四脑室向上经中脑水管通第三脑室，向下通延髓下段和脊髓内部的中央管。

7. 脑干内分布着第 III～XII 对脑神经核，一般将发出运动纤维经脑神经至效应器的核团称为脑神经运动核。写出脑神经运动核的分类和名称。

答：脑神经运动核根据其性质分为一般躯体运动核、一般内脏运动核和特殊内脏运动核3种。

一般躯体运动核：位于第四脑室底的最内侧，邻近正中线，包括支配眼外肌的动眼神经核、滑车神经核和展神经核；支配舌肌的舌下神经核。这些肌肉皆为肌节衍化的骨骼肌，因此，这些核团相当于脊髓前角运动细胞向脑干的延续。

一般内脏运动核：位于一般躯体运动核的外侧，靠近界沟。由上而下由动眼神经副核、上泌涎核、下泌涎核和迷走神经背核组成，支配头、颈、胸腔和腹腔器官的平滑肌、心肌和腺体，可以看作是脊髓骶副交感核和中间外侧核在脑干内的延伸。

特殊内脏运动核：位于一般内脏运动核腹外侧，包括三叉神经运动核、面神经核、疑核和副神经核。它们支配咀嚼肌、面肌（表情肌），以及腭、咽、喉和食管上部的骨骼肌等。由于这些肌肉是鳃弓衍化而来，与内脏功能密切相关，所以这些核团命名为特殊内脏运动核。

8. 脑干内分布着第 III～XII 对脑神经核，一般将接受脑神经感觉纤维的核团称为脑神经感觉核。写出脑神经感觉核的分类和名称。

答：脑神经感觉核根据其性质可分为一般和特殊内脏感觉核、特殊躯体感觉核和一般躯体感觉核3种。

一般和特殊内脏感觉核：位于界沟外侧，内侧毗邻一般内脏运动核。此核由单一的孤束核组成。孤束核上段接受属于特殊内脏感觉的味觉神经冲动；中下段则接受头、颈、胸、腹器官的一般内脏感觉神经冲动。

特殊躯体感觉核：位于一般和特殊内脏感觉核外侧、菱形窝的外侧份，包括前庭神经核和蜗神经核。它们接受来自内耳平衡觉和听觉神经冲动，由于膜迷路为起源于外胚层的特殊感受器，所以为特殊躯体感觉。

一般躯体感觉核：位于特殊躯体感觉核的腹外侧，由三叉神经3对感觉核，即三叉神经中脑核、三叉神经脑桥核和三叉神经脊束核组成。它们接受头面部一般的浅、深感觉神经冲动。

9. 写出三叉神经、面神经和迷走神经中任意两个的核团名称和性质。

答：三叉神经核团分为感觉核和运动核。感觉核包括三叉神经中脑核、三叉神经脑桥核和三叉神经脊束核，属于一般躯体感觉；运动核即三叉神经运动核，属于特殊内脏运动。

面神经的核团包括面神经核，属于特殊内脏运动；上泌涎核，属于一般内脏运动（副交感性质）；孤束核上段，属于一般和特殊内脏感觉。

迷走神经的核团包括疑核中段，属于特殊内脏运动；迷走神经背核，属于一般内脏运动（副交感性质）；孤束核下段，属于一般和特殊内脏感觉；三叉神经脊束核，属于一般躯体感觉。

10. 写出脑干内非脑神经核的组成、名称及功能。

答：脑干内非脑神经核主要包括脊神经核、中继核和反射中枢等。

脊神经核：为脊神经感觉核，主要有薄束核和楔束核，分别位于延髓的薄束结节和楔束结节内，接受躯干和四肢本体感觉和精细触觉的传入纤维，转发二级纤维内侧丘系上传至丘脑。

中继核：是指锥体外系中继核，主要包括红核、黑质、脑桥核和下橄榄核等。红核位于中脑上丘平面，发出纤维交叉下行形成红核脊髓束，联系脊髓灰质前角，兴奋屈肌。黑质见于中脑全长，细胞能合成多巴胺，与纹状体有往返纤维联系，黑质神经元损伤变性时，黑质和纹状体内多巴胺减少，可引起帕金森病（PD）；脑桥核分散于脑桥基底部纤维之间，接受皮质脑桥束纤维，转发脑桥小脑纤维横向对侧组成小脑中脚，进入小脑。下橄榄核位于延髓橄榄内，发橄榄小脑束走向对侧与脊髓小脑后束等组成小脑下脚进入小脑，是锥体外系中小脑系的重要辅助环节。

反射中枢：主要有视觉和听觉反射中枢，包括上丘、下丘和顶盖前区。上丘中的上丘核主要接受视束纤维，也接受大脑皮质、下丘等处纤维，转发纤维交叉下行形成顶盖脊髓束，联系脊髓灰质前角；上丘（上丘核）是视觉和听觉防御反射中枢。下丘中的下丘核主要接受来自蜗神经核外侧丘系的听觉纤维，转发纤维经下丘臂至内侧膝状体，为听觉传导通路中的中继站。下丘核还发出纤维到达上丘，参与完成听觉防御反射。顶盖前区位于上丘与间脑移行部，接受视束纤维，转发纤维至双侧动眼神经副核，是瞳孔对光反射和晶状体调节反射的中枢。

11. 描述脑干主要上行纤维束的名称、起止和功能。

答：脑干的主要上行纤维束有四大丘系，即内侧丘系、脊髓丘脑束、三叉丘脑束、外侧丘系和脊髓小脑束。

内侧丘系：传导躯干和四肢本体感觉和精细触觉神经冲动。薄束和楔束上传至薄束核和楔束核，两核转发二级纤维弓状走向中央管腹侧，在锥体交叉上方交叉，称为内侧丘系交叉，交叉后折转上行称为内侧丘系。止于背侧丘脑腹后外侧核。

脊髓丘脑束：又称脊髓丘系，传导躯干和四肢温痛觉和触压觉神经冲动。脊神经节细胞的中枢突上传至脊髓灰质后角中间神经元，转发二级纤维经白质前连合交叉至对侧，上行形成脊髓丘系，即脊髓丘脑束，包括脊髓丘脑侧束（温痛）和脊髓丘脑前束（触压）。止于背侧丘脑腹后外侧核。

三叉丘脑束：传导头面部温痛觉和触压觉神经冲动。三叉神经节细胞的中枢突上传至三叉神经感觉核，转发二级纤维交叉到对侧，上行形成三叉丘脑束，经脑桥和中脑上行至背侧丘脑腹后内侧核。

外侧丘系：传导听觉神经冲动。听觉神经冲动由蜗神经传至蜗神经核，转发二级纤维在脑桥被盖前缘横越交叉至对侧，形成斜方体。斜方体纤维上行形成外侧丘系；小部分不交叉的纤维进入同侧外侧丘系。外侧丘系的大部分纤维至下丘（核）换神经元；小部分不换元，共同形成下丘臂，止于内侧膝状体。

脊髓小脑束：包括脊髓小脑后束和脊髓小脑前束。脊髓小脑后束起自同侧胸核，经脑干、小脑下脚进入小脑；脊髓小脑前束主要起自对侧灰质，交叉后经脑干、小脑上脚进入小脑。两束的主要功能是将下肢和躯干下部的本体感觉神经冲动传至小脑，然后通过反射调节肌张力，并协调肌肉的运动。

12. 描述锥体束的起始、组成、经行和功能。

答：锥体束是控制随意运动的下行纤维束，包括皮质脊髓束和皮质脑干（核）束；均发自大脑皮质，向下行于中脑的大脑脚底、脑桥基底部和延髓锥体。

皮质脊髓束：起自大脑皮质上运动神经元，在延髓下端，大部分纤维经锥体交叉，至对侧下行成为皮质脊髓侧束；小部分纤维不交叉，直接下行成为皮质脊髓前束。两束均止于脊髓灰质前角运动神经元，即下运动神经元。通过脊神经控制躯干和四肢骨骼肌的随意运动。

皮质脑干（核）束：起自大脑皮质上运动神经元，在脑干下行时陆续分出纤维，控制双侧脑神经运动核，但面神经核下半和舌下神经核主要接受对侧皮质脑干（核）束的支配，通过对应的脑神经控制眼外肌、舌肌、面肌（表情肌）、咀嚼肌和咽喉肌等的运动。

锥体交叉以上一侧锥体束损伤时，引起对侧半身随意运动障碍，出现痉挛性瘫痪；若损伤部位较高，累及控制面神经核下半和舌下神经核的纤维，则对侧的面下部的面肌（表情肌）和舌肌也同时瘫痪。

13. 描述脑干网状结构的概念、核团、分区和功能。

答：脑干网状结构是指除界限分明的核团和纤维束以外的细胞、纤维交错区，占据延髓中间区、脑桥和中脑的被盖部。其中，散在分布的细胞群统称为网状核；中缝核和蓝斑核可视为网状结构的特殊核团。

脑干网状结构分为外侧区和内侧区。外侧区为感受区，接受各种上行（感觉）纤维束的侧支，这些侧支汇入网状结构以后即失去原有的功能特异性。内侧区为效应区，接受外侧区和大脑皮质的纤维，转发纤维上行或下行。上行纤维经多次中继传至丘脑非特异性核团，最后弥散投射于大脑皮质的广泛区域，构成非特异性传入系统，即脑干网状上行激动系统；下行纤维的一部分联系脑神经核，一部分构成网状脊髓束降入脊髓，联系前角和侧角。

中缝核是分布于脑干中缝区的弥散细胞群，实际上也是网状核，其中许多细胞含有 5-羟色胺（5-HT）。中缝核联系广泛，主要与睡眠和痛觉有关。破坏猫的中缝核可使其失眠。蓝斑核位于脑桥上部界沟外侧的室底灰质内，其细胞含色素，能分泌去甲肾上腺素（NE），纤维联系广泛，可调节感觉神经元的兴奋性和血管运动，影响大脑皮质的活动，与深睡眠、应激、唤醒和警戒等行为有关。

脑干网状结构的主要功能有上行激动、疼痛传导、生命中枢、躯体运动等。网状上行激动系统能够上行激动大脑皮质，维持觉醒和警觉；网状结构参与慢痛传导；延髓网状结构中有生命中枢，即呼吸和循环中枢；网状结构还通过躯体运动抑制区和躯体运动易化区影响躯体运动。

14. 描述小脑的分部和分叶。

答：小脑可分为小脑蚓和左、右小脑半球 3 个部分。中间缩窄的部分称小脑蚓，两侧膨隆的部分为左、右小脑半球。

小脑表面可借原裂和后外侧裂分为绒球小结叶、小脑前叶和小脑后叶。绒球小结叶位于小脑前下面的上部，包括绒球、绒球脚和小结，借后外侧裂分界小脑后叶；小脑前叶占据小脑上面的前部，以小脑上面中部稍前的原裂分界小脑后叶；小脑后叶介于原裂与后外侧裂之间，在人类占据小脑的大部分。小脑前叶和小脑后叶合称为小脑体。

15. 从发生和进化角度描述小脑的分部情况及其纤维联系和功能。

答：从发生和进化角度，小脑可分为古小脑、旧小脑和新小脑。

古小脑，又称原小脑，也称前庭小脑，即绒球小结叶，进化上出现的最早。经小脑下脚与前庭神经核之间有往返的纤维联系；前庭神经核转发纤维，经前庭脊髓束和内侧纵束维持平衡。古小脑损伤主要表现为平衡失调、站立不稳。

旧小脑，也称脊髓小脑，包括小脑前叶、蚓垂和蚓锥体，进化上出现较晚。主要经小脑上脚和下脚分别接受脊髓小脑前束和后束的纤维；由顶核、球状核和栓状核传出纤维至脑干的前庭神经核、网状核和红核，经前庭脊髓束、网状脊髓束和红核脊髓束下行调节肌张力。旧小脑损伤主要导致肌张力改变

新小脑，也称大脑小脑，主要为小脑后叶，进化上形成最晚。其纤维联系：皮质脑桥束→脑桥核→脑桥小脑纤维→小脑中脚→齿状核→经小脑上脚（主要由齿状核传出纤维组成）→红核和背侧丘脑，分别下行（红核脊髓束）协调随意运动和上行反馈大脑皮质。新小脑损伤主要表现为随意运动的共济失调，如辨距不良、轮替运动障碍和意向性震颤（运动性震颤）等。

16. 描述间脑的分部及各部的位置和组成。

答：间脑分为丘脑（背侧丘脑）、后丘脑、上丘脑、下丘脑和底丘脑 5 个部分。

丘脑（背侧丘脑），为间脑最大部分，位居间脑背侧份、第三脑室后上份两侧，是两个卵圆形的灰质团块。后丘脑位于背侧丘脑的后外下方，包括内侧膝状体和外侧膝状体，分别以下丘臂和上丘臂连接下丘和上丘，分别为听觉和视觉传导中继站。上丘脑位于第三脑室顶部及其周围，包括丘脑髓纹、缰三角、缰连合、松果体及后连合等。下丘脑位于背侧丘脑前下、下丘脑沟以下，形成第三脑室前下部的侧壁和室底，包括终板、视交叉、视束、灰结节、正中隆起、漏斗和乳头体等。底丘脑是间脑与中脑移行区，位置深在，表面不可见。

17. 描述第三脑室的位置、围成和交通。

答：第三脑室是位于间脑内的裂隙，呈正中矢状位。其外侧壁由两侧的背侧丘脑和下丘脑构成；前界为终板和前连合；后界为上丘脑和后连合；室顶是第三脑室脉络组织并形成两列脉络丛，此脉络丛在室间孔处与侧脑室的脉络丛相延续；室底从前向后依次为视交叉、灰结节、漏斗和乳头体。第三脑室在前上方经左、右室间孔分别通左、右侧脑室；后下方经中脑水管通第四脑室。

18. 描述背侧丘脑核群的分类、纤维联系及功能。

答：根据功能和纤维联系，背侧丘脑核群可分为以下 3 类。

非特异性中继核群：即古丘脑，包括中线核、板内核和网状核等。这类核群主要接受嗅脑和脑干网状结构的非特异性传入纤维，与下丘脑和纹状体之间有往返的纤维联系。它们还以传出纤维的侧支或通过多突触联系，构成非特异性丘脑投射，参与组成上行激动系统，弥散投射于大脑皮质的广泛区域。

特异性中继核群：即旧丘脑，包括外侧核群的腹侧组，即腹前核、腹中间核和腹后核，腹后核又分为腹后内侧核和腹后外侧核。腹前核和腹中间核主要接受来自齿状核、苍白球和黑质等处的纤维；中继后，转发纤维经内囊投射至大脑皮质躯体运动区和额叶广大区域，参与调节躯体运动。腹后内侧核主要接受对侧三叉丘脑束和孤束核的味觉纤维；腹后外侧核则主要接受对侧内侧丘系和脊髓丘脑束的纤维。这些纤维经两核（腹后内侧核和腹后外侧核）中继后，发出纤维组成丘脑中央辐射，经内囊投射至大脑皮质特异性躯体感觉区等处。

联络性核群：即新丘脑，包括前核群、内侧核群（背内侧核）和外侧核群的背侧组，即背外侧核、后外侧核和枕。这类核群很少接受直接上行感觉纤维，它们与间脑其他核团和大脑皮质联络区有丰富的往返纤维联系。在功能上已经进入高级神经活动的领域，具有情感和意识的分析能力，还参与学习和记忆等活动。

综上所述，背侧丘脑具有以下主要功能：参与上

行激动系统；特异性感觉中继站；较高感觉整合中枢；参与情感和情绪、学习和记忆、时间和空间等与意识相关的高级神经活动。

19. 描述大脑半球的分叶。

答：大脑半球可借3条沟和2条线分为额叶、顶叶、枕叶、颞叶和岛叶5个叶。外侧沟自半球下面前份转到上外侧面折向后上为额叶、顶叶和颞叶的分界。中央沟自半球上缘中点稍后方，在上外侧面斜向前下，几乎抵达外侧沟，分界额叶和顶叶。顶枕沟主要位于半球内侧面的后部，自胼胝体后方向后上，过半球上缘转至上外侧面，分界顶叶和枕叶。顶枕沟上端与枕前切迹的连线作为枕叶的前界，自此线中点到外侧沟后端的连线分界顶叶和颞叶。此外，在外侧沟的深部藏有岛叶。

20. 描述大脑半球内侧面的形态结构。

答：在经大脑纵裂切开的半球内侧面上，即正中矢状切面上，可见胼胝体的正中矢状切面，其前部向下连接终板，胼胝体与终板相接处可见被横切的圆束纤维，称为前连合。胼胝体由前向后分为嘴、膝、干和压部4个部分。胼胝体下方有一束纤维为穹窿。张于胼胝体与穹窿之间的薄板称为透明隔，其外侧为侧脑室。

胼胝体外围有胼胝体沟，向外略与之平行的称为扣带沟，两者之间为扣带回。扣带沟外周的脑回：前份属于额上回；中份为中央前回和中央后回延至内侧面的部分，称为中央旁小叶；后份位于顶枕沟之前为楔前叶。顶枕沟之后枕叶内侧面有一个三角形脑区称为楔叶。楔叶下界为距状沟，为视觉中枢。距状沟和其下方的侧副沟后部之间为舌回，属于枕叶，与视觉和字母加工有关。

21. 描述大脑髓质的分类和组成。

答：大脑髓质由大量神经纤维组成，根据纤维的起止可分为联络纤维、连合纤维和投射纤维3类。

联络纤维：联系同侧大脑半球不同部位的皮质，分为短纤维和长纤维。短纤维联络相邻的脑回称为大脑弓状纤维；长纤维联络本侧大脑半球各叶，主要有上纵束、下纵束、垂直束、钩束和扣带等。

连合纤维：是指联系两侧大脑半球皮质的纤维，包括胼胝体、前连合和穹窿连合。①胼胝体，由连合两侧大脑半球新皮质的大量纤维构成，在大脑纵裂深方跨越中线，形成一个弯曲的强大的白质纤维板。胼胝体由前向后分为嘴、膝、干和压部4个部分。②前连合，由连合两侧嗅球和颞叶前部的前后两个弓形纤维束构成，两束纤维中间部分汇聚成一束并跨越中线。③穹窿连合，是联系两侧海马的三角形纤维薄片。由海马发出的纤维形成穹窿，弓形向上向前经行于胼胝体的下方；其中一部分纤维越中线交叉至对侧穹窿形成穹窿连合。

投射纤维：联系大脑皮质和皮质下中枢的上、下行纤维统称为投射纤维。在大脑髓质内，这些投射纤维与联络纤维和连合纤维纵横交错，不易区分。但是在进出大脑半球处，大多数投射纤维集中通过一个特定的区域（门户），该区域（门户）被称为内囊。

22. 描述内囊的位置、性质、形态、分部、通行纤维及损伤表现。

答：内囊位于背侧丘脑、尾状核和豆状核之间，是宽厚的白质纤维板。在脑水平切面上，内囊呈向外开口的“V”形，分为膝、前肢和后肢3部分。“V”形的尖为内囊膝，位于豆状核、尾状核和背侧丘脑之间，主要通行皮质脑干束。内囊前肢位于豆状核和尾状核头之间，主要有额桥束和丘脑前辐射等纤维通行。内囊后肢位于豆状核和背侧丘脑之间者称为丘脑豆状核部，主要通行皮质脊髓束和丘脑中央辐射；内囊后肢向后、向下延续至豆状核的后方和下方，分别称为豆状核后部和豆状核下部，分别有视辐射和听辐射通行。

内囊是投射纤维集中通行的部位，此处损伤常可导致较为广泛的功能障碍。内囊不同部位的损伤表现也不同，如脑血管病（脑出血和脑梗塞）等导致一侧内囊后肢损伤，可引起典型的三偏综合征，即对侧偏身感觉障碍（丘脑中央辐射纤维受损）；对侧肢体偏瘫（皮质脊髓束损伤）；伤及视辐射，可引起对侧偏盲。若伤及内囊膝（皮质脑干（核）束损伤），则可出现对侧舌肌和面下部肌肉瘫痪，即中枢性面瘫和舌瘫。

23. 描述第一躯体运动区和第一躯体感觉区的定位、功能及其共同特点。

答：第一躯体运动区位于中央前回和中央旁小叶前部，相当于Brodmann分区法的4区和6区。此区接受来自肌肉、肌腱和关节等处有关身体位置、姿势及各部运动状态本体感觉神经冲动；从第5层大锥体细胞发投射纤维组成锥体束下行，主要控制对侧半身骨骼肌的运动，特别与个别肌肉的精细运动有关；但躯干固有肌、咽喉肌、咀嚼肌、眼外肌，以及面上部肌等受双侧半球的管理。身体各部在此区的代表区基本上是倒置的，但头面部仍是正的；运动愈是精细的部位，如手、舌、唇等，代表区的面积愈大。

第一躯体感觉区位于中央后回和中央旁小叶后

部，相当于 Brodmann 分区法的 3 区、1 区和 2 区。对侧半身浅感觉和本体感觉神经冲动经背侧丘脑腹后核中继后投射到此区，产生相应的感觉。身体各部在此区的代表区类似于第一躯体运动区，也是倒置的，且各部代表区的面积大小与身体感觉功能的精细程度呈正比，而与体表面积无关。

第一躯体运动区和第一躯体感觉区的共同特点：①交叉管理，左右交叉；②倒置人形，头部除外；③正相关，大小与功能即运动的精细度和感觉的灵敏度呈正相关，而与体表面积无关。

24. 描述语言代表区的位置、组成、定位及损伤表现。

答：一般认为，语言代表区为人类大脑皮质所特有，大多集中在优势半球。语言代表区包括听话中枢、阅读中枢、说话中枢和书写中枢。

听话中枢即听觉性语言中枢，位于颞上回后部，即缘上回（22 区）；此区损伤，患者听觉无障碍，但听不懂别人说话，即听觉性失语症。阅读中枢，即视觉性语言中枢，在角回（39 区）；此区损伤，患者的视觉虽无障碍，但不能理解文字符号的含义，即视觉性失语症。说话中枢，即运动性语言中枢，在额下回后部（44 区、45 区，又称 Broca 区）；此区受到损伤，患者虽能发音，但丧失说话的能力，即运动性失语症。书写中枢在额中回后部（8 区）；此区损伤，患者手能够运动，但不能写成有意义的文字，即失写症。

25. 描述边缘系统的组成和功能。

答：海马旁回、钩、齿状回、海马、隔区（隔核）和扣带回等在间脑周围形成一个弯曲环形结构，称为边缘叶，脑岛前部、颞叶前端和眶回后部也包括在内。

边缘叶加上与之联系密切的皮质下结构，如杏仁体、下丘脑、上丘脑、背侧丘脑前核群和中脑被盖内侧部等共同组成边缘系统，也称为内脏脑。在进化上较古老，参与嗅觉形成，为内脏活动的高级中枢。与个体生存和种族延续相关，参与摄食、性和生殖行为；参与情绪反应、精神、学习和记忆等高级神经活动。有文献报道，隔核参与情绪调节，如受损毁，可出现狂怒症状。

第十六章　神经传导通路

一、A1 型题（单句型最佳选择题）

1. B	2. C	3. E	4. A	5. E
6. D	7. C	8. E	9. A	10. E
11. D	12. E	13. E	14. D	15. E
16. D	17. C	18. D	19. E	20. B
21. D	22. E	23. C	24. E	25. B
26. C	27. C	28. D	29. B	30. C
31. B	32. E	33. D	34. A	35. E
36. D	37. B	38. A	39. C	40. B
41. E	42. D	43. A	44. C	45. B
46. D	47. E	48. A	49. E	50. C
51. E	52. A	53. C	54. B	55. D
56. A	57. C	58. B	59. D	60. E
61. B	62. E	63. D	64. C	65. A
66. D	67. C	68. A	69. D	70. C
71. D	72. B	73. A	74. B	75. D
76. B	77. D	78. B	79. C	80. A
81. D	82. C	83. C	84. E	85. D
86. E	87. B	88. C	89. B	90. D
91. C	92. A	93. E	94. C	95. C
96. C	97. A	98. C	99. D	100. E
101. A	102. D	103. E	104. A	105. C
106. C	107. C	108. B	109. E	110. D
111. B	112. A	113. C	114. A	115. E
116. B	117. B	118. C	119. E	120. C
121. B	122. D	123. E	124. D	125. C
126. D	127. B	128. B	129. D	130. E
131. D	132. B	133. D	134. A	135. D
136. B	137. C	138. C	139. D	140. B
141. E	142. A	143. A	144. B	145. D
146. E	147. C	148. B	149. C	150. E

二、B1 型题（标准配伍题）

1. B	2. E	3. D	4. A	5. A
6. C	7. E	8. A	9. B	10. E
11. B	12. C	13. D	14. D	15. A
16. E	17. C	18. A	19. A	20. A
21. B	22. E	23. C	24. E	25. C
26. D	27. B	28. C	29. A	30. B
31. B	32. C	33. E	34. D	35. B
36. A	37. B	38. C	39. E	40. C
41. B	42. A	43. D	44. B	45. A
46. E	47. D	48. C	49. A	50. E
51. B	52. D	53. A	54. D	55. B
56. C	57. D	58. B	59. A	60. E
61. C	62. D	63. A	64. B	

三、X 型题（多项选择题）

1. ABCD	2. BCE	3. BCDE
4. BCE	5. AE	6. BE

7. AD　8. ABDE　9. BD
10. ABC　11. AE　12. CD
13. ABCD　14. ABD　15. CE
16. ABC　17. CDE　18. ACE
19. BCD　20. BDE　21. ACE
22. AD　23. ABDE　24. ABCDE
25. ABDE

四、A2 型题（病例摘要型最佳选择题）

1. A　2. C　3. D　4. C　5. B
6. B　7. E　8. D　9. A　10. C
11. B　12. D

五、名词解释

1. 视野（visual field）　双眼向前平视所能看到的空间范围称为视野。视网膜鼻侧半接受颞侧视野投射来的光线或物像，视网膜颞侧半则接受鼻侧视野的投射，上、下亦有类似的颠倒关系。视觉传导通路上的不同部位发生损伤，可产生不同的视野缺损。
2. 视交叉（optic chiasma）　视神经穿过视神经管进入颅中窝（颅腔），在交叉前沟处形成视交叉，然后分为左、右视束。在视交叉，来自两眼视网膜鼻侧半的纤维交叉，而颞侧半的纤维则不交叉，因此，每一个视束内含有来自两眼同侧半视网膜的纤维。
3. 瞳孔对光反射（pupillary light reflex）　光线照射引起瞳孔缩小的反应称为瞳孔对光反射。光照侧反应称为直接瞳孔对光反射；未照侧反应称为间接瞳孔对光反射。了解瞳孔对光反射的传导通路对于理解有关神经损伤的表现具有重要意义。
4. 同侧偏盲（homonymous hemianopsia）　一侧视束及其以后损伤，出现双侧视野对侧偏盲，称为同侧偏盲，又称同向性偏盲，即损伤侧视野鼻侧偏盲，而损伤对侧视野颞侧偏盲。
5. 锥体系（pyramidal system）　始见于哺乳动物的下行传导通路，灵长类最发达。是大脑皮质通过锥体束和脑干、脊髓内的运动神经元控制骨骼肌随意运动的系统，由上、下两级运动神经元，即上运动神经元和下运动神经元及其突起组成。锥体束包括皮质脊髓束和皮质脑干束。
6. 上运动神经元（upper motor neuron）　上运动神经元是指大脑皮质的锥体细胞，发出的纤维形成锥体束，包括皮质脊髓束和皮质脑干束，下行至脊髓和脑干，控制下运动神经元的活动。
7. 下运动神经元（lower motor neuron）　下运动神经元是指脑干内的脑神经运动核和脊髓灰质前角运动神经元，发出的纤维随脑神经和脊神经支配相关骨骼肌的随意运动。
8. 锥体外系（extrapyramidal system）　锥体外系是指锥体系以外调控骨骼肌运动的下行传导通路，是由中枢内许多结构共同组成的复杂多级神经元链，主要包括大脑皮质、纹状体和小脑等及其相关纤维束。锥体外系纤维最终形成红核、前庭和网状脊髓束等，下行止于脊髓灰质前角运动神经元。锥体外系主要由纹状体系和小脑系组成。

六、问答题

1. 描述躯干和四肢的本体感觉和精细触觉传导通路。
答：该传导通路由 3 级神经元组成，神经冲动上传至大脑皮质特定区域后能产生可意识到的感觉，故又称为意识性深感觉传导通路。第 1 级神经元胞体在脊神经节内，其周围突随脊神经分布于骨骼肌、肌腱、关节等处的本体感受器和皮肤的精细触觉感受器；中枢突经脊神经后根内侧进入脊髓后索。T_5 以下纤维形成薄束，T_4 以上纤维形成楔束；在后索由内向外按骶、腰、胸、颈顺序排列上行。薄束和楔束向上分别止于延髓的薄束核和楔束核（第 2 级神经元胞体所在）。两核发出第 2 级纤维向前绕中央灰质至腹侧份中线，形成内侧丘系交叉，交叉后纤维折转上行称为内侧丘系，经脑干腹侧区向上止于背侧丘脑的腹后外侧核（第 3 级神经元胞体所在）。该核发出第 3 级纤维，参与组成丘脑中央辐射，经内囊后肢投射到大脑皮质中央后回中上部和中央旁小叶后部，产生相应的本体感觉和精细触觉。
此通路如在内侧丘系交叉以下损伤，患者出现损伤侧半身的本体感觉和精细触觉障碍；若在内侧丘系交叉以上损伤，患者则出现损伤对侧半身的本体感觉和精细触觉障碍。
2. 描述躯干和四肢的浅感觉传导通路。
答：该传导通路由 3 级神经元组成。第 1 级神经元的胞体在脊神经节内，其周围突随脊神经分布于皮肤的浅感觉感受器；中枢突经脊神经后根外侧部进入脊髓，在背外侧束上升 1～2 个脊髓节段后止于脊髓灰质后角（第 2 级神经元的胞体所在）。由此发出的第 2 级纤维经白质前连合交叉至对侧的外侧索和前索上行，形成脊髓丘脑侧束（传导温痛觉）和脊髓丘脑前束（传导触压觉），束内由浅入深依次排列着骶、腰、胸、颈的纤维。上行到延髓，两束合并称为脊髓丘脑束。在脑干伴行于内侧丘系外侧，达间脑止于背侧丘脑腹后外侧核（第 3 级神经元的胞体所在）。后者发出第 3 级纤维参与组成丘脑中央辐射，经内囊后肢投射到中央后回中上部和中央旁小叶后部。
此通路如在脑内损伤，会导致对侧半身浅感觉障碍；在脊髓内损伤，则对侧损伤平面 1～2 个脊髓节段以下温痛觉丧失，但精细触觉存在，称为感觉分离。

3. 描述头面部的深感觉和浅感觉传导通路。
答：该传导通路由 3 级神经元组成。第 1 级神经元的胞体位于三叉神经节内，其周围突随三叉神经分布于头面部深感觉和浅感觉的感受器；中枢突经三叉神经感觉根进入脑干止于相应的三叉神经感觉核，包括中脑核（深感觉）、脑桥核（触压觉）和脊束核（温痛觉），为第 2 级神经元的胞体所在。它们（主要指脑桥核和脊束核）发出的第 2 级纤维交叉至对侧上行，形成三叉丘脑束止于背侧丘脑腹后内侧核（第 3 级神经元的胞体所在）。后者发出的第 3 级纤维参与组成丘脑中央辐射，经内囊后肢投射到中央后回下部。
此通路若在三叉丘脑束以上损伤，会出现对侧头面部浅感觉障碍；若损伤发生在三叉神经脊束，则浅感觉障碍发生在同侧。

4. 描述视觉传导通路。
答：视网膜的感光细胞（视觉感受器）接受光线的刺激，将光波的能量转化为视觉神经冲动传递给双极细胞（第 1 级神经元），其周围突连接感光细胞；中枢突连接节细胞（第 2 级神经元）。所有节细胞的轴突（第 2 级纤维）在视神经盘处汇集，向后穿过眼球壁形成视神经。视神经穿过视神经管进入颅腔，形成视交叉，分为左、右视束。在视交叉，来自两眼视网膜鼻侧半的纤维交叉，而颞侧半的纤维则不交叉，因此，每一视束内含有来自两眼同侧半视网膜的纤维。视束绕大脑脚后行，主要止于外侧膝状体（第 3 级神经元）。外侧膝状体发出的纤维（第 3 级纤维）形成视辐射。经内囊豆状核后部投射至距状沟两岸的视觉中枢，产生视觉。

5. 描述视野的概念及不同视野缺损的表现。
答：双眼向前平视所能看到的空间范围称为视野。视网膜鼻侧半接受颞侧视野投射来的光线或物像，视网膜颞侧半则接受鼻侧视野的投射，上、下亦有类似的颠倒关系。在视觉传导通路上的不同部位发生损伤，可产生不同的视野缺损：①一侧视神经损伤，同侧视野全盲；②视交叉中部（交叉纤维）损伤，双侧视野颞侧偏盲；③视交叉外侧（未交叉纤维）损伤，同侧视野鼻侧偏盲；④一侧视束及其以后损伤，双侧视野对侧偏盲，也称同侧偏盲，即损伤侧视野鼻侧偏盲，而损伤对侧视野颞侧偏盲。

6. 描述瞳孔对光反射和晶状体调节反射传导通路。
答：视网膜的感光细胞（视觉感受器）接受光线的刺激，将光波的能量转化为视觉神经冲动传递给双极细胞（第 1 级神经元），其周围突连接感光细胞；中枢突连接节细胞（第 2 级神经元）。所有节细胞的轴突（第 2 级纤维）在视神经盘处汇集，向后穿过眼球壁形成视神经。视神经穿过视神经管进入颅腔，形成视交叉，分为左、右视束。视束的一部分纤维经上丘臂、上丘至顶盖前区；换神经元后发出纤维至双侧动眼神经副核；该核发出副交感节前纤维经动眼神经到睫状神经节换神经元，节后纤维支配瞳孔括约肌和睫状肌，完成（直接和间接）瞳孔对光反射和对晶状体调节反射。

7. 描述视束纤维的主要去向及其功能。
答：视束纤维的主要去向有 3 种：①视束→外侧膝状体→视辐射→距状沟→产生视觉；②视束→上丘臂→上丘→顶盖前区→双侧 III 副核→III→睫状神经节→瞳孔括约肌和睫状肌，完成瞳孔对光反射和对晶状体调节反射；③视束→上丘臂→上丘核→顶盖脊髓束→视觉及听觉防御反射。

8. 描述听觉传导通路。
答：第 1 级神经元是蜗神经节的双极细胞，周围突分布于内耳的螺旋器；中枢突　组成前庭蜗神经的蜗根，进入脑干后止于蜗神经核（第 2 级神经元）。此核发出第 2 级纤维，在脑桥被盖部的前份横越至对侧，组成斜方体。斜方体纤维至被盖前外侧折转上行，形成外侧丘系；少量不交叉的纤维进入同侧外侧丘系。外侧丘系经中脑被盖外侧缘上升，主要止于下丘核（第 3 级神经元）。该核发出第 3 级纤维至内侧膝状体（第 4 级神经元）。内侧膝状体发出纤维形成听辐射，经内囊豆状核下部至听觉中枢颞横回，产生听觉。

9. 描述视觉防御反射传导通路。
答：视网膜的感光细胞（视觉感受器）接受极强光刺激，将光波的能量转化为视觉神经冲动传递给双极细胞（第 1 级神经元），其周围突连接感光细胞；中枢突连接节细胞（第 2 级神经元）。所有节细胞的轴突（第 2 级纤维）在视神经盘处汇集，向后穿过眼球壁形成视神经。视神经穿过视神经管进入颅腔，形成视交叉，分为左、右视束。视束的一部分纤维经上丘臂至上丘核；该核发出纤维形成顶盖脊髓束，下行至脊髓前角运动神经元，参与完成视觉防御反射，以避免极强光对眼的损伤。

10. 描述听觉防御反射传导通路。

答：听觉感受器（内耳的螺旋器）接受或预感到可能将接受极强（极高分贝）声音的刺激，将声波的能量转化为听觉神经冲动传递给蜗神经节的双极细胞（第 1 级神经元）；该细胞发出第 1 级纤维组成前庭蜗神经的蜗根，进入脑干后止于蜗神经核（第 2 级神经元）；此核发出第 2 级纤维在脑桥横越至对侧组成斜方体，斜方体纤维折转上行，形成外侧丘系，少量不交叉的纤维进入同侧外侧丘系。外侧丘系经中脑上升后，主要止于下丘核（第 3 级神经元）；该核发出的绝大部分纤维至内侧膝状体，然后经听辐射投射至听觉中枢颞横回，产生听觉；该核发出的少量纤维向上至上丘核，再发出纤维形成顶盖脊髓束，下行至脊髓前角运动神经元，参与完成听觉防御反射。可见视觉和听觉防御反射皆是由顶盖脊髓束来发动的。

11. 描述皮质脊髓束起止、经行、组成和功能及损伤表现。

答：为锥体束的一个部分。中央前回中上部和中央旁小叶前部等处大锥体细胞发出的纤维组成皮质脊髓束。下行经内囊后肢、大脑脚底、脑桥基底部、延髓锥体至锥体下端，绝大部分纤维（75%～95%）经锥体交叉至对侧，在脊髓外侧索内组成皮质脊髓侧束下行，可达骶髓。皮质脊髓侧束在脊髓下行中，其纤维逐节止于同侧脊髓灰质前角运动神经元，支配四肢肌。少数未交叉纤维，在同侧脊髓前索中下行，形成皮质脊髓前束，一般只达中胸髓。此束在下行中不但发出纤维止于同侧脊髓灰质前角，而且发出纤维经白质前连合逐节交叉至对侧，止于对侧脊髓灰质前角运动神经元，支配躯干肌及膈肌。所以支配四肢肌的前角运动神经元受对侧大脑皮质控制，而支配躯干肌及膈肌的前角运动神经元则接受双侧大脑皮质的控制。

一侧皮质脊髓束在锥体交叉以上损伤，主要引起对侧肢体瘫痪，而躯干运动无明显影响；在锥体交叉以下损伤，则引起同侧肢体瘫痪。为中枢性瘫痪，也称痉挛性瘫痪或硬瘫。

12. 描述皮质脑干束起止、经行、功能及损伤表现。

答：为锥体束的一个部分。中央前回下部等处的大锥体细胞，发出的纤维组成皮质脑干束，下行经内囊膝、大脑脚底、脑桥基底部至延髓。在脑干下行中相继分出纤维，大部分止于双侧脑神经运动核，包括动眼神经核、滑车神经核、展神经核、三叉神经运动核、面神经核上半（支配睑裂以上面肌）、疑核和副神经核，由这些核发出运动纤维控制相应骨骼肌的随意运动；但舌下神经核和面神经核下半（支配睑裂以下面肌），只接受对侧纤维的支配。

一侧皮质脑干束损伤，只出现对侧睑裂以下面肌（表情肌）和对侧舌肌瘫痪，表现为病变对侧鼻唇沟变浅或消失、不能鼓腮露齿、口角歪向患侧，伸舌时舌尖偏向健侧；其他受双侧支配的骨骼肌不受影响。为中枢性面瘫和中枢性舌瘫。

13. 描述上运动神经元和下运动神经元的概念、损伤比较及原因分析。

答：上运动神经元是指大脑皮质的锥体细胞，发出的纤维形成锥体束，包括皮质脊髓束和皮质脑干束，下行至脊髓和脑干，控制下运动神经元的活动。下运动神经元是指脑干内的脑神经运动核和脊髓灰质前角运动神经元，它们发出的纤维随脑神经和脊神经支配相关骨骼肌的随意运动。

正常情况下，大脑皮质（上运动神经元）对低位中枢（下运动神经元）具有下行抑制作用。而低位中枢如背侧丘脑、脑干等对大脑皮质则具有上行兴奋（激动）的作用。上运动神经元或下运动神经元损伤后，虽然都可能导致瘫痪，但临床表现不同（见下表），其原因主要是大脑皮质下行抑制功能减弱或消失，或反射弧不完整。

上、下运动神经元损伤的比较

症状或体征	上运动神经元	下运动神经元
瘫痪特点和性质	痉挛性瘫痪/硬瘫/中枢性瘫痪	弛缓性瘫痪/软瘫/周围性瘫痪
肌张力	增强	减弱
腱反射	亢进	减弱或消失
病理反射	出现	不出现
浅反射	减弱或消失	消失
肌萎缩	不明显	明显
面瘫、舌瘫	中枢性	周围性

14. 描述锥体系和锥体外系的关系。

答：锥体外系在种系发生上较古老，鸟类的运动即是由锥体外系调控。随着物种的进化和锥体系的出现，锥体外系的活动逐渐从属于锥体系。在结构上，锥体外系起于大脑皮质的广泛区域，特别是躯体运动区和感觉区，与锥体系在皮质的起始部位存在着重叠。锥体系较直接地影响下运动神经元，而锥体外系则是经过多级神经元中继后再影响下运动神经元。在功能上，锥体系主要支配骨骼肌随意运动，特别是发动个别肌肉的精细活动；而锥体外系主要调节肌张力、协调骨骼肌的随意运动、维持和调节姿势和体态，以及支配习惯性、节律性及本能性的动作。

锥体外系与锥体系之间的关系是对立统一的，是一个问题的两个方面。锥体外系的活动是锥体系发挥功能的前提和基础；同时，锥体外系的活动对锥体系具有很强的依赖性。锥体外系活动一般不受意识支配，而是在运动过程中自行调节。在锥体外系维持适宜的肌张力和体态姿势的前提下，锥体系得以进行精细的随意运动。二者互相配合、互相协调、互相依存，共同完成各种复杂的运动。

第十七章　脑和脊髓的被膜、血管及脑脊液

一、A1 型题（单句型最佳选择题）

1. B	2. C	3. B	4. D	5. E
6. B	7. C	8. B	9. C	10. A
11. D	12. C	13. B	14. E	15. D
16. B	17. E	18. C	19. E	20. D
21. C	22. B	23. E	24. A	25. B
26. D	27. B	28. A	29. E	30. C
31. D	32. C	33. D	34. C	35. E
36. D	37. A	38. C	39. E	40. D
41. C	42. E	43. D	44. A	45. B
46. A	47. C	48. A	49. D	50. B
51. C	52. E	53. D	54. C	55. D
56. A	57. C	58. B	59. C	60. A
61. B	62. C	63. B	64. E	65. C
66. D	67. C	68. E	69. C	70. E
71. B	72. D	73. A	74. C	75. E
76. C	77. E	78. B	79. D	80. C
81. D	82. B	83. E	84. A	85. C
86. E	87. A	88. E	89. B	90. C
91. D	92. B	93. C	94. E	95. D
96. E	97. C	98. B	99. C	100. A
101. B	102. C	103. D	104. A	105. C
106. D	107. E	108. C	109. B	110. C
111. D	112. B	113. C	114. E	115. C
116. E	117. D	118. B	119. E	120. C
121. B	122. C	123. D	124. A	125. B
126. C	127. B	128. C	129. E	130. A
131. C	132. D	133. A	134. D	135. C
136. B	137. D	138. C	139. B	140. E
141. A	142. B	143. C	144. D	145. C
146. A	147. E	148. A	149. C	150. D
151. E	152. C	153. E	154. B	155. A
156. D	157. C	158. B		

二、B1 型题（标准配伍题）

1. D	2. B	3. A	4. E	5. B
6. D	7. E	8. C	9. A	10. B
11. A	12. E	13. D	14. C	15. E
16. A	17. B	18. C	19. B	20. D
21. E	22. A	23. D	24. E	25. A
26. B	27. B	28. C	29. A	30. D
31. E	32. D	33. E	34. B	35. A
36. E	37. D	38. B	39. C	40. D
41. A	42. B	43. E	44. C	45. D
46. A	47. B	48. E	49. D	50. B
51. A	52. C	53. E	54. C	55. B
56. A	57. E	58. D	59. D	60. B
61. C	62. A	63. E	64. B	65. D
66. A	67. D	68. D	69. B	70. C
71. E	72. A	73. E	74. A	75. C
76. A	77. B	78. E	79. D	80. A
81. E	82. A	83. C	84. E	85. C
86. D	87. B	88. C	89. C	90. A
91. B	92. D	93. E	94. C	95. C
96. B	97. E	98. D	99. A	

三、X 型题（多项选择题）

1. BCD	2. CDE	3. BCD
4. ABCDE	5. ABDE	6. ABCE
7. CE	8. ABC	9. BCDE
10. AD	11. BD	12. ABCD
13. ACDE	14. DE	15. ABCDE
16. ABC	17. ADE	18. ACE
19. ABCDE	20. BC	21. BCD
22. BCD	23. ABCD	24. ABCDE
25. ACE	26. ACD	27. ABCDE
28. ABE	29. CE	30. CDE
31. AE	32. DE	33. ABC
34. ABDE		

四、A2 型题（病例摘要型最佳选择题）

1. B	2. D	3. C	4. B	5. A
6. B	7. D	8. B	9. E	10. C

五、名词解释

1. 硬膜外隙（epidural space）　硬脊膜与椎管内面骨膜及黄韧带之间的较大腔隙称为硬膜外隙，

内含静脉丛、淋巴管、疏松结缔组织和大量脂肪，并有脊神经根通过。此隙上端止于枕骨大孔周缘，不通颅内；隙内略呈负压。临床上进行硬膜外阻滞就是将药物注入此隙，以阻滞脊神经根的传导。

2. 终池（terminal cistern） 脊髓蛛网膜下腔自脊髓下端至第 2 骶椎水平称为终池，池内已无脊髓，只有浸于脑脊液中的终丝和马尾。临床上进行腰椎穿刺时，常经第 3～4 或第 4～5 腰椎棘突间隙穿入此池抽取脑脊液或注入药物，可以避免损伤脊髓。

3. 齿状韧带（denticulate ligament） 在脊髓两侧脊神经根之间，软脊膜形成两列呈三角形锯齿状的韧带，称为齿状韧带，韧带的尖向外附着于硬脊膜，有固定脊髓的作用。

4. 脊神经根鞘（spinal nerve root sheath） 脊髓的 3 层被膜在椎间孔处包绕脊神经根，并向外移行，形成脊神经根鞘。神经根鞘囊肿为其主要病变，需与椎间盘突出症进行鉴别诊断。

5. 海绵窦（cavernous sinus） 是位于颅中窝蝶鞍两侧的硬脑膜静脉窦，窦内有大量纤维小梁，将窦腔分隔成许多相互交通的小腔。窦腔外侧壁自上向下有动眼神经、滑车神经、眼神经和上颌神经通行；窦腔内有展神经和颈内动脉通行。

6. 小脑延髓池（cerebellomedullary cistern） 由于脑表面高低不平，脑蛛网膜下腔在某些部位扩大形成蛛网膜下池。其中最大且较重要的是小脑与延髓之间的小脑延髓池，第四脑室的脑脊液经正中孔和两个外侧孔先流入此池，再缓慢流至蛛网膜下腔各处。临床上可经枕骨大孔做小脑延髓池穿刺，抽取脑脊液或注入药物。

7. 蛛网膜粒（arachnoid granulations） 脑蛛网膜在硬脑膜窦附近，特别是在上矢状窦两侧，形成一些绒毛状突起，突入窦腔内或窦外侧的隐窝即颗粒小凹内称为蛛网膜粒，为脑脊液最后渗入硬脑膜窦的结构。

8. 脉络丛（choroid plexus） 在侧脑室中央部及下角内侧壁、第三和第四脑室的顶壁，富含血管的软脑膜和室管膜直接贴合共同构成脉络组织。在脉络组织的某些部位，血管反复分支，顶戴着软脑膜和室管膜上皮突入脑室腔形成脉络丛，为产生脑脊液的结构。

9. 小脑幕切迹疝（transtentorial herniation） 小脑幕自横窦沟和颞骨岩部上缘伸入大脑和小脑之间。其前缘游离，呈凹形弧线围绕中脑后外侧形成幕切迹。当小脑幕以上颅内压增高时，海马旁回钩可被挤入幕切迹下方，形成小脑幕切迹疝而压迫脑干。

10. 豆纹动脉（lenticulostriate artery） 大脑中动脉是颈内动脉最大分支，其中央支分布于豆状核和尾状核的大部、内囊膝和后肢，这些分支几乎垂直穿入这些重要结构，统称为豆纹动脉，与脑血管病关系密切，它们的病变或出血可引起严重的症状，并可导致猝死，故也称为猝死动脉。

11. 椎动脉（vertebral artery） 自锁骨下动脉发出，向上穿过上个 6 颈椎横突孔，经枕骨大孔入颅，至脑桥腹侧下缘，左、右椎动脉会合形成 1 条基底动脉，沿基底沟上行。椎动脉和基底动脉及其分支构成椎-基底动脉系。椎动脉主要分支有脊髓前动脉、脊髓后动脉和小脑下后动脉。

12. 大脑动脉环（cerebral arterial circle） 也称 Willis 环（circle of Willis）。位于脑底部、蝶鞍上方，围绕视交叉、灰结节和乳头体。由两侧颈内动脉的末段、两侧大脑前动脉和大脑后动脉的始段、前交通动脉和后交通动脉吻合而成。此环能使两侧的颈内动脉系与椎-基底动脉系互相沟通，对维持脑血流的平衡具有重要意义。

13. 大脑大静脉（great cerebral vein） 大脑深静脉主要包括大脑内静脉、基底静脉和大脑大静脉。其收集大脑深部髓质、基底核、内囊、间脑和脉络丛等处静脉血，特点是从周围流向中央，最后汇入直窦。其中，大脑大静脉又称 Galen 静脉，由两侧的大脑内静脉和基底静脉汇合形成，是连接和汇入直窦的最大脑静脉。

14. 根动脉（radicular artery） 根动脉属于脊髓的节段性动脉，主要来自肋间后动脉、肋下动脉和腰动脉，相对较大，经椎间孔进入椎管，然后分为前根动脉和后根动脉，随脊神经的前根和后根进入脊髓。

六、问答题

1. 描述硬脑膜窦的概念、性质、特点、组成及其血流方向。

答：在某些部位硬脑膜两层分开形成管道，内面衬以内皮细胞，构成硬脑膜窦。为一种特殊的静脉，窦内流静脉血，脑的静脉、眼和迷路的静脉、硬脑膜和板障的静脉等均注入窦内。由于窦壁不含平滑肌，无收缩性，故硬脑膜窦损伤时出血较多，易形成颅内血肿。主要的硬脑膜窦有上矢状窦、下矢状窦、直窦、窦汇、横窦、乙状窦、岩上窦、岩下窦和海绵窦等。上矢状窦的血液直接流入窦汇；下矢状窦的血液经直窦流入窦汇。窦汇的血液依次经横窦和乙状窦流入颈内静脉。海绵窦的血液经岩上窦流入横窦；经岩下窦流入颈内静脉。

2. 描述海绵窦的概念、内容、交通和临床意义。

答：海绵窦是位于颅中窝蝶鞍两侧的硬脑膜静脉窦，窦内有大量包有内皮的纤维小梁将窦腔分隔成许多相互交通的小腔，状如海绵而得名。窦腔的外侧壁由上向下有动眼神经、滑车神经、眼神经和上颌神经通行；窦腔内有展神经和颈内动脉通行。

两侧海绵窦在前床突的前方借海绵间前窦相交通，在后床突之后借海绵间后窦相沟通。因而在蝶鞍周围形成了一个完整的环状静脉窦，称为环窦。海绵窦前方接受眼静脉，借眼静脉和面部浅静脉相交通；向下通过颅底导静脉与翼静脉丛相交通；向后连于岩上窦和岩下窦。面部尤其危险三角感染，如处理不当可能导致海绵窦炎症，形成血栓或损伤窦内血管神经，出现相应的临床表现。硬脑膜窦还借若干导静脉与颅外静脉相交通，头皮等处的颅外感染也有可能蔓延至颅内。乙状窦与乳突小房仅隔一薄层骨板，中耳炎或乳突炎时可波及乙状窦而导致血栓形成。

3. 描述脑脊液的产生、循环途径及其生理功能和病理意义。

答：脑脊液为无色透明液体，成人总量为100～160 ml，不断产生、不断吸收，保持动态平衡。脑脊液如同中枢神经内的淋巴，发挥着营养脑组织和运走代谢产物的作用。脑脊液充满于脑室和蛛网膜下腔，还对脑和脊髓具有保护作用，可以缓冲外力，使脑和脊髓免受震荡。此外，脑脊液还参与颅内压的调节。

脑脊液主要由各脑室的脉络丛产生，脑脊液在室管系统及蛛网膜下腔中不停地流动。通常由侧脑室脉络丛产生的脑脊液经室间孔流入第三脑室，与第三脑室脉络丛产生的脑脊液汇合，经中脑水管流入第四脑室，与第四脑室脉络丛产生的脑脊液汇合。然后，有少量脑脊液向下流入脊髓中央管，而绝大部分则经正中孔和两个外侧孔流入蛛网膜下腔，最后经蛛网膜粒渗入硬脑膜窦（主要为上矢状窦）的静脉血流。小部分脑脊液还可在脑神经鞘和脊神经鞘等处回流入静脉。

当脑脊液循环通路发生梗阻时，可引起脑积水或颅内压增高。正常情况下，脑脊液具有一定的性状、化学成分和细胞组成，并呈一定压力。临床上可利用腰椎穿刺抽取脑脊液进行生化检查，以推断颅内有无病变；或注射药物进行治疗；或抽取脑脊液进行减压（颅内压增高时）。

4. 描述颈内动脉的起始、经行、分支分布。

答：颈内动脉及其分支构成颈内动脉系，供应大脑半球前2/3（后方至顶枕沟）和部分间脑。颈内动脉在甲状软骨上缘高度起自颈总动脉，上行经颞骨岩部颈动脉管入颅，在蝶鞍两侧颈动脉沟内向前穿海绵窦，至前床突内侧出海绵窦达脑底，在视交叉外侧分为大脑前动脉和大脑中动脉。颈内动脉根据上述行程分为颈部、岩部、海绵窦部和大脑部；海绵窦部呈“S”形弯曲，连同大脑部在临床上合称为虹吸部，是动脉硬化的好发部位。颈内动脉的主要分支有眼动脉、大脑前动脉、大脑中动脉、后交通动脉和脉络丛前动脉。

眼动脉：向前经视神经管入眶，分布于眼（视器）。大脑前动脉：向前内进入大脑纵裂，然后绕胼胝体背侧后行。皮质支分布于大脑半球内侧面和上外侧面上缘，即顶枕沟以前的部分；额叶下面一部分。中央支分布于尾状核头、豆状核前部和内囊前肢。两侧大脑前动脉在视交叉前上方以前交通动脉相连接。大脑中动脉：是颈内动脉的最大分支，沿大脑外侧沟行走。皮质支分布于大脑半球上外侧面的绝大部分、岛叶和额叶下面一部分。中央支分布于豆状核和尾状核的大部、内囊膝和后肢，这些分支称为豆纹动脉。后交通动脉：在视束下面后行，与大脑后动脉吻合，沟通颈内动脉系与椎-基底动脉系。此动脉变异较为常见，往往两侧粗细不等，偶可一侧缺如。脉络丛前动脉：沿视束下面向后外行走，进入侧脑室下角，终止于侧脑室脉络丛。分支分布于外侧膝状体、内囊后肢、苍白球和大脑脚中部3/5。

5. 描述椎-基底动脉系的起始、经行和分支分布。

答：椎动脉自锁骨下动脉发出，向上穿过上6个颈椎横突孔，经枕骨大孔入颅，至脑桥腹侧下缘，左、右椎动脉会合形成1条基底动脉，沿基底沟上行。椎动脉和基底动脉及其分支构成椎-基底动脉系。

椎动脉的主要分支有脊髓前动脉、脊髓后动脉和小脑下后动脉。小脑下后动脉分布于小脑下面后部和延髓后外侧部。脊髓前、后动脉分布于脊髓。基底动脉的主要分支有小脑下前动脉、迷路动脉、脑桥动脉、小脑上动脉和大脑后动脉。小脑下前动脉：分布于小脑下面前部。迷路动脉：伴前庭蜗神经入内耳道，供应内耳迷路。脑桥动脉：为一些细小分支，分布于脑桥。小脑上动脉：由基底动脉末段发出，分布于小脑上面。大脑后动脉：为基底动脉在脑桥上缘，分成的一对终支，皮质支分布于颞叶和枕叶的下面及内侧面；中央支分布于背侧丘脑、下丘脑、底丘脑和内侧膝状体；脉络丛后动脉至第三脑室脉络丛。